U0282611

小儿气道外科学
婴幼儿喉气管狭窄的处理

[瑞士]菲利普·蒙里尔　主编
张铁松　葛文彤　阮　标　主译
张亚梅　张天宇　主审

世界图书出版公司

上海·西安·北京·广州

图书在版编目（ＣＩＰ）数据

小儿气道外科学：婴幼儿喉气管狭窄的处理／（瑞士）蒙里尔主编；张铁松，葛文彤，阮标译. —上海：上海世界图书出版公司, 2014.7
ISBN 978-7-5100-7810-1

Ⅰ.① 小… Ⅱ.① 蒙… ② 张… ③ 葛… ④ 阮… Ⅲ.① 小儿疾病-气管疾病-外科学 Ⅳ.① R726.53

中国版本图书馆 CIP 数据核字（2014）第 069270 号

责任编辑：李　晶

小儿气道外科学
婴幼儿喉气管狭窄的处理

［瑞士］菲利普·蒙里尔　主编
张铁松　葛文彤　阮　标　主译
张亚梅　张天宇　主审

上海世界图书出版公司出版发行
上海市广中路88号
邮政编码　200083
杭州恒力通有限公司印刷
如发现印刷质量问题,请与印刷厂联系
（质检科电话：0571-88914359）
各地新华书店经销

开本：787×1092　1/16　印张：23.5　字数：495 000
2014年7月第1版第1次印刷
印数：1-1500
ISBN　978-7-5100-7810-1 / R·318
图字：09-2012-557 号
定价：350.00元
http://www.wpcsh.com

编译人员

主　译：张铁松（昆明医科大学附属昆明儿童医院）

　　　　葛文彤（首都医科大学附属北京儿童医院）

　　　　阮　　（昆明医科大学第一附属医院）

副主译：　　（武汉市儿童医院）

　　　　　君（湖南省儿童医院）

　　　　　工兵（重庆医科大学附属儿童医院）

　　　　　亚丽（昆明医科大学附属儿童医院）

　　　罗仁忠（广州市儿童医院）

　　　韩富根（郑州市儿童医院）

　审：张亚梅（首都医科大学附属北京儿童医院）

　　　张天宇（复旦大学附属眼耳鼻咽喉医院）

　译人员：（按姓氏笔画排名）

　明医科大学附属昆明儿童医院：马　静　刘睿清
　超　李正才　陆　涛　陈泉东　周丽娟　林　垦
赵丽萍　娄　凡　高映勤　曾文娟

昆明医科大学第一附属医院：张　力　郭　敏

昆明市延安医院：张　乐

首都医科大学附属北京儿童医院：王生才　杨小健

重庆医科大学附属儿童医院：汪　武　张　成
杨　阳　李雪蕾　唐新业

湖南省儿童医院：李　赟　吴雄辉　柴　玲

武汉市儿童医院：王智楠　王淑芬　叶钰华　张亚敏
邵剑波　陈　平　李　隽　林家惠　姚　薇　胡艳玲
郝丽丽　夏忠芳

献　词

献给所有行气管切开术的患儿，他们在生活中遭受梦魇；献给所有护理这些孩子的家庭，他们在生活中经历着恐惧。

献给我的妻子——Dominique，是她不断的支持及鼓励，使我完成了本书，丰富医学理论。

献给我的导师——Marcel Savary教授，他教我精确的观察、记录和综合的艺术。

前　言

　　《小儿气道外科学》是对我们多年来的儿童不同程度气道损伤手术治疗结果进行总结分析的成果，着重分析诊断和治疗方面的问题，不仅给读者提供了各种治疗模式选择，也提出了儿童气道损伤治疗的新概念。书中有的观念也许不能被所有人接受，但将来，在不断的研究中，会激发解决问题的新想法。

　　很多到洛桑耳鼻喉科学习内镜和开放性气道手术的同仁，特别是各种环状软骨切除术式的外国同仁，他们激发了我们对本书的创作热情。

　　同时这本书也为与很多困难气道重建术有关和有争议的内容，提供了一些见解。书中，作者无意对小儿气道疾病这些挑战性的问题给予明确的解决方法。

　　尽管如此，基于先辈的经验，作者的目标是给这个知识领域的金字塔添砖加瓦。从不同的角度进行研究，希望有一天可以让接受气管切开术的患儿避免承受喉气管狭窄的痛苦而完全康复。

　　这本书的编者都是直接为这样的患儿进行相关治疗的专家，他们根据自己丰富的经验进行编写。主编希望本书能够传达以下信息：小儿气道外科医生需要不断获取并掌握精准的诊断技术，为年幼的患儿提供最佳的治疗和照顾。

菲利普·蒙里尔

2012年1月

瑞士　洛桑

致　谢

非常感谢那些支持我编写《小儿气道外科学》的同仁。我之所以对这一领域产生兴趣，与我的导师，已故的Marcel Savary教授开创性的工作是分不开的。1978年，他首先进行了部分环状软骨切除术。对于他在头颈部手术方面开阔的眼界、深思熟虑以及创新的工作，我表示深深的谢意。感谢他，让我有机会遇见多伦多的F.Griffith Pearson，并与他交换意见，在这些年一直得到他的支持。能认识这样一位胸外科医生非常荣幸，非常高兴能够得到他有力的指导。

本书也提出了我们作为一个处理气道外科问题团队的责任和义务。Madeleine Chollet-Rivier是位值得特别赞誉的有学识和熟练技术的麻醉医师，她能够安全且简练地处理婴幼儿和儿童困难和复杂的气道。Marc-André Bernath负责处理气道重建手术的麻醉技术部分。Jacques Cotting和Marie-Hélène Perez负责儿童重症监护室术后护理的部分。对于他们有效努力的工作我们表示感谢。Mercy George，来自于印度韦洛尔，扮演一个特殊的角色，作为一位独立评论者，集中对在洛桑进行部分环状软骨切除术的儿童术后效果中的难点进行评论。作为一位编者，她也对手稿进行了全面总结，值得特别感谢。

最后，我的秘书Kapka Batchvaroff，很有奉献精神及耐心，完成了有关字词及参考文献处理这个困难的任务，没有她就不可能完成这项工程。必须为她辛苦的工作表示感谢。若没有高质量的图解，没有一本著作能够让内镜检查和外科手术通俗易懂。Marion Brun-Baud和Anthony Guinchard精于解剖，通过电脑绘图技术绘制了全书的插图，这些图堪称精品。

最后但同样重要的是，我必须对在我编写儿科气道外科学的同时坚守耳鼻喉科的同仁表示特别的感谢。

目　录

编　者

Marc-André Bernath，医学博士，临床导师，沃州大学医学中心麻醉科，瑞士洛桑CH-1011，Rue du Bugnon 路46号。

Madeleine Chollet-Rivier，医学博士，临床导师，沃州大学医学中心麻醉科，瑞士洛桑CH-1011，Rue du Bugnon 路46号。

Jacques Cotting，医学博士，临床导师，儿科重症监护病房主任，沃州大学医学中心儿科，瑞士洛桑CH-1011，Rue du Bugnon 路46号。

Mercy George，医学博士，副教授，基督教医学院，耳鼻咽喉头颈外科，Vellore 632004，印度。

Marie-Hélène Perez，医学博士，PICU，沃州大学医学中心儿科，瑞士洛桑CH-1011，Rue du Bugnon 路46号。

缩略语及符号

ACCG	anterior costal cartilage graft 肋软骨气管前移植物
ACS	anterior cricoid split 环状软骨前部裂开术
AE	aryepiglottic（folds）杓会厌部（皱襞）
ARDS	acute respiratory distress syndrome 急性呼吸窘迫综合征
ArF	argon fluoride（laser）氩氟化物（激光）
ARS	airway reconstruction surgery 气道重建手术
ASA	American Society of Anesthesiology 美国麻醉协会
A-SGS	acquired subglottic stenosis 获得性声门下狭窄
BAL	broncho-alveolar lavage 支气管肺泡灌洗术
BiPAP	bi-level positive airway pressure 双向气道正压
BVCP	bilateral vocal cord paralysis 双侧声带麻痹
CA	cricoarytenoid 环杓关节
CAA	cricoarytenoid ankylosis 环杓关节强直
CCG	costal cartilage graft 肋软骨移植物
CNS	central nervous system 中枢神经系统
CO_2	carbon dioxide 二氧化碳
CPAP	continuous positive airway pressure 持续气道正压
CS	corticosteroids 皮质类固醇激素
C-SGS	congenital subglottic stenosis 先天性声门下狭窄
CT	computerised tomography 计算机体层摄影（术）
CTR	cricotracheal resection 环状软骨气管切除术
CTS	cricotracheal stenosis 环状软骨气管狭窄
CW	continuous working（laser）连续操作（激光）
D	digital 数字的
DNA	deoxyribonucleic acid 脱氧核糖核酸
DS	double-stage 两期
DS-LTR	double-stage laryngotracheal reconstruction 二期喉气管气管重建术
DS-PCTR	double-stage partial cricotracheal resection 二期部分环状软骨气管切除术
I-3C	indol-3 carbinol 吲哚-3 甲醇
ECMO	extracorporal membrane oxygenation 体外膜肺氧合术
ENT	ear-nose-throat 耳鼻喉科
EO	eosinophilic oesophagitis 嗜酸细胞性食管炎
EPP	epiglottic petiole prolapse 会厌柄脱垂
ET	endotracheal 气管内的
ET-CO_2	end-tidal carbon dioxide 呼气末二氧化碳

I

ETT	endotracheal tube 气管导管（气管插管）	
EXIT	ex-utero intrapartum treatment 宫外产时治疗	
Extended PCTR	partial cricotracheal resection combined with an additional open airway procedure 联合气管造口的延期部分环状软骨气管切除术	
FEES	functional endoscopic evaluation of swallowing 功能内镜下吐咽功能评估	
GOR	gastroesophageal reflux 胃食管反流	
GORD	gastroesophageal reflux disease 胃食管反流病	
He-Ne	helium neon（laser）氦氖激光（He-Ne激光）	
HPV	human papilloma virus 人乳头状瘤病毒	
Hz	hertz 赫兹	
ICU	intensive care unit 重症监护室	
ILCSI	intra-lesional corticosteroid injection 病灶内皮质类固醇注射	
JORRP	juvenile-onset recurrent respiratory papillomatosis 青少年复发性呼吸道乳头状瘤病	
KTP	potassium-titanyl phosphate（laser）钾氧钛磷酸盐（激光）	
LASER	light amplification by stimulated emission of radiations 受激辐射光放大	
LC	laryngeal cleft 喉裂	
LM	laryngomalacia 喉软化症	
LSCTS	long-segment congenital tracheal stenosis 长段先天性气管狭窄	
LT	laryngotracheal 喉气管的	
LTOC	laryngotracheo-oesophageal cleft 喉气管食管裂	
LTP	laryngotracheoplasty 喉气管成形术	
LTR	laryngotracheal reconstruction 喉气管重建术	
LTS	laryngotracheal stenosis 喉气管狭窄	
MMC	mitomycin C 丝裂霉素C	
MRI	magnetic resonance imaging 磁共振成像	
MRSA	methicillin-resistant staphylococcus aureus 耐甲氧西林金黄色葡萄球菌	
Nd-YAG	neodymium: yttrium-aluminum-garnet（laser）掺钕钇铝石榴石（激光）（Nd-YAG激光）	
NIBP	non-invasive blood pressure 无创血压监测	
NIV	non-invasive ventilation 无创通气	
NPO	nil per oral 禁止口服	
OA	oesophageal atresia 食管闭锁	
OH	obstructive hypopnea 阻塞性低通气	
OSA	obstructive sleep apnoea 阻塞性呼吸睡眠	
OSAS	obstructive sleep apnoea syndrome 阻塞性睡眠呼吸暂停综合症	
PCC	posterior costal cartilage 后肋软骨	
PCCG	posterior costal cartilage graft 气管后肋软骨移植	
PCTR	partial cricotracheal resection 部分环状软骨切除术	
PEEP	positive end expiratory pressure 呼气末正压	
PEG	percutanous endoscopic gastrostomy 经皮内镜下胃造瘘术	
PGS	posterior glottic stenosis 声门后狭窄	

PICU	paediatric intensive care unit 儿科重症监护病房
PPI	proton pump inhibitors质子泵抑制剂
RAE	ring-Adair-Elwin（tubes）Ring-Adair-Elwin（导管）
RDA	recommended dietary allowances推荐饮食供应量
RDS	respiratory distress syndrome呼吸窘迫综合征
RLN	recurrent laryngeal nerve喉返神经
RRP	recurrent respiratory papillomatosis复发性呼吸道乳头状瘤
RSV	respiratory syncytial virus呼吸道合胞病毒
SAL	secondary airway lesion继发性气道损害
SEMAS	self-expandable metallic airway stent自膨式金属气道支架
SG	subglottis, subglottic声门下
SGH	subglottic haemangioma声门下血管瘤
SGS	subglottic stenosis声门下狭窄
SGSa	isolated subglottic stenosis孤立性声门下狭窄
SGSb	isolated subglottic stenosis with comorbidities合并并发症的孤立性声门下狭窄
SGSc	subglottic stenosis combined with glottic involvement累及声门的声门下狭窄
SGSd	subglottic stenosis combined with glottic involvement and comorbidities累及声门同时合并并发症的声门下狭窄
SLN	superior laryngeal nerve喉上神经
SML	suspension microlaryngoscopy显微支撑喉镜
SpO_2	saturation in pulse-oxymetry氧饱和度
SS	single-stage一期
SS-LTR	single-stage laryngotracheal reconstruction一期喉气管重建术
SS-PCTR	single-stage partial cricotracheal reconstruction 一期部分环状软骨气管重建术
$TC-CO_2$	transcutaneous carbon dioxide经皮二氧化碳监测
TCI	target controlled infusion靶控输注系统
TIVA	total intravenous anaesthesia全静脉麻醉
TNFL	transnasal fibre-optic laryngoscopy经鼻纤维喉镜检查
TOF	tracheo-oesophageal fistula气管食管瘘
UAR	upper airway resistance上气道阻力
UVCP	unilateral vocal cord paralysis单侧声带麻痹
VC	vocal cord声带
VCP	vocal cord paralysis声带麻痹
W	Watt瓦特

第1篇
小儿气道病变的评估

本篇主要是针对气道阻塞的临床评价和小儿气道病变的评估。然而，进行术前检查往往缺乏精确性、系统性、严谨性，例如，对于声带活动度缺乏了解，对喉狭窄、气道异常及伴发病的程度和范围评估尚不清楚等。这些均可导致手术方式选择不当，造成气道重建一期手术的失败。而这类患儿最好的治疗机会是在一期手术时，所以术前对患儿行彻底的评估是取得治疗成功的前提。

为了实现喉气管一期手术成功这一目标，本篇着重讲述了喉、气管局部解剖、相关手术解剖、诊断和治疗所必需的内镜设备等内容。

本篇还介绍了处理儿童气道病变的各种内镜外科技术，以及对气道狭窄患儿（气道重建手术最常见的情况）的术前评估方法。这些技术和方法有助于读者在着手解决困难气道问题前制定治疗策略（请同时参阅第4篇，第17章）。

1

小儿气道病变：家庭和医生面对的挑战

主要内容

- 对于接受气管切开的婴幼儿和儿童而言，气管切开会对其父母及家庭的生活质量造成严重的负面影响，因为：
  - 由于气管套管堵塞造成对死亡的恐惧
  - 更换气管套管的可怕经历
  - 对言语发育的焦虑
  - 原有生活方式的彻底改变
  - 兄弟姐妹之间的竞争和对气管切开患儿的嫉妒
- 手术必须在早期进行，以缩短气管切开的时间。
- 对严重的声门下狭窄（SGS）而言，狭窄切除和气管吻合术的术后拔管率要优于喉气管重建术。
- 术者必须具备相应喉、气管内镜和开放手术基础。
- 对于患儿而言，最佳治疗时机是在一期手术时。

儿童喉气管狭窄（LTS）病因包括各种先天和后天的因素，需要精确评估并制定个性化的治疗方案。后天因素中约 90% 为声门下狭窄（SGS），多为气管插管的并发症[1,14]。这样的患儿往往在儿科重症监护病房（PICU）

中气管插管后拔管失败，继而行气管切开术。气管切开会对患儿的家庭造成强烈的负面影响，正如 John Graham 20 年前所指出的那样，"患儿家庭进入一个充满恐惧、忧虑的悠长隧道，并掺杂着恐慌、孤立、易怒、绝望"[7]。

尽管过去的 30 年在儿童 LTS 的治疗方面取得了巨大的进展[2,8,12]，但是在复杂的 LTS 情况下一期手术仍然存在相当数量的失败[9,13]病例。在大多数重度 SGS 中掺杂了声门因素，即使采用最新的技术，仍有 30% 一期手术失败[5]。手术失败后最坏的情况是：患儿在修正手术前需要几个月甚至几年的气管切开带管状态，至于家长的担心，也将长期持续着。

在三级医疗中心每年只处理几例小儿呼吸道受损的患者，对于这些复杂病例，通常不可能配备更加专业的人士去给予全面的照顾[15]。气管切开家庭儿童常常在家中独自面临巨大挑战。医生往往低估父母肩上的责任。虽然并不是所有情况都相同，但是许多家庭都报道具有类似的经历。家长的焦虑主要来自气管套管在夜间可能堵塞而带来的严重后果。尽管家里配有血氧检测仪与心肺监测器等设备，然而焦虑的父母往往会因为担心而无法入眠。文献报道在大多数研究中，婴儿有 1% ~ 3% 的风险死于气管套管堵塞，这也很清楚地表明家长的担忧不是毫无道理的[15]。

家长担忧的另一个原因是对更换气管套管的恐惧。尽管在医院曾接受充分的训练，然而当离开医院在家里完成此过程的时候，家长并不适应[6]。这种经历往往是可怕的："重要的是，不要低估保证您孩子呼吸的唯一途径的责任，并不只是简单记录孩子的肤色变化和拼命的呼吸。这种情感波动太可怕了。"除了这些最初的感觉，如恐惧（"我会做错"）、厌恶（"伤口让我觉得不舒服"）、悲伤（"为

什么这会发生在我身上"）、愤怒（"你对我的孩子做了这些，现在你反而需要我帮助"），家庭必须通过和其他诸多困难作斗争，而所有这些困难都是主要问题。

家长必须应付这样一些情况："看到他们孩子的脖子上有一个带着洞的管"，是最终将摆脱它？是否孩子有一天能说话？以及延迟讲话如何影响孩子的发展。这些问题像达摩克利斯之剑悬在他们的头上。

生活方式的完全改变造成父母关系紧张，对其他家庭成员也产生深远的影响。气管造口的孩子对他或她的同胞造成的负面影响在以下方面："试图为健康的兄弟姐妹提供安全支持和关爱，同时又担心一个病重的孩子，这几乎是不可能的"。这种情况在兄弟姐妹间无疑会产生不安，并嫉妒气管造口的孩子。

建立一种新的关系也变得非常困难，尤其对于单身女性。父母需要家人和朋友的支持一起去承担更换气管造套管的责任。然而，对于其他人来说，他们难以接受这个角色，担心当他们在照看小孩时会有不良事件发生。只有极少的情况下，这种共同的焦虑会增进夫妇之间的关系。

家长们经常独自面对这些责任。离开医院，在医院外面他们缺乏医疗专业支持，保姆也往往缺乏处理气管切开婴幼儿和儿童的特殊训练。在这方面家长迟早会比大多数护士更专业，知识更渊博，并且发现，"了解他们的孩子，他们在比其他任何人更能胜任。"然而，回到医院成为家长的一种解脱，因为他们担心无法长期应付这些情况。在社区中，并不存在其他家长的支持，所以父母往往只有自己主动去结识一些面临共同挑战的家长。对"非专业人士"表达自己的感受是一种极大的安慰："这可以让我们知道，我们的孩子

并不孤单。"

除了患儿家庭的这些困难，医疗专业人员经常面临具有挑战性的技术问题，正如 John Graham 所说[7]，"很少有人能在这样长的时间为这么多人提供和解决这样巨大的问题"。耳鼻喉科医生、特护医师、麻醉师、护士在儿童接受 LTS 手术的术前评估、手术管理和术后护理方面发挥了关键作用。此外，还需要来自呼吸科专家、胃肠病专家、心脏病专家、神经专家和遗传学家的帮助，这取决于相关的合并症或先天性畸形。LTS 的儿童需要适当的护理，需要上述服务的高水平整合，手术治疗应只限于具备适当的仪器和人员的机构。负责管理的外科医生和其他团队应讨论可能会碰到每一种情况，以避免在治疗过程中出现潜在的不可预见的并发症。

最后，言语治疗师应参与治疗语音和吞咽问题。他们应该作为团队的一分子，评估孩子的合作能力和支持言语康复。

在许多国家，这样的家庭仍然没有得到足够的帮助。这种情况不可能有显著改善，因为大多数机构每年处理这样的病例数量仍然很少。反之，提高内镜检查和手术技能和技术，可以缩短气管切开戴管口术时间，同时可以缩短全家的艰难等待时间。等到新生儿的体重达到 10kg 后再行首次手术并不应当作为硬性标准。最近的经验表明，在不同的医疗中心[3,10,11]，体重不到 10kg 婴儿的部分环状软骨气管切除术（PCTR）的预后和那些年龄较大的儿童一样好。此外，对于治疗严重的 SGS（几乎全部的或全部的）选择切除吻合术（PCTR）显著提高了手术拔管率[4,9]。即使家庭不得不花几个星期时间待在医院重症监护室，与几个月或几年反复手术相比，更能接受前者。当孩子从气管套管中解脱后，家长也看到隧道尽头的曙光。

只有这样，全家梦想的、全新的、更美好的生活才能实现。父母对外科医生和医疗团队表达谢意，也证明了他们所遭受到苦难。

为了应对可能发生的情况，对内镜诊断和治疗的专业知识以及 LTR 和 PCTR 技术的充分训练是必备的。因此，外科医生应致力于尽一切努力去接受这个亚专业性培训，以便让 LTS 的患者得到最好的照顾。第一次手术责任重大，因为它是患者最佳的治疗机会。第一次手术失败会不可避免地影响预后，并延长气管套管戴管时间。

致谢：介绍的内容大部分是基于对 1986 年 Penny Jennings 女士报道于耳科喉科学杂志（增刊 17）1988:25–29 的引用。

这些句子最初引用于文章《病患的观点》，作者是 Penny Gillinson 女士[6]。

我们对这些作者允许我们使用他们的论著表示感谢！

参考文献

1. Benjamin, B., Holinger, L.D.: Laryngeal complications of endotracheal intubation. Ann. Otol. Rhinol. Laryngol.**117** suppl 200) :2–20 (2008)
2. Cotton, R.T.: Management of subglottic stenosis. Otolaryngol.Clin. North Am. 33, 111–130 (2000)
3. Garabedian, E.N., Nicollas, R., Roger, G., et al.: Cricotracheal resection in children weighing less than 10 kg. Arch. Otolaryngol. Head Neck Surg. 131, 505–508 (2005)
4. George, M., Ikonomidis, C., Jaquet, Y., et al.: Partial cricotracheal resection in children: potential pitfalls and avoidance of complications. Otolaryngol. Head Neck Surg. **141**,225–231 (2009)
5. George, M., Jaquet, Y., Ikonomidis, C., et al.: Management of severe pediatric subglottic stenosis with glottic involvement. J. Thorac. Cardiovasc. Surg. 139, 411–417(2010)
6. Gillinson, P.: Acquired subglottic stenosis in infants. The parent's view. J. Laryngol. Otol. Suppl. **17**, 41–44(1988)
7. Graham, J.: Introduction. J. Laryngol. Otol. Suppl. **17**, 1(1988)
8. Gustafson, L.M., Hartley, B.E., Liu, J.H., et al.: Singlestage laryngotracheal reconstruction in children: a review of 200 cases. Otolaryngol. Head Neck Surg. 123, 430–434(2000)
9. Hartnick, C.J., Hartley, B.E., Lacy, P.D., et al.: Surgery for pediatric subglottic stenosis: disease-specific outcomes.

Ann. Otol. Rhinol. Laryngol. **110**, 1109–1113 (2001)

10. Ikonomidis, C., George, M., Jaquet, Y., et al.: Partial cricotracheal resection in children weighing less than 10 kilograms. Otolaryngol. Head Neck Surg. **142**, 41–47(2010)

11. Johnson, R.F., Rutter, M., Cotton, R.T., et al.: Cricotracheal resection in children 2 years of age and younger. Ann. Otol. Rhinol. Laryngol. **117**, 110–112 (2008)

12. Ndiaye, I., Van de Abbeele, T., Francois, M., et al.: Traitement chirurgical des sténoses laryngées de l'enfant. Ann. Otolaryngol. Chir. Cervicofac. **116**, 143–148 (1999)

13. Rizzi, M.D., Thorne, M.C., Zur, K.B., et al.: Laryngotracheal reconstruction with posterior costal cartilage grafts: outcomes at a single institution. Otolaryngol. Head Neck Surg.**140**, 348–353 (2009)

14. Walner, D.L., Loewen, M.S., Kimura, R.E.: Neonatal subglottic stenosis-incidence and trends. Laryngoscope **111**,48–51 (2001)

15. Wetmore, R., Thompson, M., Marsh, R., et al.: Pediatric tracheostomy:a changing procedure? Ann. Otol. Rhinol. Laryngol. **108**, 695–699 (1999)

2

喉、气管的外科应用解剖

主要内容

- 气管切开对婴儿和儿童及其父母和家庭的生活质量有着强烈的负面影响，对于气管套管，有着死亡的恐惧心理。

- 当进行垂直喉裂开术时，重要的是要精确地沿中线横断喉部的前联合。

- 喉弹性圆锥形成拱形的声门下结构，它无法在不造成严重的并发症情况下容纳 Montgomery T 形管的近端。

- 行小儿气道狭窄切除时，需要切除的长度必须用气管环的数量来衡量，而不是厘米。

- 当需要手术切除患病气道段时，外科医生必须对喉和气管的血供和神经有详细的解剖学认识。

- 外科医师和麻醉医师应该用图表详细说明气道直径以及与之匹配的气管内插管、气管切开套管和硬性支气管镜。

- 与正常年龄相对应的气管插管对于儿童杓状软骨间的声门后区往往稍粗。

- 必须使用适当的支架来支撑重建的气道，以避免不必要的喉气管损伤。

- 管状支架(雪茄形)不足以支撑声门及声门下。

- 一个专用的，软的和无创的喉气管支架对防止重建气道的损坏是必不可少的。

本章不准备提供对喉解剖的全面描述，这在其他教科书上有具体描述[5, 26, 29, 30,57, 60]。本章突出讲解小儿气道外科医师手术和内镜操作有关的特殊的解剖知识，还探讨有关气道尺寸在气管内插管（ETT）、气管切开术、硬性支气管镜检术以及气管支架安置中的应用。

2.1 喉的位置和颈部的气管

喉部由舌骨和下颌骨前方的括约肌以及甲状舌骨肌、二腹肌、茎突舌骨肌、颏舌骨肌、下颌舌骨肌悬吊于颅底的后部（图2.1）。由于甲状软骨膜的缩短，使其上缘和甲状软骨切迹位于舌骨的后方或者下方。因此，和气道切除联合的喉游离手术（见第20章20.7），

并不会引起小儿吞咽或呼吸困难，这使得声带功能得以保留。在这个手术中，婴儿和儿童的耐受性明显比成人要好得多。

婴儿的喉部位于颈部的高位，这可以解释为什么婴儿颈段气管的比例长于成人。在新生儿中，在胸骨切迹上方大约有10个气管软骨环。在青少年或成人中大约有8个气管软骨环，然而，在老人中仅有6个或是更少，这取决于个体的解剖差异[26]。由于有更多的气管环，所以婴儿的气管切开比儿童或是成人在技术上要容易些。在手术过程中，儿童组织的弹性也有利于气管断端的处理。

矢状切面上，婴幼儿的喉部位于第三或第四颈椎水平，在2岁左右开始下降，成年时达到第六、第七颈椎水平[30,34]（图2.2）。系统发生学上，新生儿与非人类的灵长类动物相似[35]。这两个物种的会厌的顶部是由软

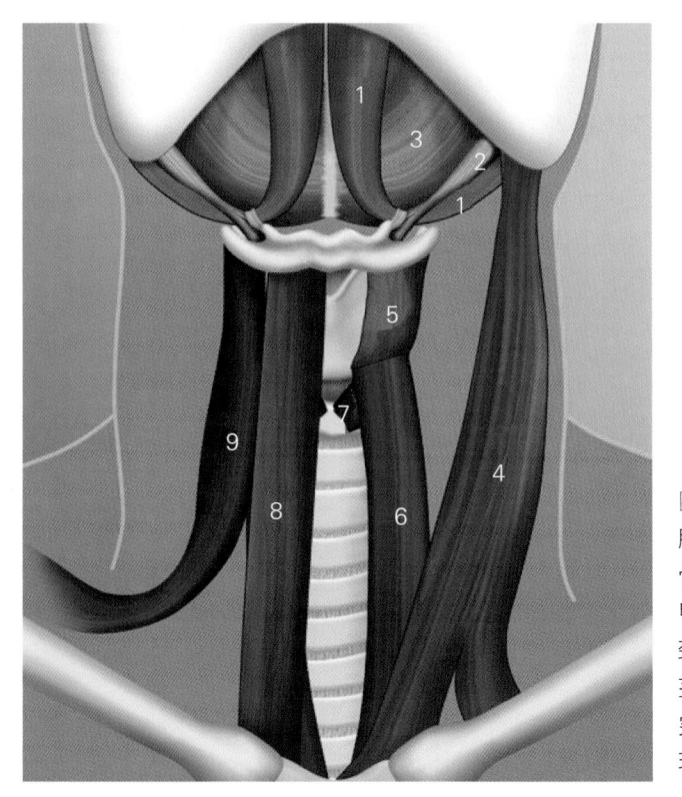

图2.1 在颈部前方悬吊喉的肌肉：甲状舌骨肌为一条带状肌肉，把喉部悬吊于舌骨上，舌骨上肌通过下颌骨间接悬吊于喉部。请注意，甲状软骨在颈部较高的位置，随后是较长的颈段气管。喉外部肌肉有：（1）二腹肌；（2）茎突舌骨肌；（3）下颌舌骨肌；（4）胸锁乳突肌；（5）甲状舌骨肌；（6）胸骨甲状肌；（7）环甲肌；（8）胸骨舌骨肌；（9）肩胛舌骨肌

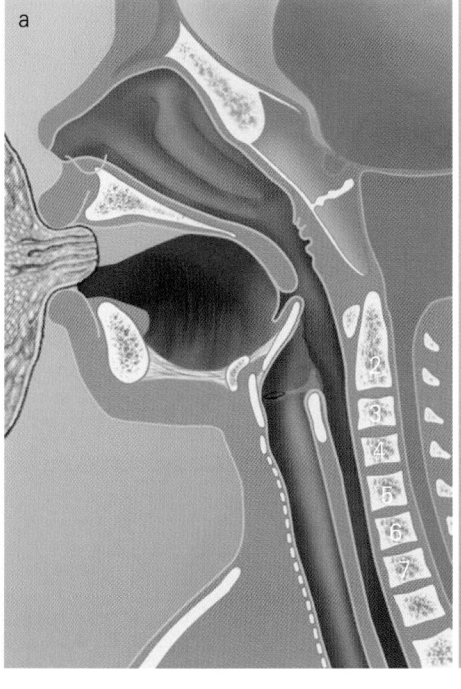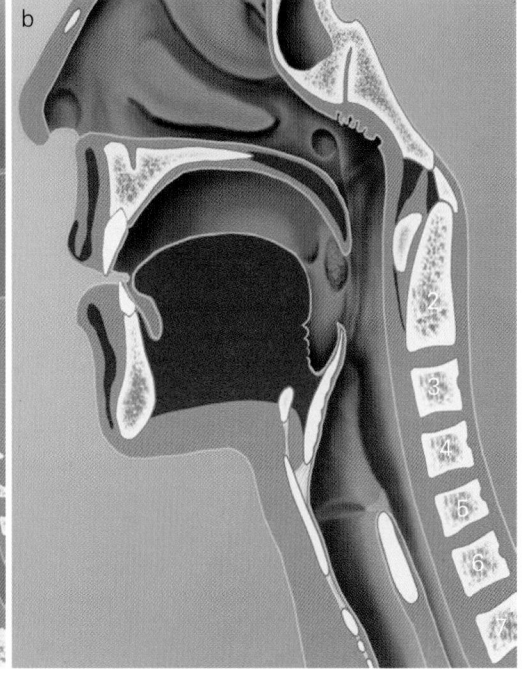

图 2.2　婴儿和成人喉部的矢状切面：（a）婴儿喉部位置较高，位于颈部 C3—C4 水平。（b）物种进化过程中有音节语言的出现，使得成人喉部定于 C6—C7 水平

腭支撑的。这种解剖的位置使得呼吸和吞咽可以同时进行而没有任何误吸的风险，同时也解释了对鼻腔呼吸的优先以及分节语言的丧失（图 2.3）。分节语言只有在 40 万年前灵长类进化为人类时的智人喉部下降时会出现，然而，最近研究发现这项结果与人喉部连接有关[21, 22]。

2.2 喉、气管的结构（图 2.4）

　　婴儿喉与成人喉有所不同，总结如下[30]：
- 婴幼儿喉的大小约为成人喉的三分之一。
- 婴幼儿甲状舌骨膜要短得多，而且甲状软骨切迹位于舌骨后方。
- 成人的甲状软骨是 V 形，儿童的甲状软骨要更圆些。（图 2.5a）。

- 在足月的新生婴儿，声门长度接近 7mm（范围从 6mm ~ 8mm），声门后部的宽度是 3mm ~ 4mm。
- 婴儿杓状软骨更大更长，在 3 岁以前占据前后声门的 50% 以上。在成人中，这个比例下降到 20%。
- 杓间区距离代表约 60% 新生儿的声门下直径，而在成人这个比例超过 70%。
- 婴儿的楔形软骨比例比成人更大，他们不直接与杓状软骨连接。
- 婴儿的环状软骨上端成 V 形，向下会逐渐变圆。（图 2.5b 和图 2.5c）。
- 婴儿喉的软骨比成人更柔软，更有韧性。
- 婴幼儿声门上和声门下的黏膜组织疏松，因此在有感染和外伤时更容易出现肿胀。
　　对婴儿和儿童喉的彻底了解有助于接下来的临床诊疗和外科手术的决定：

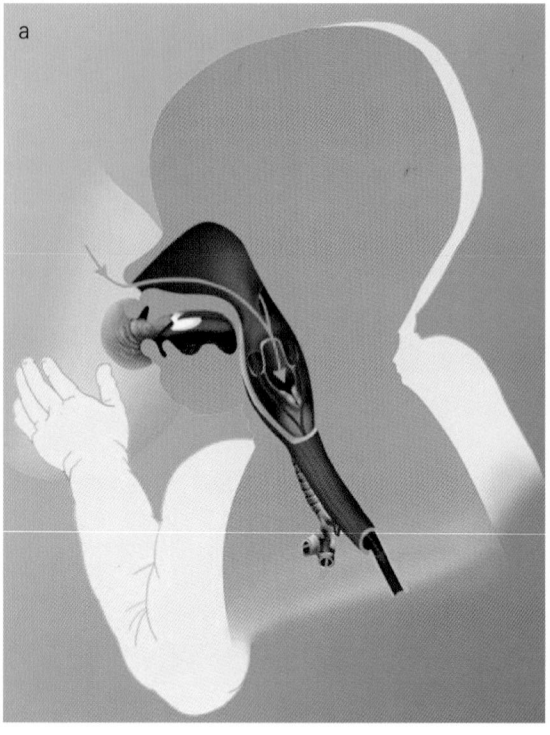 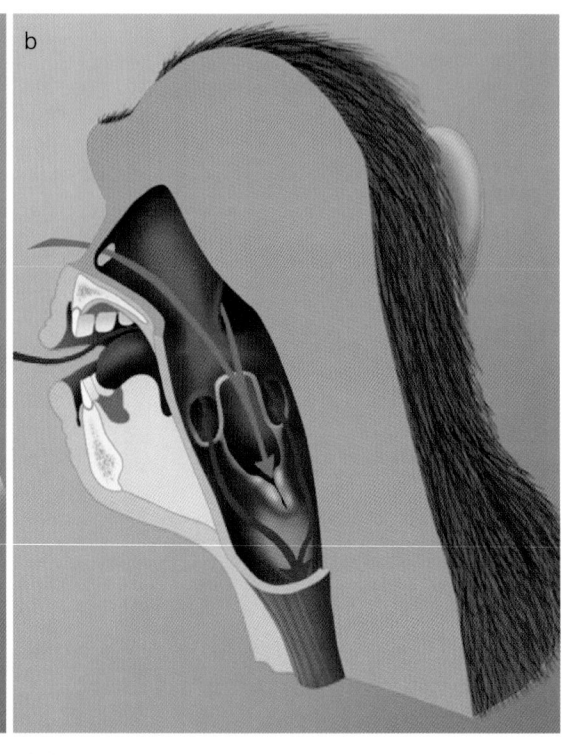

图 2.3　新生儿喉部（a）类似灵长类动物（b）由于这两个物种喉部都位于颈部的高位，所以会厌尖部位于软腭悬雍垂的后方。由于可以同时呼吸和吮吸，分节语言是不可能的（经许可转载于 Laitman）[35]

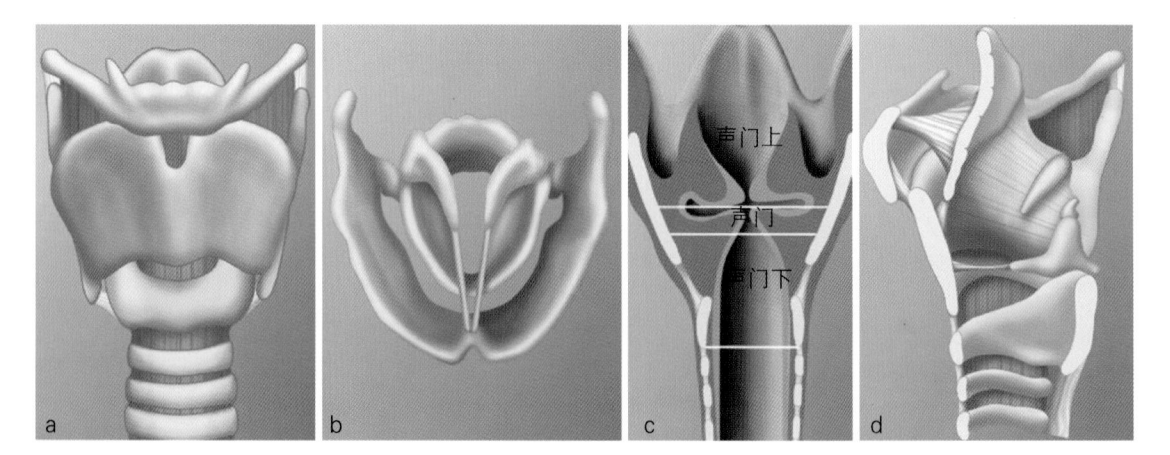

图 2.4　婴儿喉的正面，轴位，冠状位和矢状位观：（a）甲状软骨部分隐藏在舌骨背后（正面观）。（b）甲状软骨在前端融合处水平可见一个钝圆形的切迹（轴向观）。（c）声门下大于声门，在这一部分中呈一个倒置的漏斗形状（冠状面观）。（d）在声门水平前后间距比声门下环形直径更大（矢状面）。杓状软骨的大小，约占声门长度的二分之一

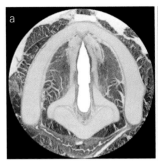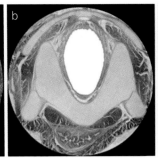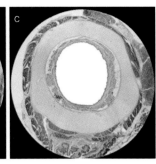

图 2.5 婴幼儿喉水平病理切片。(经许可转载于芝加哥， Holinger[32]）（a）甲状软骨是圆的，而不同于成人的 V 形；杓状软骨很长，占据声门长度的二分之一；环状软骨板略显 V 形（声门水平部分）；（b）由于 V 形的上部环状结构，声门下腔呈椭圆形（环状软骨中间部位组织切片）；（c）环状软骨较低水平的管腔呈圆形

- 当进行完整的喉裂开术或一个部分环状软骨气管切除术（PCTR）时，通常必须沿甲状软骨的上部切迹切开甲状软骨膜以从头侧开始松解甲状软骨并将其移动到手术区域。

- 通过喉部的前联合进行精确的沿中线的垂直甲状软骨切开，在遇到圆形的前下甲状软骨部分时会变得困难。这就需要通过在甲状软骨切迹做一个通过会厌的纵切口，特别是有喉部占位病变或是喉部粘连而声带不可分辨时，这就显得更为重要。

- 对于长的杓状软骨、短的杓间距以及一个 V 形的环状软骨，气管插管可能会损伤杓状软骨的内侧壁和环状气管环的后外侧壁。（见第 14 章，14.1）[4]。

- 当使用二氧化碳激光完成声门下喉成形术时，楔形软骨的一部分必须被汽化以获得一个体积不大的杓会厌皱襞并减少黏膜下纤维化。

- 甲状软骨的柔韧性允许外科医生在执行 PCTR 通过完成一个甲状软骨前下部切除以增加声门下腔隙，这使得可以适合较大气管环实现甲状软骨气管吻合（见

第 20 章，20.3）。

- 术后声门及声门下黏膜水肿在婴幼儿和儿童比成人更为突出。因此，更有必要在儿童一期 PCTR 术后行临时插管。

婴儿和儿童气管段与正常成人气管除了大小区别，具有相同的整体结构[26]。从出生到青春期后期，气管长度增加 1 倍以上，直径增加 3 倍，横截面积增加 6 倍，同时保持相同的 16 ～ 20 个马蹄形气管环体系结构[60]。后部膜性气管环具有弹性，是由纤维肌肉组织层组成（图 2.6）。

2.3 喉内肌（图 2.7）

内在的喉肌，环杓后肌是唯一的喉外展肌。其他所有的肌肉，要么是喉内收肌（支配环杓侧肌，不支配杓内侧肌）或是声带紧张肌（支配甲杓肌，包括声带肌肉）。值得注意的是，每一块肌肉的功能的改变取决于声带位置。例如，在发声时，环杓后肌抵消甲杓肌紧张度，以稳定杓状软骨。这种激动肌肉和拮抗肌肉之间的相互作用是平衡喉功能中必不可少的。另外两个使会厌活动的肌肉，

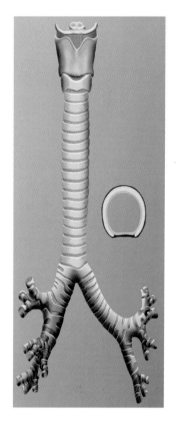

图 2.6 婴幼儿气管：总的结构与成人相似，由 16 ~ 20 个马蹄形气管环和膜部组成。与成人相比，只有成人长度的 50%，直径的 36%，截面积的 15%

甲状会厌肌和杓会厌肌（没有显示在图 2.7），发挥着轻微的辅助作用：前者提高了喉前庭括约效果，而后者则缩短声带的韧带，产生低调的声音[57]。环甲肌，喉的外在肌肉，也可作为声带紧张肌，并有助于提高声音的音调（图 2.8）。

外科手术或内镜治疗干预可加重之前的创伤（声带麻痹，瘢痕性狭窄等），并进一步损害这些细小肌肉的功能：

- 使用前肋软骨移植的喉气管重建（LTR）和 PCTR 都会损伤环甲肌的功能。（见第 19 章和第 20 章）。
- 在 PCTR 手术中，环杓侧肌必须保留，以保持杓状软骨稳定，防止术后发声出现

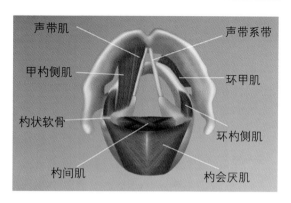

图 2.7 喉内肌（从后到前上观）：在婴幼儿，所有喉内肌的位置和功能与成人相同

杓状软骨脱垂。如果声门下狭窄合并声门后部狭窄（PGS），这就更为重要。这个手术通常需要完整切除杓间肌以扩大喉后间隙，这可能会导致杓状软骨松动。使用甲状喉气管吻合套叠的延长的 PCTR，保留了环杓侧肌的功能，并有助于防止杓状软骨脱垂（见第 20 章，20.5）。

2.4 喉的神经支配（图 2.9）

喉的感觉和运动神经支配来源于双侧迷走神经。虽然喉返神经（RLN）支配声门下区黏膜的感觉，但它的主要功能是支配喉内肌的运动。喉上神经（SLN）主要支配声门上及声门区的感觉，但它还额外支配环甲肌的运动。"ansa Galeni"，喉上神经（SLN）内侧支与喉返神经（RLN）其中一个分支之间的吻合支，为喉内结构提供了部分运动功能和主要的感觉功能。

为了保留喉的功能，喉外科医生熟练掌握喉上神经和喉返神经在喉部的走形是绝对必要的。

喉返神经源自迷走神经。在胸部，左喉返神经从迷走神经分出，绕过周围的主动脉

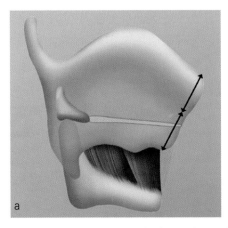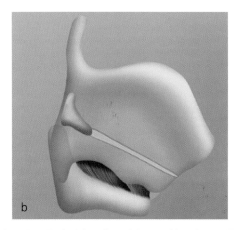

图 2.8 环甲肌的功能:(a)环甲肌松弛时的位置。在婴幼儿中,喉前联合的位置略低于甲状切迹和甲状软骨下缘之间的中点。(b)环甲肌紧张时的位置:在收缩时,环甲距离缩短,声带韧带被拉伸,提高了语音音调。在 LTR 和 PCTR 中,该功能将丧失

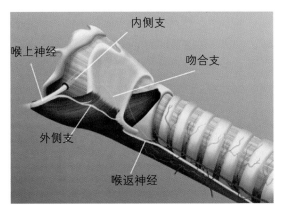

图 2.9 喉的运动和感觉:SLN:内侧支支配声门上和声门的感觉,外侧支支配环甲肌·提供运动功能。RLN:支配所有喉内肌的运动功能,并支配部分的喉内感觉。Ansa Galeni:为喉内结构提供了微弱运动功能和主要的感觉功能

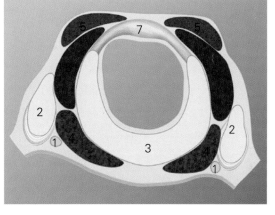

图 2.10 RLNs 与环甲关节的关系:环甲膜平面的水平切片(示意图):(1)喉返神经,(2)环甲关节,(3)环状软骨板,(4)环枹后肌,(5)环甲肌,(6)侧环枹后肌,(7)环甲膜。RLNs 位于环甲关节的正后方

弓,继而行走在气管食管沟,最终在环甲关节后方进入喉内。右侧喉返神经向下穿过锁骨下动脉,与左侧一样沿气管食管沟运行,在环甲关节后方进入喉内[58]。由于它们相当长,双侧 RLNs 在左侧胸内手术、喉气管手术、咽食管手术和甲状腺手术中均有被损伤的风险。

喉返神经进入喉的入口点位于环甲关节

的后下,在这一水平,它被下缩肌和环甲肌保护着(图 2.10)。在约 90% 的病例中,喉返神经在距离进入下缩肌下方前只有几毫米分为两到三个分支[53]。喉返神经后支进入环枹后肌的黏膜下,与环状软骨板下缘连接紧密。在一个甲状软骨气管吻合术,外科医生必须意识到在环状软骨平面损伤神经的风险。

喉返神经在结状神经节水平自迷走神经

主干分出。它在颈动脉背面横跨过，与甲状腺上动脉上部的喉分支一起进入喉，然后穿甲状舌骨膜向前到达外侧甲状舌骨韧带，以及甲状腺结节和舌骨之间[13]。进入喉之前，喉上神经为环甲肌提供了一个小的外侧运动支，该神经分布在肌肉的表面，因此在手术中有被损伤的风险[9]。

外科医生需要掌握这些精确的解剖标志以保护这些喉部的感觉或运动神经，因为损伤后不可逆转。

- 涉及软骨扩张的喉气管重建术需要进行喉正中切开术。这也是喉气管重建术在小儿耳鼻喉科受欢迎的原因。小儿耳鼻喉手术医生常常会担心在气管切除和吻合术中损伤喉返神经和喉上神经。
- 在PCTR中，需要自环甲关节中线切除环甲肌的外侧，在操作过程中需保护喉返神经和喉下动脉。（见第20章，20.3）。
- 在PCTR中执行甲状软骨和喉吻合时，后支和后外支的横向缝线必须始终出现在环状软骨板的外表面，以避免伤害到喉返神经（见第20章，20.3）。
- 喉松解术最好在甲状软骨表面切开甲状舌骨肌肉，沿着甲状舌骨的上缘切开甲状舌骨膜向上到达双侧的甲状软骨上角。在这个水平切除甲状软骨上角没有损伤喉返神经血管束的风险。

2.5 喉和气管的血供

喉的血管来源于甲状腺上动脉和甲状腺下动脉。喉上动脉，甲状腺上动脉的一个分支，连同喉上神经在甲状舌骨侧韧带的前方穿过甲状舌骨膜提供声门上区和声门区的血液供应[56,57]。喉下动脉，甲状腺下动脉的一个分支，随喉返神经于环甲关节后方进入喉内，为环甲肌关节提供血液供应，同样供应血液给声门下区及声门区，它吻合喉上动脉的毛细血管。在PCTR，环甲肌起于环状软骨弓前外侧，环甲关节不仅保护喉返神经、喉下动脉，而且维持声门下血管供应（见第20章，20.3）。

虽然甲状腺上动脉没有直接分支供应颈段气管，但它与甲状腺下动脉吻合，并围绕甲状腺，间接通过小的滋养血管供应相邻的上段气管壁，这些小血管源自甲状腺囊（图2.11）。

颈段气管接受甲状腺下动脉的血液供应[40]，胸段，接受锁骨下动脉系统和支气管动脉[51]。避免缺血后气管切开术的并发症，动脉节段性分布的精确知识比气管的起源更有意义，在颈动脉鞘的后方有甲状腺下动脉横过进入气管食道沟。两个气管分支，

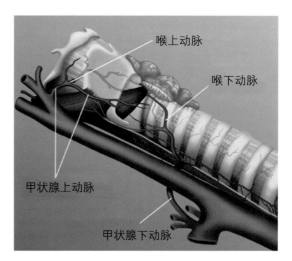

图2.11 喉及颈段气管的血管供应：喉上和喉下动脉起源于甲状腺动脉，提供喉的血供，在甲状腺的周围吻合。甲状腺下动脉为颈段气管供应血液，发出气管动脉。其贯穿整个气管的长度，呈节段性分布，外侧纵向吻合，横向软骨间的供养血管形成腔内黏膜下血管网，限定了部分环状气管切除吻合术的手术原则。（改编自Salassa[51]。版权及使用许可来自Mayo基金的医学教育和研究）

供应上颈段气管[51]。然后分成气管食管分支。三至四个空隙连接气管分支，创造一个完整的纵向气管吻合术。每个气管处透过气管软骨间的软组织移动到下层，它为气管软骨腔内表面的吻合口切除提供了丰富的毛细血管床。这种血液供应独立于膜气管的后部，供应气管软骨的内部，即黏膜侧。气管软骨的外表面没有毛细血管网（图 2.12）。因此，气管环腔内黏膜的压缩可能导致气管软骨的缺血性坏死。

胸段气管的滋养血管的节断性分布类似颈段气管。支气管动脉为远端的气管和隆突提供持续的血液供应[8,51]。剩余上胸段气管的血供由无名锁骨下系统提供，即，肋间上动脉，锁骨下动脉，乳内动脉和无名动脉，这些血供的供给有明显的个体差异。胸段气管食管沟段的血供和已描述的颈段气管是相似的。

由于这段气管血管的生成，在行喉手术时，呼吸道外科医生必须坚持以下原则：

- 除了需要切除段外，保护气管外侧的血液供应。

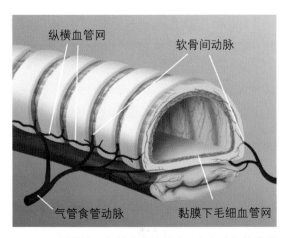

图 2.12　显微镜下气管的血液供应：丰富的气管黏膜血管网来源于外侧纵行吻合支的软骨向横动脉。（改编自 Salassa[51]。版权及使用许可来自 Mayo 基金的医学教育和研究）

- 由于颈段气管软骨环的紧密连接，保护气管食管沟的血液供应。
- 气管的细微分离，由几毫米组成，气管段的手术切除从颅端到尾端。
- 甲状腺的保留是外科医生切除甲状腺峡部以下的气管狭窄有密切的联系。
- 甲状舌骨膜的切除，沿甲状软骨的上缘。
- 在 PCTR 中，环甲肌外侧的环甲关节反射，为了保护喉返神经和喉下动脉。

对于气管血液供应更全面的描述，读者可以参考 Salassa 等的著作。他们的成果已成为一个重要的参考资料，这种影响已超过 30 年[51]。

2.6　内镜下的解剖（图 2.13）

婴儿喉的结构不同于成人，具体如下[30]:
- 会厌是 Ω 型和向后方延伸在声门上方呈 45° 角。
- 在会厌外侧缘稍偏向咽–会厌襞。
- 杓状会厌襞更短。
- 楔状软骨的上唇结节更突出。
- 吸气时，软骨参与的比例较成人增加，声门呈现五边形造型。
- 声门下管腔是椭圆形的，由于环状软骨的上半部分呈 V 形环状。

2.7　喉及气管的形态测量

气管插管后最常见的医源性并发症是喉及气管狭窄[54]。

更好地掌握在不同发育年龄段的气道尺寸，要求外科医生和麻醉师选择合适的气管

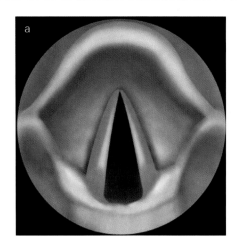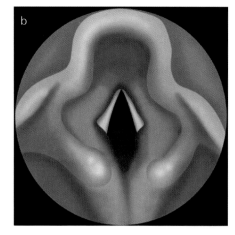

图2.13 成人和婴儿喉内镜图：（a）成人喉：声韧带代表整个声门长度约80%；杓会厌褶皱长；会厌垂直展开；声门下是圆形。（b）婴儿喉：整个声门长度韧带占50%，软骨占50%；杓会厌皱襞短，会厌呈管状，Ω形，声门下近似椭圆形

插管，从而避免不慎损伤喉及气管。因此，外科医生、麻醉师、重症护理人员和新生儿学专家必须熟悉小儿喉的形态测量。在儿科重症监护病房（PICU）的复苏和机械通气，医源性并发症很大程度上是由于使用超大气管插管（ETT），但在医学文献目前只有少数的研究[20, 52, 56]。

下面部分的数据来自对5岁小儿喉的连续切片的研究[14, 15]，以及气管的CT扫描。在6岁时，研究对象是处于熟睡中的或静止的[27, 28]。这些数据与推荐ETT尺寸插管密切相关[59]，硬性气管镜通常用于诊断和内镜治疗。

2.7.1 喉形态计量学

2.7.1.1 声门下管腔直径和推荐气管内管尺寸

Eckel等[14,15]公布了43名婴幼儿（24人）和儿童（19人）声门下软骨（环状软骨）和声门下气道（环状黏膜环）的截面积测量结果。横截面转换成直径，与ETT大小比较（图2.14）。麻醉师仅参考ETT的内部直径，这与病人的通气有关。然而，不同的制造商ETT的外径不同。这些外径与我们考虑的相应的气道的大小有显著的差异（表2.1）。

在重症监护病房，大多数医务专业人员喜欢使用软Portex蓝线管进行气管插管，在下面的表格我们将进行比较。表2.2列出了声门下气道的平均数和最小直径。最大直径被省略，因为它们可以轻松地容纳ETT无囊气管导管的大小。

从这些形态测量我们可以得出以下结论：
- 建议气管插管外径略超过声门下管腔直径的中位数。
- 气管插管可能在所有年龄都过大。
- 如果较大的气管插管被推荐使用，将导致所有年龄段都有显著的插管创伤。

因此，婴儿任何轻微的声门下黏膜创伤，在插管过程中可以诱发严重的呼吸困难（图2.15）。

据Holinger[30]，声门后部的宽度（即杓状软骨间的距离）对应声门下腔大约80%。如果杓状软骨间距离的中位数是在声门下腔

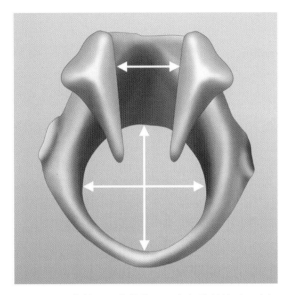

图 2.14 环状软骨和杓状软骨：在气管插管时，声门下腔的直径和杓状软骨间隙与评估 ETT 型号相关的潜在风险有直接关系

表 2.1 气管导管的直径（mm）

Tube n°	Melinckrodt (Lanz and Rae)	Portex	Rusch
内径	外径	外径	外径
2	3	2.9	2.9
2.5	3.6	3.6	3.8
3	4.3	4.4	4.4
3.5	4.9	5.0	5.3
4	5.6	5.4	5.9
4.5	6.2	6.6	6.7
5	6.9	7.2	7.3
5.5	7.6	8.0	8.0
6	8.2	8.8	8.7
6.5	8.8	9.5	9.3

表 2.2 声门下腔的直径与推荐的气管插管型号的比较

年龄（岁）	声门下腔的直径（mm）*		推荐气管插管管径（mm）**	
	平均值	最小值	外径	内径
0~1	4.6	3.7	4.4~5.1	3.0~3.5
1~2	5.5	4.9	5.9~6.6	4.0~4.5
2~3	6.7	6.2	6.6	4.5
3~4	6.8	5.8	6.6~7.3	4.5~5.0
4~5	7.0	6.2	7.3~8.0	5.0~5.5

* 摘自 Eckel 等 [14]
** 摘自 Weyckemans [59]

应遵守以下原则：

- 在插气管插管有轻微阻力时，我们建议改用较小尺寸气管插管。
- 在加护病房，对较小插管的选择应该总是超过对较大插管的选择。较小的插管已能为婴儿和儿童提供足够的通气。

2.7.1.2 环状软骨直径与推荐硬性支气管镜大小的相比

对于像硬性支气管镜检查一样短暂的操作，环状软骨的直径可作为参考，声门下黏膜层可以耐受暂时性的挤压。然而，应首先排除病理因素导致的声门下腔的变小（表 2.4）。推荐的硬性支气管镜外径总是小于环状软骨直径的中位数。在硬性支气管镜检查时，声门下创伤风险是最小的。此外，在支气管镜插入喉时，如果遇到轻微的阻力，可以使用尺寸较小的内镜。

2.7.2 气管形态计量法

气管的长度和大小变化很大，这种变化取决于体外（尸检标本）与体内（CT 扫描）测量造成的假象。Griscom 等 [27, 28] 对 130

的平均直径的 80% 计算，那么推荐的气管插管过大，无法适应对黏膜的过度压力（表 2.3）。为了避免插管引起的医源性并发症，麻醉科和危重病学专科医生必须意识到小儿气道的大小和气管插管之间这些差异。

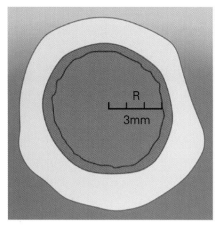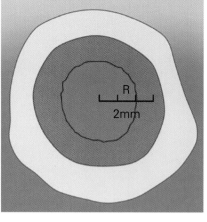

图 2.15　婴儿的声门下区与呼吸困难的风险：婴儿声门下区的最大直径是 5mm ~ 6mm，横截面积是 28mm^2。1mm 的黏膜水肿，直径减少了 2mm，而横截面积减少了 12.68mm^2，接近原面积的一半。（经许可转载于芝加哥，Holinger[31]）

表 2.3　构状软骨间距的中位数与推荐的气管插管型号的比较

年龄（岁）	平均构状软骨间距（mm）*	推荐气管插管管径（mm）	
		外径	内径
0 ~ 1	3.7	4.4 ~ 5.1	3.0 ~ 3.5
1 ~ 2	4.4	5.9 ~ 6.6	4.0 ~ 4.5
2 ~ 3	5.3	6.6	4.5
3 ~ 4	5.5	6.6 ~ 7.3	4.5 ~ 5.0
4 ~ 5	5.6	7.3 ~ 8.0	5.0 ~ 5.5

表 2.4　环状软骨直径与推荐的硬性支气管镜型号的比较

年龄（岁）	环状软骨直径（mm）		硬性支气管镜管径（mm）	
	平均值	最小值	外径	storz管径
0 ~ 1	6.3	4.8	4.2 ~ 5.7	2.5 ~ 3.5
1 ~ 2	7.7	7.1	6.4	3.7
2 ~ 3	8.1	7.7	6.7 ~ 7.3	4.0 ~ 4.5
3 ~ 4	7.9	7.5	7.3 ~ 7.8	4.5 ~ 5.0
4 ~ 5	9.0	8.6	8.2	6.0

个婴儿和儿童进行 CT 扫描研究，结果显示在图 2.16。测量参数（长度、直径、截面积、体积）与身高相关，但对于年龄小的儿童与体重的相关性更高。直到 6 岁，气管前后径一直小于横径。随后，气管截面变得更圆，

与前后位和横径相比。根据孩子年龄推荐的无囊气管插管通常适合他们相应的气管管腔（表 2.5）。

对气道尺寸或有相关信息的图表的熟知是必要的，可避免气管插管术的主要并发症：

- 推荐的气管插管尺寸通常在相应的年龄气道直径的上限（声门下腔，构状软骨间）或更大。超尺寸的插管主要诱发构状软骨内侧的压迫性坏死。

- 在加护病房，医务人员参与气管插管管理应该知道管外径与患者年龄相对应，或参考图表包含的此信息。

- 气管插管术后喉气管狭窄的发病率已经下降到低于 1% ~ 3%，虽然已取得相当

表 2.5　气管直径与推荐的 Shiley 儿童气管插管型号的比较

年龄（岁）	气管直径（mm）		气管插管型号	
	平均值	最小值	外径	内径
0 ~ 1	4.6	4.1	4.5	3.0
1 ~ 2	5.3	4.1	5.2	3.5
2 ~ 3	6.7	6.4	5.9 ~ 6.5	4.0 ~ 4.5
3 ~ 4	7.4	5.8	7.1	5
4 ~ 5	7.8	7.5	7.7	5.5

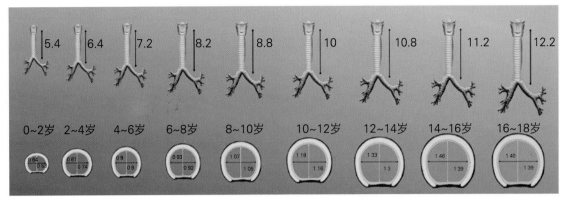

图 2.16 气管的长度和直径[27, 28]。从出生到青春期，气管的长度增加到 2 倍，直径增加到 3 倍，横截面积则是 6 倍

大的进展，但这种并发症对患者和家属是毁灭性的。

2.8 喉支架

喉内轮廓对于一个适当的留置支架有重要指导意义，这部分已在本章的气道解剖中讲述。

喉气管支架是临时用来在复杂声门-声门下狭窄外科重建术（LTR 或扩展 PCTR 手术）后行气道扩张的。虽然他们在气管移植物愈合过程中起支持和固定作用，但是他们还是气道重建过程中的异物。如果支架不符合喉内轮廓或者太硬则会损伤黏膜，导致肉芽组织形成，随后可能发生继发性狭窄。理想情况下，支架应符合气道轮廓，气道压力应小于 30mmHg。此外，支架应该能抗压，维持气道正常解剖，在呼吸和吞咽时随喉移动，并有生物相容性[50]。

目前市场上有几种喉支架。基本的，如婴儿的手指样的轧制硅胶薄板，需要根据患儿定制[19]。随着时间的推移，这些设备已基本上取代了 Aboulker 支架[2]、

Montgomery T 形管[43]、Healy-Montgomery 儿童型 T 形管、Montgomery[46] 或 Eliachar 喉气管支架[16]。然而，这些支架并不真正符合上述要求，在气道重建中使用安全，无潜在损害。虽然在涉及声门的复杂气道重建术后，支架仍然是必要的，但由于喉内轮廓的复杂性，现在的支架形状不是最理想的。对于复杂的婴儿和儿童气道管理，在 LTR 或者扩展 PCTR 术后必须小心使用支架以达到最好的效果。

2.8.1 Aboulker 支架（图 2.17）

这是一种雪茄形支架，在 20 世纪 60 年代初由法国耳鼻喉科医师 Aboulker 发明，它的外套管由很硬的聚四氟乙烯制作成。最初用于成年人，现在主要用于 LTR 术后儿童气道扩张。在 20 世纪 60 年代后期，Aboulker 报告拔管的 5 例患儿中有 3 例儿童进行气道重建[1]。1970 后，Grahne[25]，Cotton[11] 和 Crysdale[12] 开始使用这种支架固定在 LTR 术后儿童的气道，结果可喜。随后，其他的外科医生也开始使用这种重建人工气道支架[62]。虽然高度抛光的聚四氟

但其切割边缘非常的尖锐，在支架和呼吸道黏膜之间受到损伤的部位可有肉芽组织形成。这主要发生在圆锥形声门下，特别是上端的支架末端置于声带下方。因此，上端的支架末端必须稍高于假声带平面。然而，这个位置也可能导致会厌喉面和室带产生肉芽组织（图 2.19）。为了防止气道误吸，支架的上端必须通过缝合、硅酮胶塞或盖子关闭。虽然 Montgomery T 形管是一种有效的简单的气管狭窄支架，它并不总是适用于声门及声门下狭窄的支架气道重建[10]。类似于 Aboulker 支架，其圆形的形状不适合尖锐的前联合。儿童必须考虑使用外径尺寸小于 8mm 的安全支架。假体上附着干的分泌物可形成堵塞，这种堵塞可能是致命的，需要及时去除 T 形管[7, 55]。报道并发症包括儿童自

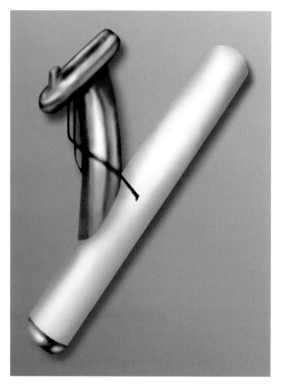

图 2.17 Aboulker 支架：雪茄形，硬性特氟龙支架，不适合声门—声门下狭窄支架置入

乙烯的 Aboulker 支架有很好的组织相容性，但是太硬，不符合复杂喉内轮廓。1992 年，Aalzal[63, 64] 回顾分析 Aboulker 支架并发症。这些并发症发生在低级或高级的支架，除了肉芽组织，还有感染、支架迁移、破碎和会厌及杓状的内侧压力性坏死。此外，在声带瘢痕融合的患者，该雪茄形的支架不能恢复前联合的锐角，这对语音质量有负面影响。

2.8.2 Montgomery T 形管（图 2.18）

Montgomery T 形管是一个简单的硅胶管与在支架侧面在 90° 角一个较小的管状内套管。它软而柔韧，能轻松插入通过气管[45]。虽然 Montgomery T 形管和黏膜相容性很好，

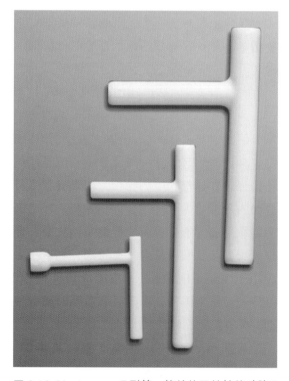

图 2.18 Montgomery T 形管：简单的开放性的硅胶 T 形管，适合气管撑术，但不适合声门—声门下下气道重建

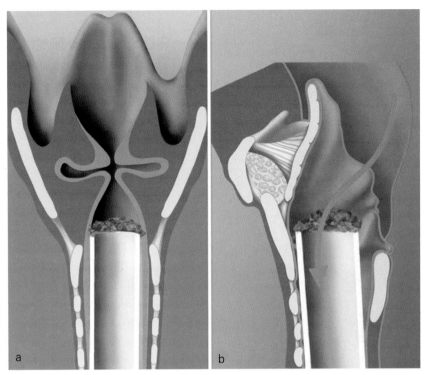

图 2.19 Montgomery T 形管产生的并发症：（a）在声门下，支架上部切缘在咳嗽时冲击弹性圆锥，诱发溃疡、肉芽组织形成和再狭窄。（b）在声门上支架近端开口必须关闭，避免了误吸问题，但它仍可能诱发溃疡、肉芽组织形成和瘢痕形成

我拔除 T 形管、向上移位而导致的脱管、形成肉芽组织和堵塞[23]。

2.8.3 Healy T 形管（图 2.20）

为降低儿童 Montgomery T 形管堵塞的风险，Healy 设计了 70° 连接角儿童型 T 形管，其中有灵活的内套管。虽然这种儿童型 T 形管能快速清除套管内分泌物堵塞，但在一定程度上减小了气道尺寸。较大儿童和成年人使用 Montgomery T 形管暴露出很多缺点。

2.8.4 Montgomery LT-支架（图 2.21）

用于治疗声门-声门下狭窄，是人工纯硅胶制成的硬性支架。它是通过模制尸体的喉部得到。然而，其后部枃间距离窄，因此，

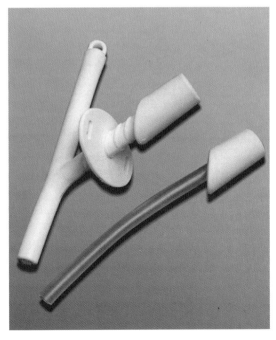

图 2.20 Healy 儿童管：这种支架包括一个内层套管，能够迅速去除干结的分泌物堵塞。但内套管缩小了气道内径

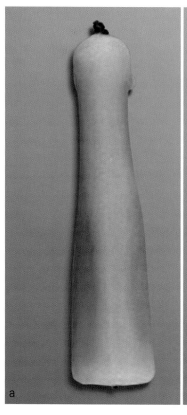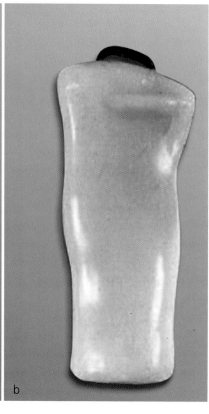

图 2.21 Montgomery LT-支架：普通硅胶制成，硬性支架，用于声门后狭窄。（a）后面观：太狭窄，不能在声带外展时支撑喉部。（b）侧面观：支架的声门上部分太小。

这种支架不完全适合声门下合并后声门狭窄的支架气道重建患者。此外，Montgomery LT-支架只有两种不同尺寸，不能用于所有喉气管狭窄的儿童患儿。目前，该支架很少使用在小儿气道重建[44]。

2.8.5 Eliachar LT-支架（图2.22）

Eliachar LT-支架由柔软的硅胶制作成空心支架，比 Montgomery LT-支架创伤小。它最初是专为管理慢性误吸[16]设计的。这种支架与喉内轮廓的吻合优于所有先前讨论过的支架，但它的形状在声门水平不是三角形。虽然它给喉气管重建提供了喉内的支持，但不能恢复一个大的杓间距离和锐利的声门前联合。此外，Eliachar LT-支架不适用于婴儿和儿童，它的固定系统带有硅胶带，并通过气管造口，可能会造成造口位置肉芽组织形成。

2.8.6 Monnier LT-模具（图2.23）（表2.6）

这种喉气管假体是由 50 Shores-A 强度的硅胶制成。因为其柔软性，可以避免杓状软骨内侧挤压坏死。Monnier LT-模具设计是通过模制尸体喉部制作的，扩大了杓间区距离，以获得一个完全开放状态的喉内轮廓。此特点是治疗声门下狭窄合并声门后狭窄必不可少的。据一篇 2003 年发表在《喉镜》杂志的研究后[41]，学者改进了 LT-模具，对每一种尺寸的支架增加了一个细致的硅胶帽，

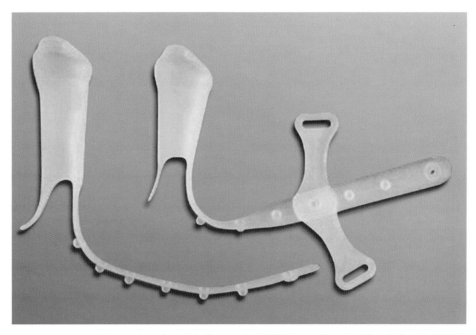

图 2.22 Eliachar 的 LT-支架：软硅胶假体用于治疗慢性误吸。其一般形状不能恢复大的杓间距或尖锐的声门前联合形状

以避免远端入口肉芽组织形成。支架有 10 种不同的大小，外径从 6mm ~ 15mm，每一种尺寸又有四个不同长度（图 2.24 和图 2.25）。它可以在开放性手术中（术中使用）（见第 20 章，20.4）或内镜喉气管狭窄切除术后（见第 14 章，14.3.3，图 14.17）插入气道。

1992 年，在归纳总结理想支架的基本特点后，Zalzal[63] 总结了五个主要特点：①提供不同的尺寸和形状适合重建部位；②放置方式避免了呼吸道阻塞风险；③没有异物反应、压力性坏死或不适；④足够的发声能力，而且吞咽时无误吸；⑤容易放置和取出。

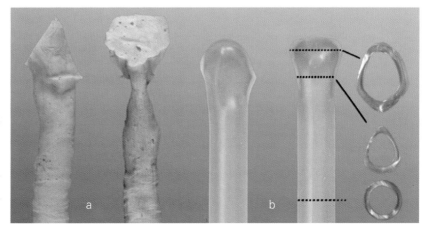

图2.23 Monnier LT-模具：（a）由于尸喉声带居于旁正中位，导致尸喉模具的杓间距狭窄。（b）LT-模具在声门水平为三角形，杓间距离较宽。喉膜的声门上头部比声门水平部分大，以防止意外移位到远端气道

a

b

表 2.6 LT-模具的直径（mm）

LT-模具	A	B	C*
	6	8	10/14/18/23
	7	9.2	12/18/20/25
	8	10.5	13/18/22/28
	9	11.8	15/20/25/30
	10	13.2	17/22/27/33
	11	14.5	18/24/29/35
	12	15.8	20/26/31/38
	13	17	22/28/34/40
	14	18.5	23/30/36/43/
	15	19.8	25/32/38/45

*每个型号有4种不同长度

A=外部直径
B=声门长度
C=LT-模具从声门到下边缘的长度

根据 30 个患儿积累的经验[42]，LT-模具符合除发音外所有要求。考虑到这些患儿已经经历了手术失败，并往往有失音的表现，在成功拔管和发声前推迟几个月是可以接受的。

2.9 气管支架

良性先天性及后天获得性的气管狭窄必须手术治疗。在处理成人及儿童气管良性狭窄中，几乎没有使用自膨式金属气道支架（self-expandable metallic airway stents，简称 SEMAS）的标准。许多文献报道了气管及支气管内留置 SEMAS 所致的严重并发症[6,17,24,36,37,39,61]。已报道的远期并发症有肉芽组织形成继发再狭窄、黏液淤积、支架移位、支架断裂以及大量的、致死性的出血。不同尺寸的 SEMAS 及文献报道的应用情况，使得 SEMAS 看起来似乎成为一种理想的植入体。尽管如此，对于小儿患者只有在极少数情况下将腔内植入 SEMAS 作为抢救的措施[36,48]。

其他可供选择的能缓解婴幼儿良性气管阻塞的方法包括：

* 无创面罩持续气道正压或双平面气道正压通气。这是气管支气管软化、中度阻塞时临时使用的方法[18,23]。

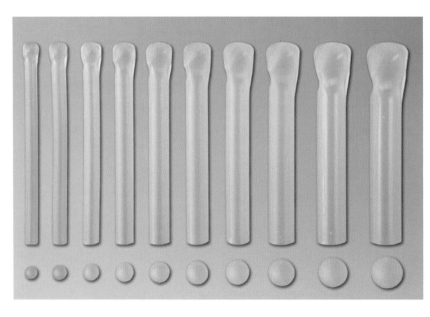

图 2.24 Monnier LT-模具：这种假体有 10 个不同型号（外径 6mm ~ 15mm），可应用于婴儿、儿童和成人

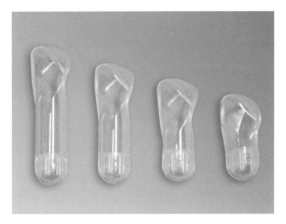

图 2.25 Monnier LT-模具：每个型号有 4 种不同的长度，可以适用于不同位置的气管

- 气管切开术后长套管支撑气管。套管的尖端需刚好位于气管隆嵴上方。

- 气管造口术后戴 Montgomery 形管或 Healy T 形管，这是能起到支撑气管作用的最常用方法。对于儿童患者，当使用的导管外径小于 8mm 时，需小心分泌物干痂堵塞导管引起窒息。在气管造口闭合时，常需要行前肋软骨移植术以固定前面造口处的局部软化段。

- 无气管切开的支架植入术。这种方法只适用于已行切除吻合术及后期肋软骨移植气管成形术失败，不宜手术治疗的复发性的气管狭窄患者，是这类患者最终治疗手段。这一方法不适宜婴幼儿及较小年龄儿童。因为此年龄段患儿的气道

太细而无法容纳最小号的支撑架。这种能长期支撑气管的方法适用于那些气道能插入外径至少 8mm 硅胶管的大龄儿童及青少年。由于有着完全光滑的外表面，硅胶管对气管壁的压力最小，这样利于狭窄区域的上皮再形成（图 2.26a）。植入体需以一根 3.0 的 Prolene 缝线固定于气管上（图 2.27）。我们的经验（未公开发表的数据）表明，只有光滑而平坦的硅胶管，能用于长期的气管支撑而不需行气管切开术。

- DUMON 支架，以其外表面的钉状突起锚定在气管壁上，会引起反复的肉芽组织的形成，不利于在治疗气管-支气管狭窄时支架周围狭窄段的上皮再形成[49][38]。支架-黏膜接触面产生的剪切力也可导致 DUMON 支架的两端肉芽组织的形成（图 2.26b）。

- SEMAS 紧压气管壁，也会阻止狭窄区域上皮化，导致支架两端肉芽形成（图 2.28a）。

比较而言，如果选择的硅胶管的尺寸适合特定的气管，光滑的硅胶管是不会导致上面所说的那些并发症的。方法是以一根 3.0Prolene 缝线将硅胶管紧密固定于气管上，在呼吸及咳嗽时，硅胶管能随气管的活动而活动。这样就能防止管的两端形成肉芽组织。其对气管壁的压强不超过 30mmHg，有助于上皮再形成（图 2.28b 和图 2.28c）。

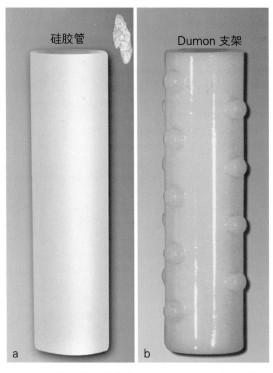

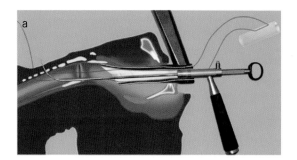

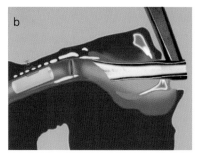

图 2.26 简单的硅胶管与 DUMON 支架：(a) 简单的硅胶管：简单的硅胶管其光滑的外表面促进支架周围气管上皮的再形成。植入体必须在内镜下以一根 3.0Prolene 缝线固定于气管上。(b) DUMON 支架：DUMON 支架的外表面可见数个钉状突起，虽可帮助植入体保持在植入原位。但在良性狭窄时常常发生移位，并且其不规则的外表面不利于支架周围上皮再生，故而引起了气管壁的机械损伤

图 2.27 一例不能手术的良性气管狭窄于内镜下气管内植入光滑硅胶管：(a) 一根 3.0（70cm 长）的 Prolene 缝线首先穿过硅胶管：在支撑显微喉镜下，使用 Lichtenberger 持针器，用喉内外贯穿缝合法将植入体固定于气管上。(b) 硅胶管到达合适位置并且紧密固定于气管壁：收紧缝线后，做横行小切口，经此切口将 3.0Prolene 缝线在皮下打结

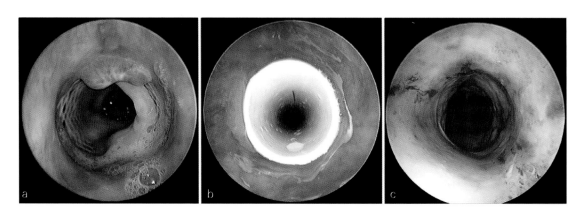

图 2.28 1 例 16 岁复发性气管狭窄患者，历经多次气管切除 - 吻合术及气管扩张术。(a) 初期表现：自膨胀式支架导致分泌物滞留及肉芽组织形成，引起严重的远端气道阻塞。(b) 用 Prolene 缝线固定的光滑硅胶管替代可膨胀式支架后 1 年的表现：未见肉芽组织形成，表现出对扩张管极好的耐受性。(c) 取出扩张管两年后的远期效果：气道保持了正常尺寸的 70%

2.10 附录 1

推荐的无囊气管插管尺寸

患者年龄	气管插管尺寸（Portex®）	
	内径（mm）	外径（mm）
早产儿体重小于1000g	2.0	2.9
早产儿体重1000g~2000g	2.5	3.6
新生儿~6月龄	3.0/3.5	4.4/5.0
6月龄~1岁	3.5/4.0	5.0/5.4
1~2岁	4.0/4.5	5.4/6.6
2岁及以上	（年龄+16）/4	

2.11 附录 2

推荐 2 岁及以上患儿的无囊及有囊气管插管

无囊ET管	（年龄+16）/4
有囊ET管	年龄/4+3
插入长度	
经口（cm）	3×内径（mm）
经鼻（cm）	3×内径（mm）+2

2.12 附录 3

根据年龄推荐的导管及内镜的尺寸（mm）

年龄	支气管镜		食管镜	气管切开套管	气管插管内径
	尺寸	外径			
早产儿	2.5	4.2	4	2.0/2.5	2.5
新生儿期	3.0	5.0	4~5	3.0/3.5	3.0/3.5
6~12月	3.5	5.7	5~6	3.5/4.0	3.5/4.0
1~2岁	3.7	6.4	6	4.0	4.0/4.5
2~3岁	4.0	6.7	6~7	4.0/4.5	（年龄+16）/4
3~4岁	4.5	7.3	7	5.0	
4~5岁	5.0	7.8	8	5.0/5.5	

参考文献

1. Aboulker,B.:Traitement des Stenoses Tracheales. Problèmes Actuels d'oto-rhino-laryngologie, pp. 275–295. Librairie Maloine, Paris, France (1968)

2. Aboulker, P., Sterkers, J.M., Demaldent, E.: Modifica-

tions apportées à l'intervention de Rethi. Intérêts dans les sténoses laryngo-trachéales et trachéales. Ann. Otolaryngol. Chir.Cervicofac. (Paris) **83**, 98–106 (1966)

3. April,M.M.,Marsh,B.R.:Laryngotracheal reconstruction for subglottic stenosis. Ann. Otol. Rhinol. Laryngol. **102**,176–181 (1993)

4. Benjamin, B., Holinger, L.D.: Laryngeal complications

of endotracheal intubation. Ann. Otol. Rhinol. Laryngol. **117**,2–20 (2008)

5. Bosma, J.F.: Anatomy of the infant head. Johns Hopkins University Press, Baltimore, MA (1986)

6. Burningham, A.R., Wax, M.K., Andersen, P.E., et al.:Metallic tracheal stents: complications associated with longterm use in the upper airway. Ann. Otol. Rhinol. Laryngol.**111**, 285–290 (2002)

7. Calhoun, K.H., Deskin, R.W., Bailey, B.J.: Near-fatal complication of tracheal T-tube use. Ann. Otol. Rhinol. Laryngol.**97**, 542–544 (1988)

8. Cauldwell, E.W., Siekert, R.G., Lininger, R.E., et al.: The bronchial arteries: an anatomic study of 105 human cadavers.Surg. Gynecol. Obstet. **86**, 395–412 (1948)

9. Cernea, C.R., Ferraz, A.R., Nishio, S., et al.: Surgical anatomy of the external branch of the superior laryngeal nerve. Head Neck **14**, 380–383 (1992)

10. Cooper, J.D.: Use of the silicone tracheal T-tube for the management of complex tracheal injuries. J. Thorac. Cardiovasc.Surg. **82**, 559–568 (1981)

11. Cotton, R.T., Evans, J.N.: Laryngotracheal reconstruction in children. Five-year follow-up. Ann. Otol. Rhinol. Laryngol.**90**, 516–520 (1981)

12. Crysdale, W.S.: Subglottic stenosis in children. A management protocol plus surgical experience in 13 cases. Int. J.Pediatr. Otorhinolaryngol. **6**, 23–35 (1983)

13. Durham, C.F., Harrison, T.S.: The Surgical Anatomy of the Superior Laryngeal Nerve. Surg. Gynecol. Obstet. **118**,38–44 (1964)

14. Eckel, H.E., Koebke, J., Sittel, C., et al.: Morphology of the human larynx during the first five years of life studied on whole organ serial sections. Ann. Otol. Rhinol. Laryngol.**108**, 232–238 (1999)

15. Eckel, H.E., Sprinzl, G.M., Sittel, C., et al.: Zur Anatomie von Glottis und Subglottis beim kindlichen Kehlkopf. HNO **48**, 501–507 (2000)

16. Eliachar, I., Nguyen, D.: Laryngotracheal stent for internal support and control of aspiration without loss of phonation. Otolaryngol. Head Neck Surg. **103**, 837–840 (1990)

17. Eller, R.L., Livingston 3rd, W.J., Morgan, C.E., et al.: Expandable tracheal stenting for benign disease: worth the complications? Ann. Otol. Rhinol. Laryngol. **115**, 247–252 (2006)

18. Essouri, S., Nicot, F., Clement, A., et al.: Noninvasive positive pressure ventilation in infants with upper airway obstruction:comparison of continuous and bilevel positive pressure.Intensive Care Med. **31**, 574–580 (2005)

19. Evans, J.: Laryngotracheoplasty. Otolaryngol. Clin. North Am. **10**, 119–123 (1977)

20. Fearon, B., Whalen, J.S.: Tracheal dimensions in the living infant (preliminary report). Ann. Otol. Rhinol. Laryngol. **76**,965–974 (1967)

21. Fitch, T.: A cognitive biologist foresees breakthroughs in understanding vocal learning. Journal club. Nature **466**, 163(2010)

22. Fitch, T., Hauser, M.D.: Computational constraints on syntactic processing in a nonhuman primate. Science **303**, 377–380 (2004)

23. Froehlich, P., Truy, E., Stamm, D., et al.: Role of long-term stenting in treatment of pediatric subglottic stenosis. Int J Pediatr Otorhinolaryngol **27**, 273–280 (1993)

24. Gaissert, H.A., Grillo, H.C., Wright, C.D., et al.:Complication of benign tracheobronchial strictures by selfexpanding metal stents. J. Thorac. Cardiovasc. Surg. **126**,744–747 (2003)

25. Grahne, B.: Operative treatment of severe chronic traumatic laryngeal stenosis in infants up to three years old. Acta otolaryngologica **72**, 134–137 (1971)

26. Grillo, H.C.: Anatomy of the trachea. In: Grillo, H.C. (ed.) Surgery of the trachea and bronchi, pp. 40–59. BC Decker Inc, Hamilton; London (2004)

27. Griscom, N.T., Wohl, M.E.: Dimensions of the growing trachea related to age and gender. Am J Roentgenol **146**, 233–237 (1986)

28. Griscom, N.T., Wohl, E.B., Fenton, T.: Dimensions of the trachea to age 6 years related to height. Pediatr. Pulmonol. 5,186–190 (1989)

29. Hast, M.: Anatomy of the larynx. Otolaryngology **3**, 1–16(1986)

30. Henick, D.H., Holinger, L.D.: Laryngeal development. In: Holinger, L.D., Lusk, R.P., Green, C.G. (eds.) Pediatric laryngology and bronchoesophagoscopy, pp. 1–17. Lippincott-Raven, Philadelphia; New York (1997)

31. Holinger, L.D.: Evaluation of stridor and wheezing. In: Holinger, L.D., Lusk, R.P., Green, C.G. (eds.) Pediatric laryngology and bronchoesophagology, p. 42. Lippincott-Raven, Philadelphia; New York (1997)

32. Holinger, L.D., Green, C.G.: Anatomy. In: Holinger, L.D.,Lusk, R.P., Green, C.G. (eds.) Paediatric laryngology and bronchoesophagology, p. 23. Lippincott-Raven, Philadelphia;New York (1997)

33. Kirk, V., O'Donnell, A.: Continuous positive airway pressure for children: a discussion on how to maximize compliance.Sleep Med. Rev. **10**, 119–127 (2006)

34. Laitman, J.T.: The anatomy of human speech. Natural History **93**, 20–27 (1984)

35. Laitman, J.T. : L'origine du langage articulé. Recherche(Paris, 1970):1164–1173 (1986)

36. Lim, L.H., Cotton, R.T., Azizkhan, R.G., et al.: Complications of metallic stents in the pediatric airway. Otolaryngol. Head Neck Surg. **131**, 355–361 (2004)

37. Madden, B.P., Loke, T.K., Sheth, A.C.: Do expandable metallic airway stents have a role in the management of patients with benign tracheobronchial disease? Ann. Thorac. Surg. **82**, 274–278 (2006)

38. Martinez-Ballarin, J.I., Diaz-Jimenez, J.P., Castro, M.J.,et al.: Silicone stents in the management of benign tracheo bronchial stenoses. Tolerance and early results in 63 patients.Chest **109**, 626–629 (1996)

39. Merrot, O., Buiret, G., Gleizal, A., et al.: Management of tracheobronchial stenoses with endoprostheses: experience with 103 patients and 11 models. Laryngoscope **118**, 403–407 (2008)

40. Miura, T., Grillo, H.C.: The contribution of the inferior thyroid artery to the blood supply of the human trachea. Surg. Gynecol. Obstet. **123**, 99–102 (1966)

41. Monnier, P.: A New Stent for the Management of Adult and Pediatric Laryngotracheal Stenosis. Laryngoscope

113,1418–1422 (2003)

42. Monnier, P.: Airway stenting with the LT-Mold™: Experience in 30 pediatric cases. Int. J. Pediatr. Otorhinolaryngol. **71**,1351–1359 (2007)

43. Montgomery, W.W.: T-tube tracheal stent. Arch. Otolaryngol.Head Neck Surg. **82**, 320–321 (1965)

44. Montgomery, W.W.: The surgical management of supraglottic and subglottic stenosis. Ann. Otol. Rhinol. Laryngol. **77**,534–546 (1968)

45. Montgomery, W.W.: Silicone tracheal T-tube. Ann. Otol. Rhinol. Laryngol. **83**, 71–75 (1974)

46. Montgomery, W.W., Montgomery, S.K.: Manual for use of Montgomery laryngeal, tracheal, and esophageal prostheses:update 1990. Ann. Otol. Rhinol. Laryngol. **150**, 2–28 (1990)

47. Ndiaye, I., Van de Abbeele, T., Francois, M., et al.: Traitement chirurgical des sténoses laryngées de l'enfant. Ann. Otolaryngol. Chir. Cervicofac. **116**, 143–148 (1999)

48. Nicolai, T.: Airway stents in children. Pediatr. Pulmonol. **43**,330–344 (2008)

49. Puma, F., Ragusa, M., Avenia, N., et al.: The role of silicone stents in the treatment of cicatricial tracheal stenoses. J.Thorac. Cardiovasc. Surg. **120**, 1064–1069 (2000)

50. Richard, L.G., John, B.S.: Long-term stenting in the treatment of subglottic stenosis. Ann. Otol. **86**, 795–798 (1977)

51. Salassa, J.R.: Gross and microscopical blood supply of the trachea. Ann. Thorac. Surg. **24**, 100–107 (1977)

52. Schild, J.A.: Relationship of laryngeal dimensions to body size and gestational age in premature neonates and small infants. Laryngoscope **94**, 1284–1292 (1984)

53. Schweizer, V., Dorfl, J.: The anatomy of the inferior laryngeal nerve. Clin. Otolaryngol. Allied Sci. **22**, 362–369 (1997)

54. Shah, R.K., Lander, L., Choi, S.S., et al.: Resource utilization in the management of subglottic stenosis. Otolaryngol. Head Neck Surg. **138**, 233–241 (2008)

55. Stern, Y., Willging, J.P., Cotton, R.T.: Use of Montgomery T-tube in laryngotracheal reconstruction in children: is it safe? Ann. Otol. Rhinol. Laryngol. **107**, 1006–1009 (1998)

56. Tucker, G F., Tucker, J.A., Vidic, B.: Anatomy and development of the cricoid: serial-section whole organ study of perinatal larynges. Ann. Otol. Rhinol. Laryngol. **86**, 766–769 (1977)

57. Tucker, H.M.: Anatomy of the larynx. In: Tucker, H.M. (ed.) The Larynx, p. 12. Thieme, Stuttgart; New York (1993)

58. Wang, C.: The use of the inferior cornu of the thyroid cartilage in identifying the recurrent laryngeal nerve. Surg. Gynecol. Obstet. **140**, 91–94 (1975)

59. Weyckemans, F.: Equipement, monitoring, and environmental conditions. In: Bissonnette, B., Dalens, B. (eds.) Pediatric anesthesia: principles and practice, pp. 419. McGraw-Hill, Medical Pub. Division (2002)

60. Williams, P.L., Bannister, L.H.: Gray's anatomy: the anatomical basis of medicine and surgery. Churchill Livingstone, New York (1995)

61. Zakaluzny, S.A., Lane, J.D., Mair, E.A.: Complications of tracheobronchial airway stents. Otolaryngol. Head Neck Surg. **128**, 478–488 (2003)

62. Zalzal, G.H.: Use of stents in laryngotracheal reconstruction in children: indications, technical considerations, and complications. Laryngoscope **98**, 849–854 (1988)

63. Zalzal, G.H.: Stenting for pediatric laryngotracheal stenosis. Ann. Otol. Rhinol. Laryngol. **101**, 651–655 (1992)

64. Zalzal, G.H., Grundfast, K.M.: Broken Aboulker stents in the tracheal lumen. Int. J. Pediatr. Otorhinolaryngol. **16**, 125–130 (1988)

3

气道阻塞的临床评价

主要内容

- 评估呼吸窘迫的程度后，一定要在儿童呼吸衰竭前采取合适的治疗方案。

- 如果气道损害尚未达到致命的程度，那么诊断性的内镜检查应总是先于气管插管或者气管切开。

- 辨别气道阻塞的部位和原因，可以借助于病理性呼吸音（喘鸣、鼾声和哮鸣）的特性及其所处呼吸循环的阶段。

- 理解胸腔外和胸腔内气道阻塞的病理生理学机制，可避免对呼吸困难儿童的错误评估。

- 喉功能（呼吸、发声和下气道的防护）的系统评估应包括有关话音、喊声和预期值。

- 呼吸困难症状的发病年龄。恶化因素和体位影响为气道狭窄的潜在病因学提供了有关线索。

- 体检应有序进行（越来越侵入），以防止任何焦虑或者儿童哭闹。

- 准确的观察和听诊儿童呼吸音提供了呼吸窘迫严重程度和呼吸道阻塞（锁骨上或下收缩，延长的呼吸周期和病理性杂音类型）部位的基本信息，应优先于侵入性体检前。

- 婴儿或儿童体貌的附加视诊提供了可能的综合征或非综合征的先天性异常的线索。

- ☛ 经鼻纤维喉镜检查是门诊检查整体的一部分，用于轻至中度阻塞性呼吸困难的婴儿和儿童。

- ☛ 颈部及胸部正、侧位 X 线检查应常规进行。气道狭窄的误诊是可能的。X 射线解释应与患者的病史和体格检查比较。

- ☛ 先进的 X 线检查（螺旋 CT 扫描和 MRI 三维重建和数字减影）在心血管纵隔异常复杂的情况下对规划手术路径非常有用。

- ☛ 食管镜可有效评估瘘、裂和声门关闭不全。

- ☛ 超声波是一种非侵入性评估颈部包块（囊性与实性包块）的方法，并可用于声带麻痹的随访。

- ☛ 根据具体的医疗问题，实施气道重建前，应由新生儿学专家、遗传学家、神经学家、肺病学家、心脏病学家和肠胃病学家为患儿进行综合评价。

对于任何上部或下部的气道阻塞，可因空气快速通过呼吸道狭窄段形成的湍流而产生一种病理性的呼吸音。依据阻塞的严重程度、持续时间和病变的进展情况，可能会出现如呼吸困难、鼻翼扇动、锁骨上凹陷、胸骨上凹陷、肋间和肋下收缩凹陷、鼾声、危及生命的发绀作、嗜睡和呼吸暂停等呼吸窘迫的症状及体征。

在确定呼吸道阻塞的部位和原因前，必须仔细评估呼吸窘迫的程度。

3.1 呼吸窘迫的程度

对一个呼吸困难的孩子最初的仔细观察

可对呼吸道阻塞的严重程度和部位提供宝贵的信息。然而，轻度至中度呼吸困难的患儿诊断性气道监测对于是否需要下一步的内镜干预是有用的。

在临床实践中，呼吸道阻塞症状可分类如下：

- Ⅰ级
  轻度至中度呼吸困难和胸廓起伏
  无焦虑或烦躁
  正常的饮食摄入
  有玩的兴趣

- Ⅱ级
  重度呼吸困难和胸廓起伏
  焦虑和烦躁
  拒绝饮食
  没有玩的兴趣

- Ⅲ级
  衰竭患儿合并渐少的喘鸣和肋间肌收缩
  衰弱的呼吸频率和心率
  皮肤苍白或灰色和出汗
  出现嗜睡

如果病史和临床检查提示呼吸道损害的患儿将出现进行性呼吸窘迫，那么需立即采取措施稳定呼吸道。正如 Chevalier Jackson 在 20 世纪 50 年代所提出的[20]，"如果不做气管切开，孩子会放弃斗争并睡去"。因此，为避免呼吸道阻塞进展到Ⅳ级，确保呼吸道安全是至关重要的。经验丰富的麻醉科医生和耳鼻喉科医生的团队应立即进行内镜检查，气管插管或气管切开[39]。（见第 5 章，5.1）

3.2 气道阻塞的部位和原因

在处理Ⅰ级呼吸窘迫的儿童时，详尽

的病史和体格检查是必须的，它可以提供有关气道狭窄部位和原因的信息。Stern和Cotton的声明更有针对性，"任何一个婴儿出现病理性声音需要立即重视并仔细评估"[45]。

呼吸困难婴儿或儿童的评估基于以下因素：

1. 病理性呼吸音特征
2. 病理性呼吸音出现的呼吸周期时相
3. 喉部三个主要功能的评估
4. 病史

3.2.1 病理性呼吸音（图3.1）

- 喘鸣：湍急气流通过限制区域造成一种刺耳的呼吸音。

根据定义，喘鸣应该对应可听的吸气声，但是，在英国医学文献的其他条款中，呼气和双相喘鸣也被用来描述胸腔内和固定的气道阻塞。

- 鼾声：一个低调的吸气扑动或鼻或鼻咽阻塞产生的通气声。

通过区分吸气性喘鸣与鼾声，上呼吸道狭窄部位可局限化。喘鸣起源于喉及上气管，而鼾声起源于鼻咽或口咽。

- 哮鸣音：一个呼气的哨声杂音产自于湍急气流通过收缩的小气道（细支气管）。虽然这个词经常被用来形容哮喘、喘息或呼气性喘鸣、也与胸廓内其他较大气管、支气管的狭窄相关。

气道阻塞的特点是在呼吸周期气道直径改变而有了变化的。这可能包括松弛的（咽、声门上）、软化的或者非环状软骨化的区域。例如，取决于管腔内压力，气管膜可以改变管腔的形状。

在吸气和呼气时由于大气、气管和胸腔内的压力的影响，气道阻塞是可变的[23]。

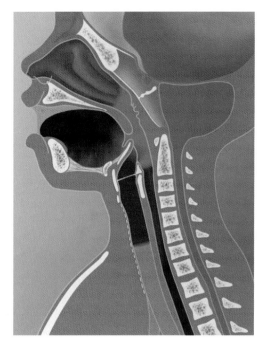

图3.1 病理呼吸音

鼾声（蓝色）：鼻、口咽阻塞：—腺样体增生—扁桃体增生—舌底包块—舌后坠，缩颌—咽肿块

喘鸣（红色）：喉气管、可变的胸腔外气管阻塞：—喉软化—双侧声带麻痹—软组织SGS—囊肿和喉囊肿—裂喉—声门蹼

哮鸣音（橙色）：气管支气管树可变的胸内阻塞：—气管支气管软化—外源性血管挤压—非环化气管狭窄—纵隔肿块

3.2.2 可变的胸腔外阻塞（图3.2）

由于伯努利效应，在胸腔外狭窄处吸气产生负压。在这个层面上，大气压力高于气管内压力。在呼气相，从胸腔流出的空气在颈部产生气管内正压，该压力高于大气压。

气道可变的胸腔外阻塞可产生：

- 吸入性病理性声音（喘鸣或鼾声）
- 延长的吸气相
- 由阻塞的严重程度决定的受阻吸气相

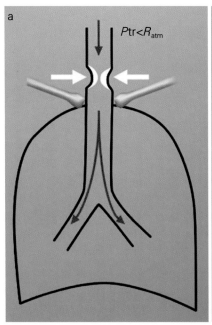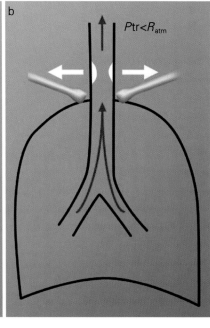

图 3.2 可变的胸腔外阻塞（经许可转载自 Kryger 等，1976 年[24]）。（a）吸气时，气管内压力（Ptr）低于大气压力（P_{atm}）。这会产生一个长时间的吸气相，伴有吸气性病理性声音（喘鸣或鼾声）。（b）呼气时，气管内压力（Ptr）高于大气压力（P_{atm}）。依阻塞的严重程度，这保持了几乎正常的呼气流速

3.2.3　可变的胸腔内阻塞（图 3.3）

在吸气相，胸部的体积增加，通过从肺实质到气管和支气管壁的弹力扩张中央气道。胸腔内的压力低于气管内压力。

在呼气相，胸廓收缩产生相较于气管压力高的胸膜内压力也就是腔外压力。气管及支气管遭受周围的挤压而变窄。

气道可变的胸腔内阻塞产生：

- 呼入性病理性声音（喘息）
- 延长的呼气相
- 由阻塞的严重程度决定的受阻呼气相

3.2.4　固定的气道阻塞

固定阻塞描述的情况是：腔内和腔外压力不影响气道狭窄段的大小。先天性软骨的或后天瘢痕性声门下狭窄是典型的病例。

一个固定的气道阻塞产生：

- 在呼吸周期的两个相一种典型的相等强度的双相喘鸣
- 在吸气和呼气阶段的多变性，根据状况的严重性

3.3　喉功能的评估（图 3.4）

在评估过程中，对喉部三种主要功能的系统测试是必须的。除了评估呼吸，如前面所述，还应重视喉括约肌的功能。在喉气管食管裂（LTOC）、食管闭锁（OA）、气管食管瘘（TOF）、咽喉神经麻痹的患儿中可观察到伴有误吸的吞咽困难和喂养困难（咳嗽、呛咳、窒息、反流或吸入性肺炎），这样的情况在单侧声带麻痹中程度较轻。

没有明确证据证实由中枢神经系统损害导致的咽喉功能不协调也能造成伴有误吸的

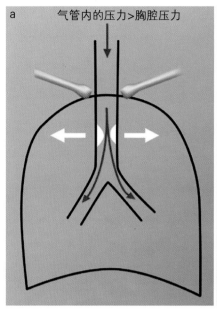 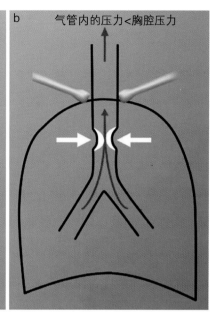

图 3.3　可变的胸腔内阻塞（经许可转载自 Kryger 等，1976 年[24]）。（a）吸气时，在气管内压力（P_{tr}）高于胸腔压力（P_{pl}）。几乎保持正常的吸气流速，依靠梗阻严重性。（b）呼气时，在胸腔内 压力（P_{pl}）高于气管内压力（P_{tr}）。这会产生一个延长的呼气相和病理呼气音（喘息）

喂养困难[15]。

声音或哭喊声的特质和振幅也应进行评估。声门关闭不全出现弱的和带呼吸声的哭声，可见于单侧声带麻痹。声音嘶哑或失音提示声带损害，这可能是由于炎症、水肿、肿瘤或瘢痕导致。出现低沉的声音提示声门上肿块（例如囊肿、淋巴管畸形）。高调的哭喊可在双侧声带麻痹、粘连或声带蹼中见到[45]。

除非是非常严重的情况，气管狭窄一般不影响声音质量和哭喊。

3.4　病史

在严重的呼吸窘迫的情况下，当采集病史时，医生应密切观察在其父母怀抱中的婴儿或儿童。病史及临床检查必须辅之以下问题的答案：

- 发病年龄（表 3.1）
  刚出生或新生儿期出现的气道损伤是由

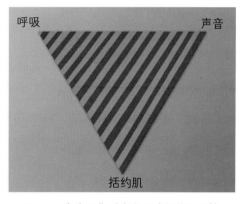

图 3.4　病史采集时喉主要功能的助记符

怀孕（例如，胎儿窘迫和早产）和分娩（例如：难产、窒息、窒息发作、低阿氏评分（新生儿评分）和产伤）引起的。
一些先天性畸形出生时即显现，而其他情况则出现在最初几年的生活中。

- 恶化的因素（表 3.2）
  —在喂养过程中，哭闹和烦躁的情况下，由于增加的气道需求，呼吸困难和喘鸣加重。
  —在睡眠中鼻咽或口咽阻塞致呼吸困难和鼾声恶化，源于肌张力丧失。

表 3.1　与发病年龄相关的有呼吸道症状的病理状态

- 出生
  - — 双侧声带麻痹
  - — 先天性囊肿
  - — 喉蹼和闭锁
  - — 后鼻孔闭锁
  - — 纵隔血管异常
  - — 严重声门下狭窄
- 年龄：生命的最初几周
  - — 喉软骨软化
- 年龄：1~4个月
  - — 轻度的声门下狭窄
  - — 声门下血管瘤
- 年龄：1~3岁
  - — 膜性喉炎
  - — 毛细支气管炎
- 年龄：3~6岁
  - — 膜性喉气管支气管炎
  - — 会厌炎

表 3.2　婴儿和儿童气道阻塞的恶化因素

- 哭闹，喂养或紧张（喉异常）致恶化
  - — 喉软骨软化
  - — 双侧声带麻痹
  - — 声门下狭窄
  - — 声门下血管瘤
- 睡眠期间（鼻口咽阻塞）恶化
  - — 舌根脱垂致颌后缩
  - — 会厌脱垂
  - — 腺样体肥大
- 吞咽致恶化（缺乏喉括约肌功能）
  - — 单侧声带麻痹
  - — 咽喉不协调（神经症）
  - — 气管食管瘘、裂

　— 气管食管瘘和裂进食时咳嗽和窒息发作增加。

- 体位的影响（表 3.3）：
  通常俯卧可降低由前压缩呼吸道所造成

表 3.3　体位对气道阻塞的影响

- 在俯卧位嘈杂呼吸音减少
  - — 喉软骨软化
  - — 线沟囊肿
  - — 微下颌后缩
  - — 巨舌
  - — 无名动脉压迫
- 在侧卧位嘈杂呼吸音减少或恶化
  - — 单侧声带麻痹
  - — 咽喉侧壁囊肿、包块

*当婴儿偏向患侧症状改善，而在对侧的位置则增加

表 3.4　气道阻塞病史的助记符[17]

S =严重性：家长对气道阻塞严重程度的主观印象
P =进展程度：随着时间评估阻塞情况
E =进食：喂养困难、误吸和未能健康生长
C =发绀：发绀发作、明显危及生命的事件
S =睡眠：打断的睡眠、睡觉时伴有胸骨上凹或者胸廓的收缩凹陷

的呼吸杂音（例如，舌后坠、中线囊肿和异常无名动脉）。相反，在单侧声带麻痹和咽侧包块，当婴儿偏向患侧（侧卧位）则呼吸改善。

最后，应了解有关先进插管方法、内镜和外科干预的信息。

Holinger 建议，气道阻塞病史的助记符"SPECS"有助于评估病情的严重程度。它能提供是否需要内镜诊断和治疗性的信息（表3.4）。

3.5　体格检查

对一个有呼吸杂音和轻至中度呼吸困难患儿的最初临床检查应始于小心地、非侵入

性的检查。这包括评价畸形的面部特征以及
下颌和舌头的大小和位置。鼻腔呼吸道开放，
鼻翼宽大，张口呼吸和辅助呼吸肌（胸骨上、
肋间、肋下和腹部运动）收缩被系统评定。
听诊肺部和心脏应在孩子安静时进行。医师
稍后检查胸壁、胸骨和颈部以及嘴和鼻子。
病理的呼吸声没有明确听得清时，听诊是非
常有用的。再次，应注意病理声音强度及其
相关呼吸阶段。

有时，年龄较大的儿童可观察到休息时
平静呼吸，不过病史可提供劳累性呼吸困难
的明确证据。在这种情况下，要求孩子迅速
张开嘴呼吸（喘气），目的是诱发高流速的
气流通过呼吸道狭窄段，使他/她发出病理
声音和延长的呼吸周期相。由此，可能获得
相对通畅气道的更准确的信息。

在不同位置检查婴儿和观察病理性声音
强度的相关变化确保了一个更精确的诊断
（见表3.3）。

鼻腔和口腔检查只能在最终进行。哭闹
的孩子因进行深和快速吸气呼吸，医生在呼
吸道狭窄部位将获得更精确的信息。

3.5.1 门诊经鼻纤维喉镜检查（TNFL）

经鼻纤维喉镜是婴儿和合作的较大儿童
门诊检查的一部分[46]。幼儿常常拒绝这项检
查，不应该强迫他们接受检查。轻微的约束
使有资质人员能在不使用局麻的情况下进行
一个简单的（TNFL）。鼻腔通畅情况、后鼻孔、
鼻咽部和咽喉部应仔细评估；气道的动态功
能性狭窄程度在鼻口咽交界处及喉部在吸气
时气道的动力缩窄情况也应评估。

喉部检查的目的是记录声门上畸形（例
如喉软化、淋巴管畸形和囊肿）以及评估
声带的运动情况。如果发现声带开放受限

制或不动，那全身麻醉下全面检查是需要
的，以区分是神经性双侧声带麻痹还是声门
后狭窄，尤其是当病史提示有气管插管病史
时。因为不能查看声门下区及气管内情况，
所以经鼻纤维喉镜检查始终不能提供完整的
信息。

3.5.2 全麻内镜检查的指征

我们赞同Cottone并非所有的患者都需
要直接喉镜检查，特别是当通过综合的病史
和体格检查明确诊断的轻度喉软化患儿[45]。
然而，在出现症状进展、伴发畸形或不典型
的临床表现时，则必须在全身麻醉下进行喉
气管支气管镜检查和食管镜检查。在慢性喘
鸣病例，如出现喂养困难、未能健康生长、
阻塞性睡眠暂停和肺心病等临床指标，进一
步检查和可能治疗需要在全身麻醉下进行。
在第5章有这项检查的详细描述。

3.6 影像学评估

经过全面的病史和体格检查，伴有轻到
中度呼吸困难的吵闹儿童应当安排适当的气
道影像学检查。与磁共振成像相比，首选平
片和快速螺旋CT扫描检查，不一定要使用
镇静剂[42]。

整个检查过程中，护士或医生应密切观
察有呼吸困难或使用过镇静剂的患儿。富有
经验的放射科团队（医生和技术人员），应
确保图像质量和对X线片结果的解释。儿童
呼吸道的大小和外形在呼吸和吞咽过程中会
有变化。为避免误诊，适当的检查技术是必
要的。作为小儿气道损伤的首选方法，颈胸
部侧位和前后位的软组织（高千伏）X线检

查可提供有用的信息（图 3.5）。

X 线平片投照技术：

- 患者直立体位，头部完全伸展
- 深吸气末屏气时高千伏（120 ~ 150kV）摄片
- 颈部和胸部前后位及侧位平片

放射学报告应该始终与病史和体格检查相联系，当与正确诊断不符或者有疑问时，就需要应用造影剂进行螺旋 CT 扫描。不到 0.1s 的超快速扫描获得帧图像[22]，减少了平片图像的模糊。CT 扫描比磁共振成像能提供更高的空间分辨率，尤其是在评估气道受外在囊性或实性肿块压迫的情况下用处更大。在胸部的病变中，CT 扫描提供了主要的信息，因为只有胸腺完全填充了前纵隔时才能在平片上看到。

通过静脉注射造影剂 CT 增强扫描，在不使用镇静剂的情况下也可很容易地显示婴儿的异常纵隔血管导致的气道缩窄[44,26]（图3.6）。喉气管的三维重建可以提供有用的信息，例如阻塞的位置、范围和严重程度（图3.7）。虚拟内镜成像不能取代传统的喉气管支气管镜检查。事实上，这种技术没有提供关于黏膜质量（瘢痕与炎症）的信息。此外，狭窄处下方聚集的分泌物可能会被误认为增加狭窄的程度。在气道完全阻塞的情况下，虚拟内镜成像是有用的，它可以显示气道远端部分[19]。

磁共振成像评价继发于先天血管异常导致的气道受压是有价值的。磁共振成像的对比度优于 CT 扫描，而且磁共振成像可进行任意平面的三维重建[30]（图 3.8）。中度呼吸困难的婴儿和儿童进行影像学检查需要镇静。在我们的机构，麻醉师参与整个检查的过程，并应用脉搏血氧仪、心电图和呼吸暂停检测器监测孩子的生命体征。在恢复室进

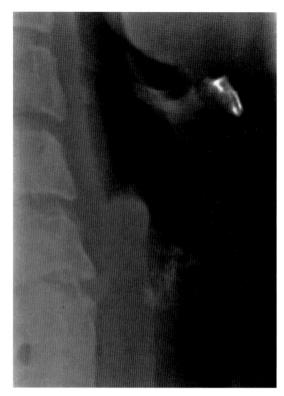

图 3.5　颈部侧位高千伏 X 线片：含有前声门下软骨的先天性喉蹼

行镇静后的复苏管理。

在辅助的影像学检查中，超声和食管吞钡检查应用最为广泛。在颈部，超声能区分囊性和实性肿块。而后一种方法对评估和随访声带麻痹也很有帮助[14]。

对伴有轻度误吸或复发性肺炎的不明原因吞咽困难，食管吞钡或泛影葡胺检查是需要的[21]。潜在的食管 - 气管瘘或裂的位置和范围，以及声门括约肌的功能可被明确评价。声带运动障碍或咽喉部的不协调可能造成误吸。这些影像学检查可被辅以功能性内镜下吞咽（FEES）评估[8, 47]。如果存在大量误吸，需首选进行急诊支气管食管镜检查，而不是吞钡，因为后者的造影剂可污染下呼吸道。食管摄片检查还可以显示血管压迫的压痕。

3.7 阻塞性呼吸困难儿童进行核磁共振检查（MRI）的麻醉技术

Madeleine Chollet Rivier, 医学博士；
Marc-André Bernath, 医学博士；麻醉工作人员

上呼吸道的阻塞性疾病显示了一个伴随上呼吸道阻力增加从简单打鼾（UAR）到阻塞性睡眠呼吸暂停（OSA）的过程（表 3.5）[7]。

可能有三种不同的情况：

- 塌陷的上气道，如喉软化或阻塞性睡眠

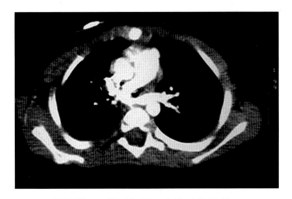

图 3.6 纵隔的 CT 增强扫描：左肺动脉吊带

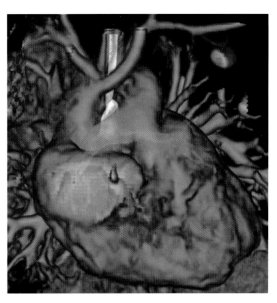

图 3.8 MRI 成像三维重建显示完整的有对称分支的主动脉弓和长段气管狭窄

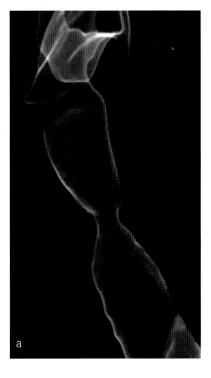

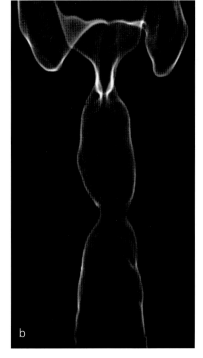

图 3.7 颈部气管的 CT 扫描三维重建：2cm 长，中短狭窄（a）侧位观。（b）冠状位观

呼吸暂停

- 固定的狭窄，如先天性或后天性喉气管瘢痕性狭窄
- 胸腔内可压缩的气道，见于气管软化或纵隔肿块

不论什么类型的阻塞，气道狭窄是换气困难和不能插管的主要原因。为确保气道通畅，通常需行气管切开术，特别是 1 岁以下儿童[48]。伴有严重上呼吸道阻塞的患者，应优先给予适当的氧。众所周知，全身麻醉药可加重气道狭窄，并可能导致完全性气道阻塞。气道阻塞的水平取决于所使用的全身麻醉药的类型和麻醉深度。丙泊酚和七氟烷引起的气道狭窄是剂量依赖的，在会厌水平和幼童更显著，有明显的个体差异[10, 12]。

3.7.1 麻醉前评估

必须在仔细询问病史和进行体格检查的基础上，对阻塞的类型和程度（表 3.5 和表 3.6）进行评估。了解症状可预测插管是否困难，也可了解与心肺相关问题[7,48]。轻度心功能不全儿童的症状并非总是显而易见，可用经胸超声心动图来检测心脏和血管的异常，而且这些疾病经常与先天性上呼吸道畸形相关[1]。

3.7.2 轻度气道阻塞（I 期和 II 期）儿童的 MRI 麻醉（表 3.5）

静态和动态磁共振成像技术已被用于评估上呼吸道阻塞的原因[16]。磁共振检查期间，镇静是为了确保患者相对静止和自主呼吸下成像成功，而不使用气管插管、喉罩或口 / 鼻气道之类的人工气道，因此可进行上呼吸道动力学和功能的全面评估[11]。

在磁共振成像过程中，没有气道阻塞的儿童在镇静下自主呼吸下的镇静引发的肺不张比有正压通气的气管插管的儿童少[33]。

在最近的一次调查中，超过 90% 的儿科麻醉师[3]选用吸入七氟烷诱导的方法。这种技术允许患者预吸氧和确保气道控制，同时保持自主呼吸。在建立静脉通道后，一个维持剂量的催眠麻醉最常用于镇静，因为此过程是无痛的，因此不需要阿片类药物。使用咪达唑仑（0.1mg/kg）与低剂量输注丙泊酚是可选方案[5]。新的镇静方案已有报道，例如注射右美托咪啶（1mg/kg），同时以 1 mg/kg·h 的输注速度输入氯胺酮（1mg/kg），以抵消右旋美托咪啶对血流动力学[31]的副作用。

右旋美托咪啶，在模拟自然非快动眼睡眠的动物研究中[36]已经表明，它可能是评估阻塞现象最好的药物，因后者是自然睡眠的主要阶段。然而，考虑到磁共振检查是一个相对持续时间较长的过程（约 90min），保持自然呼吸下镇静仅可能用于有轻度第一或第二阶段动态梗阻症状（表 3.5）或固定狭窄（小于 70%）的情况。

根据美国麻醉医师协会指南，磁共振成像镇静期间需要监测。在洛桑，使用带有儿科设置的磁共振专用非磁性监测仪（Mag life C Plus®（核磁共振监护仪），Schiller AG, 瑞士）。在镇静期间，通过双通道鼻导管给氧（3L/min），允许同时测量呼气末二氧化碳。在磁共振室附近的房间，有一个设备齐全的麻醉车，适当的设备和药品用于气道的管理和复苏。

3.7.3 固定气道狭窄（≥ 70%）儿童的 MRI 麻醉

当管腔狭窄超过 70% 时，在休息时阻塞

表 3.5 睡眠障碍呼吸分期（摘自[7]）

正常	Ⅰ期	Ⅱ期	Ⅲ期	Ⅳ期
	打鼾为主	上呼吸道抵抗综合征（UAR）	阻塞性低通气（OH）	阻塞性睡眠呼吸暂停（OSA）
无打鼾	打鼾	UAR增加	UAR增加	间断性
	无日间症状	足够引起症状	足够导致↑PaCO₂，↓SaO₂	上气道阻塞

表 3.6 上气道阻塞的麻醉前评估项目

症状和体征	是	否	程度/类型	开始时间
打鼾				
喘鸣（吸气相、呼气相、双相）				
嗓音改变（发音困难）				
偏好睡眠姿势（侧卧、俯卧、头位）				
阻塞性呼吸暂停或低通气				
呼吸困难				
咳嗽				
进食呛咳				
感染发作				
肥胖				
扁桃体和/或腺样体增大				
气管插管史				

减少完全阻塞的风险[25]，而正压通气是强制性的，以确保狭窄的气道有正常的每分通气量。声门上设备如喉罩用于治疗喉气管狭窄，这存在争议。喉或喉以下的气道阻塞是上述设备应用的相对禁忌征[2]。如果通过狭窄气道传输氧气所需的吸气压力高于上食管括约肌孔的压力，那么出现胃扩张和缺氧的风险很高。此外，如果一个小的喷射通气导管通过狭窄处以确保人工给氧，可能发生全肺过度充气和完全阻塞[13]。存在严重的固定气道狭窄，最安全的治疗选择包括麻醉诱导后立即行内镜扩张狭窄气道或行气管切开术。

3.7.4 Ⅲ级和Ⅳ级呼吸道塌陷儿童 MRI 检查的麻醉

正压通气需要在儿童服用镇静药入睡后立即用机械支架开放气道，提高功能残气量。持续气道正压通气（CPAP）为气道提供高达 10cm 的水恒压。双水平气道正压（BiPAP）提供吸气支持（高达 15cm 水柱）和呼气末正压。通过使用调整过的面部或鼻部面罩或呼吸机[43]，正压通气和双水平气道正压都已经被安全地应用于麻醉下自主呼吸的儿童。虽然没有足够的证据支持任何特定的技术，但避免使用声门上设备进行气管插管，可降

症状也会变得很明显。根据泊肃叶定律，减少 50% 的气道半径会增加 16 倍的气道阻力。为保持相同的氧气流量，狭窄上方的压力呈指数方式上升[4]。建议超狭窄进行通气，以

低术后咳嗽和不可预料的气道塌陷的风险。喉罩可能是在自主呼吸下实施正压通气最常见的方法。如果吸气压力高于 14mm Hg，胃扩张伴随心排血量明显下降的风险很高，特别对于年龄小的儿童[2]。如果高吸气压力是确保气道通畅所必需的，那么气管插管、间歇正压通气就是必须的。建议避免术前用药和使用短效麻醉药[27]。

3.7.5 可压缩胸腔气道儿童行 MRI 检查时的镇静

胸内气道塌陷而进行正压给氧时，气道和心血管结构的动态压缩也反应性增加。类似的情况也发生在前纵隔肿瘤患儿中[34]。吸气过程中，因为存在胸内负压，气管支气管被直线牵拉，从而避免肌肉松弛，保持气道开放，维持自主通气。主动的呼吸力量帮助克服呼气梗阻。平缓呼吸很重要，激动不安的呼吸会加重动态胸内气道塌陷，增加梗阻点的气流障碍[38]。

磁共振电影成像技术是评估气道梗阻类型和位置的重要工具，尤其是伴有心血管畸形时[40]。应用前面提到的麻醉技术，即使是患病小孩进行电影磁共振成像也是安全的[41]。

3.8 评估患者的一般情况

正常小孩和残障小孩进行病史调查和体格检查应有所区别。有些损害是一目了然的，如早产，严重神经缺陷和先天性畸形综合征等。另外一些应该由专科医生调查，如肺储备不足、胃食管反流和心脏畸形。

- 先天性畸形：应该由遗传学家进行全面的体检，有助于诊断出罕见的畸形综合征。如果先天性或获得性声门下狭窄患儿伴有这些畸形综合征，有可能影响手术结果。如果遗传学家要求，先天性畸形的小孩应该做核型分析。

- 早产：早产会增加由肺透明膜病引起的肺储备不良可能性，同时也增加脑出血引起的脑白质软化症伴发的神经缺陷的可能性。

- 神经病学评估：智力发育迟缓的小孩如果呼吸和吞咽不协调，则不应急于手术扩张喉部狭窄。小儿神经科专家的全面检查有助于帮助决定是否需要外科干预。

- 心脏评估：假如有胸内气道梗阻或心脏问题伴发声门下狭窄，那么心电图和超声心动图有助于诊断和处理气道问题。

- 肺部评估：理想情况下，应该进行肺功能测试和动脉血气分析来评估患者的肺储备。但是有气道梗阻的小孩的呼吸测量数据是不可靠的，尤其是做过气管切开术的患儿。评估肺功能储备的最佳方法是全麻内镜下获得呼吸暂停时的数据。儿童从暂时的血氧饱和度下降中恢复的速度会对判断肺的气体交换能力提供有用信息。该信息帮助决定治疗声门下狭窄手术是一期还是分两期完成。

- 胃食管调查：胃食管反流 GOR 会导致慢性咽喉炎，慢性咽喉炎又反过来导致或加重上呼吸道狭窄。24 小时 pH 值监测[28,35]或阻抗 pH 值监测[9,29]和胃排空试验都有助于评估可能的反流。实践中，上述测试适用于质子泵抑制剂无效或可能由于胃食管反流而导致喉气管初次手术失败者。pH 值监测每日之间的误差是评估胃食管反流严重程度的影响因素[37]。

参考文献

1. Austin, J., Ali, T.: Tracheomalacia and bronchomalacia in children: pathophysiology, assessment, treatment and anaesthesia management. Paediatr. Anaesth. **13**, 3–11 (2003)

2. Brimacombe, J.R., Brain, A.I.J., Berry, A.M.: Indications and contraindications. In: Brimacombe, J.R., Brain, A.I.J., Berry, A.M. (eds.) The laryngeal mask airway: a review and practical guide, pp. 114–116. W. B. Saunders, London (1997)

3. Brooks, P., Ree, R., Rosen, D., et al.: Canadian pediatric anesthesiologists prefer inhalational anesthesia to manage difficult airways. Can. J. Anaesth. **52**, 285–290 (2005)

4. Bruce, I.A., Rothera, M.P.: Upper airway obstruction in children. Paediatr. Anaesth. **19**(Suppl 1), 88–99 (2009)

5. Bryan, Y.F., Hoke, L.K., Taghon, T.A., et al.: A randomized trial comparing sevoflurane and propofol in children undergoing MRI scans. Paediatr. Anaesth. **19**, 672–681 (2009)

6. Bull, P.D.: Evaluation of the pediatric airway by rigid endoscopy. In: Cotton, R.T., Myer III, C.H.M. (eds.) Practical pediatric otolaryngology, pp. 477–481. Lippincott-Raven, Philadelphia; New York (1999)

7. Carroll, J.L.: Obstructive sleep-disordered breathing in children: new controversies, new directions. Clin. Chest Med. **24**, 261–282 (2003)

8. Chien, W., Ashland, J., Haver, K., et al.: Type I laryngeal cleft: establishing a functional diagnostic and management algorithm. Int. J. Pediatr. Otorhinolaryngol. **70**, 2073–2079 (2006)

9. Condino, A.A., Sondheimer, J., Pan, Z., et al.: Evaluation of gastroesophageal reflux in pediatric patients with asthma using impedance-pH monitoring. J. Pediatr. **149**, 216–219 (2006)

10. Crawford, M.W., Arrica, M., Macgowan, C.K., et al.: Extent and localization of changes in upper airway caliber with varying concentrations of sevoflurane in children. Anesthesiology **105**, 1147–1152 (2006). discussion 1145A

11. Donnelly, L.F., Shott, S.R., LaRose, C.R., et al.: Causes of persistent obstructive sleep apnea despite previous tonsillectomy and adenoidectomy in children with Down syndrome as depicted on static and dynamic cine MRI. AJR Am. J. Roentgenol. **183**, 175–181 (2004)

12. Evans, R.G., Crawford, M.W., Noseworthy, M.D., et al.: Effect of increasing depth of propofol anesthesia on upper airway configuration in children. Anesthesiology **99**, 596–602 (2003)

13. Fayoux, P., Marciniak, B., Engelhardt, T.: Airway exchange catheters use in the airway management of neonates and infants undergoing surgical treatment of laryngeal stenosis. Pediatr. Crit. Care Med. **10**, 558–561 (2009)

14. Friedman, E.M.: Role of ultrasound in the assessment of vocal cord function in infants and children. Ann. Otol. Rhinol. Laryngol. **106**, 199–209 (1997)

15. Froehlich, P., Seid, A., Denoyelle, F., et al.: Discoordinate pharyngolaryngomalacia. Int. J. Pediatr. Otorhinolaryngol. **39**, 9–18 (1997)

16. Hofmann, U., Hofmann, D., Vogl, T., et al.: Magnetic resonance imaging as a new diagnostic criterion in paediatric airway obstruction. Prog. Pediatr. Surg. **27**, 221–230 (1991)

17. Holinger, L.D.: Evaluation of stridor and wheezing. In: Holinger, L.D., Lusk, R.P., Green, C.G. (eds.) Pediatric laryngology and bronchoesophagology, p. 45. Lippincott-Raven, Philadelphia; New York (1997)

18. Holinger, L.D., Lusk, R.P., Green, C.G.: Laryngeal development. In: Holinger, L.D., Lusk, R.P., Green, C.G. (eds.) Pediatric laryngology and broncoesophagology, pp. 1–17. Lippincott-Raven, Philadelphia; New York (1997)

19. Honnef, D., Wildberger, J.E., Das, M., et al.: Value of virtual tracheobronchoscopy and bronchography from 16-slice multidetector-row spiral computed tomography for assessment of suspected tracheobronchial stenosis in children. Eur. Radiol. **16**, 1684–1691 (2006)

20. Jackson, C., Jackson, C L.: Obstructive laryngotracheal diseases. In: Jackson, C., Jackson, C.L. (eds.) Bronchoesophagology, p. 135. W. B. Saunders, Philadelphia; London (1950)

21. Jaffe, R.B.: Radiographic manifestations of congenital anomalies of the aortic arch. Radiol. Clin. North Am. **29**, 319–334 (1991)

22. Kao, S., Smith, W., Sato, Y., et al.: Ultrafast CT of laryngeal and tracheobronchial obstruction in symptomatic postoperative infants with esophageal atresia and tracheoesophageal fistula. Am. J. Roentgenol. **154**, 345–350 (1990)

23. Kryger, M., Bode, F., Antic, R., et al.: Diagnosis of obstruction of the upper and central airways. Am. J. Med. **61**, 85–93 (1976)

24. Kryger, M., Bode, F., Antic, R., et al.: Diagnosis of obstruction of the upper and central airways. Am. J. Med. **61**, 85 (1976)

25. Kussman, B.D., Geva, T., McGowan, F.X.: Cardiovascular causes of airway compression. Paediatr. Anaesth. **14**, 60–74 (2004)

26. Lambert, V., Sigal-Cinqualbre, A., Belli, E., et al.: Preoperative and postoperative evaluation of airways compression in pediatric patients with 3-dimensional multislice computed tomographic scanning: effect on surgical management. J. Thorac. Cardiovasc. Surg. **129**, 1111–1118 (2005)

27. Lerman, J.: A disquisition on sleep-disordered breathing in children. Paediatr. Anaesth. **19**(Suppl 1), 100–108 (2009)

28. Littlem, J.P., Matthews, B.L., Glock, M.S. et al. : Extraesophageal pediatric reflux: 24-hour double-probe pH monitoring of 222 children. Ann. Otol. Rhinol. Laryngol. **169**(Suppl):1–16 (1997)

29. Lopez-Alonso, M., Moya, M.J., Cabo, J.A., et al.: Twenty-four-hour esophageal impedance-pH monitoring in healthy preterm neonates: rate and characteristics of acid, weakly acidic, and weakly alkaline gastroesophageal reflux. Pediatrics **118**, 299–308 (2006)

30. Lowe, G.M., Donaldson, J.S., Backer, C.L.: Vascular rings: 10-year review of imaging. Radiographics **11**, 637–646 (1991)

31. Luscri, N., Tobias, J.D.: Monitored anesthesia care with a combination of ketamine and dexmedetomidine during magnetic resonance imaging in three children with trisomy 21 and obstructive sleep apnea. Paediatr. Anaesth. **16**, 782–786(2006)

32. Lusk, R.P., Khosla, S.: Principles of fluid dynamics. In: Holinger, L.D., Lusk, R.P., Green, C.G. (eds.) Pediatric laryngology and bronchoesophagoscopy, pp. 381–391. Lippincott-Raven, Philadelphia; New York (1997)

33. Lutterbey, G., Wattjes, M.P., Doerr, D., et al.: Atelectasis in children undergoing either propofol infusion or positive pressure ventilation anesthesia for magnetic resonance imaging. Paediatr. Anaesth. **17**, 121–125 (2007)

34. Massullo, D., Di Benedetto, P., Pinto, G.: Intraoperative strategy in patients with extended involvement of mediastinal structures. Thorac. Surg. Clin. **19**, 113–120 (2009). vii-viii

35. Matthews, B.L., Little, J.P., McGuirt Jr., W.F., et al.: Reflux in infants with laryngomalacia: results of 24-hour double-probe pH monitoring. Otolaryngol. Head Neck Surg. **120**, 860–864 (1999)

36. Nelson, L.E., Lu, J., Guo, T., et al.: The (alpha) 2-adrenoceptor agonist dexmedetomidine converges on an endogenous sleep-promoting pathway to exert its sedative effects. Anesthesiology **98**, 428–436 (2003)

37. Nielsen, R.G., Kruse-Andersen, S., Husby, S.: Low reproducibility of 2 × 24-hour continuous esophageal pH monitoring in infants and children: a limiting factor for interventional studies. Dig. Dis. Sci. **48**, 1495–1502 (2003)

38. Pullerits, J., Holzman, R.: Anaesthesia for patients with mediastinal masses. Can. J. Anaesth. **36**, 681–688 (1989)

39. Rabb, M., Szmuk, P.: The difficult pediatric airway. In: Hagberg, C.A., Benumof, J. (eds.) Benumof's airway management: principles and practice, pp. 783–833. Mosby Inc, Elsevier, Philadelphia (2007)

40. Sandu, K., Monnier, P.: Congenital tracheal anomalies. Otolaryngol. Clin. North Am. **40**, 193–217 (2007)

41. Sarikouch, S., Schaeffler, R., Korperich, H., et al.: Cardiovascular magnetic resonance imaging for intensive care infants: safe and effective? Pediatr. Cardiol. **30**, 146–152 (2009)

42. Schlesinger, A., Hernandez, R.: Radiographic imaging of airway obstruction in pediatrics. Otolaryngol. Clin. North Am. **23**, 609 (1990)

43. Schwengel, D.A., Sterni, L.M., Tunkel, D.E., et al.: Perioperative management of children with obstructive sleep apnea. Anesth. Analg. **109**, 60–75 (2009)

44. Singh, C., Gupta, M., Sharma, S.: Compression of trachea due to double aortic arch: demonstration by multi-slice CT scan (MSCT). Heart Lung Circ. **15**, 332–333 (2006)

45. Stern, Y., Cotton, R.T.: Evaluation of the noisy infant. In: Cotton, R.T., Myer III, C.M. (eds.) Practical pediatric otolaryngology, pp. 471–476. Lippincott-Raven, Philadelphia; New York (1999)

46. Vauthy, P.A., Reddy, R.: Acute upper airway obstruction in infants and children. Evaluation by the fiberoptic bronchoscope. Ann. Otol. Rhinol. Laryngol. **89**, 417–418 (1980)

47. Wiet, G.J., Long, F.R., Shiels, I.W., et al.: Advances in pediatric airway radiology. Otolaryngol. Clin. North Am. **33**, 15–28 (2000)

48. Wrightson, F., Soma, M., Smith, J.H.: Anesthetic experience of 100 pediatric tracheostomies. Paediatr. Anaesth. **19**, 659–666 (2009)

4

诊断性和治疗性内镜的仪器和设备

主要内容

☞ 儿童气道疾病的内镜下处理需要一间配备有完整器械及一台超脉冲二氧化碳激光仪的内镜室。

☞ 要根据不同的病理结果选择适当的激光，那么关于激光对组织作用的知识是必备的。

☞ 选择最适合的二氧化碳激光参数将大大减少附带热损伤。

☞ 对于良性瘢痕性气道狭窄，二氧化碳应设置为超脉冲激光模式：密度 $100 \sim 150mJ/cm^2$，焦距 400mm、光点大小 250μ，重复频率 10 Hz。

☞ 血管性或色素沉着性气道病变可选用氩气激光或 KTP 激光治疗。

☞ 在进行内镜下激光治疗之前，所有参与人员都必须参加激光使用的安全培训。

☞ 内镜下气道激光手术最可怕的危险是引发火灾，以下措施可使风险降到最低：

—采用适当的麻醉技术（无气管插管麻醉，包括麻醉下维持自主呼吸及间歇性呼吸暂停法）

—严格遵守安全气体混合比例（25%的氧气和 75%的二氧化氮）

—选择一个没有易燃物的手术间

—使用二氧化碳激光脉冲模式或较波模式

—校准二氧化碳及氦氖激光束避免损伤正常组织

☞ 最大的危险是眼睛和皮肤受伤，患儿及手术室的工作人员均可能受累。避免方法：
    —根据激光类型佩戴合适的激光护目镜
    —用湿润的医用巾保护患儿的颜面部

☞ 对于气道狭窄的扩张，锥形扩张器较球囊扩张器有更好的触觉反馈。

☞ 治疗复发性呼吸道乳头状瘤电动吸切器比二氧化碳激光更有效，创伤更小。

表 4.1 呼吸困难急救车

- 不同型号喉镜手柄和叶片
- 氧气镜
- 2mm ~ 7mm的气管内套管
- 口/鼻通气道
- 面罩
- 导丝
- 气管插管交换器
- 所有型号的喉罩
- 光纤插管设备
- 支气管镜旋转接头
- 硬性支气管镜
- 逆行气管插管包
- Magill 钳
- 经皮环甲膜穿刺包

对小儿受损呼吸道的管理可能是极具挑战性的。在这种情况下，最利于获得较好管理的是预计到可能出现的问题，为了使小儿受损呼吸道的专业性管理达到高水平，以下的准备是必要的：

- 一个专用的，装备精良的内镜室
- 用于儿童喉镜检查及支气管、食管镜检查的完备器械
- 先进的、维护良好的激光设备
- 一个专业处理气道问题的多学科医疗团队

成功的内镜操作在很大程度上取决于外科医生和麻醉师之间的配合。对气道问题准确的诊断和内镜的微创手术都是取得良好效果的因素。在小儿特别是婴幼儿气道狭窄的处理中过度使用扩张器或激光，可产生顽固性瘢痕，造成治疗困难。

本章重点介绍内镜诊断和治疗所需的基本设备，同时也将详细阐述激光和扩张器治疗气道狭窄的内容。

4.1 内镜室

为了应对棘手、紧急的气道问题，内镜室必须装备精良，具有麻醉和急救设施，以及心肺复苏设备。美国儿科学会强烈建议准备一个麻醉师在处理气道狭窄需进行气管插管或人工急救器械如表 4.1 所示。

内镜医师必须能够用手术显微镜，一台二氧化碳激光器，不同型号的内镜（直接喉镜、气镜）和辅助器械（如镊子、拉钩、激光平台扩张器）来进行悬吊显微镜激光手术。

4.2 喉镜

在 2001 年，Benjamin 发表了一篇比较全面的讨论小儿喉镜的综述[4]。用不同型号的儿科内镜达到最佳暴露是用内镜进行有效

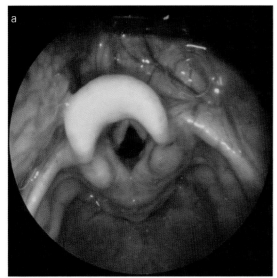

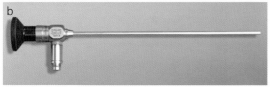

图 4.1　4mm 窦腔镜获得的咽喉部全景视野：（a）咽喉部视野。（b）4mm 窦腔镜

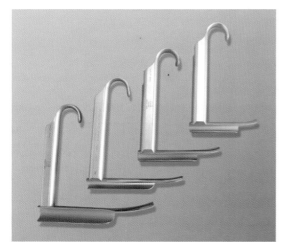

图 4.2　K.Storz 通用喉镜：拥有为置入气管插管或支气管镜的侧槽设计。喉镜远端可置于会厌的前方或后方

诊断和治疗的先决条件。

　　现在已有不同型号的可互换弯片、直片叶片的麻醉插管喉镜。虽然麻醉插管喉镜具

有通用性，但光线较弱。当配合使用 4mm 的鼻窦腔镜可获得咽喉部全景视野，更好的暴露（图 4.1）。这种检查方法特别适用于对插管患儿进行床旁喉部检查，这种情况下可以取代 Karl-Storz 通用喉镜[4]（图 4.2）。

　　诊断和治疗用喉镜具有两个基本设计。它们有的有一个用于置入气管插管的侧槽，有的则有一个改良的不带侧边开口的开放管道。

4.2.1　Parsons 喉镜（图 4.3）

　　Parsons 喉镜的设计最好。这种喉镜的锥头可放置喉前庭及会厌的背面，能最好地暴露喉内情况。喉镜的侧槽设计不仅是为了插管，也为内镜下缝合提供了操作空间，特别是在治疗延伸到环状软骨板下方到达颈部气管的喉气管–食管裂患儿的时候。（见第 12 章，12.5.3）

4.2.2　Benjamin–Lindholm　喉镜（图 4.4）

　　Benjamin–Lindholm 喉镜的设计提供了较大的视野。喉镜的远端置于舌根。使用悬吊喉镜检查时喉镜对舌会厌襞中份和侧方的压力提升会厌，就可以理想地暴露咽喉，可以满足器械操作及成像的需求。这种喉镜非常适用于治疗咽喉部的疾病，比如喉软化症、囊肿或血管畸形。（见第 6 章，6.6）

4.2.3　Kleinsasser 喉镜（图 4.5）

　　这种直喉镜可以在直线上广泛地暴露喉部，比较适合二氧化碳激光操作。和沙漏样手术喉镜比较，这种喉镜为进入喉内的激光束提供了直线进路。此外，还特别适合冷器

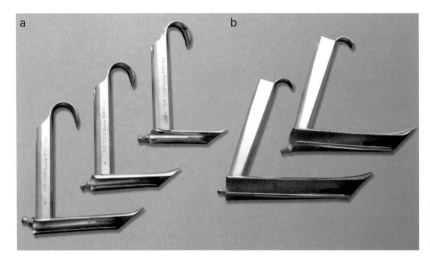

图 4.3 Parsons 喉镜:(a)婴儿和儿童型号。(b)青少年和成人型号

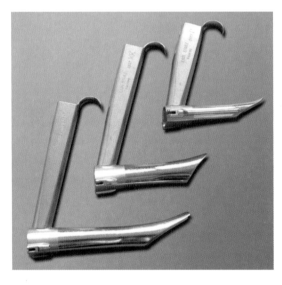

图 4.4 Benjamin-Lindholm 喉镜:有从婴儿到儿童的各种不同型号,可提供咽喉的全景视野

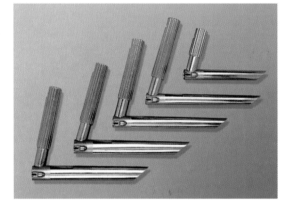

图 4.5 Kleinsasser 喉镜:这种直镜适合儿童喉部的激光手术

械手术,但对小儿喉部激光手术不是最理想的选择(图 4.6)。室带自动牵开器的使用改进了声门下进路,与 Benjamin 声门下喉镜相比降低了创伤的风险。Benjamin 声门下喉镜在我们耳鼻喉科几乎不用。

4.2.4 Holinger-Benjamin 喉镜(图 4.7)

Holinger-Benjamin 喉镜都是小直径右

侧开喉镜,以备呼吸困难时插管用。其他功能是在进入困难的情况下暴露前联合和声门下情况。但这种喉镜不能用于悬吊显微喉镜手术。它们有三种不同型号。

所有手持式或悬挂式喉镜的目的是暴露咽喉或喉部。操作时,Benjamin-Haves 光源夹可应用于所有喉镜,并提供了良好的照明(图 4.8)。

随后使用不同角度的 Hopkins 硬性镜和手术显微镜进行详细检查。

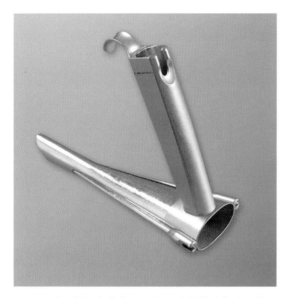

图 4.6 沙漏样手术喉镜：虽然这种喉镜为各种器械提供了足够的空间，但并不是激光手术的首选。因为其狭窄的颈部阻止了激光束到达手术野中的暴露部位

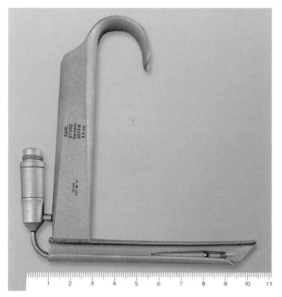

图 4.7 侧开的小直径儿童喉镜能够暴露其他喉镜不能显露的部位，如前连合和声门下

4.2.5 悬吊显微喉镜

良好的喉部暴露是内镜诊断和治疗成功

的关键。术者应毫不犹豫地试用不同的喉镜直到获得良好的视野。悬吊喉镜检查是在支持台上用一个喉镜支撑架支撑喉镜。使用弹性绷带可改善前联合的暴露，其可作为"第三只手"对喉部施加外来压力（图 4.9）。

首先，采用不同角度的硬性长内镜检查喉部以获得咽喉的全景视野及显示隐蔽的结构，如喉室、声门下。正如 Benjamin 建议的那样抬喉的手法可以使下咽和环后区得以暴露，这种手法是通过抓住和提升甲状软骨实现的[4]。在术中使用显微镜可以让双手解放出来，便于操作器械。在激光手术中，一只手用钳子抓住黏膜，另一只手控制操控柄。在冷器械手术中，则是双手同时使用显微剪。所以，这样双手可在内镜下缝合和打结。

对于不同的专门操作、不同的喉水平（声门上、声门、声门下）要选择适当的喉镜，以便操作。

4.2.6 辅助工具

在小儿气道管理中，除了杯状钳、抓钳和显微剪外，其他不是常规使用的器械也是非常有用的：

- Lindholm 室带自动牵开器（图 4.10）：在区分神经性双侧喉返神经麻痹和声门后狭窄时最有用（见第 5 章，5.3.3.2）。在不同的激光手术中，如瘢痕蹼样狭窄、声门下血管瘤，通过牵开器可获得宽阔的入口到达声门下区。对于小儿喉部，牵开器最好置于室带，而不是声带，以避免损伤小儿纤弱的声带。

- Bouchayer 心形抓钳（图 4.11a）：这种抓钳是成对的，分左右两侧，较为精细，呈三角形，边缘锐利，钳夹后黏膜形成

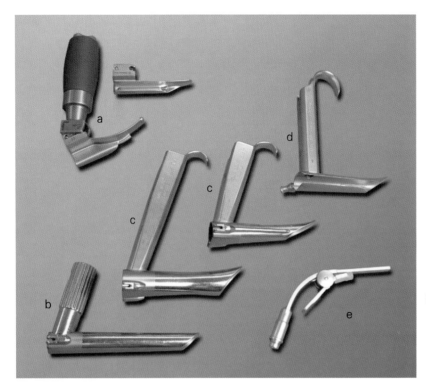

图4.8 处理常见问题的儿童喉镜设备:(a)麻醉喉镜。(b) Kleinsasser 喉镜。(c) Benjamin-Lindolm 喉镜。(d) Parson 喉镜。(e) Benjamin-Haves 光源夹。除(c)外每种喉镜只显示了一种型号

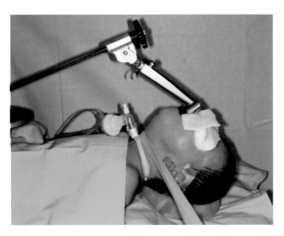

图4.9 悬吊喉镜装置:弹性绷带对颈前的压力可改善前联合的视野。特别注意的是喉镜支架要置于支撑台上

多个穿孔。这种钳子精确钳夹喉黏膜,并使创伤降到最小。在喉软化症的治疗中也是有用的(见第 6 章,6.6)。

- 内镜测量装置(图 4.11b):这种多用途的仪器是用来测量头尾轴长的。可以测量声带到声门下狭窄或到气管切开口的距离来选择适当的支架,可通过内镜置入。

- Zeitel 注射针(图 4.11c):与主杆连接的远端成角针头用于 Reinke 间隙和声门下注射非常理想。比如,在复发性呼吸道乳头状瘤病例中这种针可以用来注射西多福韦。

- Bouchayer 剥离器(图 4.11d):分为左右侧。对于声带固定的病例,在检查杓状软骨的被动运动时是非常理想的工具。

- Lichtenberger 持针器(图 4.11e):这种多用途的器械可在内镜视觉控制下进行喉内外缝合。也可在声带侧固定中使用,在喉前联合固定如龙骨这样的喉假体或 LT 模具时也可使用。尽管它的尺寸很大,但仍然适用于婴儿喉部手术。

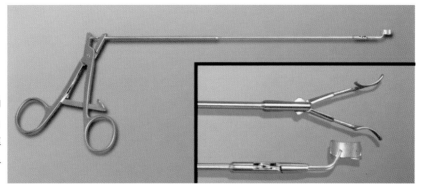

图 4.10 Lindholm 室带自动牵开器：一个有用的器械，可分开声带，使得后联合达到正常宽度，同时易于进入声门下

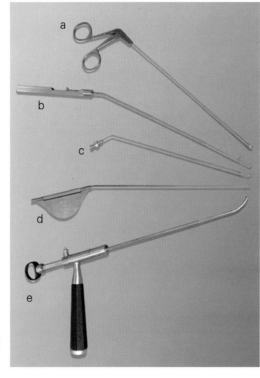

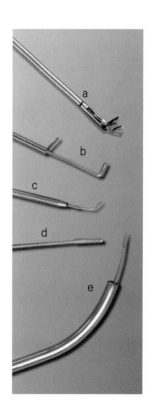

图 4.11 有用的喉部器械：（a）三角形边缘锐利的 Bouchayer 钳。（b）内镜下测量装置。（c）Zeitel 注射针。（d）Bouchayer 剥离器。（e）Lichtenberger 持针器

- 内镜下缝合器械（图 4.12）：Karl Storz 和 Microfrance 针持可钳持住小的 "TF plus" 针，在内镜下缝合喉气管 - 食管裂。起球推结器用于打结。
- 激光平台（图 4.13）：有不同的形状和型号，并都一个侧孔，以吸收激光烧灼的烟雾。这些烟雾在激光手术中可遮挡正

常的黏膜。起球平台是为了保护前联合对侧声带而专门设计的。
- Kleinsasser 喉部器械（图 4.14）：在几种器械中，直角探针可用于试探杓状软骨的活动性，或探寻喉气管 - 食管裂裂口，也可用于脱位的杓状软骨的在再定位上（见第 15 章，图 15.9）

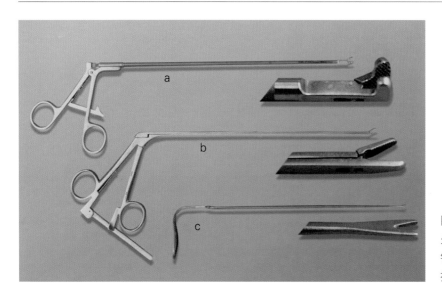

图 4.12 内镜缝合不可缺少的器械：（a）Karl Storz 针持。（b）Microfrance 针持。（c）起球推结器

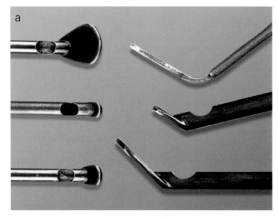

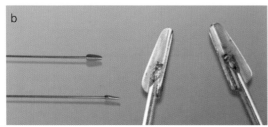

图 4.13 激光手术中用于遮挡毗邻黏膜的激光挡板：（a）Steiner 平台。（b）起球平台

4.3 支气管镜

在小儿气道管理中，硬性支气管镜和纤维支气管镜都很常用。两者相互补充，都是在小儿气道检查中标准配置中的必要设备。

4.3.1 硬性支气管镜

临床上有各种不同的尺寸和型号的开放式硬性支气管镜。适用于从早产婴儿到青少年和成人患者气管支气管树的检查（表4.2）。

开放的支气管镜通过一个标准的 15mm 的侧口与麻醉机通气管相连，便形成一个密闭的通气管腔。通过一个带孔的橡胶塞可插入 0°镜或其他角度的硬性镜，同时满足了通气的要求。细长的支气管电窥镜可以容易地检查到支气管的基底支，甚至可以检查早产婴儿（图4.15）。外管通过工作管道连接喷射通气后，可形成开放的通气回路。通过棱形的光编转器为开口管照明，以使气管支气管视野清晰。在没有支气管内镜的视觉控制下，插入吸引管和各种钳子变得容易。近年来，发明了几种安装在支气管窥镜上的光学钳，这样可以提高取异物及活检的精确性，即使在小婴儿的气道也可进行操作。最近，用于氩气和 KPT 激光的细光纤（见 4.6）和

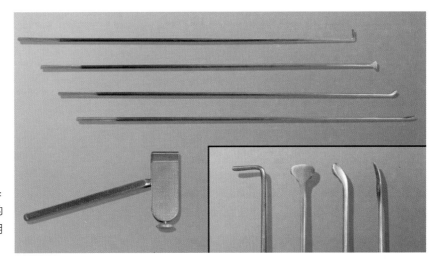

图 4.14 Kleinsasser 喉器械: 不同的器械都可和相应的手柄连接。直角探针可用于触探后联合寻找裂口

表 4.2 儿童硬性支气管镜的型号

型号	内径 (mm)	外径 (mm)	长度 (cm)
2.5	3.5	4.0	20cm
3.0	4.3	5.0	
3.5	5.0	5.7	
3.7	5.7	6.4	26cm
4.0	6.0	6.7	
4.5	6.7	7.3	30cm
5.0	7.1	7.8	
6.0	7.5	8.2	

用于二氧化碳激光的中空光纤的出现提高了激光治疗儿童气道疾病的可行性。光纤可简单地用无菌带固定在窥镜上,这样可在容易看见气管和支气管在窥镜中的图像(图 4.16)。这些技术使内镜下根治性切除一些良性肿瘤成为可能,避免了开放性手术(图 4.17)。

4.3.2 纤维支气管镜

有 5 种纤维支气管镜可用于儿童气道干预(图 4.18):

- 超细的直径为 1.9mm 或 2.2mm 的远程光纤(非视频内镜),没有工作通道。
- 直径为 2.8mm 和 3.5mm 视频支气管镜,有 1.2mm 的工作通道。
- 直径为 4.9mm 的视频支气管镜,常用于儿童和青少年。远端180°和130°的弯曲可以清楚显示上叶支气管。工作通道的直径分别为 2.0mm 和 2.2mm,两者都配备了相应尺寸的杯状钳和抓钳。

虽然 30 年前 Woods 曾推广儿科纤维支气管镜,但现在在各三级中心,对于镇静不插管的患儿,它仍不是一项常规操作。据各中心的报道,经验丰富者操作时并发症的发生率较低[39]。一般来说,耳鼻喉科医生更倾向于在全麻下结合硬性支气管镜和纤维支气管镜进行检查[37,39],因为这样方便而安全,这两者内镜技术可以相互补充。

当评估喘鸣和呼吸困难的患儿,均常规在面罩麻醉下进行经鼻纤维咽喉镜和支气管镜检,以评估上呼吸道、喉部和气管功能的动态变化(见第 5 章,5.2.2)。

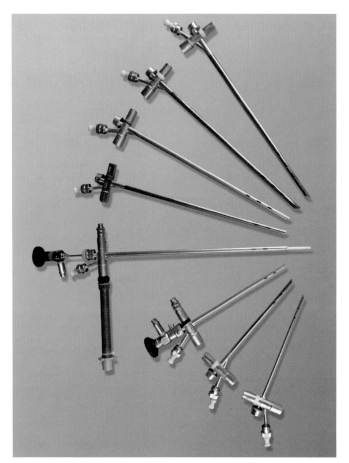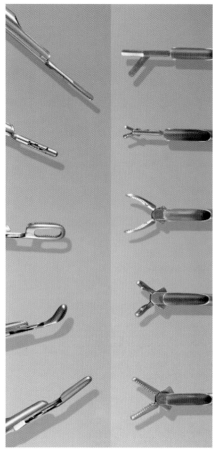

图 4.15 小儿硬性支气管镜：（a）从 2.5 ~ 6.0 号的 Karl Storz 硬性支气管镜。（1）光源连接口。（2）直前窥镜。（3）为官腔内提供照明的三菱镜。（4）操作 / 喷射通气通道。（5）麻醉用连接橡胶管的标准 15mm 旁通气道。（b）各种套以前窥镜使用的钳子的正面和侧面观。从上到下：剪刀，活检钳，异物钳，杯状活检钳和抓钳

4.4 食管镜

随着纤维视频胃镜的运用，上消化道检查的质量大幅提高。然而在去除异物及食管上括约肌弯曲狭窄时，硬性食管镜的作用仍是无法替代的。

4.4.1 硬性食管镜（图 4.19）

硬性食管镜有一个内置中空管道并可通过手捏皮囊通气，有适用于成人和儿童的不同长度和尺寸（图 4.19a）。硬性食管镜由于内置充气装置，可以进行比较准确的食管镜检。配有多种不同形状和尺寸的活检钳及抓钳大大扩展了它的用途。Hasslinger 型的大而直的圆形或椭圆形的食管镜常用于取出食管上段的异物。儿童型与成人型的食管镜均配有各种功能强大的光学镊子（图 4.20）。Holinger 在有关儿童喉气管食管学的著作中提到"为取异物至少要设计 60 余种不同的异物取出钳"[17]，显然，他的说明为这个挑战性问题提供了宝贵见解。

此外，在儿童组中，二氧化碳、氩气、KTP 和 Nd-YAG 激光纤维在某些罕见情况下也是有用的。

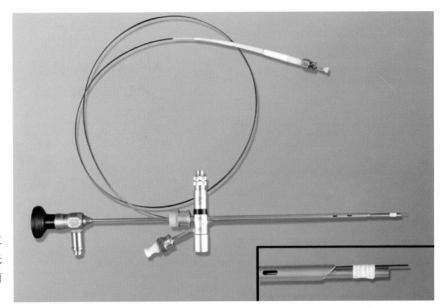

图 4.16 Omniguide 二氧化碳激光纤维：激光纤维可简单地通过无菌带固定在 0°窥镜上

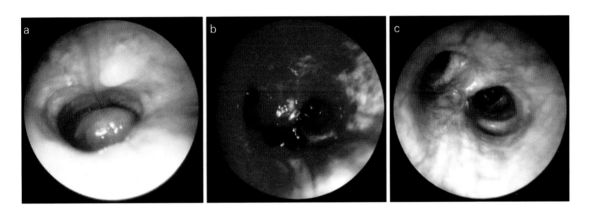

图 4.17 13 岁女孩的左主支气管血管内皮瘤：（a）术前所见。（b）KTP 激光气化切除后。（c）术后 3 年所见

4.5　操作记录和训练

近年来，随着录像系统和视频文档的发展，医患双方均有受益。目前所有内镜均配备 3-CCD 摄像机及光学内视镜或手术显微镜。这些摄像机体积小，重量轻，光敏度低。在内镜操作过程中，仪器推车上有两个可旋转的显示器，可以让手术者、麻醉师、住院医师和护士等都有一个清楚的视野（图 4.21 ）。

这在处理特殊气道疾病时，利于整个团队的工作，使患者受益。数码录像照相机可以提供清晰的图片并且简化了静态摄影。通过一个简单的控制按钮便可记录到曝光良好、清晰度高的图像，当然这种图片不能跟单反数码相机相比。然而，图像的品质用于资料的贮存和制作演示文稿是足够的。图像还可制作成 CD 光盘，并可使用 USB 接口和互联网传递信息，并可通过培训和电话会议的形式加强医学专家之间的交流。

型的激光是非常重要的。从 19 世纪 70 年代晚期开始在耳鼻喉科主要使用的二氧化碳激光，现在常常被用作处理儿童呼吸道的各种疾病。正如上所述，有关二氧化碳激光使用的参数指标（动力度、能量度和曝光时间）非常缺乏。

本章总结了激光的基本原则，包括激光与组织的相互作用及二氧化碳激光参数的正确设置。对激光在耳鼻喉科中的使用的详细说明书请读者参考 2002 年由 V.Oswald 和 M.Remacle 出版的《激光在耳鼻喉头颈外科中的应用原则和指南》一书。

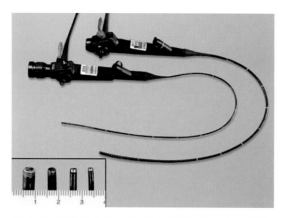

图 4.18　柔软的 2.2mm 纤维支气管镜和 4.9mm 视频支气管镜

4.6　激光在小儿气道中应用

尽管激光常常在儿童喉气管疾病中使用，但在医学文献中少见有关为了达到激光最佳效果而且无并发症发生的详细参数指标。在临床中，在不同情况下使用不同类

4.6.1　激光的原理

所有激光机由三个必需的部分组成：（1）工作物质（2）激励能源（3）光学共振腔（图4.22）

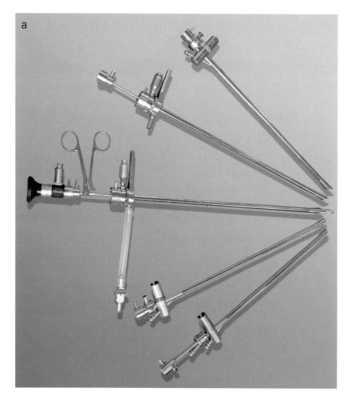

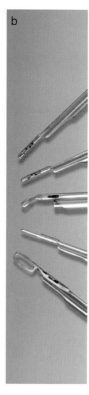

图 4.19　硬性儿童食管镜和钳子：（a）3 号和3.5 号长 20cm；4 ~ 6 号长 30cm。（b）可视钳和用于支气管镜检查的是一样的

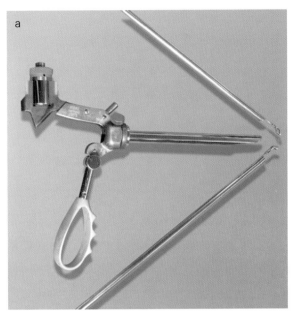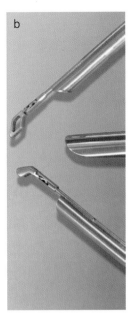

图 4.20　（a）Hasslinger 食管镜；有各种供儿科及成人使用的型号。（b）钳子关闭后的视图：强有力的可视抓钳，对于咽喉部的异物取出非常有用

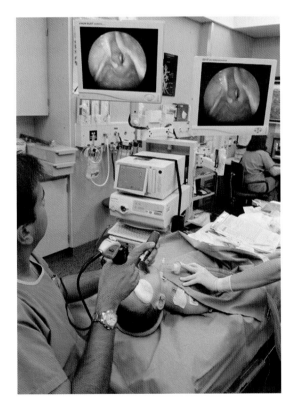

图 4.21　放置显示系统和录像系统的推车：两个可转动的显示器可位于任何角度，让手术者和麻醉师们有清晰的视野

　　工作物质决定了激光的波长及其与生物组织作用特质。工作物质可能为气体（二氧化碳，氩，氦氖）、晶体 （Nd-YAG,KTP）、液体（染料）或半导体激光（二极管）。

　　由外部激发源（电气放电、激光灯等）提供的激励能激发光学谐振腔的光子发射和放大。

　　光学谐振腔由一端为全反射镜而另一端为部分反射镜的放电管组成。光泵激发光学器谐振腔内工作物质的原子或分子。因能量被持续地输进系统，所以处于激发态的原子或分子超过了处于基态的原子或分子数。这就是所谓的"粒子数反转"。电子自离原子核更远的轨道跃迁，跃迁电子不稳定，自发释放能量回到基态。由不稳定的激发态电子释放的能量以自发发射的光子形态被随机释放进入光学谐振腔。两段的反射镜反射与轴线平行辐射的光子。光子碰撞激发态的原子或分子，刺激产生新的光子。激发光按照与辐射光相同的方向发射，因此，所有的光束

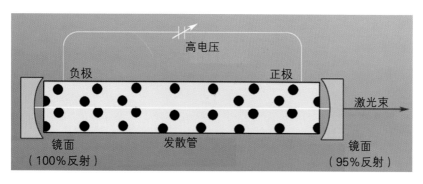

图 4.22　激光管：放电管中有激光介质，两端有反射镜，其中一面只有部分反射功能

均是平行的。这种过程自行重复多次，导致大量的光子形成，激光就是由受激光发射的光放大产生的辐射。激光束即是从光学谐振腔内通过反射镜的一小孔漏出的一部分，剩余的光子保留在光学谐振腔内加入以后的激光发射过程。

4.6.2　激光的特质

激光是单色的、平行的相干光。

- 单色光是指单一波长的光，光波是窄频的，就像钨灯的白光是由全可见光谱的混合体。每一激光介质是以它的特殊的波长为特征的，并由此决定着它照射组织所引起的效应即组织对不同波长激发有特定的激发参数。为了使热损伤达到最小化，在选择哪一类激光时外科医生必须把激光的这种特性充分考虑进去，从而使被治疗的组织最大限度地吸收激光的能量。
- 平行激光是定向的，几乎是平行的，极少发散。当通过一个透镜时，这种铅笔大小的光柱聚焦在最小的一个点，而普通的钨灯的光是散射的，照射面积大。
- 激光的平行特性可使得光柱通过光纤或关节臂传送到手术部位，光柱通过透镜聚焦，以便达到较高的能量使组织切除或汽化。这种特性在医学上的应用是必须需的。
- 激光的相干性是指所有光波相位及频率相同，这种相干性并不用于组织切除，但可在泌尿外科用于输尿管结石的粉碎。它的另一用途是在评估鼓膜的活动度，就像用于耳鼻喉科激光干预法评估声带的活动度一样。

4.6.3　激光对组织的作用

激光对组织的作用依赖于如下几个参数：
- 激光的波长
- 组织的吸收特性
- 可调的激光参数

4.6.3.1　激光波长

激光的波长由在激光管内的活跃的激光介质决定。由此每一种激光以它的波长为特征。

照射到组织上的激光，其能量经过以下四个相互作用（图 4.23）：
- 反射
  从组织表面反射回来的能量是非常少的，但光面金属可反射激光束，因此，在喉部激光手术时麻醉管易燃，患者和手术室操作人员一定要受到特别的保护。
- 吸收作用
  为达到对靶器官的作用，激光的吸收作

用是非常重要的，吸收主要依靠激光的波长与组织相关的生物学特性。随着组织对激光的吸收，激光柱的能量被转化成了热量。在55℃以上，蛋白质的凝固与变性对组织产生不可逆的损害，刺激引起强烈的炎症反应。当温度进一步升高时，组织出现热坏死，在大约100℃左右焦化，当温度超过250℃时，出现组织瓦解（汽化）。

根据所用激光类型不同，传递给组织不同的能量密度（J/cm^2），碳化作用将使组织形成线状损害，当这种黑炭样的组织受到随后激光的照射时，可引起发光并增加能量向周围组织的扩散，在所有儿童气管疾病的处置中无论如何都应当尽量避免这种碳化作用。

- 穿透

  穿透作用反映了一定量的激光穿过组织的现象。这种穿透与激光和组织的类型有关，没有散射的穿透是很少的或可将组织完全穿透，例如：由氩和KTP激光通过透明房水时不能被水吸收。

- 散射

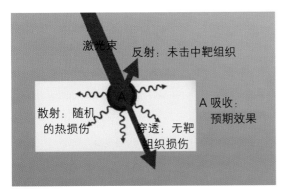

图 4.23 激光束对生物组织的作用：吸收性是最需要的作用；散射产生热损害；生物组织对激光的自身反射很少；穿透性则取决于组织的类型

散射与激光在组织内被多次反射有关，可引起热损伤。不同的激光其散射特性是非常不同的，Nd-YAG激光在黏膜组织表现为较强的散射，引起深层组织的热损伤；二氧化碳激光发生的散射很少在同一组织内热损伤。

4.6.3.2　组织的吸收特性

在儿童呼吸道内镜手术时，相关的组织有黏膜、软骨、瘢痕组织和色素血管病变如血管瘤。它们大约由85%水组成；在水肿的黏膜组织和瘢痕组织中其百分比略有不同。不同激光的吸收系数与组织中水、血色素和黑色素有关（图4.24）。

- 二氧化碳激光（10,600nm），铒-YAG（2,940nm）激光，钬-YAG（2,100nm）激光和氩氟（ArF）准分子（193nm）激光均可被富含水的组织很好地吸收，但依据组织的颜色不同吸收量不同。即导致它们对黏膜相对稳定的组织作用。

- 氩（514nm），KTP（532nm）和可调的染料激光（400nm ~ 700nm）其被吸收主要依赖于黏膜中的色素含量（血红蛋白素和黑色素）。它们的吸收系数是非常不同的，在透明组织如眼角膜、晶状体和玻璃体中很少被吸收；在白色组织如皮肤或脂肪组织中部分被吸收，在血管瘤这样的有色组织中吸收非常好。在耳鼻喉科，它们被用于治疗皮肤和黏膜中的血管瘤或黑色素瘤。

- Nd-YAG激光（1,064nm）和二极管激光（980nm）很难被黏膜吸收。它们的吸收系数在透明组织中极低，在非色素病变中吸收也很差，但在有色组织，烧焦组织中吸收明显增加。这类激光有很强的散射作用，深入到黏膜达4mm深度。

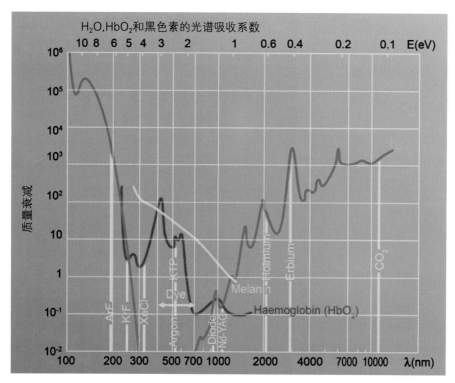

图 4.24 不同类型激光在水、血红蛋白和黑色素中的吸收系数：激光的波长决定了它对组织的作用

它们非常适用于凝固止血和大块组织的汽化。这些激光不太适用于儿童气道手术，因儿童气道手术需要精确、精细的切除与切开术。

- 不同激光在黏膜的穿透深度见图 4.25。

由于上述激光与组织的相互作用，二氧化碳激光被认为是儿童气管疾病处理中的最适宜的激光。氩或 KTP 激光也可用于血管肿瘤的病例中。在儿童气道病变的治疗中，若没有以上激光，也不能简单的用 Nd-YAG 激光或二极管激光替代（表 4.3）。这些病例中，患者应转入装备最先进的二氧化碳激光（超脉冲式的）的三级中心。

4.6.3.3 可调节的激光参数

即使选择了正确的激光类型（如二氧化碳激光），但选择了不正确的参数也会对结果产生影响，在儿童气道病变的处理中，手术医生可以通过调整下列激光参数来控制激光：

- 输出功率
- 光点大小
- 曝光时间
  - CW 模式
  - 脉冲模式：分为 superpulse 超脉冲模式和 ultrapulse 超脉冲模式

输出功率

输出功率用 "W"（瓦）来表示，它代表了能量传递的频率。若不参考靶组织上的光点大小，输出功率就没有意义。因此，功率密度（辐照度）和能量密度（流量）的知识是非常重要的。

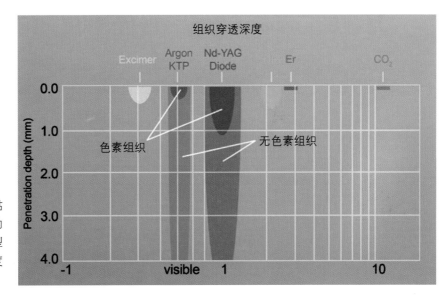

图 4.25　不同激光对黏膜的穿透深度：激光的波长和生物组织的类型决定了激光的穿透深度（详见文中）

表 4.3　不同激光的特性

型号		蒸发	切割	凝结
二氧化碳	10.600nm	++	++	±
氩	514nm	±	±	±
KTP:	532nm			
Nd-Yag:	1.064nm	±	-	++
二极管	980nm			

辐照度 = 功率密度

　　激光束对组织的热作用取决于激光器的输出功率（W 为单位）与激光束照射的横截面积（以 cm^2 为单位）的商也就是所谓的功率密度或辐照度。功率密度与斑点直径的平方呈反比关系。

　　功率密度 = 功率 / 面积 =W/cm^2

　　因此，在辐射能量相同的情况下，减少光斑面积可增加功率密度。由此可在靶器官上获得更多的汽化和更少的凝固坏死。（图 4.26）

　　在输出功率固定的情况下，在黏膜上行激光切除需将光斑调到最小。因为这样就将激光束聚焦在皮肤表面。（图 4.27）

流量 = 能量密度

　　能量密度是每平方厘米激光束截面积上的能量［功（W）× 时间（s）= 焦耳（J）］

　　能量密度 = 功率 × 时间 / 面积 =$W \times s(J)/cm^2$

CW 模式

　　激光束传输能以 CW（连续方式）或脉冲方式进行。

　　在 CW 模式中，只要脚踩开关不放，就发射连续的激光束，但激光束也可以由以旋转的机械快门控制其工作（以 1s～1ms 的速度）从而避免了重复踩踏脚开关。这就是所谓的斩波或选通模式。不能与脉冲模式混淆。

脉冲模式

　　二氧化碳激光的使用是激光技术上的一次革新，它有汽化组织的作用而只有很少的并发损伤。它的理念是在极短的时间（几毫秒或纳秒）内传递高峰值能量（几百瓦），能量峰之间间断着"休息期"，在休息期，组织可以冷却下来。

在 superpulse 超脉冲技术中，脉冲频率小于每秒 1000 次脉冲。

在 ultrapulse 超脉冲技术中，由无线电波激发激光束，因此 ultrapulse 超脉冲比 superpulse 超脉冲的频率更高。这种更高的聚集度、更高峰值能量需要在脉冲峰值之间有更多的休息期来冷却组织。在相同的功率下，ultrapulse 超脉冲发出一个脉冲，superpulse 超脉冲需发射 4 ~ 5 个脉冲。而在 CW 斩波模式下，需传输出 7 倍或以上的时间才能与 ultrapulse 超脉冲模式达到相同的功率（图 4.28）。

热传导需要时间（例如，正如手指需与暖热物体长时间接触一样），当能量传输时间短时，就要求对周围正常组织减少热损伤。在 ultrapulse 超脉冲模式中，每一次激光脉冲有足够的能量来即刻汽化它工作的任一组织，而且周围组织或深层组织无损伤。（图 4.29）

总结：脉冲式二氧化碳激光技术

- 快速汽化组织
- 避免热损伤
- 任何一次脉冲中都产生恒定的组织消融
- 避免碳化和产生瘢痕

在临床上，有两种方式来避免激光对周围正常组织的损伤：

- 使用短吸收长度的激光（如二氧化碳激光）
- 使用脉冲式激光迅速汽化组织（如 ultrapulse 超脉冲模式）。

当外科医生需要精确地切除或离断组织时，应使用二氧化碳激光的 ultrapulse 超脉冲模式。脉冲技术不仅仅是一技术装置。在儿科气道疾病手术中选择适当参数二氧化碳激光的工作时可显著减少对周围组织的热损伤。尽管二氧化碳激光有着显著的优势，仍有一些中心在治疗儿童气道狭窄时使用二极管激光。

4.6.4 光传输系统

我们现在谈谈在内镜操作中常规使用的

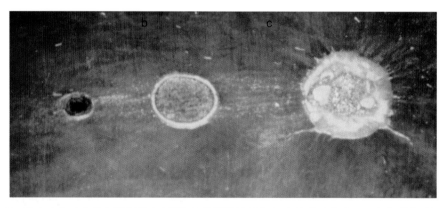

图 4.26 光点大小对功率密度的影响（例如人体肝组织实验）在输出功率（25W）和曝光时间（0.5s）相同的情况下：左侧为聚焦，右侧为不聚焦的二氧化碳激光柱对组织产生完全不同的热损害：（a）聚焦的光柱：高能量密度。精确的汽化，很少有热损伤。（b）中等聚焦：中度的能量密度,中度的汽化,中度的热损伤。（c）不聚焦的光柱：低能量密度，无汽化作用，对组织产生凝固坏死及严重的热损害

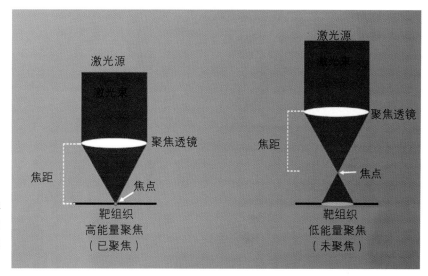

图 4.27 光点大小对功率密度的影响：同一输出功率情况下，功率密度与光斑直径是成反比的

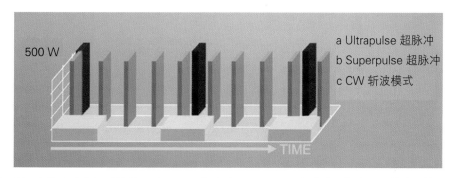

图 4.28 在输出功率相同情况下 ultrapulse 超脉冲，superpulse 超脉冲和斩波 CW 模式比较：（a） ultrapulse 超脉冲：高密度的能量峰（红）。（b）必须传输 4 ~ 5 个 superpulse 超脉冲激光才能达到一个 ultrapulse 脉冲（蓝色）。（c）斩波 CW 模式：要达到相同的输出功率，CW 模式所需的时间比每一个 ultrapulse 脉冲长 7 倍（黄色）。在脉冲波之间的休息时间间隔可使组织冷却下来

关节臂、显微操纵器和波导纤维。

4.6.4.1 关节臂

关节臂是由许多有孔金属管与关节接头连接在一起。每一关节包含一内置镜来反射激光束至下一管道直到它到达关节臂的远端。为了使激光束不发生散射，所有内置镜需校准到适当的直线。关节臂的远端与手柄，波导或显微操纵器相连接。应注意关节臂对撞击或猛拉是非常脆弱的，这些不良的操作会引起不可视的二氧化碳激光束和可视的氦-氖

领航激光束错位。（图 4.30）

4.6.4.2 显微操作器

显微操作器一边与手术显微镜的物镜相连，一边与关节臂相连，它由一套透镜组成，由一操纵杆操控将激光束聚焦在一旋轴镜上（图 4.31）。显微操纵器上的透镜的焦距一定要调节到与手术显微镜上的物镜的焦距一致，手术显微镜的物镜焦距决定了到靶器官的距离（200 ~ 400 mm）。反光镜的悬吊装置液是非常敏感的，因此可以使用操纵杆在手术

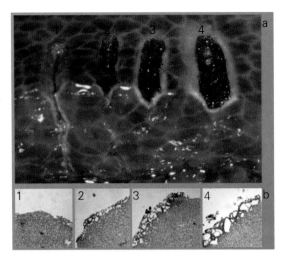

图 4.29 在 9600W/cm²（a）同一能量密度下 ultrapulse 超脉冲和 CW 脉冲模式的肉眼观察比较（如在人体肝组织中的表现）:（1）ultrapulse 超脉冲模式,1500mJ/cm²: 无炭化作用;（2）CW 斩波模式,50ms, 0.1s: 中度炭化;（3）CW 持续模式: 中度炭化;（4）CW 持续模式,轻微不聚焦,严重的炭化;（b）相应的微观比较:①无凝固和坏死,②轻度的凝固坏死,③中度的凝固坏死,④重度的凝固坏死

区域内对激光束进行精细操作,侧面的按钮用来调节显微操纵器的焦距,也能通过改变靶器官上的光点大小来调整功率密度。这种操作可用来增强或减少二氧化碳激光的凝固特性。

　　较传统的显微操作器,数字化的 AcuBlade 自动激光显微手术系统已得到了发展,它是精细昂贵的扫描显微操纵器,可对靶切口进行自动定位及自动选择消融模式。这种由计算机程序控制的数字化的 Acu 刀片可使激光束对靶器官沿直线或曲线切割或对靶区域进行消融或汽化,或对软组织进行切开或切除。这种仪器与新 Lumenis 的 Acu 脉冲和 ultrapulse 超脉冲 ST 二氧化碳激光系统是兼容的。它使用 superpulse 超脉冲式或 ultrapulse 超脉冲进一步增加了无瘢起开的精准性。

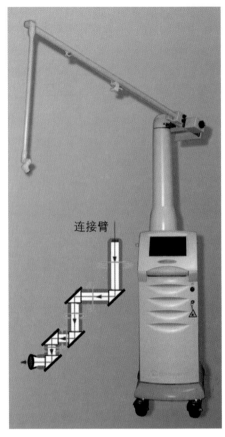

连接臂

图 4.30 二氧化碳激光和人工臂: μ-二氧化碳激光控制台和在每一关节置有反光镜的人工臂示意图

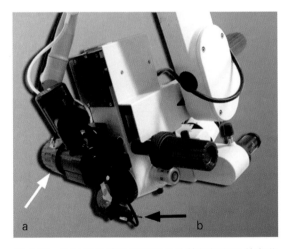

图 4.31 为二氧化碳激光配置的计算机控制的数字化的 AcuB 显微操作器,与 W–L 显微镜相连接:（a）侧边把手用作将二氧化碳激光柱聚焦在靶器官上（白箭头）。(b）中间的操纵杆是将激光柱移动到手术视野（黑色箭头）

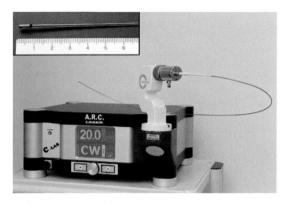

图 4.32　带有全导航的二氧化碳激光纤维的激光控制台

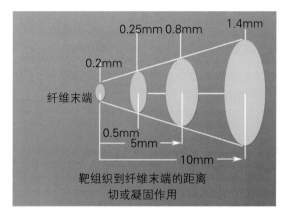

图 4.33　激光在全导航二氧化碳纤维远端的分散：纤维尖端到靶组织的距离决定了相同输出功率下的功率密度

4.6.4.3　波导（图 4.32）

在波士顿麻省理工学院发明中空的光子带隙纤维之前，二氧化碳激光不能通过弯曲的纤维传播来传送二氧化碳激光束，这种技术可使二氧化碳激光束在纤细中空的孔纤维内以 0.2mm 大小的光点及很小的发射角传送到纤维的远端 1.4mm 光点距纤维顶点 1cm 距离处（图 4.33）。这种纤维与二氧化碳激光控制台相连接，可与显微镜联合应用于儿童气道疾病的治疗（图 4.16）如果使用超出隆线纤维协同的二氧化碳冷却装置，可能会出现空气栓塞。必须保持纤维尖端和靶器官之间的最短距离以确保最佳的切割／汽化效果。该纤维可用无菌胶条固定到望远镜上，通过

一小型号的支气管镜治疗气管或声门下病变。

对于容纳功率小于 10kW，波长在 250nm 与 2500nm 之间的纤维，氩（514nm）和 KTP（532nm）激光很容易通过。它们的波长短易使绿光聚焦到一小斑点。通过调节从纤维尖端到靶组织的距离，可提高其凝固和汽化作用。由于这两种激光可以被血红蛋白高度吸收，其激光器可通过细小的纤维连接到空的望远镜上，非常适用于治疗儿童气道上的脉管畸形或血管瘤。它在整个操作中提供了全景视野。

4.7　激光的安全

在从事激光内镜之前，所有的外科医生和工作人员都必须先参加一个激光安全教育讲座来为他们提供正确的激光物理、组织相互作用及安全防护方面的知识，并要监督的实践培训工作（美国国家标准对激光在卫生保健设施的安全使用）。

本章节的目的并非提供全面的关于激光安全信息（为此举办专门的课程），而是重点讲述气道内镜手术的风险。

所有用于组织热消融的医疗激光均属于第Ⅳ类激光产品，可造成对眼睛和皮肤的伤害。在用于气道内镜手术时，它们也潜在发生火灾的危险。

每个中心都配有激光防护顾问和监督员是不现实的，但他们必须做到对激光器一年两次的检查和保养。激光外科医生有责任在每次使用激光前测试激光强度。

用二氧化碳激光器通过激光照射木质压舌板来对不可见的二氧化碳激光及可见的氦-氖激光束进行校准。外科医生可通过此实验评估使用不同的光点尺寸及脉冲模式或

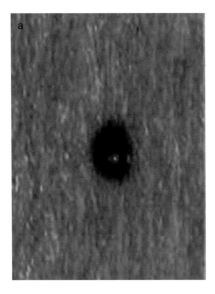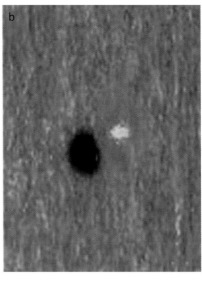

图 4.34 激光器在木质压舌板上的测试：精确匹配的不可见的二氧化碳激光与可见的氦氖激光束，确保激光使用更安全。若两束激光错位，则不可能精细超控激光

CW 斩波模式。用二氧化碳激光器，"你所看到的就是你将得到的效果"，相同的激光在木质压舌板和黏膜上照射产生类似的汽化效果。在进行激光操作前，这种粗略的术前准备可充分避免不必要的组织损伤。当激光束通过光纤传导时，由于功率密度受纤维尖端到靶组织的距离的影响很大，这个实验就没有必要了。在通过纤维传导时，除非纤维损坏，否则激光束总会从纤维尖端中点射出。

汽化组织产生激光烟雾，其中包含有毒气体颗粒，血液、病毒和细菌。因烟雾密度较空气高，可很快使手术部位模糊（图 4.35）。为了提高效率，预将一专用排烟器与医生手持装于喉镜上的吸引套管连接，并将其放于距离目标 1cm 的位置。在临床实践中，经常使用的抽吸装置有两种，一种连接于喉镜，一种连接于吸引器由手术医生手持。标准手术口罩不能充分保护手术室人员，因此，只有正确的吸除烟雾才能消除手术者和助手的风险[32]。

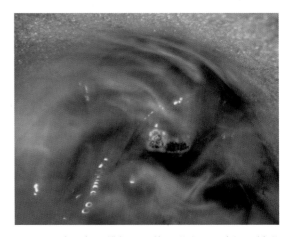

图 4.35 在咽部无排烟器下使用激光：手术视野被激光烟雾遮蔽

的警告标志，以防止任何未经授权的人员贸然进入。

激光对眼部潜在的伤害取决于其波长：

- 远红外线（>2000nm）和紫外线（<200nm）可大部分被富含水的组织吸收。二氧化碳（10,600nm）、铒（2,940nm）、钬（2,100nm）及氟化氪准分子激光（193nm）主要可能造成角膜损伤。

- 激光器发射可见光（400nm ~ 800nm）仅可被色素组织吸收，它们可以完全穿过透明的角膜、晶状体和玻璃体而被视网膜完

4.7.1 眼和皮肤的危险（图 4.36）

激光手术室门口必须标识"激光-危险"

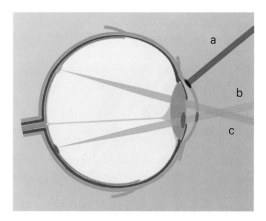

图 4.36 各种不同波长激光对眼部的损害：（a）富水组织能吸收全部远红外线激光（二氧化碳、铒、钬）（红色）。这类激光能损伤到角膜。（b）清澈的水样和色素组织能吸收一半的近红外线激光（Nd-YAG，二极管）（蓝色）。这类激光能损失角膜、晶状体和视网膜。（c）在可见光范围内工作的激光（氩，KTP）（黄色）能完全透过眼部透明的水样组织。色素组织大量的吸收这类激光，从而损害视网膜

全吸收。因此氩气（514nm）、KTP（532nm）和可调谐染料激光（400nm ～ 700nm）从而导致视网膜光凝及对视神经黄斑可能造成严重损伤，因为周边视网膜损伤不干扰中心视力耐受性较好。

- 最后，近红外线激光 800nm 和 2000nm

是最危险的，它们会对角膜、晶状体和视网膜造成热烧伤。因为它们不仅被色素组织吸收，也会部分被透明组织吸收。近 50% 的激光或半导体激光辐射可通过眼介质传到视网膜。眼睛前方到视网膜的结构可作为强力透镜将纤维传导的轻微发散的（1,064nm）及二极管激光（980nm）重新聚焦于视网膜上，从而产生更强的功率密度，并可能造成视网膜的光凝损害。使用前必须检查纤维的完整性，当纤维任意一点破损，它即刻可见。

为了降低眼损伤的风险，必须保护患者、手术者以及所有手术室人员的眼睛，必须根据激光选择合适的激光护目镜，对于二氧化碳激光，眼镜是足以保护的，但为了更好的防护，应加强侧边的防护。

4.7.2 皮肤的防护

将激光照射到患者非靶位的颜面部及牙齿是很有可能的，患者的皮肤和黏膜需用双层湿润手术巾紧贴喉镜来加以保护（图4.37）。对于较长的手术，必须反复湿润手术

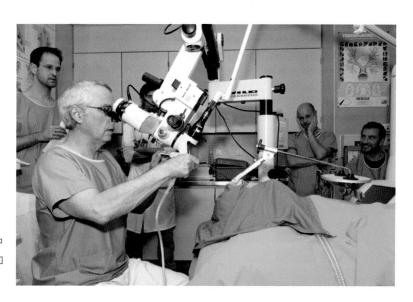

图 4.37 激光在悬吊显微喉镜中使用的一般设置：所有皮肤和黏膜都被无菌湿手术巾覆盖

巾，以防止干燥，这也同样适用于手术视野，湿纱布和手术纱布必须保持湿润以避免非靶黏膜烧伤。二氧化碳激光对于手术室的人员的伤害要小得多。当护士或麻醉师无意中被激光照射时，他（她）可以即刻从激光束暴露中撤回。在这种情况下，不可能发生严重的损害。

4.7.3　火灾的危害

激光引起气道燃烧在内镜下气道手术中是最可怕的致死性并发症[19]，其发病率约为0.4%～1.9%，占相关激光事故近14%[6, 21, 34]。引起的原因总是与违反安全使用注意事项有关。考虑到这种并发症对患者的严重后果，因此必须严格遵守以下原则：选择适当的麻醉方式，尽可能使用防激光气管导管，注意麻醉气体混合物，避免非靶目标照射及做好灭火准备。

燃烧的条件包括火源、可燃气体及易燃物。

4.7.3.1　火源

起火源是由激光引起，高准分子激光像二氧化碳激光在长距离传播后保持有高功率可以点燃术区内外的易燃物。其他通过纤维传导的激光光束通过光纤能量发散，短距离的操作其功率更高。这减弱了距纤维尖端较远的可燃性物质的起火的危险性。

通常，在脉冲模式下发射的激光比在激光连续工作模式下发射的激光对引燃易燃物有更低的风险。在需要精细操作的儿科气道手术中，二氧化碳激光应始终使用脉冲模式。

4.7.3.2　可燃物

气管内管是最危险的可燃材料，传统的气管内管当暴露于麻醉气体混合物时是易燃的。因此，一般不适用气管内管除非它可免受激光照射和远离靶目标区域。这些条件只有在治疗口腔或咽喉部时出现，在这种情况下，若闭合循环麻醉是最佳选择的话，就必须使用防激光气管内管（图4.38）。

其他可燃物，如干燥的胶带、海绵、脱脂棉、鼻咽管、鼻胃管等，都有可能在手术野被激光点燃。

4.7.3.3　助燃气体混合物

氧气、一氧化二氮和麻醉挥发剂都可助燃，而氮气和氦气不会。25%的氧气和75%的氮气混合结合完全静脉麻醉是小儿气道手

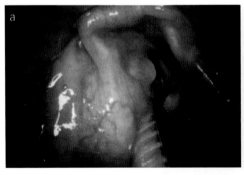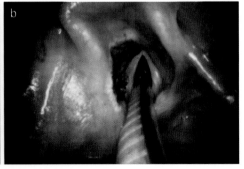

图4.38　在使用二氧化碳激光治疗左声门上淋巴管畸形（囊性水瘤）中使用的Bivona防激光气管内管：
（a）术前观：声门上阻塞不能用纤维自主呼吸的非气管插管麻醉。（b）术后观：喉内阻塞彻底被清除

术的首选。

4.7.4 防火

四大最新的麻醉技术可以防止气道火灾
风险（见第 18 章，18.1）：

（a）使用防激光气管内管的闭合循环麻醉

（b）间隙性呼吸暂停法

（c）维持自主呼吸的无气管插管麻醉

（d）高频通气

4.7.4.1 使用防激光气管内管的闭合循环麻醉

在小儿气道手术中，该技术有若干限
制。由于管壁的厚度，激光安全管内外比例
低。它们只能用于年长儿童，从外科领域来
说，应配备套管隔离术区的麻醉气体。自
粘铝带薄膜保护非专用激光管是非常不安
全的，为严格的禁忌[35][36]。所有奥斯瓦尔
德-亨特生产的激光安全管，全金属气管内
管，Bivana 型气管内管在小儿气道手术中使
用最安全的。Oswald-hunton 气管内管无套
囊，因此不能隔离术区的麻醉气体。在整个

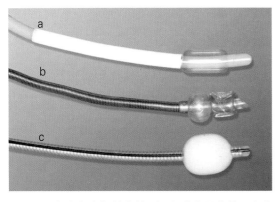

图 4.39 激光安全气管内管：（a）激光屏蔽管：这种
管没有 Oswald-hunton、Malinkrodt 和 Bivona 管安全。
（b）有两个套囊的 Malinkrodt 管。（c）有泡沫套囊的
金属 Bivona 管

激光程序过程中严格遵守气体混合安全是必
须的，以避免火灾的危险。只有在特定的条
件下，应使用此气管内管插管技术，其他麻
醉技术更适合应用于较小的儿童或婴儿的呼
吸道。

4.7.4.2 间歇性呼吸暂停技术

这种技术可在激光手术中无需遮挡手术
野。静脉麻醉诱导后使用 100% 氧气进齐面
罩通气，在短暂的呼吸暂停用时使用适当的
喉镜使喉部完全暴露，蓝色软线管引入通过
喉镜，在孩子血氧饱和度达到 90% 前继续给
其通气，然后拔管，激光操作都是在呼吸暂
停期间的无障碍手术野完成。在通过喉镜拔
管之前，血氧饱和度不能低于 90%。此技术
适用于短时间激光手术，1 ～ 2 分钟，如二
氧化碳激光应用于治疗喉软化的声门上成形
术或声门下血管瘤切除术。这两种情况，气
管内管可以很容易地穿过声门下进入气管。
由于气管内管无法在不损害黏膜的情况下通
过瘢痕性狭窄，因此这技术是不适用声门下
狭窄的。然而，这种间歇性呼吸暂停的技术
是非常安全和灵活的，在婴儿咽喉手术时可
提供干净的手术野来对精细结构进行精准的
激光操作[7]。

4.7.4.3 保持自主呼吸的无插管麻醉

全静脉麻醉让婴幼儿或儿童自主呼吸，
喉部局部麻醉可防止患儿在器械刺激下被唤
醒。富含 25% 的氧气空气混合气道通过鼻咽
管供给患儿[31]，这为喉部及声门下手术提供
了较好的工作条件[3]，虽然会有脊髓运动，
但医生可使用 Lindholm 室带的动牵引器将其
固定在室带，避免激光照射声门或声门下。
这种技术非常适用于治疗声带黏连手术，声
门下瘢痕性狭窄以及内镜修补喉气管食管裂

手术等。

4.7.4.4 射流通气

虽然这种技术经常适用于成人，也有较少的报道用于儿童，但它具有潜在的危险性，可能引起气压伤或气胸。金属喷射套管安装到喉镜的操作系统上时，空气压力传递声门上，会产生声带不断振动。这种技术与放置于喉狭窄处的经皮导管联合使用，在没有麻醉师和医生的完美合作，这可能会非常危险。作为一项规定，除非有一个非常有经验的团队可以及时处理情况，射流系统不应用于气道阻塞的儿童。外科医生要确保空气能通过狭窄处而避免气压伤。虽然射流通气设备配有安全装置，可在导管出口高压时立即停止通气，但其可靠性并非绝对的。在儿科呼吸道手术中，首选其他麻醉技术。

最后，外科医生始终将装满盐水的 60ml 注射器放之备用，以便立即扑灭可能发生的气管内起火的可能性。在这种情况下，时间是至关重要的。

4.7.5 激光引发的意外

严格遵守激光安全事项和对医务人员及手术室人员进行适当的培训可大大降低激光的风险。

早在 1980 年，就有一些关于二氧化碳激光使用的并发症的报道。

事实上，严格遵守激光安全注意事项可大大降低其并发症。Ossaff 曾在 7200 例激光手术中报道其并发症发生率为 0.1%，而 Healy 则在 4416 例中的并发症的发生率为 0.2%。

目前的二氧化碳激光技术是完全安全可靠的，缺乏警惕和培训不够是引起并发症的主要因素，在制定激光安全规章时，应首先查看激光机医疗设备使用标准，严格遵守规定，便可大大防止事故发生。

4.7.6 安全建议

激光的健康教育已被证明是最有效的防止并发症发生的措施。建议如下：

- 医生、麻醉师和手术室工作人员在要通过课程训练接受适当的激光安全防范教育。
- 激光仪和排烟雾装置要一年两次的维修和检查。
- 警告牌提示语"激光灯-危险"需挂在手术室入口显眼处。
- 需将双层手术巾遮盖住患者的脸部及眼睛来进行适当的防护。
- 对手术室工作人员来说，眼睛的伤害是最大的风险，应佩戴适合波长的激光护目镜。
- 使用任何二氧化碳激光治疗前，必须先通过照射木质压舌板来校准不可见的二氧化碳激光和可见的氦氖激光，并给予一个光点大小及激光参数来调试。
- 二氧化碳激光要使用脉冲或 CW 斩波模式，以减少火灾发生的危害。
- 每个气道介入手术应选择适当的麻醉方法。
- 完全静脉麻醉伴随自主呼吸或间断呼吸暂停技术极其适合于气道狭窄或损伤的儿童。
- 在全静脉麻醉下严格遵守安全气体混合（25%氧气和75%氮气）的比例是激光手术安全的保证。

4.8 辅助治疗手段

在小儿气道管理中，大多数内镜干预用于处理先天性畸形，瘢痕狭窄和良性肿瘤，除了三级中心常规使用二氧化碳和 KTP 激光，喉气管扩张器和电动切吸器在处理儿童受损气道发挥着重要的作用。

4.8.1 扩张器

硬质支气管镜不应该被用来扩张喉、气管或支气管狭窄。虽然这个过程是在直视下完成，但外面的斜行外口可能造成黏膜损伤。由于这个原因，首选专门的半刚性的锥形探条或血管成形术球囊扩张器。

4.8.1.1 锥形探条

萨氏的食管扩张器可通过改良儿用于气道。这种扩张器为锥形，有弹性，不可压缩并有直径 5mm ～ 15mm 不同的型号（图 4.40）。其纵向的灵活性使其适应于气管的轮廓，同时其可横向的硬度可达有效扩张。在临床中，探条在间歇性呼吸暂停时导入气道，在达到最大扩张会有抵抗感，僵硬的标准黄铜气管扩张器，锥形探条更具有易变性。另外一些其他的由金属棒及锥形塑料头制成的扩张器也常常在儿童气道手术中用于扩张声门下狭窄（图 4.41）。

4.8.1.2 球囊扩张器

在过去的 10 年中，这种技术已经被广泛地接受。血管球囊扩张器通过装有压力表的注射器扩大其内压。它能达到三个区域，当用水膨胀 3 ～ 9 个大气压时，可逐步扩大（8mm ～ 10mm 和 11mm ～ 13mm）直径。

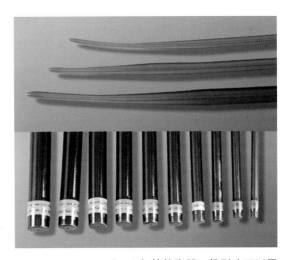

图 4.40 Savary-Gilliard 气管扩张器：锥形头可以平滑地、逐渐地扩张

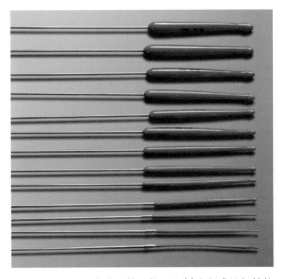

图 4.41 具有一个金属棒和锥形塑料头制成的气管扩张器。和 Savary-Gilliard 气管扩张器比较，这种扩张器功能单一，可导致更大的损害

尽管如此，如果仅仅局限于推荐的压力，球囊扩张器不能扩大超过制定大小（图 4.42）。虽然在理论上球囊扩张器是安全的，在实践中与探条相比较，其不能提供任何的触觉反馈。在主气管狭窄这样的罕见的病变中，球囊扩张器是首选（图 4.43）。在扩张声门下狭窄时，作者比较喜欢锥形探条，因为其可

提供触觉反馈。

在临床实践中，在操作过程中要避免咳嗽，球囊扩张器可以在间歇性呼吸暂停或有自主呼吸的镇静和局部气道麻醉下使用。

4.8.2 电动切吸器

常规用于鼻窦手术，这项技术被改良为治疗儿童呼吸道良性病变（乳头状瘤、血管瘤和肉芽组织）（图 4.44）。电动切吸器包括一个 18cm、22.5cm，或 27.5cm 长杆，其远端有直径 2.9mm 或 3.5mm 的侧孔，它还配备了一个内部旋转切割刀片在手术中切除、吸入侧孔的软组织（图 4.45），其振荡旋转设置为 800r/min ～ 1500r/min。

这个装置非常适合于处理喉部或气管的

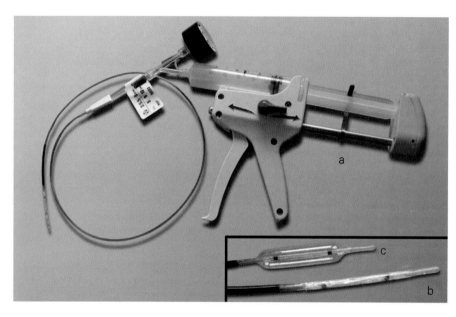

图 4.42　伴有充气用的注射器的球囊扩张器：（a）一般装置。（b）放气的球囊（特写）。（c）充气的球囊（特写）

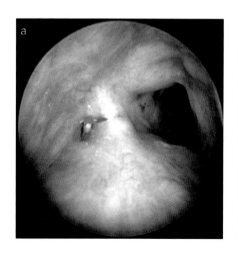
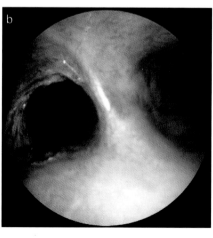

图 4.43　球囊扩张治疗左主支气管瘢痕狭窄：（a）术前观。（b）术后观

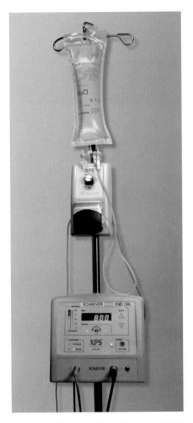

乳头状瘤（见第 16 章，16.1.3）。它也被用来切除声门下血管瘤及声门下和气管的肉芽组织。

图 4.44　电动切吸器的专门控制台：一般配置

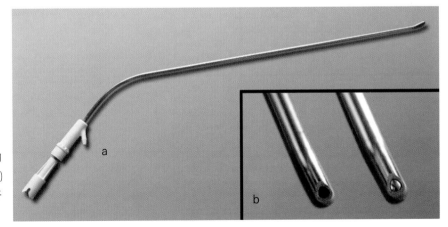

图 4.45　（a）电动切吸器的吸引管腔。(b) 内置旋转刀片的侧开口（特写）

4.9　附录1

二氧化碳激光　功率密度计算（W/cm^2）

功率	光点大小									
（瓦特）	0.1mm	0.2mm	0.3mm	0.4mm	0.5mm	0.6mm	1.0mm	2.0mm	3.0mm	5.0mm
2	25.465	6.366	2.829	1.592	1.019	707	255	64	28	10
3	38.197	9.549	4.244	2.387	1.528	1.061	382	95	42	15
4	50.929	12.732	5.659	3.183	2.037	1.415	509	127	57	20
5	63.662	15.915	7.074	3.979	2.546	1.768	637	159	71	25
6	76.394	19.099	8.488	4.775	3.056	2.122	764	191	85	31
7	89.127	22.282	9.903	5.570	3.565	2.476	891	223	99	36
8	101.859	25.465	11.318	6.366	4.074	2.829	1.019	255	113	41
9	114.591	28.648	12.732	7.162	4.584	3.183	1.146	286	127	46
10	127.324	31.831	14.147	7.958	5.093	3.537	1.273	318	141	51
15	190.985	47.746	21.221	11.937	7.639	5.305	1.910	477	212	76
20	254.647	63.662	28.294	15.915	10.186	7.074	2.546	637	283	102

参考文献

1. Alberti, P.W.: The complications of CO$_2$ laser surgery in otolaryngology. Acta Otolaryngol. **91**, 375–381 (1981)
2. American National Standards I, Council of National L, Information A (1980) Laser safety in the health care environment.The Institute, New York, N.Y.
3. Aun, C.S., Houghton, I.T., So, H.Y., et al.: Tubeless anaesthesia for microlaryngeal surgery. Anaesth. Intensive Care **18**, 497–503 (1990)
4. Benjamin, B.: Pediatric laryngoscopes: design and application. Ann. Otol. Rhinol. Laryngol. **110**, 617–623 (2001)
5. Burgess III, G.E., LeJeune Jr., F.E.: Endotracheal tube ignition during laser surgery of the larynx. Arch. Otolaryngol.**105**, 561–562 (1979)
6. Chiu, C.L., Khanijow, V., Ong, G., et al.: Endotracheal tube ignition during CO2 laser surgery of the larynx. Med J Malaysia 52, 82–83 (1997)
7. Cohen, S.R., Herbert, W.I., Thompson, J.W.: Anesthesia management of microlaryngeal laser surgery in children: apneic technique anesthesia. Laryngoscope **98**, 347–348(1988)
8. Cozine, K., Rosenbaum, L.M., Askanazi, J., et al.: Laser-induced endotracheal tube fire. Anesthesiology **55**, 583–585(1981)
9. Dikes, C.N.: Is it safe to allow smoke in our operating room? Todays Surg. Nurse **21**, 15–21 (1999)
10. Freitag, L., Chapman, G.A., Sielczak, M., et al.: Laser smoke effect on the bronchial system. Lasers Surg. Med. **7**, 283–288 (1987)
11. Fried, M.P.: A survey of the complications of laser laryngoscopy. Arch. Otolaryngol. **110**, 31–34 (1984)
12. Friedman, N.R., Saleeby, E.R., Rubin, M.G., et al.: Safety parameters for avoiding acute ocular damage from the reflected CO$_2$ (10.6 microns) laser beam. J. Am. Acad. Dermatol. **17**, 815–818 (1987)
13. Fulton Jr., J.E.: Complications of laser resurfacing.Methods of prevention and management. Dermatol. Surg. **24**, 91–99(1998)
14. Grossman, A.R., Majidian, A.M., Grossman, P.H.: Thermal injuries as a result of CO$_2$ laser resurfacing. Plast. Reconstr. Surg. **102**, 1247–1252 (1998)
15. Hackel, A., Badgwell, J., Binding, R., et al.: Guidelines for the pediatric perioperative anesthesia environment. American Academy of Pediatrics. Section on Anesthesiology. Pediatrics **103**, 512–515 (1999)
16. Healy, G.B., Strong, M.S., Shapshay, S., et al.: Complications of CO2 laser surgery of the aerodigestive tract: experience of 4416 cases. Otolaryngol. Head Neck Surg. **92**, 13–18 (1984)
17. Holinger, L.D.: Instrumentation, equipement and standardization. In: Holinger, L.D., Lusk, R.P., Green, C.G. (eds.) Pediatric laryngology and bronchoesophagology, p. 75. Lippincott-Raven, Philadelphia; New York (1997)
18. Hunton, J., Oswal, V.H.: Metal tube anaesthesia for ear, nose and throat carbon dioxide laser surgery. Anaesthesia **40**,1210–1212 (1985)
19. Ilgner, J., Falter, F., Westhofen, M.: Long-term follow-up after laser-induced endotracheal fire. J. Laryngol. Otol. **116**,213–215 (2002)
20. Jaquet, Y., Monnier, P., Van Melle, G., et al.: Complications of different ventilation strategies in endoscopic laryngeal surgery: a 10-year review. Anesthesiology **104**, 52–

59(2006)

21. Meyers, A.: Complications of CO_2 laser surgery of the larynx. Ann. Otol. Rhinol. Laryngol. **90**, 132–134 (1981)

22. Monnier, P., Ravussin, P., Savary, M., et al.: Percutaneous transtracheal ventilation for laser endoscopic treatment of laryngeal and subglottic lesions. Clin. Otolaryngol. Allied Sci. **13**, 209–217 (1988)

23. Ossoff, R.H.: Implementing the ANSI Z 136.3 laser safety standard in the medical environment. Otolaryngol. Head Neck Surg. **94**, 525–528 (1986)

24. Ossoff, R.H.: Laser safety in otolaryngology-head and neck surgery: anesthetic and educational considerations for laryngeal surgery. Laryngoscope **99**, 1–26 (1989)

25. Oswal, V., Remacle, M.: Principles and Practice of Lasers in Otorhinolaryngology and Head and Neck Surgery. Kugler Publications, The Hague, The Netherlands (2002)

26. Pransky, S.M., Canto, C.: Management of subglottic hemangioma. Curr. Opin. Otolaryngol. Head Neck Surg. **12**, 509–512 (2004)

27. Ravussin, P., Freeman, J.: A new transtracheal catheter for ventilation and resuscitation. Can. Anaesth. Soc. J. **32**, 60–64 (1985)

28. Ravussin, P., Depierraz, B., Chollet, M., et al.: Transtracheal High Frequency Jet Ventilation in Adults and Children. Operat Tech Otolaryngol Head Neck Surg **8**, 136–141 (1997)

29. Sallavanti, R.A.: Protecting your eyes in the laser operating room. Todays OR Nurse **17**, 23–26 (1995)

30. Santos, P., Ayuso, A., Luis, M., et al.: Airway ignition during CO2 laser laryngeal surgery and high frequency jet ventilation. Eur. J. Anaesthesiol. **17**, 204–207 (2000)

31. Simpson, J.I., Wolf, G.L.: Flammability of esophageal stethoscopes, nasogastric tubes, feeding tubes, and nasopharyngeal airways in oxygen- and nitrous oxide-enriched atmospheres. Anesth. Analg. **67**, 1093–1095 (1988)

32. Smith, J.P., Topmiller, J.L., Shulman, S.: Factors affecting emission collection by surgical smoke evacuators. Lasers Surg. Med. **10**, 224–233 (1990)

33. Smith, J.P., Moss, C.E., Bryant, C.J., et al.: Evaluation of a smoke evacuator used for laser surgery. Lasers Surg. Med. **9**, 276–281 (1989)

34. Snow, J.C., Norton, M.L., Saluja, T.S., et al.: Fire hazard during CO_2 laser microsurgery on the larynx and trachea. Anesth. Analg. **55**, 146–147 (1976)

35. Sosis, M., Dillon, F.: What is the safest foil tape for endotracheal tube protection during Nd-YAG laser surgery? A comparative study. Anesthesiology **72**, 553–555 (1990)

36. Sosis, M.B.: Evaluation of five metallic tapes for protection of endotracheal tubes during CO_2 laser surgery. Anesth. Analg. **68**, 392–393 (1989)

37. Vauthy, P.A., Reddy, R.: Acute upper airway obstruction in infants and children. Evaluation by the fiberoptic bronchoscope. Ann. Otol. Rhinol. Laryngol. **89**, 417–418 (1980)

38. Walker, N.P., Matthews, J., Newsom, S.W.: Possible hazards from irradiation with the carbon dioxide laser. Lasers Surg. Med. **6**, 84–86 (1986)

39. Wood, R.E.: Spelunking in the pediatric airways: explorations with the flexible fiberoptic bronchoscope. Pediatr. Clin. North Am. **31**, 785–799 (1984)

40. Wood, R.E., Fink, R.J.: Applications of flexible fiberoptic bronchoscopes in infants and children. Chest **73**, 737–740 (1978)

5

小儿病损气道的内镜评估

主要内容

☞ 困难小儿气道的管理要涉及到多学科知识，并且建立在麻醉师、耳鼻喉科医生、重症监护专家相互之间非常信任的基础之上。

☞ 清醒状况下经鼻纤维喉镜在声带运动评估中起着非常重要的作用。

☞ 睡眠情况下经鼻纤维喉镜是一种可视的显示全程喉外梗阻（鼻、口咽部、声门上区和气管造口）的技术。

☞ 应用0°经口直接喉气管镜技术对于评估声门下区和气管入口的狭窄部位、范围及程度来说是必要的。

☞ 如果准备行气管切除吻合术，必须测量出气管入口和气管隆突之间正常残余气管的长度。

☞ 悬挂式显微喉镜（SML）是用于鉴别观察声带运动受限性疾病是神经性麻痹还是环杓关节强直引起的。

☞ 附加的支气管-食管镜可用于排除先天性纵隔病变、反流性或嗜酸性食管炎，还可吸出气管分泌物行病原学检查。

☞ 对于气管狭窄或其他病变术前做深入而详尽的评估能帮助选择最佳的手术方式和手术时机。

☞ 外科医生有必要同时掌握内镜技术和开放式外科手术（如喉气管重建术、部分环状软骨气管切除术），这样才能解决所有类型的气道狭窄病变。

深入而详尽的内镜评估是评估婴幼儿和儿童受损气道的基石，以下是在临床中遇到的三个主要情况：

1. 婴儿或儿童出现严重的呼吸窘迫，需要立即呼吸道支持。

2. 吵闹的婴儿或儿童突然安静下来，不明原因地出现轻到中度的呼吸窘迫。

3. 对于因气道梗阻已行气管切开的婴儿或儿童选择最终治疗气道梗阻的手术方法。

对没有做气管切开的儿童需要定期进行呼吸道评估，这样能尽早发现气道梗阻的加重或改善情况，并制定下一步的治疗方案。如果气道症状改善，可不行内镜检查。

监测下列参数：脉搏、呼吸频率、血氧饱和度（SpO_2）、二氧化碳潴留水平（pCO_2）辅助呼吸肌肉的运动，意识水平等能有助于判断婴幼儿和儿童是否有快速呼吸恶化的风险。

最坏的情况是当患儿反应越来越迟钝，并伴随各种指标的恶化，如血氧饱和度下降、二氧化碳潴留水平升高、呼吸变浅、患儿出现嗜睡、呼吸频率及心率下降，正如 P.Bull 所说[6]：如果病情恶化，在危机变成灾难之前，一定要早期干预。

当患儿的全身情况变差，喘鸣加重时，很有必要进行内镜检查，在病情变得更糟之前，应考虑使用内镜检查评估。

5.1 严重呼吸窘迫发生时应采取气道支持

患儿出现紧急气道梗阻时，需要由具有丰富的困难气道处理经验的耳鼻喉科医生和小儿麻醉科医生组成的医疗小组共同进行内镜检查。

根据美国麻醉学会（ASA）定义[1]，困难气道是指受过正规训练的麻醉医生行面罩呼吸道给氧或行气管插管均有困难，这种"无法插管，无法给氧"的情况需要紧急而熟练的气道管理，而不能即兴发挥，这超出了本章的范围，它描述了所有严重的气道受损情况。正确处理困难气道的方法需要实践经验，而这些是从课本上无法学到的。

然而，还是要强调一下几点基本原则：

- 患儿处于直接周围环境下被动吸氧，除此之外，在进行麻醉处理之前，一定要准备一个小儿困难气道应急的推车和药柜[21]。在诱导麻醉之前，手术者和麻醉师应仔细检查手术器械，内镜系统及其相应的连接是否完善。为了避免内镜检查时可能发生的严重并发症，要预测每一个可能发生的问题，确定最佳的解决方案。

- 作为常规，如果确保气道并不是作为一个挽救生命的最终措施，为了明确气道梗阻的部位和原因，气管插管或气管切开之前应先行内镜检查。P.Bull 又曾说过[6]："一旦气管插管后，就失去诊断的机会了。"紧急的气道梗阻很少发生在临床实践中，它通常是由于对急性受损气道不充分的处理所造成的。应该注意应用经面罩 100% 纯氧吸入和持续正压通气，鼻咽通气，或经皮环甲膜穿刺能在患者无法通气的情况下抢救生命。请牢记：氧气就是生命。

- 当由于口腔、咽部占位性病变（如肥大的扁桃体、扁桃体周围脓肿、血管瘤）或喉部病变（如脓肿、囊肿、肿瘤）导致常规气管插管失败时，最好选择使用硬性支气管镜。硬性中空支气管镜能绕过占位性病变，获得空间进入喉腔。

- 对于有颅颌面部畸形的患儿气管插管并不容易。当遇到困难的气管插管时，麻醉医师和耳鼻喉科医师应备有充分的应对措施与方法。大多数情况下，梗阻主要发生在鼻腔、鼻咽、口咽或喉咽水平。多部位梗阻更具有挑战性，特别是当遇到一个先天性颅面部畸形合并急性炎症的患儿。如果有形态学异常及其相应所伴随的先天性异常的临床综合征的知识，能有助于预测可能发生插管困难的困难气道。例如，有外耳畸形的患儿可能会出现喉暴露困难，这样的患儿在体检中会发现下颌后缩、张口受限，甚至牙关紧闭。

耳鼻喉科医师的任务就是在处理插管困难的患儿时，保障他的气道安全。应该迅速选择正确的方法，而不是在屡次直接喉镜检查失败后再企图使用内镜检查方法，这是至关重要的，因为咽喉部的水肿和出血会使情况变得更糟。

以下是另外一些处理困难气道的麻醉插管方法。包括附有鼻咽导气管的给氧面罩，各种型号的喉镜窥视片，带有成角度录像系统的插管喉镜，带光源的喉罩，逆行导引插管等。我们的目的并不是要详细描述这些方法，在麻醉气管插管之前，我们要仔细设计出最适合临床情况的方法。耳鼻喉科医师和麻醉医师只有团队合作和相互信任才能确保良好的结果。

5.1.1　经鼻纤维喉镜检查

经鼻纤维喉镜在处理困难气道中的作用是受到公认的。安装好血氧饱和度仪或心电导联后，患儿取坐位，用七氟烷和纯氧进行麻醉诱导。在 $10cmH_2O$ 的持续正压通气辅助下自发换气来维持一个开放的气道。在喉镜检查前要建立静脉通道并静脉注射阿托品。在有自主呼吸的情况下，用七氟烷或丙泊酚维持麻醉。

鼻腔局麻喷射麻醉药品及减充血剂后即可开始经鼻纤维喉镜检查。处理麻醉状态并有自主呼吸的患儿，是用透明的面罩及轻微的正压通气给氧的，面罩的中心是用硅胶膜覆盖的塑料环构成。将适合他尺寸的气管内软管置于一侧前鼻孔，可以可视下控制软管内的电子支气管镜录像导管，监控录像能显示整个气道，能够提供必要的信息，有助于调控喉镜检查，以保证气道安全。助手协助抬高下巴可以使舌根从咽喉壁抬高，有助于暴露咽喉。使用 Yankauer 吸引装置吸引分泌物。当支气管镜摄像头到达喉部，需要更深的麻醉，才能减少支气管镜摄像装置进入气管发生喉痉挛的风险。有可能的话，可以局部涂抹局麻药，这样气管内导管才能轻柔地按顺时针方向滑过内镜以避免其斜角切面不慎损伤喉室。

这个操作只适合年龄较大的患儿，他们的气道要足够大才能从较窄的支气管纤维镜内插入鼻支气管导管，对于婴幼儿和较小的儿童，在经过完整的纤维导管气道评估后，进行经鼻气管内插管。将鼻支气管导管轻柔地从一侧前鼻孔推向咽部，然后在麻醉喉镜下用 Magill 镊子将其牵引至喉部和气管。

5.1.2　硬质支气管镜检查

由于水肿、炎症、肿瘤等原因导致咽喉部梗阻时，硬质支气管镜检的作用就显得非常重要。它能保证气道安全，而这时直接喉镜就很难做到。硬质支气管镜的外管能绕过口咽或喉咽梗阻的部位而到达声带水平。如果声门下水肿而声带不容易看到时，轻压肺部可呼出气泡，这个操作可以确定声门位置。这时需要更深的麻醉，使患儿能耐受支气管镜检，并且内镜师一定要确保能将气管导管插入喉气管。在录像监视下，硬质支气管镜的确切位置可帮助提示麻醉师在适当的时机加深麻醉。这样当支气管镜正位于声门入口时，可避免喉痉挛的发生。一旦支气管镜进入气管，并恢复足够的通气，患儿的氧气吸入值（FiO_2）和呼气末二氧化碳（$ET\text{-}CO_2$）水平也恢复正常。通用气管内导管调换器将气管内导管引进支气管镜，这就好比导管内气管插管。气道调换装置有 4 个不同型号的导管调换，8 号管是一个45cm 长的导管，能用于 3.4mm 内径的支气管镜[22]。如果通过这些方法，仍不能保证气道安全。最后的方法就是紧急手术气道进路。

5.1.3 紧急手术气道进路

根据美国麻醉学会（ASA）困难气道准则[1]，在"无法通气，无法插管"的情况下，最终可用的方法有紧急气管切开术、环甲膜切开术、经皮环甲膜穿刺术。

在进行这些操作时，应用面罩和经鼻或口咽导管给予纯氧持续正压通气。小于 6 岁的儿童选择紧急气管切开。大一些的儿童，使用经皮环甲膜穿刺，环甲膜穿刺很方便、快捷，要配备 3.5mm ~ 6.0mm 内径的气管导管以供调换使用。一旦气道安全，必须改行常规的环甲膜切开术。还可谨慎考虑使用高频通气[42]，当高频通气位于声门下或伴有声门下梗阻，可导致气压性损伤，因为气

体和氧气无法排出，可能会发生张力性气胸。

5.2 伴或不伴呼吸窘迫以及其他尚未诊断的疾病的哭闹患儿

除了已行气管切开保证气道狭窄的通气外，在评估病损儿童气道时临床上通常会遇到这一情况。TNFL 是用来在门诊诊室清醒状态下检查上呼吸道的第一个筛选方法。这有助于评估声带活动，但缺少在睡眠时咽阻塞的可靠记录。由于在患儿清醒时声门下区不可见，因此全身麻醉下行内镜检查对检查整个呼吸道是必要的。

对这种病例，挑战是要在最初情况没有恶化到需要行气管切开之前进行诊断性内镜检查。同时，单独行内镜检查可以是治疗性的并可以改善气道通气。内镜介入必须始终获得家长同意。当内镜检查诊断喉软骨软化后，需要给家长解释，得到最终同意后再进行明确的治疗性内镜检查。

标准化的气道检查应包括以下步骤：

1. TNFL 动态评估上下呼吸道；
2. 带 bare rod-le 内镜的直达喉气管镜检查；
3. 必要时使用显微支撑喉镜；
4. 支气管食管镜检查术，根据上气道阻塞的类型来考虑。

小儿呼吸道诊断性喉内镜检查评估包括柔性和硬性内镜，必须按常规进行。

5.2.1 自主呼吸下内镜检查的麻醉技术

Madeleine Chollet - Rivier，医学博士
Marc–André Bernath，医学博士

没有呼吸支持或气道装置的自主呼吸下的全身麻醉是耳鼻喉科内镜检查的最佳麻醉

技术。使用这种技术时，虽然气道是完全开放并容易进入的，但是在自主呼吸下，咽喉结构的自然运动可能导致问题，特别是在用微细的激光介入治疗过程中。结合自主呼吸下适当的麻醉深度、镇痛和供氧，即使经验丰富，真正的挑战要求耳鼻喉科内镜医师和麻醉师之间完美配合。

主要风险包括低氧血症、胃反流、喉痉挛以及患儿的活动，这可能会危及操作[25]。低氧血症来自通气不足和肺不张，早产、原有的呼吸系统疾病、长时间的操作可能导致通气不足和肺不张发病率和严重程度的增加，通过面罩或通过气管插管，如果有间歇性正压通气治疗和呼气压力通气，肺不张不会引起长期的病症。不过，虽然使用这些补充干预，频繁的手术中断可能会影响手术效果。如果有没有气管插管，胃反流是一个危险因素。然而，在直视下口咽部内镜检查过程中，及时吸尽痰液可能非常有必要，可减少气管呼吸窘迫风险。允许自主呼吸但有足够麻醉深度以防止声带反射性闭合的麻醉药物，治疗范围很广[39]。目前，大多数麻醉师赞成在自主呼吸过程中使用这三种药物：七氟烷，丙泊酚和瑞芬太尼[4]。

小儿年龄组自主呼吸麻醉下主要适应症表5.1

表5.1 儿童气道内镜检查的自主呼吸麻醉指征

• 通过TNFL动态评估上气道情况
• 儿童困难气道的插管
• 需要宽阔视野的喉内镜下手术
—内镜下LTOC修复
—喉气管狭窄
—不同类型的显微喉激光手术

5.2.1.1 上呼吸道的动态评价

由于上气道阻塞经常是肌张力异常的结果，而不是解剖异常，麻醉技术在内镜评估和诊断中发挥了显著作用[48]。纤维镜检查可在各种麻醉深度评价上呼吸道，在保留自主呼吸的麻醉下，它模仿入睡到苏醒发生的变化。观察气道在气道压力-流相互作用和肌张力保持呼吸道通畅动态变化[28]。声带运动的评估可以通过减少麻醉深度引起反射性声带封闭来进行。镜下所见结合患者的症状，外部操作如前屈、后伸，头部和抬起下颚期间，内镜可在各种条件下的气道动态变化下提供有用的信息。

选择的麻醉药物必须保持自主呼吸和喉闭合反射，让麻醉师快速调节麻醉水平。当评估动态气道阻塞的程度，利多卡因不应是局部的用药，因为这可能一定程度上导致一些肌肉松弛，这可能会增加喉声门上结构塌陷[38]。吸入麻醉药七氟烷是小儿气道动态检查的首选药物[29]，同丙泊酚相比[39]。其已被证明能在更深的麻醉下保持自主呼吸水平，同时更好地保留喉封闭反射。不同于丙泊酚，七氟烷没有麻醉咽肌的作用，从而防止上气道塌陷和梗阻[14]。麻醉气体的给药，应使用内镜面罩（VBM Medizintechnik，德国）（图5.1），而不是一个简单的鼻咽导管。这种紧密的面部硅面膜有为纤维镜通过的一个小孔，一个灵活的软管与麻醉电路连接。它允许外科医生执行纤维镜检查，同时保持吸氧，吸入性麻醉，并在必要时正压通气，手术室污染少[5]。七氟烷的主要缺点是出现高发病率的谵安，在刚刚结束的麻醉期间，影响约30%的儿童[27]。相反，在声门上动态评估完成后用丙泊酚取代七氟烷，可以使麻醉安静和安全[13]。

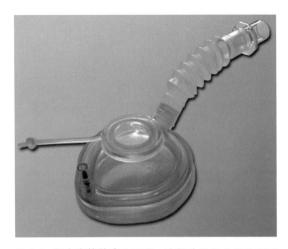

图 5.1 经鼻喉镜检查的面罩：有新生儿和儿童的不同尺寸

为了使纤维镜通过声门检查声门下喉气管，麻醉必须加深，以防止声带运动导致黏膜损伤。使用 5μg/kg ~ 6μg/kg 瑞芬太尼加上 3mg/kg 丙泊酚可以获得与使用琥珀胆碱类似的插管条件[23]，同时防止有害的箭毒影响[19]。此外，瑞芬太尼镇痛的性质[23]结合丙泊酚的喉肌肉放松的特征[12]以及药物的作用时间短，构成真正的优点，甚至可以运用于早产婴儿。心动过缓联合使用丙泊酚和瑞芬太尼的主要不良事件，可注射阿托品 20μg/kg 或 10μg/kg 的格隆溴铵拮抗。

内镜呼吸道操作的麻醉技术见第 18 章，18.1。

虽然自主呼吸麻醉下内镜检查是有效和安全的[27]，但气道控制不是最佳的，并且需要不断警惕的是，需始终确保呼吸道的通畅，特别是在存在局部气道阻塞的情况下。麻醉的维护依赖于平衡混合物的吸入和静脉注射使患儿麻醉且无自主呼吸抑制。如果缺乏可靠的麻醉水平监测[30]，呼吸频率和孩子的运动，是在不完全催眠状态下监测自主呼吸最

好的指标，有助于减少风险。为保证该技术的成功和安全，麻醉师和外科医生之间最默契的合作是必不可少的。

5.2.2 睡眠下经鼻纤维喉镜（TNFL）

有吸气性喘鸣和胸部回缩的婴儿或儿童，睡眠后通过面罩通气，呼吸窘迫通常增加。通过积极面罩气道加压，协助自主呼吸可以削弱伯努利效应和改善上气道阻塞。在婴儿，3.5mm 的视频支气管镜在麻醉状态下通常可以通过鼻子。在新生儿和早产婴儿，必须使用 2.2mm 的纤薄光纤支气管镜。然而，只有一个工作通道的情况下，必须共用一个辅助的抽吸导管[52]。在年龄较大的儿童，3.5mm 或 4.9mm 儿科可视支气管镜是首选的工具。

通过开放的中心覆盖硅膜的面罩灵活的视野（图 5.2）。检查双侧鼻腔旨在确定很多病理改变，如喉前庭狭窄、梨状孔狭窄、鼻中隔偏曲或鼻甲肥大。特别注意确定鼻后孔或鼻咽部的解剖或功能（后鼻孔闭锁，腺样体增生或肿瘤肿块）（图 5.3）。当内镜到达鼻咽和口咽交界处，麻醉师应被要求停止正压通气。他 / 她也应该抬下巴，让孩子采取正常的头和卧位身体姿势。在阻塞性睡眠呼吸暂停（OSA）患儿，当患儿接受保留自主呼吸的全身麻醉，其肌张力降低，梗阻水平应能被确定。如果不是，吸气期间负压吸引形成潜在的典型梗阻可能被忽略。光纤内镜检查检测到由各种原因引起的动态阻塞，包括软腭后移，肥大的扁桃体和舌、会厌及声门上型脱垂（图 5.4）。这项评估是高度相关的，尤其是对术前声门下狭窄的评价。使用硬性棒状透镜加喉镜直接检查喉部，所有这些潜在的阻塞点可能会被忽略了。这可能对

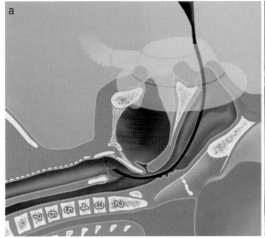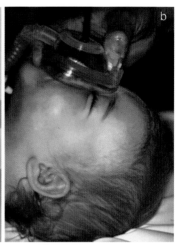

图 5.2 保留自主呼吸麻醉下通过面罩的经鼻纤维喉镜检查:(a)模式图。(b)外部观

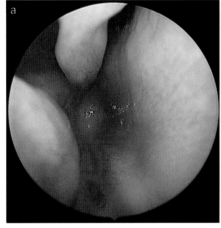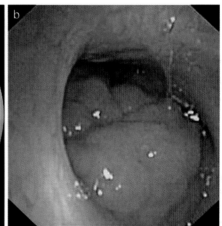

图 5.3 鼻部和鼻咽部的阻塞:(a)后鼻孔闭锁(右鼻孔)。(b)腺样体肥大(左后鼻孔)

声门下狭窄的一期手术的最终结果有不良影响。当光纤的范围通过会厌背面,达到喉入口,声带详细和仔细的评估应动态采集。最好用于清醒的患者[7];应当指出,大楔形软骨和短杓会厌皱襞会掩盖喉入口,使固有声带难以窥及。此外,软性喉镜的门诊设置可能无法记录对 OSA 起主要作用的咽喉阻塞。因此,觉醒和睡眠 TNFL 两种技术可以相互补充来评价开放气道。

通常情况下,能观察到两个声带在每一个吸气相的外展,在狭窄的声门裂水平抵消伯努利效应。患者单侧或双侧声带不动,附

加的显微支撑喉镜检查时适当的(见第五章,5.3.3.2)。麻醉深度必须稍微增加,以允许柔性内镜通过而不引起喉痉挛。在吸气、呼气和咳嗽期间,动态检查气管和支气管是诊断局限性或弥漫性气管软化不可或缺的。其他下呼吸道解剖狭窄也可以识别。如果麻醉过深,外科医生应等待患儿醒来,获得一个动态的下呼吸道观察。

5.2.3 直接喉镜与 0°窥镜

为了更详细地评估声门,声门下或气管

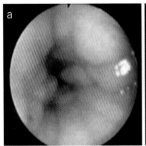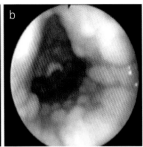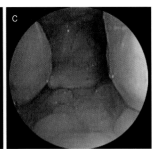

图 5.4 鼻咽-口-咽和咽喉的动态阻塞:(a)吸气时功能性鼻咽-口咽的周期性狭窄。(b)呼气时鼻口咽的开放。(c)会厌脱垂和扁桃体肥大

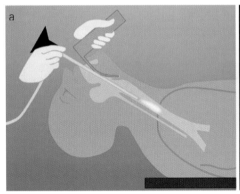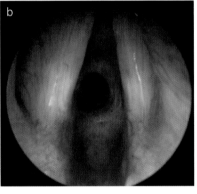

图 5.5 直接喉镜检查中使用 0°窥镜:(a)检查的模式图。(b)Ⅱ级声门下狭窄

的狭窄,患儿必须深度麻醉,或完全麻醉。使用"麻醉喉镜"或通用的 storz 喉镜插入喉腔使喉暴露[2]。一个硬质的直径 4mm 放大的窥镜(成人鼻内镜)提供了一个全景的,明确的喉腔视野,从声门下区至气管,一直到隆突(图 5.5)。存在一个声门下或气管狭窄,需小心勿使窥镜损伤黏膜。事实上,狭窄气道的一个微小损伤会导致严重的阻塞性呼吸困难,需要气管切开术。如果直径 4mm 的内镜过大,那么一个 2.7mm 甚至 1mm 直径(sialendoscopy)范围窥镜应该用来评估狭窄的长度和远端气道的完整性。如本章 5.3.2 的描述,精确的狭窄测量结果,应被采取。在一般情况下,上呼吸道内镜诊断造成非计划性气管切开术是不可接受的

事件。

根据病理诊断可能应用附加的内镜措施:

- 纤维支撑喉镜

  这项检查用于神经性双侧声带麻痹和后声门狭窄的鉴别诊断(PGS)(见第 5 章,5.3)。此外,使用一个直角探头可以准确地评估一个喉气管食管裂的范围。

- 支气管食管镜测法

  只要硬性或软性的内镜介入不会加重患儿的初始病情,那么支气管食管镜就应作为一种常规检查用于气管食管瘘、支气管异常、外源性血管压迫等,硬性或软性食管镜检查的另一个指征是寻找胃食管反流和嗜酸性食管炎。

5.3 存在气道阻塞并已行气管切开的儿童

这就是那些先天呼吸道存在问题或先天呼吸道正常，后天患上这种疾病，但已获得安全气道的典型情况。考虑到初次呼吸道改造失败会造成不利影响，因此在进行治疗前的内镜诊断检查时要特别注意。正如在前一节所讲述的，应包括保持自主呼吸的睡眠下经鼻纤维喉镜检查。全身深度麻醉的直接喉气管镜检查，气管食管镜检查及显微支撑喉镜检查。

当气管切开使麻醉和气道管理变得更加便利时，可以增加一些强制、动态的呼吸道评估。

5.3.1 经鼻纤维喉镜检查

基本上，这一过程与婴儿或儿童的非气管造口术操作方式相似（见第 5 章，5.2.2）。上呼吸道的结构障碍很容易看清楚，但对动态性变窄情况进行精确估计却有一定难度。SGS 和气管造口术调整了在呼吸过程中负面压力转移到咽腔的程度。在 SGS 的外科矫正之前，是不可能对功能性上呼吸道衰竭的真正程度进行评估的。但如果患儿拔除气管套管前，白天能堵管，晚上却不能堵管，那么于 SGS 治疗之后进行这种测试效果会非常好。

在全身麻醉以及自主呼吸过程中，经鼻纤维喉镜检查应按如下步骤操作：

- 通过气切口麻醉和给氧
- 自主呼吸
- 灵活的纤维喉镜检查
- 拔除气管切开插管及麻醉师用手指暂时

封闭气管造瘘口
- 仔细检查鼻咽、口咽、喉咽、气管中动态呼吸道塌陷情况

先前气管造口的局部软化是造成了呼吸道除套管术失败的一个潜在风险，其实原本可以是一个正常的呼吸道的。气切套管是在狭窄处起支撑作用的，那么 TNFL 过程中不能短暂移除，病情也就不能确诊，也会导致除套管术的反复失败。

5.3.2 用鼻内镜做直接喉气管支气管镜检查

患儿完全放松，将喉部暴露在外，用麻醉喉镜或者多用途 Storz 喉镜检测，再用直径为 4mm 的鼻内镜来判断狭窄段距声带及气管造瘘口的确切位置。

用不同规格大小的探测镜或探条深入到狭窄口来判定 SGS 程度要定期使用 Myer–Cotton 呼吸道层级系统。[36] 在 TNFL 过程中，当声带固定时，一定要实施显微支撑喉镜。

5.3.3 支撑喉镜

Benjamin–Lindholm 喉镜通常是获得咽部和声门下区全景图的首选[2]。在操作望远镜和适当仪器的时候需要用双手。望远镜用于精确测量在头尾向方向病理狭窄的长度。Lindholm 声带牵开器和成角探针是用来区分双侧声带瘫痪和声门后部狭窄，固不固定环杓关节都可。最后，用望远镜和给定规格的锥形探条来判定狭窄的程度。

5.3.3.1 呼吸道狭窄的头尾向测量

将硬性内镜通过有直接喉镜伸入喉腔，直至声门处，并在气管腔上标记下距离，再

依次测量狭窄处上、下缘气管造瘘口及气管隆突的距离，从头至尾静态照相（图表5.7）。所有测量方法的图表已添加到内镜检查法报告中（图5.8）。为了精确计划好外科手术，尤其是需要切除和吻合的情况，这些方法是不可或缺的。对于呼吸道完全阻塞的情况，三维重建CT扫描非常有效。环状软骨环也可通过触诊来确定，通过颈部皮肤能测量环状软骨环至气管造瘘口的距离，不过不是很精确。

5.3.3.2 双侧声带麻痹与声门后部狭窄

对于没有插管史的新生儿，根据病史由神经性原因导致的声带固定与声门后部狭窄的区别通常很明显。所有有短期气管插管史的婴儿和儿童需要运用Lindholm假声带牵开器和成角探针对后联合和环杓关节功能进行精确评估。

- Lindholm 自动假声带牵开器

将这个仪器置于室带并打开，神经性双侧声带麻痹时，杓状软骨间的距离将恢复到正常的尺寸，而声门后部狭窄时杓状软骨间距仍窄，且后联合处可见拉伸的瘢痕组织。区分这两种情况不需

要肌电图。

- 杓状软骨触诊（图5.10）

根据Bogdascarian分类，这个方法可以精确区分不同类型的声门后狭窄（图5.11）[3]

Ⅰ型：杓状软骨间粘连（图5.11a）

内视镜下，杓状软骨间粘附很容易辨别，其声带中间可见瘢痕组织粘连，后端一个小的残留完整杓状软骨黏膜的开口是区分其他类型后部声门后狭窄的主要特征。

Ⅱ型：杓状软骨与后联合瘢痕粘连（图5.11.b）

在一般声门后狭窄中，填充后声门的纤维组织没有任何残留开口。这种情况必须与环杓关节强直区分开。在SML中，一侧杓状软骨侧向运动牵拉对侧杓状软骨同向运动，而声门后狭窄则出现相反运动（图5.10）。

Ⅲ型：单侧环杓关节固定的后联合瘢痕（图5.11c）

固定杓状软骨不能运动。对侧杓状软骨通过成角探针轻微侧移。

Ⅳ型：双侧环杓关节强直的后联合瘢痕（图5.11d）

在这种情况下，运用探针不能活动杓状软骨。实际上，它们牢牢固定在环状软骨板上，固定于正中或旁正中位。一般能在后联合处看到致密的瘢痕组织。Lindholm假声带牵开器不能分开声带。

5.3.3.3 Myer‐Cotton 呼吸道分级系统

Myer和Cotton建立了应用气管内插管大小来评估呼吸道保守"等并观察"方式或肋软骨移植的反应[36]的分级系统。先前对Cotton呼吸道分级系统[8]进行改良将SGS

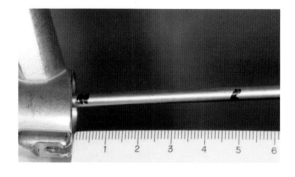

图5.6 气管狭窄处距声带及气管造瘘口精确位置评估：用硬性内镜精确测量。测量值用不可擦笔标记在器械杆上

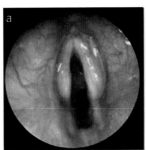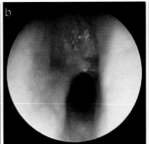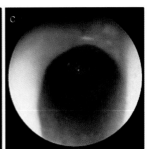

图 5.7 声门下狭窄的静态系列图:(a)完整的声带。(b)累及左侧声带下缘的声门下狭窄。(c)气切口肉芽上方的正常气管

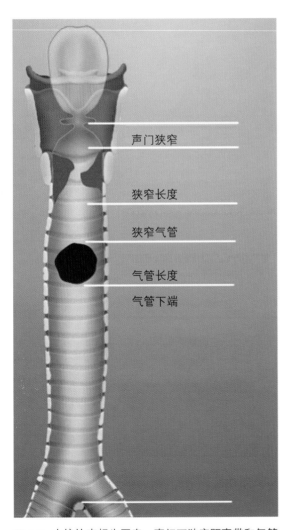

声门狭窄

狭窄长度

狭窄气管

气管长度

气管下端

图 5.8 内镜检查报告图表:声门下狭窄距声带和气管造瘘口的长度和精确位置以及气管造瘘口残留正常气管的长度(用厘米和正常气管环的数量表示)必须记录下来

分为四级。(图表5.12)严重的第三级(小孔残余开放)和第四级(无残渣管腔)SGSs可以不需要如锥形扩张器或气管内插管等标尺就能很容易分辨。后者改进Ⅰ、Ⅱ级及轻微Ⅳ级 SGSs 的分级。当施压阀关闭时,能毫无阻碍通过生理狭窄处最窄点的最大的气管内插管能连接到麻醉系统。拔除气管套管,麻醉师用手指暂时堵住气管造瘘口。当将硬性内镜放置于生理狭窄上方观测时,记录下小于 $30cmH_2O$ 通气压力下能检测到漏气声或看到管道周围分泌物中气体逸出的最大气管内插管尺寸,与该年龄合适插管直径相比较,进而评价特定患者气道狭窄的程度,然而,不同制造商同一型号的插管尺寸有差异,而这个量表并没有标明使用的是哪个制造商的型号(见第2章,表2.1)。

这个分级系统被证明在 SGS 中,预测 LRT 成功率和失败率非常有用。随着治疗严重 SGS 的 PCTR 的出现,该系统作为拔套管术金指标已显示其局限性。在 PCTR 时,气道整个病变节段被切除,声带各级声门狭窄有相似的拔管率。为了使 PCTR 术后的声门下狭窄有更好的愈后,必须了解更多患者及疾病的特征,这也能更好地预测拔管的机会或延迟拔管,能更好地向患儿家长准确解释

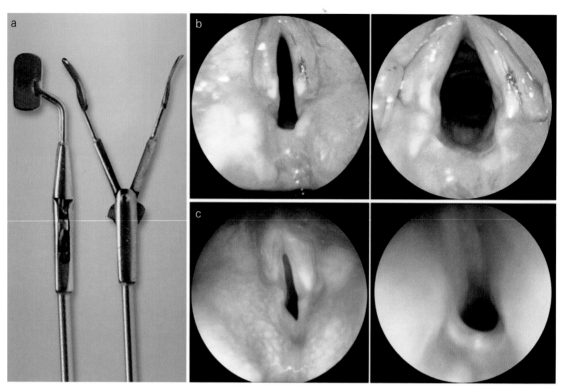

图 5.9 Lindholm 假声带牵开器对双声带固定的贡献：（a）林德霍姆自固定假声带牵开器。（b）双假声带麻痹：靠双声带固定于旁正中位（左）很容易被假声带牵开器（图右）分开。（c）后联合处瘢痕（左）没有被假声带牵开器分开，但可见明显的瘢痕组织

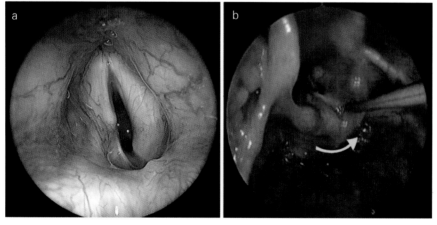

图 5.10 无环杓关节固定的声门后狭窄：（a）内镜下的声门后狭窄。（b）用右边的右杓状肌把左杓状肌牵引到右边来，在对立面观测到了相反的现象

疾病的愈后。然而，一个新的层级系统的引进是非常危险的，因为要担当它可能不被采纳的高风险。这个缺点早在以前 McCaffrey 针对成年人喉气管狭窄而运用的层级系统中就被发现了[31]，尽管能够帮助预测切除后结合是成功还是失败，McCaffrey 的级系统还是很少被用到，因为它的应用需要记住很多参数。

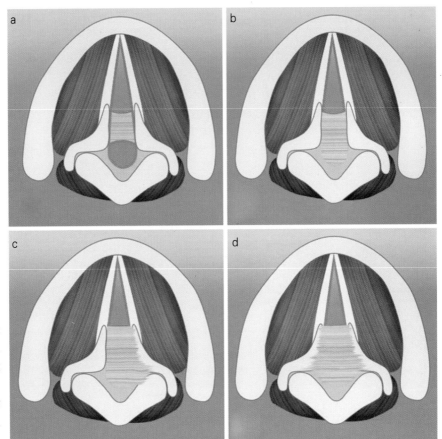

图 5.11 声门后狭窄的 Bogdasarian 分类[3]：（a）杓间粘连：杓状软骨之间有残余的正常黏膜桥。（b）杓状软骨和后联合瘢痕：无正常杓状软骨间黏膜残余。（c）见Ⅲ型。（d）见Ⅳ型

当作者分析在他们机构进行的 100 个儿科 PCTRs 的结果时，他意识到了对于除套管术来说，仅仅考虑 Myer–Cotton 分级系统具有局限性。相关的并存病或是声门的涉入情况会很大程度上导致拔除套管术的失败或延迟。PCTR 或许可以成功重建一个患者的气道，但受其他并存病的影响，其除套管术也许仍然会失败。

5.3.3.4 新分级系统

这种新的分级系统是在原始的 Myer–Cotton 呼吸道分级系统的基础上建立起来的，很简单，也比较容易记住，它只包含了三个额外的参数：并存病，声门涉入以及两者的结合。

这些并存病包括患透明膜病的早产、呼吸功能不全、心脏功能异常、神经系统疾病、严重的胃食管反流、喉外气道梗阻以及伴严重症状或无症状的先天异常。

声门涉入包括 PGS，声带黏连和双侧或单侧的声带固定或者麻痹。声带运动的轻微受限，不管是单侧的还是双侧的，都不包含在这一类里面。

这种新的呼吸道层级系统在（表 5.2）中展现出来。它应用于前期收集的 100 个PCTRs。根据 Myer–Cotton 的分类，所有

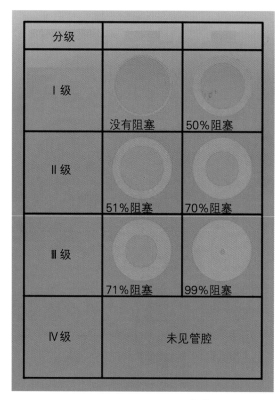

图 5.12 Myer-Cotton 气道分级系统[36]

分级		
Ⅰ级	没有阻塞	50%阻塞
Ⅱ级	51%阻塞	70%阻塞
Ⅲ级	71%阻塞	99%阻塞
Ⅳ级	未见管腔	

表 5.3 根据新气道分级系统评估的 100 例 Ⅲ 级和 Ⅳ 级 PCTRs 患儿的拔管率[35]

Ⅲ~Ⅳ声门下狭窄型	例数	拔管率（随访6个月至21岁）
（a）孤立的声门下狭窄	36	97%
（b）孤立的声门下狭窄+声门损害	31	93%
（c）声门下狭窄+波及声门	19	89%
（d）声门下狭窄+声门损害+波及声门	14	64%

验证这个系统要按同一标准从各中心选择大量患儿进行评价。

表 5.2 新的气道分级系统[35]

Myer-Cotton 分级		孤立的声门下狭窄	孤立的声门下狭窄合并声门损害	声门下狭窄波及声门	声门下狭窄并波及声门并声门损害
		(a)	(b)	(c)	(d)
Ⅰ	0~50%	Ⅰa	Ⅰb	Ⅰc	Ⅰd
Ⅱ	51%~70%	Ⅱa	Ⅱb	Ⅱc	Ⅱd
Ⅲ	71%~99%	Ⅲa	Ⅲb	Ⅲc	Ⅲd
Ⅳ	未见管腔	Ⅳa	Ⅳb	Ⅳc	Ⅳd

的患儿都属于严重的 Ⅲ 级或是 Ⅳ 级 SGS 等级。除套管术的总体情况在（表 5.3）中展现出来。

对于 PCTR 术后，除套管术来说，并存病和声门功能损害两者并存是最坏的结果。

5.3.4 支气管-食管镜检查

如果没有检查下呼吸道和食管，外科手术前对于婴儿和患儿的 SGS 评价是不全面的。

5.3.4.1 气管造瘘口下方的支气管镜检查法

用一个适当大小的气管镜从气管造口引入，这一过程在内镜直视下完成。如果插管末梢导致了下呼吸道的缩窄，那么刚性支气管镜就不应在进入气管末梢，以阻止出血。下呼吸道的检查在 0° 内镜下完成。如果呼吸管壁没有受到插管的损伤，那么所有气管环可被辨认。应该准确地测量气管造口的下沿和隆线之间的距离，测量时使窥镜端点和隆线保持在同一水平，并且在气管造口的位置上在镜上标注这个距离。移去镜子之后，这个距离就被记录下来了并且会和残留的气管环的数量一起被标注到内镜检查报告上。同样的测量数据可以通过刚性的开放管式支气管镜得到。这些信息对于计划呼吸道切除和吻合非常重要。对于支气管的进一步检查在左右两侧都要进行。在检查时，要特别小心不要把镜子折叠。如果这样做了，一个新月形的阴影叠加在正常圆形的内镜图像就会出现在监测器的映像上。使用相同的技术，一个更大的有抽吸通道的视频支气管镜也能够被使用到婴儿身上，以便在短暂呼吸暂停时间里检查上肺叶。内镜的活组织检查和支气管肺泡灌洗应该在完整的支气管镜评价的最后阶段实施，因为出血可能妨碍进一步的检查。

在气管和支气管里面，先天缺陷和后天损伤的出现，例如，气管-食管瘘，上部肺叶异常气管的起源，局限性或弥漫性软化，以及外部压迫和不规则分布支气管树的研究。气管切开术插管（见第 14 章，14.4）和在隆突水平上的吸入导管或者呼吸道更下端的地方会造成获得性损伤。支气管分泌物的类型和支气管黏膜的质量应该同它们对于变窄部分支气管所产生的通气效果的准确评价一起被存档。应该对呼吸道进行系统的细菌学检查。

额外的诊断性活组织检查和支气管肺泡灌洗术应该在该过程的最后阶段实施。当支气管肺泡灌洗涂片检查中观测到充满脂质的巨噬细胞时，对于慢性呼吸问题的诊断将会起到重要的作用。

呼吸道末梢检查感染的漏诊会对术后的结果产生不利影响。这将会产生吻合口裂开，移植软骨感染或气管瘘等不好的结果。

5.3.4.2 食管镜检查

有了现代先进的视频食管镜技术，就可以应用硬性或软性内镜对婴儿上消化道进行检查。这种硬性食管镜检查技术在别的地方有详细的介绍[20, 44]。但要注意的是，这种技术在婴儿和儿童身上实施要比成人容易一些。

在评价声门下狭窄方面，食管镜检查所起的作用就是在排除嗜酸性粒细胞性食管炎的同时评估任何胃食管反流情况。

尽管胃食管反流（GOR）最好是用 24h pH 检测进行诊断，但当出现糜烂性食管炎的迹象时[44]，内镜检查术很会起到很重要的作用。喉部黏膜的红肿也许不会随着 GOR 的迹象而持续下去。在组织学检查的基础上评估 GOR 时，随机的活组织检查已被证实没有效果。从他的角度出发，贲门开放产生了到胃囊的一条直线，这可能是一种和长期反流情况并存的解剖结构。一个厚的或者环形的食管黏膜或许预示着嗜酸性粒细胞性食管炎[45]。应该规律进行黏膜活检去证实这个诊断结果。这种情况在儿童年龄组中，美国比欧洲国家更为平常。

5.4 喉气管狭窄的治疗方案

进行任何内镜或开放性手术之前，必须与患儿的父母进行深入的沟通。气道狭窄的患儿常伴有发音困难和声门下狭窄，但家长希望在手术后孩子能恢复正常的呼吸和说话，但是大多数的病例是很难实现的，尤其是发音方面。在综合决策过程，必须考虑到各种患者和疾病的特征，以确定最佳的手术方案。在特别困难的病例情况下，需要请新生儿、危重和专科医师（如肺病、心脏病、肠胃病）协作。必须考虑的各种参数包括：

- 气道狭窄的程度和部位
- 声门是否存在环构关节强直或声带粘连
- 气管造口的部位，可能的额外气管损伤
- 多层面的咽，喉，气管狭窄

- 严重的肺、心脏、神经或胃、食管合并症
- 先天畸形
- 合并上述多种情况

不论是声带完好还是已失去正常解剖结构的完全性气道阻塞并失音（图5.13），气管切开的部位都是完全相同的。必须向家长清楚地解释不同喉部情况下的手术，治疗效果是不同的。另外，制订手术决策时还应联合考虑并发症和其他先天性异常。电子喉镜的图片和视频有助于更清晰地向家长解释。必须根据患儿的个体情况制订手术方案。

对于治疗婴幼儿喉气管狭窄的外科医生来说，必须根据自身的内镜专业知识和喉重建技术（例如,LTR、PCTR和扩展PCTR）选择最好的治疗方案。在某些情况下，因为不能拔管的风险手术是不可选的，因此，应尽量避免。比如说患儿是复杂的声门下狭窄类型（LTS伴有PGS或双侧的CAA），智力发育迟缓和咽喉功能失衡。在上述情况时，虽然手术重建可以恢复通畅的呼吸道，然而，由于患儿存在的智力状况和不对称的声门功能将很难改善严重的经常性的吸入性肺炎。

5.4.1 早期的内镜治疗

先天性声门下狭窄通常是软骨因素造成的,不适宜激光治疗。适量的二氧化碳（CO_2）激光切割与扩张相结合，可有效地治疗纤维网状瘢痕性气道狭窄。治疗薄喉蹼，声门下和气管狭窄也会取得很好的效果，但不包括气管后壁的狭窄，尤其是在气管的膜部（见第22章，图22.1）。过度使用激光可以加重已经存在的气道狭窄[34]。作为LTS内镜治疗的术前准备，辛普生[47]提出的降低禁忌证仍然是非常有价值的。

操作时应设置二氧化碳激光的高脉冲或超脉冲模式，应使用微斑操作技术将激光束（400mm焦距，250U大小光点）直接打在目标部位，最大限度地减少热扩散到周围组织。可使用Shapshay技术[46]在狭窄部位做放射状切口，并予锥形探条或球囊轻柔地扩张。然后，用棉签蘸1~2mg/mL的丝裂霉素C溶液在声门下局部应用1min或2min。因丝裂霉素C可能存在迟发性的副作用[15,41]，应

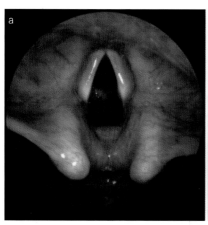 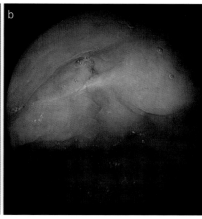

图5.13 Ⅳ级声门下狭窄手术后不同的预后：(a) Ⅳ级声门狭窄但声带活动正常，形态清楚；术后恢复将会很好（例如,正常或稍低的声音与通畅的气道）。(b) Ⅳ级贯声门狭窄合并无法识别的声带结构及双侧的环杓关节强直：客观地讲最好的术后结果可能是一个仅有呼吸声的独立气道

避免反复使用。

早期已行内镜治疗（CO_2 激光，扩张，支架置入术）的复发病例是进行进一步内镜治疗严格禁忌[34]。在这种情况下，应考虑开放性的重建手术。

5.4.2 软骨移植的喉气管重建术

LRT 手术几乎适合全部的轻、中度 SGS，或合并声门下狭窄的儿童。

治疗喉狭窄 Ⅱ 级的单侧手术可采用单纯前移植的 LTR 术式[9,32]。轻度的 Ⅲ 级喉狭窄可能需要后侧环状裂开和前移植并行腔内支架支撑，而严重的 Ⅲ 级喉狭窄则需要前部、后部的移植和支架的置入术[11,40]。然而，在过去 10 多年中，PCTR 手术的出现能很好的替代 LTR 的方法治疗 Ⅲ 级和 Ⅳ 级 SGSs[17,50]。

先天性喉狭窄的病例采用 LTR 联合软骨黏膜下切除术，扩大增厚的椎前软组织前方的环形空间。PGS 患儿的治疗困难体现为个体差异性较大。软骨后移植是必要的，但应避免过度扩张后联合，因为它损害发音质量，并可能诱发潜在的气音。支架置入是必不可少的，直到声门及声门下狭窄完全愈合。

5.4.3 部分环状软骨切除术（PCTR）

在婴儿和儿童，对于不论是先天还是后天性的重度（> 70% 管腔阻塞）SGS，PCTR 是首选的手术治疗方案。近期的经验表明 PCTR 对于体重不足 10kg 的婴儿也是安全的[16,24,26]，但与之相反的是最早理论认为，任何气道重建建议需等待患儿体重达 10kg 之后进行[10]。

对于单纯的声门下狭窄，且其他方面均健康的患儿可一期完成 PCTR（术中同期行

气管切开术）。此规则唯一一例外的情况是：气管切开口较低（第五或第六气管环）时，声门下狭窄处和气管造口吻合的上缘之间存在正常和稳定的气管环。气管拔管下一步进行。

对于合并多种先天性畸形的和神经系统、心脏或肺功损害的儿童，首选二期完成 PCTR 术（气管切开术后护理）。

5.4.4 扩展的部分环状软骨切除术

在小儿年龄组，SGS 合并了声门异常（PGS，声带瘢痕融合）或因为以前 LTRs 手术失败造成喉框架变形时，推荐采取 PCTR 术并后路环状裂开和肋软骨移植术（扩展的 PCTR）。重建后的部位需要置入 LT 状支架约 3 周（见第 2 章，2.8），直到获得声门下的完全愈合。封闭气管造口下一步进行[33,43]。

参考文献

1. Practice guidelines for management of the difficult airway: an updated report by the American Society of Anesthesiologists Task Force on Management of the Difficult Airway 2003. Anesthesiology **98**, 1269–1277 (2003)
2. Benjamin, B.: Pediatric laryngoscopes: design and application. Ann. Otol. Rhinol. Laryngol. **110**, 617–623 (2001)
3. Bogdasarian, R.S., Olson, N.R.: Posterior glottic laryngeal stenosis. Otolaryngol. Head Neck Surg. **88**, 765–772 (1980)
4. Bonnin, M., Therre, P., Albuisson, E., et al.: Comparison of a propofol target-controlled infusion and inhalational sevoflurane for fibreoptic intubation under spontaneous ventilation. Acta Anaesthesiol. Scand. **51**, 54–59 (2007)
5. Bourgain, J.L., Billard, V., Cros, A.M.: Pressure support ventilation during fibreoptic intubation under propofol anaesthesia. Br. J. Anaesth. **98**, 136–140 (2007)
6. Bull, P.D.: Evaluation of the pediatric airway by rigid endoscopy. In: Cotton, R.T., Myer III, C.H.M. (eds.) Practical Pediatric Otolaryngology, pp. 477–481. Lippincott-Raven, Philadelphia/New York (1999)
7. Chen, E.Y., Inglis Jr., A.F.: Bilateral vocal cord paralysis in children. Otolaryngol. Clin. North Am. **41**, 889–901 (2008)
8. Cotton, R.T., Seid, A.B.: Management of the extubation problem in the premature child. Anterior cricoid split as an alternative to tracheotomy. Ann. Otol. Rhinol. Laryngol. **89**, 508–511 (1980)

9. Cotton, R.T., O'Connor, D.M.: Paediatric laryngotracheal reconstruction: 20 years' experience. Acta Otorhinolaryngol. Belg. **49**, 367–372 (1995)

10. Cotton, R.T., Myer III, C.M.: Practical Pediatric Otolaryngology. Lippincott-Raven, Philadelphia/New York (1999)

11. Cotton, R.T., Gray, S.D., Miller, R.P.: Update of the Cincinnati experience in pediatric laryngotracheal reconstruction. Laryngoscope **99**, 1111–1116 (1989)

12. Crawford, M.W., Rohan, D., Macgowan, C.K., et al.: Effect of propofol anesthesia and continuous positive airway pressure on upper airway size and configuration in infants. Anesthesiology **105**, 45–50 (2006)

13. Dahmani, S., Stany, I., Brasher, C., et al.: Pharmacological prevention of sevoflurane- and desflurane-related emergence agitation in children: a meta-analysis of published studies. Br. J. Anaesth. **104**, 216–223 (2010)

14. Eastwood, P.R., Platt, P.R., Shepherd, K., et al.: Collapsibility of the upper airway at different concentrations of propofol anesthesia. Anesthesiology **103**, 470–477 (2005)

15. Eliashar, R., Eliachar, I., Esclamado, R., et al.: Can topical mitomycin prevent laryngotracheal stenosis? Laryngoscope **109**, 1594–1600 (1999)

16. Garabedian, E.N., Nicollas, R., Roger, G., et al.: Cricotracheal resection in children weighing less than 10 kg. Arch. Otolaryngol. Head Neck Surg. **131**, 505–508 (2005)

17. George, M., Ikonomidis, C., Jaquet, Y., et al.: Partial cricotracheal resection in children: potential pitfalls and avoidance of complications. Otolaryngol. Head Neck Surg. **141**, 225–231 (2009)

18. George, M., Jaquet, Y., Ikonomidis, C., et al.: Management of severe pediatric subglottic stenosis with glottic involvement. J. Thorac. Cardiovasc. Surg. **139**, 411–417 (2010)

19. Goudsouzian, N.G.: Muscle relaxants in children. In: Cote, C.J., Todres, D., Goudsouzian, N.G., et al. (eds.) A practice of Anesthesia for Infants and Children, pp. 196–215. Saunders, Philadelphia (2001)

20. Green, C.G., Holinger, L.D., Gartlan, M.G.: Technique. In: Holinger, I.D., Lusk, R.P., Green, C.G. (eds.) Paediatric Laryngology and Bronchoesophagology, pp. 106–107. Lippincott-Raven, Philadelphia/New York (1997)

21. Hackel, A., Badgwell, J.M., Binding, R.R., et al.: Guidelines for the pediatric perioperative anesthesia environment. American Academy of Pediatrics. Section on Anesthesiology. Pediatrics **103**, 512–515 (1999)

22. Hagberg, C.A.: Special devices and techniques. Anesthesiol. Clin. N Am. **20**, 907–932 (2002)

23. Hume-Smith, H., McCormack, J., Montgomery, C., et al.: The effect of age on the dose of remifentanil for tracheal intubation in infants and children. Paediatr. Anaesth. **20**, 19–27 (2010)

24. Ikonomidis, C., George, M., Jaquet, Y., et al.: Partial cricotracheal resection in children weighing less than 10 kilograms. Otolaryngol. Head Neck Surg. **142**, 41–47 (2010)

25. Jaquet, Y., Monnier, P., Van Melle, G., et al.: Complications of different ventilation strategies in endoscopic laryngeal surgery: a 10-year review. Anesthesiology **104**, 52–59 (2006)

26. Johnson, R.F., Rutter, M., Cotton, R.T., et al.: Cricotracheal resection in children 2 years of age and younger. Ann. Otol.

27. Rhinol. Laryngol. **117**, 110–112 (2008)

27. Lerman, J., Johr, M.: Inhalational anesthesia vs total intravenous anesthesia (TIVA) for pediatric anesthesia. Paediatr. Anaesth. **19**, 521–534 (2009)

28. Litman, R.S., McDonough, J.M., Marcus, C.L., et al.: Upper airway collapsibility in anesthetized children. Anesth. Analg. **102**, 750–754 (2006)

29. Machotta, A.: Anaesthetic management for endoscopy of the pediatric airway. Anaesthesist **51**, 668–678 (2002)

30. Mani, V., Morton, N.S.: Overview of total intravenous anesthesia in children. Paediatr. Anaesth. **20**(3), 211–222 (2009)

31. McCaffrey, T.V.: Classification of laryngotracheal stenosis. Laryngoscope **102**, 1335–1340 (1992)

32. McQueen, C.T., Shapiro, N.L., Leighton, S., et al.: Singlestage laryngotracheal reconstruction: the Great Ormond Street experience and guidelines for patient selection. Arch. Otolaryngol. Head Neck Surg. **125**, 320–322 (1999)

33. Monnier, P., Lang, F., Savary, M.: Partial cricotracheal resection for pediatric subglottic stenosis: a single institution's experience in 60 cases. Eur. Arch. Otorhinolaryngol. **260**, 295–297 (2003)

34. Monnier, P., George, M., Monod, M.L., et al.: The role of the CO_2 laser in the management of laryngotracheal stenosis: a survey of 100 cases. Eur. Arch. Otorhinolaryngol. **262**, 602–608 (2005)

35. Monnier, P., Ikonomidis, C., Jaquet, Y., et al.: Proposal of a new classification for optimising outcome assessment following partial cricotracheal resections in severe pediatric subglottic stenosis. Int. J. Pediatr. Otorhinolaryngol. **73**, 1217–1221 (2009)

36. Myer III, C.M., O'Connor, D.M., Cotton, R.T.: Proposed grading system for subglottic stenosis based on endotracheal tube sizes. Ann. Otol. Rhinol. Laryngol. **103**, 319–323 (1994)

37. Ndiaye, I., Van de Abbeele, T., Francois, M., et al.: Traitement chirurgical des sténoses laryngées de l'enfant. Ann. Otolaryngol. Chir. Cervicofac. **116**, 143–148 (1999)

38. Nielson, D.W., Ku, P.L., Egger, M.: Topical lidocaine exaggerates laryngomalacia during flexible bronchoscopy. Am. J. Respir. Crit. Care Med. **161**, 147–151 (2000)

39. Oberer, C., von Ungern-Sternberg, B.S., Frei, F.J., et al.: Respiratory reflex responses of the larynx differ between sevoflurane and propofol in pediatric patients. Anesthesiology **103**, 1142–1148 (2005)

40. Ochi, J.W., Evans, J.N., Bailey, C.M.: Pediatric airway reconstruction at Great Ormond Street: a ten-year review. I. Laryngotracheoplasty and laryngotracheal reconstruction. Ann. Otol. Rhinol. Laryngol. **101**, 465–468 (1992)

41. Rahbar, R., Shapshay, S.M., Healy, G.B.: Mitomycin: effects on laryngeal and tracheal stenosis, benefits, and complications. Ann. Otol. Rhinol. Laryngol. **110**, 1–6 (2001)

42. Ravussin, P., Bayer-Berger, M., Monnier, P., et al.: Percutaneous transtracheal ventilation for laser endoscopic procedures in infants and small children with laryngeal obstruction: report of two cases. Can. J. Anaesth. **34**, 83–86 (1987)

43. Rutter, M.J., Hartley, B.E., Cotton, R.T.: Cricotracheal resection in children. Arch. Otolaryngol. Head Neck Surg. **127**, 289–292 (2001)

44. Savary, M., Miller, G.: The Esophagus: Handbook and Atlas of Endoscopy. Gassmann Solothurn, Switzerland (1978)

45. Shannon, R.: Eosinophilic esophagitis in children. Gastroenterol. Nurs. **32**, 123–125 (2009)

46. Shapshay, S.M., Beamis Jr., J.F., Hybels, R.L., et al.: Endoscopic treatment of subglottic and tracheal stenosis by radial laser incision and dilation. Ann. Otol. Rhinol. Laryngol. **96**, 661–664 (1987)

47. Simpson, G.T., Strong, M.S., Healy, G.B., et al.: Predictive factors of success or failure in the endoscopic management of laryngeal and tracheal stenosis. Ann. Otol. Rhinol. Laryngol. **91**, 384–388 (1982)

48. Sivan, Y., Ben-Ari, J., Soferman, R., et al.: Diagnosis of laryngomalacia by fiberoptic endoscopy: awake compared with anesthesia-aided technique. Chest **130**, 1412–1418 (2006)

49. Steward, D.J.: Percutaneous transtracheal ventilation for laser endoscopic procedures in infants and small children. Can. J. Anaesth. **34**, 429–430 (1987)

50. White, D.R., Cotton, R.T., Bean, J.A., et al.: Pediatric cricotracheal resection: surgical outcomes and risk factor analysis. Arch. Otolaryngol. Head Neck Surg. **131**, 896–899 (2005)

51. Wong, E., Bradrick, J.: Surgical approaches to airway management for anesthesia practitioners. In: Hagberg, C.A. (ed.) Handbook of Difficult Airway Management, pp. 209–210. Churchill Livingstone, Philadelphia (2000)

52. Wood, R.E.: Pitfalls in the use of the flexible bronchoscope in pediatric patients. Chest **97**, 199–203 (1990)

第2篇
先天性喉、气管畸形

概要

先天性喉畸形形式多样，可导致新生儿或婴儿发生呼吸窘迫，一部分畸形是自限性的，但有一部分畸形可危及生命需要及时处理。通常先天性呼吸道畸形占出生率的 1：10000 到 1：50000，它们之间的关系详见表 1。

表 1　先天性喉畸形的发病率

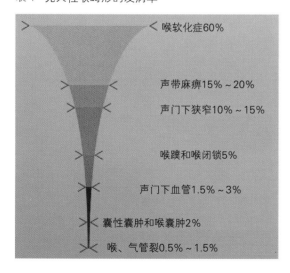

喉软化症60%

声带麻痹15%～20%

声门下狭窄10%～15%

喉蹼和喉闭锁5%

声门下血管1.5%～3%

囊性囊肿和喉囊肿2%

喉、气管裂0.5%～1.5%

当选择手术治疗时，明确内镜诊断的结构入路和恰当的决策都是必需考虑的。有些患儿不止有一种气道畸形。

这个章节详细概括了气道畸形的特点并且讨论了内镜手术和开放手术的方法，对于更进一步的信息，可以查阅以下文献[1,2,4,5]。

对于先天性气管畸形也要从耳鼻喉科的角度审视。

处理这些情况时，耳鼻喉科医生和内镜医生必须对先天性气管、支气管畸形有一个清晰的认识。治疗这些疾病时通常需要胸外或心胸外科医生密切合作。下文将对原发性气管软化和因血管、心脏或肿瘤的因素引发的气道外受压情况的治疗进行详细介绍，合并食管闭锁和气管内畸形（带有"O"形气管环的长段气管狭窄）的先天性气管-食管瘘的治疗也将会谈及。

参考文献

1. Benjamin, B.: Congenital disorders of the larynx. In: Cummings, C.H., Frederickson, J.M. (eds.) Otolaryngol Head Neck Surgery, pp. 1831–1853. Mosby year book, St. Louis/Baltimore (1993)

2. Cotton, R.T., Myer III, C.M.: Practical Pediatric Otolaryngology. Lippincott-Raven, Philadelphia/New York (1999)

3. Dickson, J.M., Richter, G.T., Meinzen-Derr, J., et al.: Secondary airway lesions in infants with laryngomalacia. Ann Otol Rhinol Laryngol 118, 37–43 (2009)

4. Ferlito, A.: Diseases of the Larynx. Arnold/Oxford University Press, New York (2000)

5. Holinger, L.D.: Congenital laryngeal anomalies. In: Holinger, L.D., Lusk, R.P., Green, C.G. (eds.) Pediatric Laryngology and Bronchoesophagology, pp. 139–142. Lippincott-Raven, Philadelphia/New York (1997)

6
喉软化症

主要内容

☛ 最常见的先天性喉畸形（60%）。

☛ 新生儿喉喘鸣最常见原因。

☛ 男女比例约为 2∶1。

☛ 吸气时声门上结构塌陷。

☛ 哭闹、进食、兴奋及卧位可使喉喘鸣加重。

☛ 自限性：

    —起始：出生后 2 ~ 4 周

    —进展：出生后 6 ~ 8 个月

    —好转：出生后 18 个月（12 ~ 24 个月）

☛ 诊断依靠清醒状态经鼻的软性喉镜检查（TNFL）：

    —按阻塞程度分为 3 种类型

☛ 80% 的病例合并胃食管反流。

☛ 疾病的严重性：

    —80% 的病例是轻中度的

    —15% 的病例是严重的，需要行声门上成形术

    —1% ~ 3% 非常严重的病例需要行气管切开术

☛ 在公开发表的文献中，本病合并气道异常的发病率有很大不同。

☛ 手术指征有：严重的喉喘鸣、喂食困难、生长发育落后、阻塞性呼吸暂停、呼吸易疲劳及严重的胸骨上和肋间凹陷。

- 慢性阻塞可导致胸廓、肺动脉高压、肺源性心脏病。
- 二氧化碳激光喉上成形术（参数设置为：125mJ/cm₂，光点大小 250μ，频率 10Hz）对 95% 的 Ⅰ、Ⅱ 型喉软化症是有效的。
- 二氧化碳激光（参数设置为 CW 模式，光点大小 500μ，输出功率 3W），加上会厌融合术被推荐应用于 Ⅲ 型喉软化症。

喉软化症是婴儿先天性喉喘鸣最常见的病因，约占先天性喉畸形的 60%（50% ~ 75%）[8, 16]，其中男性约为女性 2 倍。

6.1　发病机制

喉软化症病因不清。目前认为是由于喉软骨发育不良，导致吸气时声门上结构向内塌陷。虽然喉软骨发育迟缓是一重要因素[12]，但未在组织学得到证明[29]。此外，相对于足月新生儿，早产儿并没有更高的发病率[1]。喉部神经肌肉组织发育缺陷是喉软化症患儿发声功能较弱的因素之一。2007 年 DM Thompson 也证明了此观点，他发现喉软化症包含了喉部发音和感觉运动等综合功能的改变[25]，这也解释了喉软化症中出现的喂养困难[30]。

6.2　症状

高音调的吸气性喉喘鸣是喉软化症的典型表现。在哭闹、进食或卧位等气道需求（通气）增加时，喉喘鸣会加重。通常，本病具有自限性：起病于 2 ~ 4 周婴儿，在 6 ~ 8 个月是症状最为明显，2 岁时症状消失。80% 的病例由于胃食管反流出现喂养困难[7]。恶心、反复呕吐、偶见咳嗽，憋气多见于重症病例[13]。吞咽时常常出现误吸，这是因为呼吸和吞咽动作不协调。因此，整个病症被称为咽喉软化功能失调[6]。

6.3　患者评估

喉软化症的患儿中有 80% ~ 90% 属于轻症病例，在门诊通过清醒的经鼻纤维喉镜检查（见第 3 章，3.5.1）可以诊断。

Holinger 分类把喉软化症分为 5 类来描述不同机制引起的畸形，但这种分类并不适用于临床。因为 Holinger 分类中 Ⅰ、Ⅲ 型喉软化症有相同点，Ⅱ、Ⅴ 型喉软化症也有类似之处。

经过修改的分类，根据内镜所见把喉软化症分为三个类型。当需要考虑行声门上成形术时，三型分类法显得更为适用（图 6.1）。

三种类型喉软化症的主要特点：

- Ⅰ 型：吸气时杓会厌襞向内塌陷。
- Ⅱ 型：会厌卷曲呈管状，杓会厌襞缩短并且吸气时向内塌陷。
- Ⅲ 型：吸气时会厌脱垂，阻塞声门。

通过内镜检查确诊后，轻度的喉软化症不需要手术治疗，喉软化症的自限性可以使父母放心。

颈胸部的 X 摄片对除外继发的气道功能损害是有必要的，在公开发表的文献中，并发气道功能损害的发生率有很大不同[5, 11, 21, 23, 28]。尽管轻症喉软化症继发气道功能损害在文献报道中达 28.8%[5]，在全身麻醉下的内镜检

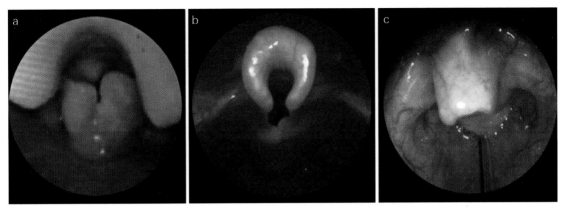

图 6.1 喉软化症的类型：Ⅰ型：塌陷的杓会厌襞。Ⅱ型：管状会厌，杓会厌襞缩短。Ⅲ型：会厌脱垂，阻塞声门

查仍然是确诊的基础。部分非典型的喉软化症在患儿出生数月内症状会加重，全麻下全面的气道内镜检查仍然是必须的。

6.4　全身麻醉下内镜检查

全身麻醉下进行内镜检查和治疗必须得到家长的同意。自主呼吸状态下经鼻软性喉镜（见第 5 章，5.2.2）检查可以方便地判断喉部阻塞的情况，同时还可以除外一些先天性异常，如：声带功能损伤、声门下狭窄、气管软化等[3, 17, 26]。声门下气道的检查必须使用软性内镜。硬性支气管镜检查用于除外其他有类似喉软化症症状的疾病，如：喉裂。硬性支气管镜检查在诊断较小的气道损害时要比软性镜更为精确。食管镜检查用于诊断反流性食管炎。

6.5　手术适应症

喉上成形术在喉软化症中的适应症包括：严重的喉喘鸣、喂养困难、生长发育停滞和阻塞性睡眠呼吸暂停综合征[4, 18, 20, 25]。伴有胸骨上窝明显凹陷、低氧血症和高碳酸血症的呼吸困难需要立即手术[22]。胸廓变形、肺动脉高压和肺源性心脏病是长期慢性梗阻的表现[2]。

当对严重喉软化的患儿计划进行全麻下内镜评估时（不一定是由于经鼻光纤喉镜检查），同时行二氧化碳激光声门上成形术阻碍了多种临床再评估的需要。在大多数病例，单一的干预足以缓解家长焦虑。

6.6　悬吊显微喉镜下的喉上成形术

经内镜诊断并得到家长书面同意后，悬吊显微喉镜下的声门上成形术可以用于有严重喉软化症的患儿。

Benjamin-Lindholm 喉镜是首选的手术器械，它可以充分暴露咽喉部。小型器械如：Parsons、Karl Storz 或 Kleinsasser 喉镜都不能提供良好的手术视野。虽然保留自主呼吸的适度镇静是常用的，但我们通常采取深度的镇静及肌松药物使患儿处于周期性呼吸暂停状态，这样可以使我们在进行激光手术时喉部保持静止不动。患儿通过一个面罩通气以保持较高水平的氧饱和度。悬吊喉镜通过Benjamin-Haves 装置照明，在呼吸暂停时固定位置。放置 Benjamin-Lindholm 喉镜要注意，不对称的暴露喉部会改变会厌及杓会厌襞的位置，从而误导手术医师过多的切除黏膜。悬吊喉部时要考虑到会厌是竖直的，所以要保证一个包含声门及声门上结构的完整视野。内镜暴露的情况非常重要。如果暴露不好，可以在颈部使用弹性绷带（Elastoplas®）（见第 4 章，4.9）使前连合进入视野。暴露到最佳状态后，再通过硬性 rod-lens 内镜对声门上、声门及声门下结构做一评估。在直视下通过喉镜用适合大小的软性 Portex Blue Line® 管进行插管，使患儿得以通气。间断通气以及足够时间的呼吸暂停用来安装配备 3CCD 数字摄像头的显微设备和配有显微操作器及关节杆的二氧化碳激光设备。显微镜设定好 400mm 的焦距，为手术医师在小婴儿喉部进行精细操作提供一个清晰的立体视野。

冷刀与二氧化碳激光相对比，哪一个对切除黏膜最合适存在争论。随着技术发展，二氧化碳激光在没有出血的情况下比显微剪能更为精确地切除需要的黏膜组织。此外，根据患儿的个体差异，二氧化碳激光可以有附带的黏膜气化作用，从而使得切除个体化。如果使用正确的二氧化碳激光参数，深度小于 50μ（4 ~ 5 个细胞）的组织由于炭化而凝固性坏死（见第 4 章，4.29）。这比显微剪更加全面和精确。

两侧黏膜的切除通常在 2 ~ 4 次呼吸暂停周期就可以完成。相对于二氧化碳激光，氩氖激光在手术开始前必须用木质压舌板进行同心度检查（见第 4 章，4.34），为获得精确的切除效果，需要对光点尺寸进行优化对焦。

对于 Ⅰ、Ⅱ 型喉软化症（图 6.2），用二氧化碳激光进行声门上成形术的参数为：

- 二氧化碳激光设置为 ultrapulse 超脉冲模式，$125mJ/cm^2$，重复率 10Hz。
- 高度对焦，工作距离（焦距）400mm 时光点大小 250μ。

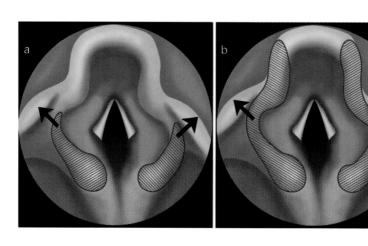

图 6.2 声门上成形术中二氧化碳激光切除黏膜的范围：（a）Ⅰ型喉软化症：切断多余的杓会厌襞黏膜，在喉联合处保留足够的黏膜，咽会厌襞不能切断（箭头处）。（b）Ⅱ型喉软化症：修整会厌侧边缘并切除短的杓会厌襞。激光切除必须保持在咽会厌襞内侧（箭头处）

6.6.1　I型喉软化症（图6.2a）

用Bouchayer心形显微钳抓住一侧多余的杓会厌襞黏膜，将黏膜轻柔地拉向咽侧方向，在角状软骨水平沿杓会厌襞黏膜做一切口，切除的外上界不要超过咽会厌襞和会厌侧边缘。切开黏膜时要朝向喉的方向，二氧化碳激光作用于杓会厌襞的咽部方向。杓状软骨间的黏膜必须保护好以避免声门上瘢痕性狭窄。

一旦黏膜从杓会厌襞切除，额外的楔形软骨蒸发器和激光伤口床形成一个小的凹槽，从而再次使喉内和咽部黏膜接近正常。这个手术需要1~2分钟，这也是一个呼吸暂停周期的期限。为了手术的成功，手术全过程中必须与麻醉医师保持适当的沟通。如果血氧饱和度下降过快并超过预期，那么激光手术必须停止，必须暂时重新插入气管插管直到血氧饱和度达到95%以上的水平。激光手术在下一个呼吸暂停周期完成，再以同样的方法完成另一侧的手术操作。

没有证据表明单侧的声门上成形术可以减少声门上狭窄的发生率。事实上，错误的激光设置和不适当的手术技巧才是导致不可接受的并发症的主要原因[10,19]。

6.6.2　II型喉软化症（图6.2b）

内镜下修剪严重卷曲呈管状的会厌是更加精细的操作，相较于I型喉软化症切除多余黏膜，可能导致更多的并发症。II型喉软化症也有短、高且多余的杓会厌襞。使用与I型喉软化症手术相同的激光参数和手术方法切除黏膜。要点是把遮挡声门卷曲的会厌边缘切除或者气化一小圈。注意保护邻近的黏膜，避免激光损伤正常黏膜。激光切割时不能切断咽会厌襞，这是必须做到的，以避免术后可能出现的误吸。在I型喉软化症的病例中，激光切除沿着杓会厌襞进行。二氧化碳激光相对于冷刀切除的优势在于，在手术时通过额外的气化作用得到适合手术切面和深度，这种精度是传统手术器械不能达到的。在下一个呼吸暂停期对另一侧进行相同的手术操作（图6.3）。

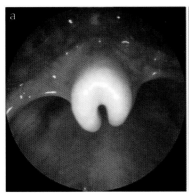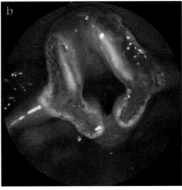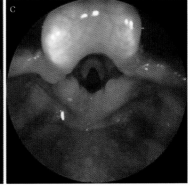

图6.3　II型喉软化症的喉成形术：（a）术前所见：卷曲的管状会厌。（b）术中所见：保护咽会厌襞的二氧化碳激光切除术。（c）术后3个月：开放的喉入口

6.6.3 Ⅲ型喉软化症（图6.4）

在Ⅲ型喉软化症中，二氧化碳激光参数设置为：

- CW模式，输出功率3～5W
- 400mm焦距时轻微的散焦光束

使用这些参数，以较弱的功率密度产生更多的凝固性坏死。在Ⅲ型喉软化症中，舌根部出血少时，可以利用更多瘢痕组织收缩会厌谷和会厌。

婴儿气管经鼻插管使用3.0的Portex Blue Line® 导管。Benjamin-Lindholm喉镜的叶片插入到会厌谷近端1cm处，对称的暴露会厌舌面和后1/3舌根。

用湿纱布覆盖气管导管以防止激光引起意外。

将二氧化碳激光在连续锁定模式下设定为3W的输出功率，直径500μ的轻微散焦光束（功率密度：1200W/cm²），造成一个椭圆形的激光创面，一半在舌根，一半在会厌。在愈合期，创面变成瘢痕收缩，使会厌靠向舌根部，改善了喉入口的开放。用4.0的Vicryl可吸收缝线缝合2针可以使会厌更好地靠向舌根部。Microfrance内镜持针器用于放置会厌软骨缝线，针应该出现在会厌谷水平，然后通过舌根部再穿回，打结并推向舌根。会厌固定术最后的结果显示开放的声门上区和喉入口（图6.5）

尽管手术技术有了进步，但仍有3%的喉软化症患儿需要行气管切开术[24]，大多数是由于并发症，如咽喉功能失调所致[22][6]。

6.7 术后护理

如果患儿没有合并其他疾病或者没有气道损害，术后应该尽快拔管，进入儿科重症监护病房整夜监护。在没有合并其他疾病的情况下，1岁以下的儿童可能会和年龄较大的儿童反应相同。在术中和术后连续使用皮质类固醇激素几天。由于声门上成形术中黏膜损伤面积较小，因此对于Ⅰ型和Ⅱ型喉软

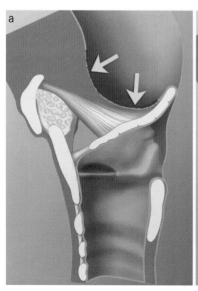
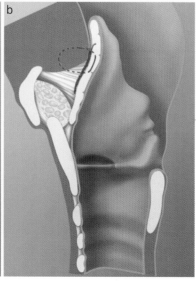

图6.4 Ⅲ型喉软化症的治疗图解：（a）在舌根和会厌舌面用激光形成创面（黄色箭头处）。（b）行会厌固定术，通过内镜持针器用4.0的Vicryl可吸收缝线把会厌缝合到舌根

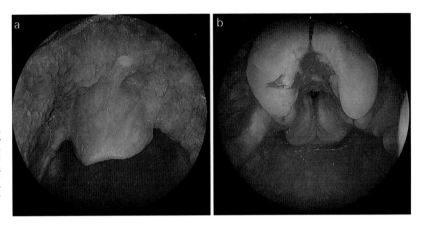

图 6.5 Ⅲ型喉软化症的喉成形术：（a）术前所见：会厌下垂阻挡喉入口。（b）术后所见：会厌附着在舌根，更好地暴露喉入口

化症不需要预防性使用抗生素。没有误吸史也不需要放置鼻胃管。

对于Ⅲ型喉软化症的病例，使用 5 天抗生素避免创伤和会厌固定术缝线带来的多重感染。在婴儿治疗的初始阶段，给予质子泵抑制剂（PPI），每天两次。婴儿和儿童是否需要带气管插管过夜取决于病情的严重程度和并发症而不是患儿的年龄。

6.8 并发症和结果

如果前面提到的都得到重视，并发症的风险是很小的。在已经报道[19]的并发症中 4% 为声门上狭窄，这可能是术中切除了过多黏膜引起的。随着现代科学技术和精确外科技术的应用，不建议行分期单侧声门上成形术[19]。当支气管窥镜检查发现下呼吸道有感染时，多重感染是可以预见到的。在分泌物细菌学培养后，可以经验性地使用抗生素。在文献中，多重感染的发生率大致为 8%[4]。已经报道的声门上成形术成功率在 69%～94%[4,13-15,18-20,22,25-27]。值得注意的是，结果可能会受到喉软化症的严重程度及伴发

的合并症，或者继发性气道损伤的影响。在我们未发表的 45 例无合并症的婴儿和儿童的研究中，96.5% 的病例的症状在行二氧化碳激光声门上成形术后消除。

参考文献

1. Belmont, J.R., Grundfast, K.: Congenital laryngeal stridor (laryngomalacia): etiologic factors and associated disorders. Ann. Otol. Rhinol. Laryngol. **93**, 430–437 (1984)

2. Benjamin, B.: Congenital disorders of the larynx. In: Cummings, C.H., Frederickson, J.M. (eds.) Otolaryngol Head Neck Surg, pp. 1831–1853. Mosby year book, St. Louis/Baltimore (1993)

3. Cotton, R.T., Prescott, C.A.: Congenital anomalies of the larynx. In: Cotton, R.T., Myer III, C.H.M. (eds.) Practical Pediatric Otolaryngology, pp. 497–514. Lippincott-Raven, Philadelphia/New York (1999)

4. Denoyelle, F., Mondain, M., Gresillon, N., et al.: Failures and complications of supraglottoplasty in children. Arch. Otolaryngol. Head Neck Surg. **129**, 1077–1080 (2003)

5. Dickson, J.M., Richter, G.T., Meinzen-Derr, J., et al.: Secondary airway lesions in infants with laryngomalacia. Ann. Otol. Rhinol. Laryngol. **118**, 37–43 (2009)

6. Froehlich, P., Seid, A., Denoyelle, F., et al.: Discoordinate pharyngolaryngomalacia. Int. J. Pediatr. Otorhinolaryngol. **39**, 9–18 (1997)

7. Giannoni, C., Sulek, M., Friedman, E.M., et al.: Gastroesophageal reflux association with laryngomalacia: a prospective study. Int. J. Pediatr. Otorhinolaryngol. **43**, 11–20 (1998)

8. Holinger, L.D.: Etiology of stridor in the neonate, infant and child. Ann. Otol. Rhinol. Laryngol. **89**, 397–400 (1980)

9. Holinger, L.D.: Congenital laryngeal anomalies. In: Holinger, L.D., Lusk, R.P., Green, C.G. (eds.) Pediatric Laryn-

gology and Bronchoesophagology, pp. 139–142.Lippincott-Raven, Philadelphia/New York (1997)

10. Kelly, S.M., Gray, S.D.: Unilateral endoscopic supraglottoplasty for severe laryngomalacia. Arch. Otolaryngol. Head Neck Surg. **121**, 1351–1354 (1995)

11. Krashin, E., Ben-Ari, J., Springer, C., et al.: Synchronous airway lesions in laryngomalacia. Int. J. Pediatr. Otorhinolaryngol. **72**, 501–507 (2008)

12. Lane, R.W., Weider, D.J., Steinem, C., et al.: Laryngomalacia. A review and case report of surgical treatment with resolution of pectus excavatum. Arch. Otolaryngol. **110**, 546–551 (1984)

13. Lee, K.S., Chen, B.N., Yang, C.C., et al.: CO_2 laser supraglottoplasty for severe laryngomalacia: a study of symptomatic improvement. Int. J. Pediatr. Otorhinolaryngol. **71**, 889–895 (2007)

14. Loke, D., Ghosh, S., Panarese, A., et al.: Endoscopic division of the ary-epiglottic folds in severe laryngomalacia. Int. J. Pediatr. Otorhinolaryngol. **60**, 59–63 (2001)

15. Martin, J.E., Howarth, K.E., Khodaei, I., et al.: Aryepiglottoplasty for laryngomalacia: the Alder Hey experience. J. Laryngol. Otol. **119**, 958–960 (2005)

16. Narcy, P., Bobin, S., Contencin, P., et al.: Laryngeal anomalies in newborn infants. A propos of 687 cases. Ann. Otolaryngol. Chir. Cervicofac. 101, 363–373 (1984)

17. Olney, D.R., Greinwald Jr., J.H., Smith, R.J., et al.: Laryngomalacia and its treatment. Laryngoscope **109**, 1770–1775 (1999)

18. Polonovski, J.M., Contencin, P., Francois, M., et al.: Aryepiglottic fold excision for the treatment of severe laryngomalacia. Ann. Otol. Rhinol. Laryngol. **99**, 625–627 (1990)

19. Reddy, D.K., Matt, B.H.: Unilateral vs. bilateral supraglottoplasty for severe laryngomalacia in children. Arch. Otolaryngol. Head Neck Surg. **127**, 694–699 (2001)

20. Roger, G., Denoyelle, F., Triglia, J.M., et al.: Severe laryngomalacia: surgical indications and results in 115 patients. Laryngoscope **105**, 1111–1117 (1995)

21. Sakakura, K., Chikamatsu, K., Toyoda, M., et al.: Congenital laryngeal anomalies presenting as chronic stridor: a retrospective study of 55 patients. Auris Nasus Larynx **35**, 527–533 (2008)

22. Senders, C.W., Navarrete, E.G.: Laser supraglottoplasty for laryngomalacia: are specific anatomical defects more influential than associated anomalies on outcome? Int. J. Pediatr. Otorhinolaryngol. **57**, 235–244 (2001)

23. Shugar, M.A., Healy, G.B.: Coexistant lesions of the pediatric airway. Int. J. Pediatr. Otorhinolaryngol. **2**, 323–327 (1980)

24. Sichel, J.Y., Dangoor, E., Eliashar, R., et al.: Management of congenital laryngeal malformations. Am. J. Otolaryngol. **21**, 22–30 (2000)

25. Thompson, D.M.: Abnormal sensorimotor integrative function of the larynx in congenital laryngomalacia: a new theory of etiology. Laryngoscope **117**, 1–33 (2007)

26. Toynton, S.C., Saunders, M.W., Bailey, C.M.: Aryepiglottoplasty for laryngomalacia: 100 consecutive cases. J. Laryngol. Otol. **115**, 35–38 (2001)

27. Whymark, A.D., Clement, W.A., Kubba, H., et al.: Laser epiglottopexy for laryngomalacia: 10 years' experience in the west of Scotland. Arch. Otolaryngol. Head Neck Surg. **132**, 978–982 (2006)

28. Yuen, H.W., Tan, H.K., Balakrishnan, A.: Synchronous airway lesions and associated anomalies in children with laryngomalacia evaluated with rigid endoscopy. Int. J. Pediatr. Otorhinolaryngol. **70**, 1779–1784 (2006)

29. Zalzal, G.H., Anon, J.B., Cotton, R.T.: Epiglottoplasty for the treatment of laryngomalacia. Ann. Otol. Rhinol. Laryngol. **96**, 72–76 (1987)

30. Zoumalan, R., Maddalozzo, J., Holinger, L.D.: Etiology of stridor in infants. Ann. Otol. Rhinol. Laryngol. **116**, 329–334 (2007)

7

声带麻痹（Vocal Cord Paralysis, VCP）

主要内容

☛ 声带麻痹是第二常见（15%～20%）的先天性喉畸形。

☛ 除喉返神经（RLNs）外伤导致的麻痹外，声带麻痹是由于喉返神经支配异常导致的，不伴有完全的肌无力和去神经化。

☛ 同时合并上气道病理情况的占观察病例的45%。

☛ 单侧声带麻痹（Unilateral vocal cord paralysis, UVCP）

    —发病率：占声带麻痹的48%。

    —轻微喉鸣，伴有声嘶、气声啼哭和喂养困难（误吸）。

    —主要病因：外周神经的损伤。

    —最常见的情况：先天性心血管（50%）和食管畸形的外科手术。

    —有自愈、声音改善倾向。

    —严密观察随访，一般不做侵入性治疗。

    —极少需要气管切开（占8%）。

☛ 双侧声带麻痹（Bilateral vocal cord paralysis, BVCP）

    —发病率：占声带麻痹的52%。

    —高调喉鸣，伴有呼吸困难、说话时呼吸暂停和发绀，但声音正常。

    —主要病因：中枢神经系统的先天性疾病、外伤和特发性。

—神经源性 BVCP 必须与声门后区瘢痕性狭窄相区别。

—大约有 53%（50% ~ 65%）的病例需要气管切开。

—46% ~ 64% 患有 BVCP 的儿童在出生后头 6 ~ 12 个月会自发恢复，在 5 岁后恢复的比例会上升 10%。

—严密观察随访到 2 岁，在此之前避免任何外科干预。

—外科观点的多样性反映了缺乏统一的治疗观点。

—首选微创治疗。

在儿童中，BVCP 是第二常见的先天性喉畸形，新生儿的发病率是 10% ~ 15%，比喉软化症的发病率（60%）要低 4 ~ 6 倍。

出现轻微的吸气性喉喘鸣，伴有声嘶、气声啼哭和喂养困难（误吸），则提示单侧声带麻痹。相比较而言，出现高调喉喘鸣，伴正常声音、语句短促和发绀，则提示双侧声带麻痹。清醒下经鼻纤维喉镜检查对确认临床诊断是必要的。然而，以下情况时该检查则不能直接进行。这些情况包括：遮盖声门上结构的球形的咽喉运动、分泌物潴留和大的悬垂的杓状软骨掩盖声带的外展运动。

在 BVCP 中，完全的肌肉神经失支配和伯努利效应造成一种似是而非吸气时声门闭合的运动，从而可能出现声带内收的假象。虽然镇静药物的使用可能影响声带的活动度，但是在功能正常的喉声带的真正外展运动应该是伴随每次吸气发生的。在 UVCP 患者中这种外展运动必须在一侧声带得到确认。

对于整个上气道的评估全麻下正式的显微喉镜和支气管镜检查是必要的。

全麻下内镜检查的目的在于：

- 在门诊行清醒下经鼻纤维喉镜检查不能使用时评估声带的活动度
- 区分 BVCP 和声门后狭窄（PGS）
- 寻找上气道合并的病变

保留自主呼吸的麻醉深度必须在应用足够镇静药物而不抑制声带主动外展的状态下测定（第 5 章，5.2.1）。不同麻醉深度下长时间的内镜录像有助于达到这个目标。内镜录像的再评估是一种安全的获得正确诊断的方法。

为了区分 BVCP 和 PGS，临床上开始应用悬吊显微喉镜检查（见第 5 章，5.3.3.2）。这种检查代表了一种重要的内镜检查手段，特别是对于先前有气管插管病史的患者。在所有 BVCP 患者中完整的支气管 - 食管镜检查可作为排外上气道疾病的保证。BVCP 患者中大约有 45% 的病例合并上气道疾病。这些上气道疾病中最常见的是喉软化症、气管（支气管）软化症和声门下狭窄[14]。一旦 UVCP、BVCP 或者 PGS 患者伴有或者不伴有环杓关节固定得到确诊时，就需要调查声带固定的病因，讨论不同的治疗方式。

7.1 单侧声带麻痹（UVCP）

比起 BVCP、UVCP 在新生儿中不是太常见。UVCP 的特点是轻微的、位置依赖的吸气性喉喘鸣，伴有声嘶、气声啼哭和潜在的喂养困难（误吸）[55]。在新生儿中，UVCP 大多数是因为分娩时外周神经系统的外伤引起的[19]。而在婴儿 UVCP 的发生主要是因为迷走神经或者喉返神经的手术医源性损伤。其中 50% 病例的损伤是与动脉导管未闭结扎术、心脏缺陷和血管纵隔畸形的校正术[17,29,41]、伴有气管食管瘘的食管闭锁手术[45,46]或者长大后腐蚀性损伤后食管（部分）切除术的后遗症有关[5,16,49]。

儿童 UVCP 不如 BVCP 引起足够的医学关注，这是因为大多数 UVCP 患儿不需要接受任何治疗。随着时间的过去，许多病例在声音自然改善时仍没有得到诊断，这种改善甚至是在声带的活动度没有恢复正常时发生的[10,19]。和 BVCP 比较，一般很少需要行气管切开。在发表的文献中，大约有8%的 UVCP 病例因难治性误吸需要行气管切开[55]。在给予饮食建议的情况下严密的观察随访通常是足够的。婴儿在进食时应该偏向受累的声带一侧，进食液体时应该使用适当的粉剂（Thicken-up®）增稠以提供足够的营养摄取和增重。睡觉时同样的体位有助于减少吸气性喉喘鸣的发生。

7.1.1 手术治疗

UVCP 患儿行气管切开术的适应症是呼吸困难和持续误吸。随着时间的推移，甚至在声带活动度没有恢复的情况下，因为声带的代偿，UVCP 患儿的声音可以得到改善[28]。

当不能证明言语治疗有效时，治疗大龄儿童和青少年的发音困难，应该考虑声带的治疗。即使有报道自体脂肪[51]或人提取胶原（Cymetra® 胶原）[12]有部分吸收的可能[11,31]，上述两种材料仍是最常用的。脂肪注射必须使用18或19号针头，通过压力注射装置从侧边刺入甲杓肌，如 Brüning 注射器。Cymetra® 胶原必须注入甲杓肌[39]。2~3个注射点（1个在杓状软骨侧方）使得自我修复更容易，同时残留最小的声门后狭窄（图7.1）。

非吸收性材料，如硅膏（Vox-implant®）[58]特氟龙[32]或钙羟基磷灰石[2]，由于长期影响的不可逆和不可预知性[57]，这类材料不应该被注入正在发育的喉。

相反，在保留的成人喉支架手术（甲状软骨成形术 I 型）中，需要在甲状软骨板横向开窗，非吸收性材料有机硅、羟基磷灰石、Gore-Tex®[38]或钛植入物[54]适用于术中的治疗措施。

神经移植术是恢复麻痹声带肌肉张力和

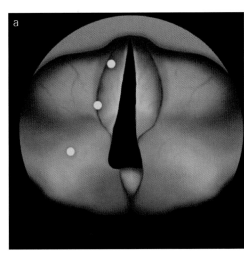
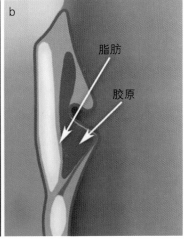

图 7.1 声带医学处理的脂肪和胶原注射部位：（a）轴位：3 个注射点是获得声带自体修复所需要的。（b）冠状位：脂肪注入较深，位于甲杓肌侧方，Cymetra® 胶原则是注入甲杓肌

松弛度的一种令人关注的方法。UVCP 病例在甲杓肌侧方进行舌下神经袢—喉返神经吻合和神经肌肉蒂移植已证实能有效地恢复声音[57]。然而，这些技术很少用于临床，通常仅限于专门机构开展[37]。

7.2 双侧声带麻痹（BVCP）

在所有小儿声带麻痹患者中，BVCP 所占比例略超过 50%。临床上 BVCP 以伴有正常或接近正常哭声的高调喉喘鸣为特点。呼吸窘迫的体征是出现胸骨上和胸廓凹陷，在用气量增加时加重。稳定气道的适应症包括发育停滞、发作性呼吸暂停和发作性发绀。

与 UVCP 相反，在 BVCP 患儿中需要行气管切开的大致有 50%[55]。如果考虑到伴有严重合并症的新生儿或婴儿，这个比例甚至更高。这些合并症包括神经障碍、支气管肺发育不良或严重的胃食管反流。Narcy 等提倡长时间气管插管，期间周期性评估声带的活动度。通过这种技术 53% 的患儿在出生后头 3 个月得到恢复[15,42]。但是因研究包括了 UVCP 患儿，所以结果分析存在偏倚。此外，由于长时间插管，避免气管切开的优点是降低了发生 PGS 的风险。

最近，学者提出在儿童重症监护病房肠道喂养的同时使用经鼻持续正压通气治疗监测可作为一种在声带功能自发恢复之前争取时间的可选方法。这种方法的主要问题是持续正压通气治疗和肠道喂养需要持续数周，延长了患儿不适的时间。

7.2.1 BVCP 的病因

在婴儿和儿童，BVCP 的主要病因包括

神经性、创伤性和特发性因素[14,40,52,61]。

当病因是神经源性时，约 2/3 BVCP 患儿是 Arnold–Chiari II 型畸形导致的。伴发的脑积水、脊髓脊膜膨出、脑出血或者其他的中枢神经系统情况可能牵拉或压迫迷走神经或损伤迷走神经核。对于 BVCP 患儿磁共振（MRI）检查是必要的，以探查任何中枢神经系统的病理改变。

创伤性 BVCP 的最常见原因是产伤。这类患儿声带麻痹可能是单侧的，也可能是双侧的[14,17]。

相当大的一部分 BVCP 患儿在起源上是特发性的[14,17,52]，大约有 50% 的病例在 1 ~ 2 年内可自行恢复[7]。然而，Daya 等[14]报道病例的 10% 的恢复时间超过了 5 年。文献报道的孤立病例的恢复时间甚至需要 9 ~ 10 年[23,43]。迷走神经核的延迟成熟被认为是解释声带后期功能恢复的可能机制[1]。颈部超声是一种可靠的评估声带功能恢复的手段，从而减少随访期间喉镜检查的次数。

7.2.2 BVCP 的手术治疗

一旦 BVCP 通过经鼻纤维喉镜被诊断，就需要全麻下确认。PGS 和其他的上气道异常必须被排除。根据病因的不同和病情的严重程度，可考虑不同的治疗方案。

如果需要紧急稳定气道，那婴儿就应先进行气管插管，并行急诊 MRI 扫描。合并脑积水的 Arnold–Chiari II 型畸形能从分流术中受益，分流术可以降低颅高压，减轻迷走神经从起点处受到牵拉。声带运动随后的恢复可减少气管切开的需求。

尽管采取了所有这些措施，在所有确诊BVCP 的患者中仍有 50% 必须行气管切开[55]。自从注意到特发性 BVCP 和 46% ~ 64% 医源性 BVCP 患儿的声带活动在 12～24 个月龄内可自发性恢复，所以在决定任何手术之前等到患儿 2 岁是合理的。在患儿成长到青春期同时参与治疗决策的过程之前推迟确定治疗的时间，只会延长了气管切开的依赖。这样的等待提供了声带功能自行恢复的可能性，优点是抵消了气管切开后社会生活的障碍。气管切开患儿即使使用带有发声阀的气管套管也不能显著补偿 BVCP 患儿的沟通能力。

手术治疗的最佳时间确定必须是在逐案讨论的基础上的。在一个贫穷的社会环境中患儿可能需要尽早拔管，而得到家庭支持的患儿可能在确定手术时间之前更愿意等待更长的时间。

对于外科医生而言，在众多的治疗选择中没有固定的治疗规则来给医生选择以解决这个问题。这个困境存在于任何扩大声门裂的手术会进一步降低嗓音的质量和气流。从概念上讲，选择喉最小侵入和破坏性的手术，应努力避免造成不可逆的损害声带运动后期恢复的后遗症。

多年来，出现了许多扩大声门气流的手术，可以达到拔管的目的。它们分为两大类：开放手术和内镜手术。

- 开放手术：
  —经外侧进路杓状软骨固定术[15,42]
  —经喉裂开[6]或外侧进路[42]杓状软骨切除术 ± 侧固定术
  —经环状软骨后方裂开杓状软骨分离术和软骨移植术[25,53]
- 内镜手术：
  —二氧化碳激光杓状软骨切除术[47]
  —二氧化碳激光声带后方切除术[18]
  —Lichtenberger 持针器杓状软骨固定术[34]
  —环状软骨板裂开软骨移植术[30]

Chen 和 Inglis 在他们的综述中恰当的提到了 BVCP 患儿的手术[8]：

评价和比较个人不同手术方式的相对优劣性受到如下几方面的阻碍：a）缺乏患儿关于嗓音和吞咽的客观结果；b）存在的各种合并症；c）存在的潜在气道阻塞的不同程度；d）指定机构中相对较少的手术患儿。

另一个需要增加的因素是外科医生的专业知识与特定的手术技术。

拔管率在发表的文献中仍是最常见的结果测量数据。虽然术后的语音质量似乎是令人满意的，但在文献中没有有关这一问题的数据。不论采用的是什么手术，最终的结果很可能是呼吸道通畅和语音质量之间的权衡。

7.2.2.1 开放手术

喉后外侧进路

第 1 篇经后外侧进路杓状软骨切除术并于侧方缝合声带突的文章由 Woodman[60] 在 1946 年发表。从侧方翻起胸锁乳突肌和大血管暴露喉的侧面后，沿甲状腺侧叶后缘切开下缩肌。提升梨状窝黏膜外侧和内侧部分，不打开咽腔。因儿童的甲状软骨是柔软和有韧性的，所以环甲关节离断是没有必要的。通过简单地暴露杓状软骨。用一个钩子从前方拉甲状软骨就可容易地暴露杓状软骨。可以去除杓状软骨（杓状软骨切除术），或从侧方把杓状软骨缝合到甲状腺侧叶上（杓状软骨固定术），或采用联合手术（声带突侧固定缝合术的基础上行杓状软骨切除术）（图 7.2）。

Narcy[42]、Priest[48] 和 Cohen[9] 已报道应用这种技术后的优异结果。

喉裂开进路

通过喉裂开进路进行上述的三种手术是被推荐的。从甲状软骨正中行完全的垂直切口，去除一侧的构状软骨，或部分[26]或全部[7]。有学者建议在声带突前方缝合侧固定声带，这样操作似乎可增加拔管率[26]（图7.3）。

7.2.2.2　内镜手术

早在1952年，Thornell就主张使用电切行内镜下构状软骨切除术[56]。自二氧化碳激光出现后已得到广泛普及，第一次是在1984年由Ossoff描述[47]。这项技术已广泛用于成人，并且多年来一直不断改进以避免构状软骨切除床复发性瘢痕的形成，瘢痕的形成可造成反复的气道狭窄。比起成人，肉芽组织的形成和随后的瘢痕更容易出现在儿童身上。

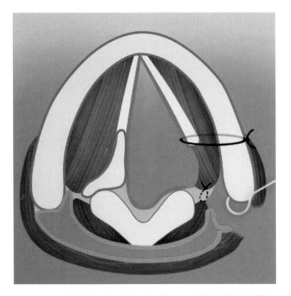

图7.2　外侧进路的构状软骨切除术，声带突侧固定缝合

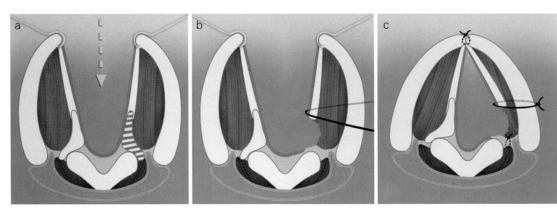

图7.3　经喉裂开进路构状软骨切除术，侧固定缝合声带突：（a）喉裂开。（b）构状软骨切除术和声带侧固定。（c）最终情况

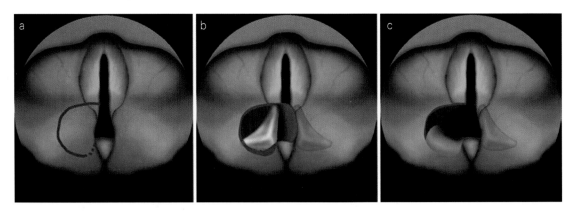

图7.4　黏膜下二氧化碳激光构状软骨切除术：（a）设计黏膜瓣；（b）向内侧翻起黏膜瓣暴露构状软骨；（c）向后翻起黏膜瓣进路构状软骨切除床

二氧化碳激光杓状软骨切除术（图 7.4）

通常这个手术是实施在气管切开的患儿，因为气管切开后可获得自由的整个喉的手术范围。最大的喉镜可以最大限度地暴露声门后区。将二氧化碳激光设置在超脉冲模式，$150mJ/cm^2$，$10Hz$ 的重复率。激光光点的直径为 $250\mu m$，焦距为 $400mm$。从杓状软骨声带突到喉侧杓会厌襞制作较大的弯曲黏膜瓣（图 7.4a）。这样锐利的切割只有上述的二氧化碳激光参数能达到。用 Bouchayer 钳轻轻地提起并从中间翻转黏膜，二氧化碳激光从黏膜下层切开（图 7.4b）。儿童的杓状软骨一般不会钙化，这使得外科医生能逐渐气化杓状软骨而不会造成任何出血。在杓状软骨的后部需要保留一小块薄的软骨片，以防止杓状软骨切除床愈合后出现吸气时杓状软骨黏膜向内塌陷。同样，杓状软骨的肌突必须也保留一小部分，以避免出血和单极电凝止血导致的肉芽形成和瘢痕再生。前方，声带和杓状软骨分离。内侧，必须十分小心地完整切除杓状软骨而不撕裂黏膜瓣。在环杓关节水平，其他的组织需要进行黏膜下气化以确定环状软骨板。前方，黏膜瓣需要完全切得低于声带，直到它能自由移动，其内侧附着处需保留。杓状软骨切除床应不被炭化，从而肯定周围组织的热损伤最小。在此之后，将浸有丝裂霉素 C（$2mg/mL$）的棉拭子在杓状软骨切除床局部应用 $2min$[50]。然后将黏膜瓣翻转到杓状软骨床，用纤维蛋白凝血酶原胶（Tisseel®）固定（图 7.4c）。

Bower[6] 及 Brigger 和 Hartnick[7,26] 等已研究了儿童开放和内镜杓状软骨切除术的疗效。在两者的研究中，经外侧进路杓状软骨切除侧固定术被认为优于内镜下二氧化碳激光杓状软骨切除术。然而，这两个研究源于同一个研究组。最近的更新是在 2003 年由 Hartnick 做出的[26]。随着更先进的二氧化碳激光技术和更精细手术技术的使用，小儿二氧化碳激光杓状软骨切除术的术后结果有可能得到改善（图 7.5）。

内镜下二氧化碳激光声带后部切除术

Dennis 和 Kashima 在 1986 年第一次描述了这个手术，是简单而快速的[18]。以甲状软骨作为外界，在杓状软骨声带突与声带、室带

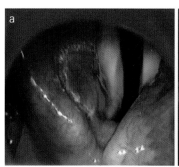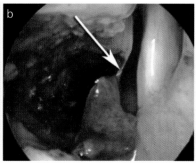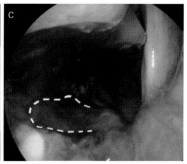

图 7.5 一个 14 岁的 BVCP 患儿左侧杓状软骨切除术：（a）设计黏膜瓣，将二氧化碳激光设置在超脉冲模式，$150mJ/cm^2$，激光光点的直径为 $250\mu m$；保留杓会厌襞和楔状软骨的后部，防止误吸的发生。（b）杓状软骨切除术后的情况：黏膜瓣内侧的蒂予以保留，并仍连接在杓状软骨的声带突（白色箭头所示）。请注意未炭化的杓状软骨切除床。（c）二氧化碳激光切除杓状软骨声带突的黏膜瓣后，黏膜瓣向外侧翻转到杓状软骨切除床的后部，从而防止反复的纤维瘢痕性狭窄（点状白线所示）

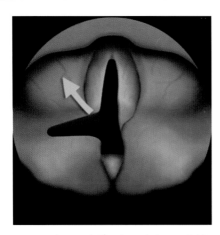

图 7.6　二氧化碳激光声带后部切除术：从杓状软骨声带突到甲状软骨行简单的横向切，甲杓肌向前方回缩，形成一个楔形的声门（箭头所示）

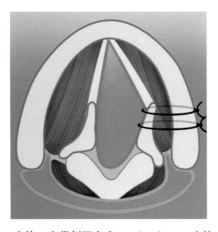

图 7.7　内镜下声带侧固定术，Lichtenberger 内镜下喉外侧缝合技术：用 4.0 不可吸收的聚丙烯缝线于杓状软骨声带突周围缝合，在甲状软骨外侧系紧。第二针缝合通常是用于改善侧固定的

和喉室间行简单的横断（图 7.6）。杓状软骨声带突和声带后 1/3 额外部分的气化可能是需要的[21]。甲杓肌则被完全地横断并向前回缩，从而创造了一个宽阔的后开口。为了达到进一步增加声门后间隙的目的，部分作者将这种技术与杓状软骨完全切除术相结合[4]。

因为这些手术技术的应用，可以实现所有患儿拔管。然而，问题是当创造一个通畅的气道时有多少剩余的嗓音可以保留。

内镜下声带侧固定术

使用 Lichtenberger 针持在内镜下喉外侧缝合单侧固定一侧杓状软骨[36]，作为一种可逆的避免气管切开的方法[33]，这项技术是由 Lichtenberger 提出的。

悬吊显微喉镜下暴露喉部。将针持的远端置于一侧杓状软骨声带突的上方，随后推动针穿过甲状软骨和颈部皮肤。喉部第二进针点位于声带突的下方，针再次穿过甲状腺侧叶和皮肤。在第一针稍向后方缝合第二根 3.0 聚丙烯缝线，以保证侧固定的稳定。在外露的线头间行一个小切口，用皮钩把线头拉回皮下，在胸骨舌骨肌表面系紧，然后关闭皮肤。在随后声带活动恢复的情况下，可以去除缝线（图 7.7）。

文献报道中，使用这一技术的经验大多数都是涉及成人患者[33]，2002 年到 2003 年有新近的 94 例报道[34,35]。报道中有 95% 的成功率（94 例中成功 89 例），许多病例都伴随声带功能的恢复，并随后去除缝线。虽然目前尚未公布此技术适用于新生儿，但是应密切注意，对于先天性 BVCP 这种手术可作为一种潜在的可逆的扩大声门裂的方法。未发表的结果（个人交流）显示缝线可逐渐地割穿杓状软骨，导致肉芽组织的形成。在任何决定性的结论出现前，还需要进一步的经验。

内镜下环状软骨板裂开术和肋骨移植术

这项技术包括二氧化碳激光分离环状软骨板形成的杓状软骨间隙后部扩大和内镜下肋软骨的中间移植[8,25,30,53]。正如 Chen 和 Inglis 描述的一样[8]，内镜下足够的环状软骨板暴露是执行这个手术的先决条件。喉最低程度的悬吊和气管套管先前的抬起可更好地暴露环状软骨板，这样使得外科医生能用二氧化碳激光行垂直的正中切口。在环状软骨完全断开前，扩张器的使用可使手术更容易

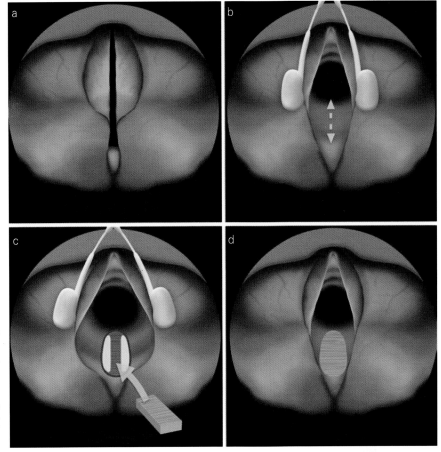

图 7.8 内镜下环状软骨板裂开术和肋软骨移植术（Inglis法[30]）（a）双侧声带麻痹。（b）用Lindholm室带牵开器暴露声门后区。箭头显示后环状软骨裂开的范围。（c）用二氧化碳激光从环状软骨板正中完全切开，准备将肋软骨植入两侧的环状软骨板间。（d）最终结果：和起初的情况比较杓状软骨间的距离增大了

操作。为达到理想的切割特性，激光必须设置在超脉冲模式，$150mJ/cm^2$，10Hz的重复率。内镜测量器（见第4章，图4.11b）用于评定移植物的精确形状和大小。随后环状软骨板被分开，将被雕刻成所需宽度和长度的肋软骨啪一声放入。不要试图缝合植入的肋软骨，因为从技术上说这是十分困难的，或者说是不可能的（图7.8）。在他们对10例患者的研究中，没有发现移植移位[30]。内镜下放置LT模具2～3周可增加重建的稳定性，这种稳定性的增加很可能说服更多的外科医生尝试这个技术。内镜下环状软骨后方肋软骨移植术比起其他手术显示了以下的优点：保留了声带和杓状软骨的完整性；不破坏喉前联合；如果需要这种微创进路不会影响进一步的手术。最后，在后期声带功能恢复的情况下，喉组织没有发生不可逆的损伤，肋软骨移植物没有过度扩张超过喉后联合。术后误吸的风险并不高于观察到的随后联合双侧环杓关节固定术治疗PGS的风险。

环杓后肌神经移植术

从概念上讲，采用颈袢神经肌肉蒂转移到环杓后肌的神经移植术是最有吸引力的技术。20年前，Tucker报道了18例气管切开的持续性BVCP患儿中有9例成功拔管，有50%的拔管率[57]。最近，另一组研究报道了显示的结果[44]。然而，由于技术的困难和不一致的研究结果，这些技术并没有常规用于

临床。在实现这项技术日常使用前还需要进一步的研究[22,27]。

当治疗持续性 BVCP（没有自发恢复）患者时，真正的挑战与造成喉不可逆损伤和成功拔管有关。迄今为止，只有拔管率被用来判定结果的成功或失败。在小儿中，有关不同声门扩大术后嗓音情况的客观数据非常少。应当指出，气道通畅、嗓音和吞咽之间的平衡可能在先天性 BVCP 手术矫治后受到一定程度的影响。

参考文献

1. Bailey, M.: Congenital disorders of the larynx, trachea and bronchi. In: Graham, J.M., Scadding, G.K., Bull, P.D. (eds.) Pediatric ENT, pp. 189–195. Springer, Berlin/Heidelberg (2008)

2. Belafsky, P.C., Postma, G.N.: Vocal fold augmentation with calcium hydroxylapatite. In: Sulica, L., Blitzer, A. (eds.) Vocal Fold Paralysis, pp. 123–126. Springer, Berlin/Heidelberg (2006)

3. Berkowitz, R.G.: Natural history of tracheostomy-dependent idiopathic congenital bilateral vocal fold paralysis. Otolaryngol. Head Neck Surg. 136, 649–652 (2007)

4. Bizakis, J.G., Papadakis, C.E., Karatzanis, A.D., et al.: The combined endoscopic CO_2 laser posterior cordectomy and total arytenoidectomy for treatment of bilateral vocal cord paralysis. Clin. Otolaryngol. Allied Sci. 29, 51–54 (2004)

5. Borgnon, J., Tounian, P., Auber, F., et al.: Esophageal replacement in children by an isoperistaltic gastric tube: a 12-year experience. Pediatr. Surg. Int. 20, 829–833 (2004)

6. Bower, C.M., Choi, S.S., Cotton, R.T.: Arytenoidectomy in children. Ann. Otol. Rhinol. Laryngol. 103, 271–278 (1994)

7. Brigger, M.T., Hartnick, C.J.: Surgery for pediatric vocal cord paralysis: a meta-analysis. Otolaryngol. Head Neck Surg. 126, 349–355 (2002)

8. Chen, E.Y., Inglis Jr., A.F.: Bilateral vocal cord paralysis in children. Otolaryngol. Clin. North Am. 41, 889–901 (2008)

9. Cohen, S.R.: Arytenoidectomy in children. Laryngoscope 83, 1293–1299 (1973)

10. Cohen, S.R., Geller, K.A., Birns, J.W., et al.: Laryngeal paralysis in children: a long-term retrospective study. Ann. Otol. Rhinol. Laryngol. 91, 417–424 (1982)

11. Courey, M.: Homologous collagen substances for vocal fold augmentation. Laryngoscope 111, 747–758 (2001)

12. Courey, M.S.: Collagen in vocal fold injection. In: Sulica, L., Blitzer, A. (eds.) Vocal Fold Paralysis, pp. 111–116. Springer, Berlin/New York (2006)

13. Crumley, F.G.: Nerve transfer technique as it relates to phonatory surgery. In: Cummings, C. (ed.) Otolaryngology–Head and Neck Surgery, pp. 100–106. Elsevier Mosby, St. Louis (1991)

14. Daya, H., Hosni, A., Bejar-Solar, I., et al.: Pediatric vocal fold paralysis: a long-term retrospective study. Arch. Otolaryngol. Head Neck Surg. 126, 21–25 (2000)

15. De Gaudemar, I., Roudaire, M., Francois, M., et al.: Outcome of laryngeal paralysis in neonates: a long term retrospective study of 113 cases. Int. J. Pediatr. Otorhinolaryngol. 34, 101–110 (1996)

16. de Jong, A.L., Macdonald, R., Ein, S., et al.: Corrosive esophagitis in children: a 30-year review. Int. J. Pediatr. Otorhinolaryngol. 57, 203–211 (2001)

17. Dedo, D.D.: Pediatric vocal cord paralysis. Laryngoscope 89, 1378–1384 (1979)

18. Dennis, D., Kashima, H.: Carbon dioxide laser posterior cordectomy for treatment of bilateral vocal cord paralysis. Ann. Otol. Rhinol. Laryngol. 98, 930–934 (1989)

19. Emery, P.J., Fearon, B.: Vocal cord palsy in pediatric practice: a review of 71 cases. Int. J. Pediatr. Otorhinolaryngol. 8, 147–154 (1984)

20. Friedman, E.M.: Role of ultrasound in the assessment of vocal cord function in infants and children. Ann. Otol. Rhinol. Laryngol. 106, 199–209 (1997)

21. Friedman, E.M., de Jong, A.L., Sulek, M.: Pediatric bilateral vocal fold immobility: the role of carbon dioxide laser posterior transverse partial cordectomy. Ann. Otol. Rhinol. Laryngol. 110, 723–728 (2001)

22. Gacek, R.R.: Morphologic correlates for laryngeal reinnervation. Laryngoscope 111, 1871–1877 (2001)

23. Gentile, R.D., Miller, R.H., Woodson, G.E.: Vocal cord paralysis in children 1 year of age and younger. Ann. Otol. Rhinol. Laryngol. 95, 622–625 (1986)

24. Goding Jr., G.S.: Nerve-muscle pedicle reinnervation of the paralyzed vocal cord. Otolaryngol. Clin. North Am. 24, 1239–1252 (1991)

25. Gray, S.D., Kelly, S.M., Dove, H.: Arytenoid separation for impaired pediatric vocal fold mobility. Ann. Otol. Rhinol. Laryngol. 103, 510–515 (1994)

26. Hartnick, C.J., Brigger, M.T., Willging, J.P., et al.: Surgery for pediatric vocal cord paralysis: a retrospective review. Ann. Otol. Rhinol. Laryngol. 112, 1–6 (2003)

27. He, X., Sun, J., Zhang, D., et al.: Experimental study on simultaneous selective reinnervation of the adductors and the abductor muscle for the treatment of the laryngeal paralysis. Rev. Laryngol. Otol. Rhinol. 126, 131–134 (2005)

28. Hirano, M., Kirchner, J., Bless, D.M.: Electromyography for laryngeal paralysis. In: Hirano, M., Kirchner, J., Bless, D.M. (eds.) Neurolaryngology: Recent Advances, pp. 232–248. Little Brown, Boston (1987)

29. Holinger, P.H., Brown, W.T.: Congenital webs, cysts, laryngoceles and other anomalies of the larynx. Ann. Otol. Rhinol. Laryngol. 76, 744–752 (1967)

30. Inglis Jr., A.F., Perkins, J.A., Manning, S.C., et al.: Endoscopic posterior cricoid split and rib grafting in 10 children. Laryngoscope 113, 2004–2009 (2003)

31. Laccourreye, O., Papon, J., Kania, R., et al.: Intracordal injection of autologous fat in patients with unilateral laryngeal nerve paralysis: long-term results from the patient's perspective. Laryngoscope 113, 541–545 (2003)

32. Levine, B.A., Jacobs, I.N., Wetmore, R.F., et al.: Vocal

cord injection in children with unilateral vocal cord paralysis. Arch. Otolaryngol. Head Neck Surg. **121**, 116–119 (1995)

33. Lichtenberger, G.: Reversible immediate and definitive lateralization of paralyzed vocal cords. Eur. Arch. Otorhinolaryngol. **256**, 407–411 (1999)

34. Lichtenberger, G.: Reversible lateralization of the paralyzed vocal cord without tracheostomy. Ann. Otol. Rhinol. Laryngol. **111**, 21–26 (2002)

35. Lichtenberger, G.: Comparison of endoscopic glottis-dilating operations. Eur. Arch. Otorhinolaryngol. **260**, 57–61 (2003)

36. Lichtenberger, G., Toohill, R.J.: The endo-extralaryngeal needle carrier. Otolaryngol. Head Neck Surg. **105**, 755–756 (1991)

37. Marie, J.P., Dehesdin, D., Ducastelle, T., et al.: Selective reinnervation of the abductor and adductor muscles of the canine larynx after recurrent nerve paralysis. Ann. Otol. Rhinol. Laryngol. **98**, 530–536 (1989)

38. McCulloch, T.M., Hoffman, H.T.: Medialization laryngoplasty with Gore-Tex (expanded Polytetrafluoroethylene). In: Sulica, L., Blitzer, A. (eds.) Vocal Fold Paralysis, p. 169. Springer, Berlin/Heidelberg (175)

39. Merati, A.L.: Treatment of glottal insufficiency using micronized human acellular dermis (cymetra). In: Sulica, L., Blitzer, A. (eds.) Vocal Fold Paralysis, pp. 117–121. Springer, Berlin/Heidelberg (2006)

40. Miyamoto, R.C., Parikh, S.R., Gellad, W., et al.: Bilateral congenital vocal cord paralysis: a 16-year institutional review. Otolaryngol. Head Neck Surg. **133**, 241–245 (2005)

41. Murty, G.E., Shinkwin, C., Gibbin, K.P.: Bilateral vocal fold paralysis in infants: tracheostomy or not? J. Laryngol. Otol. **108**, 329–331 (1994)

42. Narcy, P., Contencin, P., Viala, P.: Surgical treatment for laryngeal paralysis in infants and children. Ann. Otol. Rhinol. Laryngol. **99**, 124–128 (1990)

43. Narcy, P., Manac'h, Y., Bobin, S., et al.: Treatment of laryngeal paralysis in the new born (author's transl). Ann. Otolaryngol. Chir. Cervicofac. **98**, 405–410 (1981)

44. Nunez, D.A., Hanson, D.R.: Laryngeal reinnervation in children: the Leeds experience. Ear Nose Throat J. 72, 542–543 (1993)

45. Oestreicher-Kedem, Y., DeRowe, A., Nagar, H., et al.: Vocal fold paralysis in infants with tracheoesophageal fistula. Ann. Otol. Rhinol. Laryngol. **117**, 896–901 (2008)

46. Okamoto, T., Takamizawa, S., Arai, H., et al.: Esophageal atresia: prognostic classification revisited. Surgery **145**, 675–681 (2009)

47. Ossoff, R.H., Sisson, G.A., Duncavage, J.A., et al.: Endoscopic laser arytenoidectomy for the treatment of bilateral vocal cord paralysis. Laryngoscope **94**, 1293–1297 (1984)

48. Priest, R.E., Ulvestad, H.S., Van De Water, F.: Arytenoidectomy in children. Trans. Am. Laryngol. Assoc. **81**, 192–206 (1960)

49. Riffat, F., Cheng, A.: Pediatric caustic ingestion: 50 consecutive cases and a review of the literature. Dis. Esophagus **22**, 89–94 (2009)

50. Roh, J.L., Lee, Y.W., Park, C.I.: Can mitomycin C really prevent airway stenosis? Laryngoscope **116**, 440–445 (2006)

51. Rosen, C.A.: Autologous fat for vocal fold injection. In: Sulica, L., Blitzer, A. (eds.) Vocal Fold Paralysis, pp. 105–110. Springer, Berlin/Heidelberg (2006)

52. Rosin, D.F., Handler, S.D., Potsic, W.P., et al.: Vocal cord paralysis in children. Laryngoscope **100**, 1174–1179 (1990)

53. Rutter, M.J., Cotton, R.T.: The use of posterior cricoid grafting in managing isolated posterior glottic stenosis in children. Am. Med. Assoc. **130**, 737–739 (2004)

54. Schneider, B.: Titanium medialization implant. In: Sulica, L., Blitzer, A. (eds.) Vocal Fold Paralysis, pp. 165–168. Springer, Berlin/Heidelberg (2006)

55. Smith, M.E.: Vocal fold paralysis in children. In: Sulica, L., Blitzer, A. (eds.) Vocal Fold Paralysis, pp. 225–235. Springer, Berlin/Heidelberg (2006)

56. Thornell, W.C.: Intralaryngeal arytenoidectomy for bilateral abductor vocal cord paralysis. Ann. Otol. Rhinol. Laryngol. **61**, 601–608 (1952)

57. Tucker, H.M.: Vocal cord paralysis in small children: principles in management. Ann. Otol. Rhinol. Laryngol. **95**, 618–621 (1986)

58. Turner, F., Duflo, S., Michel, J., et al.: Endoscopic medialization with Vox implant: our experience. Rev. Laryngol. Otol. Rhinol. **127**, 339–343 (2006)

59. Vats, A., Worley, G.A., de Bruyn, R., et al.: Laryngeal ultrasound to assess vocal fold paralysis in children. J. Laryngol. Otol. **118**, 429–431 (2004)

60. Woodman, D.: A modification of the extralaryngeal approach in arytenoidectomy for bilateral abductor palsy. Arch. Otolaryngol. **48**, 63–65 (1946)

61. Zbar, R.I., Smith, R.J.: Vocal fold paralysis in infants twelve months of age and younger. Otolaryngol. Head Neck Surg. **114**, 18–21 (1996)

8

先天性声门下狭窄（Congenital Subglottic Stenosis, C-SGS）

主要内容

☛ C-SGS 是第三常见的先天性喉畸形（10% ~ 15%）。

☛ 是 1 岁以下小儿最常见需要气管切开的喉畸形。

☛ 定义为足月新生儿声门下直径小于 4mm，早产儿小于 3mm。

☛ 狭窄是因在妊娠第 10 周期间喉腔不完全再通导致的。

☛ 属于喉蹼和喉闭锁的范畴。

☛ 因气管插管加剧了多数病例的狭窄，真正的患病率是难以确定的。

☛ 组织病理表现：

  —软骨性狭窄本质上是先天的。

  —软组织性狭窄是获得性的。

  —混合型（先天性合并获得性）是因畸形环状软骨环行气管插管导致的。

☛ 症状：

  —当声门下狭窄的直径超过 50% 时出现症状。

  —原发的双向性喘鸣。

  —反复或迁延的哮吼、犬吠样咳。

  —伴胸骨上窝和胸廓凹陷的阻塞性呼吸困难。

☛ 内镜检查评估：

  —SGS 的范围和性质

  —声带活动度

  —残留管径的大小

—伴随的气道其他畸形

- ☞ 治疗原则基于：

    —SGS 的性质：软骨性 *vs.* 软组织性

    —范围：孤立的 SGS *vs.* 声门-声门下狭窄

    —类型：单纯的先天性狭窄 *vs.* 合并获得性狭窄

    —患者的一般情况

- ☞ 手术方式：

    —非内镜下二氧化碳激光切除或者扩展

    —个体化治疗

    —Ⅰ级 SGS 行保守治疗

    —Ⅱ级 SGS 和轻度Ⅲ级 SGS 行一期喉气重建术（LTR）

    —严重Ⅲ级 SGS 行一期喉气管重建术或部分环状软骨气管切除术（PCTR）

先天性声门下狭窄（C-SGS）是指声门下直径变小，足月新生儿小于 4mm，早产儿小于 3mm[16]。C-SGS 是继喉软化症和声带麻痹之后第三常见的喉畸形[13]，也是 1 岁以内小儿最常见行气管切开的喉畸形病变[15]。因为急诊气管插管加剧了患儿声门下狭窄的程度，导致出现所谓的先天合并获得性或混合性声门下狭窄，所以声门下狭窄真实的患病率是难以确定的[3]。

8.1 发病机制和分类

先天性声门下狭窄是由于在妊娠第 10 周喉内腔不完全再通导致的[10]。不同阶段上皮层再通的受阻导致了不同程度的声门下狭窄[11]。本质上与喉蹼和喉闭锁是相近的，喉蹼和喉闭锁也是喉腔再通受阻导致的[14]。这

也解释了为什么在广泛的喉蹼和完全性喉闭锁病例中声门下经常存在软骨组织[1]。SGS的组织病理学分类是由 P.H. Holinger 在 30多年前建立的，现在仍被广泛使用[7]。（表 8.1）

先天性声门下狭窄 本质上通常是软骨性的，内镜下激光切除或切开对其治疗有重要意义。但扩张术一般是无效的，因为扩张后肉芽组织的形成会继发严重的再狭窄。只有极少数的 C-SGS 是由软组织导致。其他的 C-SGS 通常合并环状软骨的畸形（图 8.1）。

最常见的软骨性 SGS 是由一个增厚的前部组织和广泛增厚的环状软骨（或者椭圆形的环状软骨）组成的（图 8.2）。1970 年 Tucker首先描述了 C-SGS 最常见的异常形态是椭圆性的环状软骨（图 8.3）。可合并后部的黏膜下裂，少数情况下合并真实的喉裂[5]。椭圆形的环状软骨不可能适应圆形的气管导管，对于这种病例紧急的气管切开是必须的，这样可以保证气道的安全。如果患儿的一般情况允许，

表 8.1　声门下狭窄的组织病理学分类（得到 Holinger的允许[6]）

软骨性狭窄（通常是先天性的）

- 环状软骨畸形

    —正常形状，但直径变小

    —异常形状

    　—椭圆的

    　—裂开的（部分，黏膜下）

    　—扁平的

    　—广泛增厚的

- 受困的第一气管环

软组织性狭窄（通常是获得性的）

- 黏膜下腺体肥大

- 瘘管和囊肿

- 黏膜下纤维化

    ± 软骨变形

    ± 环状软骨骨化

- 肉芽组织

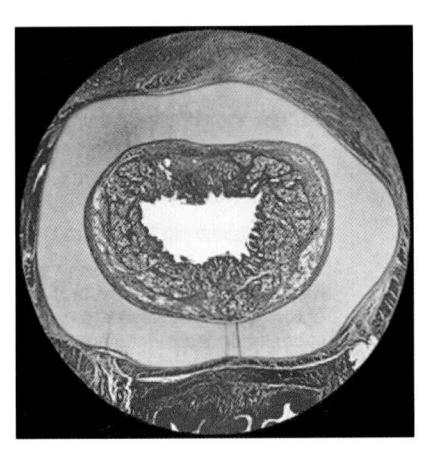

图 8.1　伴黏膜下腺肥大的扁平环状软骨：环状软骨畸形合并管内软组织的增加（经许可转载于 Holinger[4]）

同时没有伴发合并症，直接的一期 LTR 或者 PCTR 可能就可以解决问题，而不需要行气管切开，甚至在新生儿也是可行的[2,8,9]。

　　第一气管环发育受阻是较少见的 C-SGS 的病因,通常合并有所谓的扁平环状软骨（见图 8.1）。

8.2　症状

　　软骨性 C-SGS 导致双相喘鸣。黏膜外病变（比如黏膜下腺肥大或黏膜水肿）导致双相喘鸣的发生，以吸气相为主。这种状态的特点是伴有犬吠样咳的反复发作性哮吼。1 岁以下的小儿如果出现这些症状，通常可能有 C-SGS 的存在。在大一些的小儿，对于声门下狭窄没有超过 50% 的轻度 C-SGS 病例只会在呼吸道感染期间出现症状。所以反复的或迁延的哮吼症状应引起儿科医生的警惕,是否需排除 C-SGS。依据 C-SGS 的程度，出现其他呼吸窘迫的体征，如伴胸骨上窝和胸廓凹陷，则提示需要内镜检查。内镜下所见可能与临床表现不相符，这是因为婴儿显著地耐受了病损气道。

8.3　内镜评估

　　检查的方法已在第 5 章的 5.2 中描述。

　　在面罩通气下用 TNFL 评估声带的活动度和探查其他潜在喉外阻塞部位的存在。超过 50% 的病例发现伴发畸形的存在[3]。硬性喉气管支气管镜检用于评估身体长轴方向的狭窄范围和衡量残留管腔的大小。比起气管

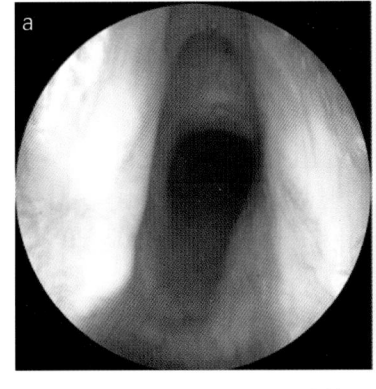
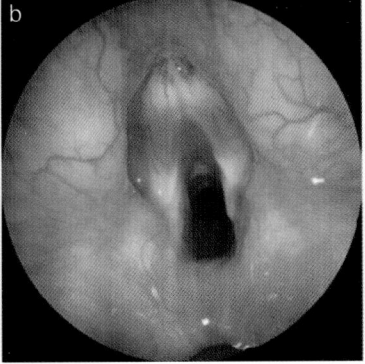
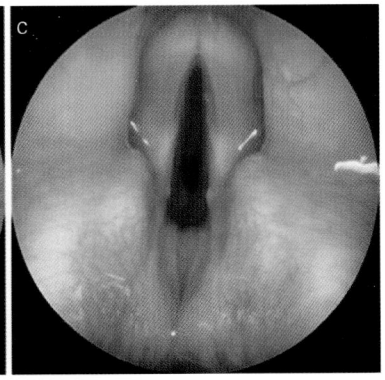

图 8.2　先天性软骨性 SGS 的内镜观：（a）环状软骨前方有增厚层：<50% 的病例无症状。（b）环状软骨的广泛增厚：轻度 Ⅲ 级 C-SGS 需要手术。（c）椭圆的环状软骨：Ⅲ 级 C-SGS 需要手术

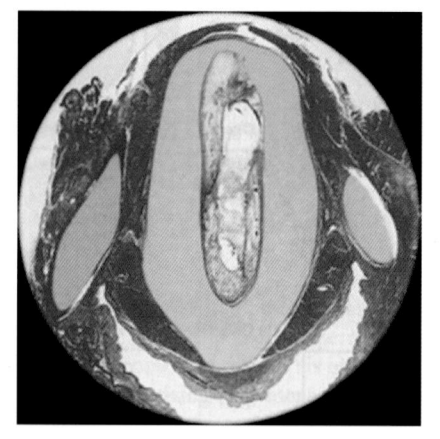

图 8.3　椭圆的环状软骨：在不造成严重黏膜损伤的情况下，这种畸形的环状软骨不能适应任何型号的气管导管。一旦确诊，必须行气管切开术或者直接的一期喉重建术，并行术后插管。(经许可转载于 Holinger[4])

导管，小创伤的逐渐变细探条在检查中受到偏爱。为了评估狭窄段的直径，探条需能没有任何阻力地自由通过。探条绝对不能用于对狭窄的扩张。在悬吊显微喉镜下对 C-SGS 的触诊可帮助判断狭窄的性质，是软骨性还是软组织性。最后，依据症状的严重程度，需要作出确保气道安全的决定。如果可能的话，应行气管切开而不作气管插管，或者应在保证短时间内足够通气的情况下用尽可能小的气管导管插管。使用大的气管导管插管会损伤声门下黏膜，加重病情，所以这种操作必须避免。

8.4　手术适应症

　　需要根据狭窄的性质、范围、程度、类型以及患者的一般情况来选择 C-SGS 的治疗方法。

　　（1）软组织性 vs. 软骨性 C-SGS。

　　（2）孤立的 C-SGS vs. 声门-声门下狭窄。

　　（3）轻度 C-SGS vs. 重度 C-SGS。

　　（4）先天性 C-SGS vs. 获得性 C-SGS。

8.4.1　软组织性 vs. 软骨性 C-SGS

　　由于大多数 C-SGS 是软骨性的，所以不建议行内镜治疗。激光术或者扩张术造成暴露软骨的损伤，导致起初病情的加重；其次二次愈合可能导致肉芽形成、瘢痕增生和再狭窄。所以开放性手术是唯一的治疗选择，但必须慎重选择。

8.4.2　孤立的 C-SGS vs. 声门-声门下狭窄

　　应用肋软骨移植进行扩大的 LTR 对于孤立的 C-SGS 在初次手术是重要的。喉前壁、后壁以及联合肋软骨移植物间正常黏膜的存在有利于肋软骨移植物快速地再上皮化。椭圆形的环状软骨特别适合这种手术（图 8.4）。伴有黏膜腺体增生的扁平环状软骨是行部分环状软骨气管切除术的极佳适应症。这类环状软骨板是平的，可以轻松适应声门下重建的气管残端。不正常的黏膜需要与切除的部分一起完全去除（图 8.5）。

　　伴有声门下软骨组织的声门-声门下狭窄是先天性喉蹼和喉闭锁的一部分，与 C-SGS 关系密切。两个主要的手术方式包括前壁后壁肋软骨移植的喉气管重建术和扩大的部分环状软骨气管切除术。两种重建手术都需要支架，支架的设计和质量是在气道和音质方面获得最佳结果的关键因素。在这方面，LT 模具（见第 2 章，2.8.6）的应用已取得了非常令人满意的结果。

8.4.3　轻度 C-SGS vs. 重度 C-SGS

　　如果行了喉气管重建术，广泛增厚的环

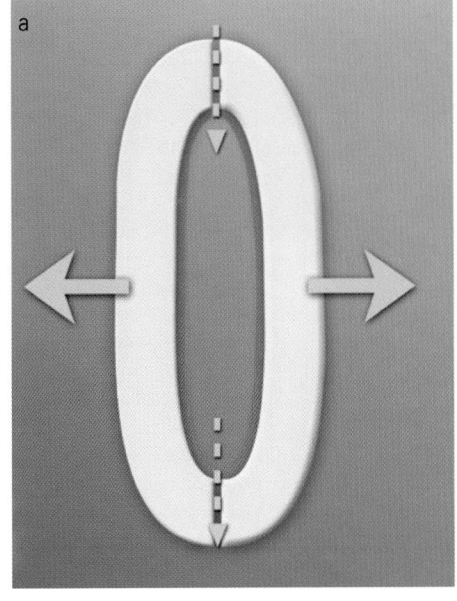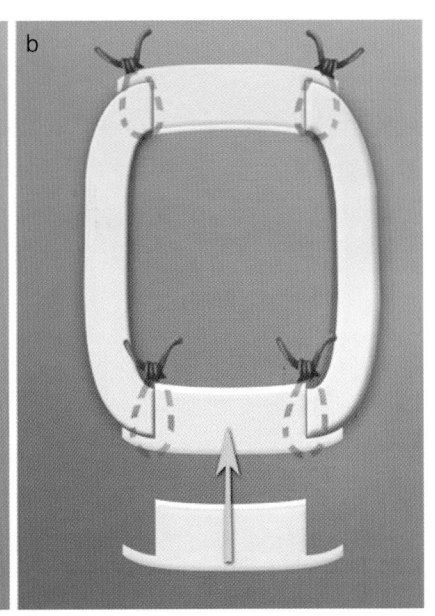

图 8.4 椭圆形环状软骨的喉气管重建术（LTR）图示：（a）前后径正常的严重 SGS，保留黏膜。点状箭头显示前后中线处切开环状软骨。（b）前后都用肋软骨移植物扩大声门下。分开的椭圆形环状软骨的正常黏膜有利于移植物软骨膜的快速重新上皮化。

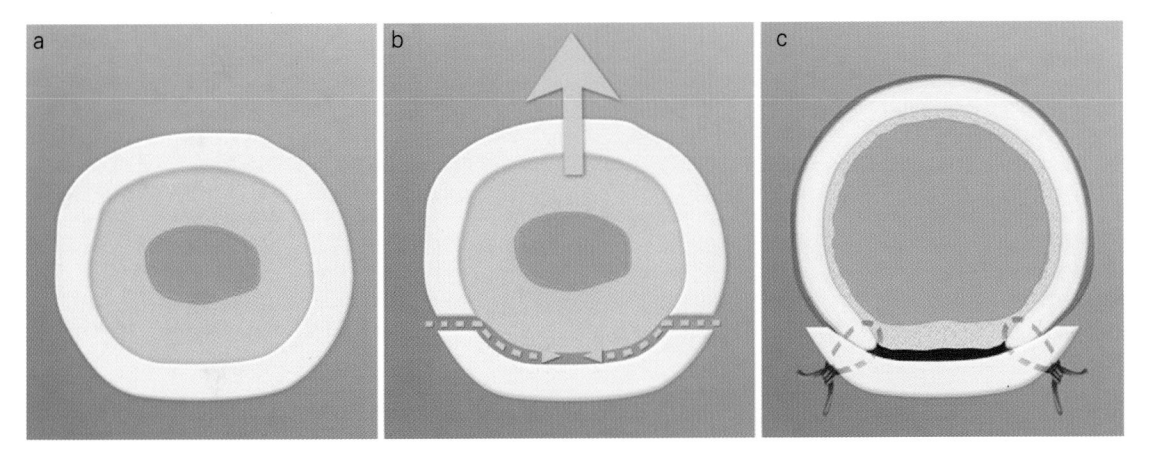

图 8.5 伴有黏膜腺体增生和纤维化（声门上轴位观）的扁平环状软骨部分环状软骨气管切除术（PTCR）：（a）需要去除全部声门下增厚的异常黏膜。（b）在 PCTR 术中，环状软骨弓与异常黏膜一并切除。扁平的环状软骨，伴有宽广的环状软骨板，是行这种手术的极佳适应症。（c）用正常的气管环重建声门下结构

状软骨（Ⅲ级 SGS）使得狭窄水平残留的正常黏膜非常少，甚至是行黏膜下软骨切除术也是如此（见图 8.2b）。由于缺乏残余黏膜，对于瘢痕增生的Ⅲ级 SGS 病例插入软骨的再上皮化会受到影响。所以严重的Ⅲ级 SGS 应行部分环状软骨气管切除术，获得性 SGS 也应行这种手术。

8.4.4 先天性 C-SGS vs. 获得性 C-SGS

C-SGS 的治疗已在前面描述过。无论最初 C-SGS 的类型是什么，混合病因（先天性基础上合并获得性）的先天性声门下狭窄的治疗方式应与插管后喉气管狭窄的方式一样。

由于在声门下水平可能缺乏正常的黏膜，所以在再上皮化过程中声门下黏膜并没有发挥任何重要的作用。只有Ⅱ级 SGS 和轻度Ⅲ级 SGS 能从 LTR 中受益。对于严重的Ⅲ级 SGS 或Ⅳ级 SGS，PCTR 是首选的治疗方法。

8.5 C-SGS 的手术

基本上，C-SGS 的手术方式与获得性 SGS 的手术方式相似，在 19 章和 20 章将详细介绍，也会提到 LTR 和 PCTR 手术的预期结果。

参考文献

1. Ferguson, C.F.: Congenital abnormalities of the infant larynx. Otolaryngol. Clin. North Am. 3, 185–200 (1970)
2. Garabedian, E.N., Nicollas, R., Roger, G., et al.: Cricotracheal resection in children weighing less than 10 kg. Arch. Otolaryngol. Head Neck Surg. 131, 505–508 (2005)
3. George, M., Ikonomidis, C., Jaquet, Y., et al.: Partial cricotracheal resection for congenital subglottic stenosis in children: the effect of concomitant anomalies. Int. J. Pediatr. Otorhinolaryngol. 73, 981–985 (2009)
4. Holinger, L., Lusk, R., Green, C.: Pediatric laryngology and bronchoesophagology. Lippincott-Raven, Philadelphia (1997)
5. Holinger, L.D.: Histopathology of congenital subglottic stenosis. Ann. Otol. Rhinol. Laryngol. 108, 101–111 (1999)
6. Holinger, L.D.: Congenital laryngeal anomalies. In: Holinger, L.D., Lusk, R.P., Green, C.G. (eds.) Pediatric Laryngology and Bronchoesophagology, p. 154. Lippincott-Raven, Philadelphia/New York (1997)
7. Holinger, P.H., Kutnick, S.L., Schild, J.A., et al.: Subglottic stenosis in infants and children. Ann. Otol. Rhinol. Laryngol. 85, 591–599 (1976)
8. Ikonomidis, C., George, M., Jaquet, Y., et al.: Partial cricotracheal resection in children weighing less than 10 kg: assessment of safety, efficacy and longterm outcome. Int. J. Pediatr. Otorhinolaryngol. 142, 41–47(2010)
9. Johnson, R.F., Rutter, M., Cotton, R.T., et al.: Cricotracheal resection in children 2 years of age and younger. Ann. Otol. Rhinol. Laryngol. 117, 110–112 (2008)
10. McGill, T.J.: Congenital anomalies of the larynx. In: Ferlito, A. (ed.) Diseases of the larynx, pp. 207–215. Arnold/Oxford University Press, New York (2000)
11. Milczuk, H., Smith, J., Everts, E.: Congenital laryngeal webs: surgical management and clinical embryology. Int. J. Pediatr. Otorhinolaryngol. 52, 1–9 (2000)
12. Monnier, P., George, M., Monod, M.L., et al.: The role of the CO_2 laser in the management of laryngotracheal stenosis: a survey of 100 cases. Eur. Arch. Otorhinolaryngol. 262, 602–608 (2005)
13. Narcy, P., Bobin, S., Contencin, P., et al.: Laryngeal anomalies in newborn infants. A propos of 687 cases. Ann. Otolaryngol. Chir. Cervicofac. 101, 363–373 (1984)
14. Nicollas, R., Triglia, J.M.: The anterior laryngeal webs. Otolaryngol. Clin. North Am. 41, 877–888 (2008)
15. Tucker, G.F., Ossoff, R.H., Newman, A.N., et al.: Histopathology of congenital subglottic stenosis. Laryngoscope 89, 866–877 (1979)
16. Willing, J.: Subglottic stenosis in the pediatric patient. In: Myer, C.M., Cotton, R.T., Shott, S.R. (eds.) The Pediatric Airway – An Interdisciplinar Approach, pp. 111–132. JB Lippincott, Philadelphia (1995)

9

喉蹼和喉闭锁

主要内容

- 罕见的先天畸形（5%），由原喉的不完全再通造成。

- 喉蹼与先天性声门下狭窄（C-SGS）有相似的胚胎学原理，但病变范围除常涉及声门下外还包括声门。

- 有些病例的发生与染色体22q11的缺失（腭-心-面综合征）有关。

- 根据 Cohen 的分型，喉蹼分为四型：长蹼总是比短蹼厚，并在声门下含有软骨成分。

- 根据 Cohen 的分型，四型喉蹼的严重程度反映了胚胎期原喉再通的结束时间。

- 症状与喉蹼的严重程度密切相关：

  —从轻微声嘶到失声。

  —从无呼吸困难到严重的阻塞性呼吸困难。

  —从无需紧急的气管切开或分娩时的宫外治疗（EXIT）到完全闭锁无法生存。

- 诊断：

  —经鼻的纤维喉镜（TNFL）检查评估声带的活动度

  —严格的杆镜头（rod-lens）喉镜检查定义声门下区（SG）的延伸范围和声门下区（SG）的管腔大小

  —悬吊显微喉镜（SML）触诊喉蹼是否含有软骨成分或黏膜下裂口

  —颈侧位片或薄层CT扫描评估喉蹼的厚度

—基因诊断和建议

☞ Cohen 的喉蹼分型：

—Ⅰ型：声门前部薄喉蹼：长度小于声门长度的 35%

—Ⅱ型：声门前部中厚喉蹼：长度为声门长度的 35% ~ 50%

—Ⅲ型：声门前部厚喉蹼：长度为声门长度的 50% ~ 75%，声门下部分可能含软骨成分

—Ⅳ型：厚度一致的厚喉蹼：长度为声门长度的 75% ~ 90%，声门下部分含软骨成分

☞ 按照 Cohen 的分型给予治疗

—Ⅰ型：观察或二氧化碳激光切开黏膜瓣

—Ⅱ型：内镜下二氧化碳激光切开黏膜瓣

—Ⅲ型：内镜下二氧化碳激光切开黏膜瓣，含软骨成分的喉蹼需行喉部的开放手术

—Ⅳ型：气管切开或分两期手术进行部分环状软骨气管切开术（PCTR）或喉气管重建术（LTR）并放置临时支架

☞ 专业术语：

—膜性喉蹼被定义为先天性膜性狭窄。

—粘连通常定义获得性相邻结构的瘢痕融合，如声带或室带。

喉前部的喉蹼非常罕见（~ 5%），它是由于在胚胎发育的第 8 ~ 10 周原始喉腔再通失败导致。事实上，喉蹼的发病机制与 C-SGS 相同，并可能被认为是这种疾病的分支。这就解释了为什么最严重的声门喉蹼常伴有软骨性声门下狭窄。如果上皮细胞层的再通[5]停留在胚胎发育的早期阶段，继而发生完全的喉闭锁。这种畸形将有生命危险，除非在分娩室立即行气管切开术或分娩期的宫外治疗（EXIT）[6]。如果喉闭锁伴有食管闭锁并出现气管食管瘘（TOF），一些

新生儿能存活得更长。将气管导管插入到食管的近侧可确保婴儿通过气管食管瘘（TOF）通气。能否行此检查视气管发育不全的程度而定[3]。

喉腔从尾部向头部再通的过程中，喉腔再通停止的时间决定了喉蹼的长度及其声门下是否含有软骨成分。

Cohen 将喉蹼分为四型，是对这个疾病胚胎发育过程的有益临床说明（图 9.1）：

- Ⅰ型（图 9.1a）

  —薄的声门前部的喉蹼，封闭声门小于 35%

  —轻微的声嘶，无气道梗阻症状

- Ⅱ型（图 9.1b）

  —薄到中厚度的喉蹼，封闭声门的 35% ~ 50%

  —哭声微弱嘶哑，轻度的气道梗阻症状

- Ⅲ型（图 9.1c）

  —喉前部的厚喉蹼，声门下可能含有软骨并封闭声门的 50% ~ 75%

  —哭声非常微弱，中度的气道梗阻症状

- Ⅳ型（图 9.1d）

  —厚度均匀的厚喉蹼，封闭声门的 75% ~ 90% 并且声门下含有软骨

  —失声，严重的气道梗阻症状，需行气管切开术

9.1 患者的评估

9.1.1 症状

所有患儿存在某种程度的发声困难，从轻微声嘶到失声。气道梗阻症状随喉蹼的范围增加而加重，最严重的病例需行气管切开术以保证气道的通畅。

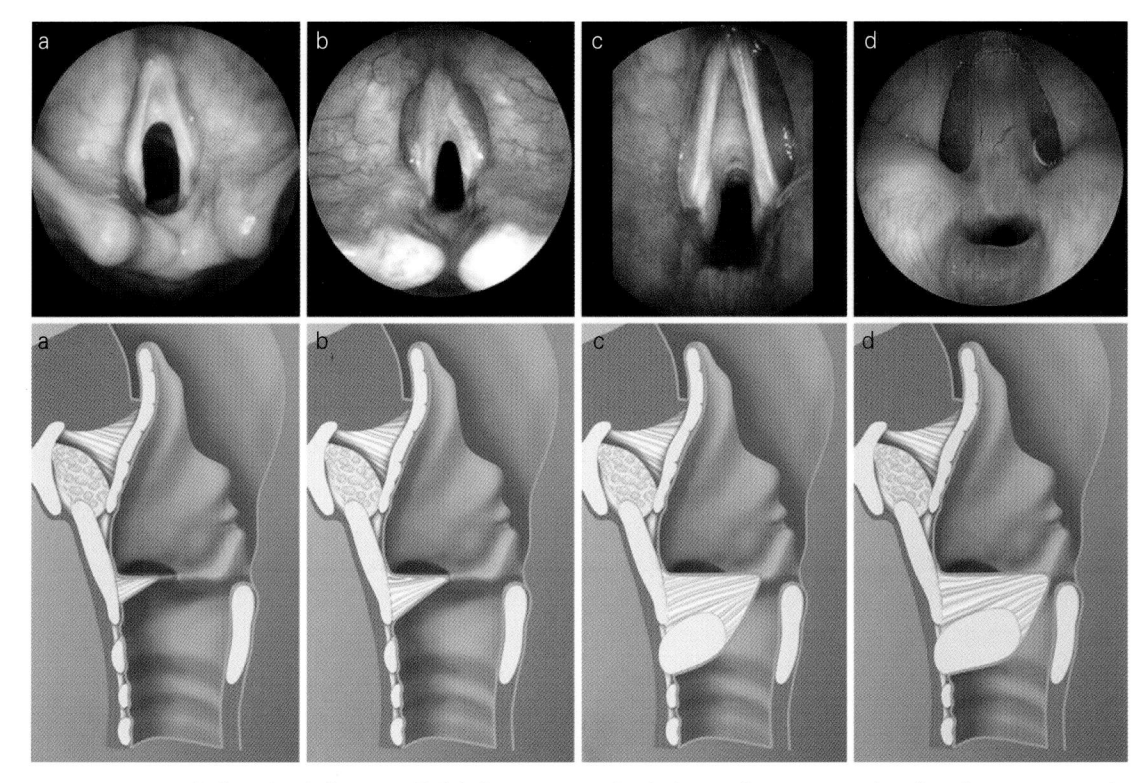

图 9.1 Cohen 的喉蹼分型: 喉镜图及矢状位解剖图:(a)Ⅰ型: 长度小于声门的35%, 未延伸至声门下。(b)Ⅱ型: 长度为声门的 35%～50%, 稍微延伸至声门下。(c)Ⅲ型: 长度为声门的 50%～75%, 显著延伸至喉前部的声门下, 声门下可能含有软骨成分。(d)Ⅳ型: 长度为声门的 75%～90%, 重度延伸至声门下并有软骨成分

9.1.2 内镜检查

标准的内镜检查应该包含经鼻光纤喉镜检查, 检查内容包括杓状软骨的活动度、可能的喉外原因导致的气道梗阻、黏膜下的腭裂或喉裂。带有杆透镜望远镜（rod-lens telescope）的直达喉镜常被用来精确地评估喉蹼在声门下的范围和剩余声门下腔的大小。在Ⅲ型和Ⅳ型喉蹼中, 悬吊显微喉镜被用来触诊喉蹼是否含有软骨成分。

9.1.3 其他检查

颈侧位片或薄层螺旋 CT 扫描影像提供关于声门下区长度的更多信息, 尤其是其狭窄部位不能通过细镜观察的 SGS, 颈侧位片或薄层螺旋 CT 扫描影像可提供精确的信息（见第 3 章, 图 3.5）。

人类染色体的核型分析基因检测可以发现 22q11 染色体的微小缺失, 尤其是患儿表现出独立的腭-心-面综合征。作为这个综合征的变形 Shprintzen 或 DiGeorge 综合征包括了多样的潜在异常的基因组合。多达 185 种不同的异常组合几乎影响了所有已被报道的系统。从其中, 唇裂和腭裂畸形约占 8%, 心血管异常占 30%。

9.2 喉蹼的治疗

喉蹼的范围广泛, 因此存在多种手术方

法。应根据喉蹼的类型选择适合的手术方法。

9.2.1 Ⅰ型喉蹼（<声门长度的35%）

伴有最低声音问题的较小的喉前部的喉蹼仅有轻微的声嘶症状，不需要治疗。长期无气道危害的膜性喉蹼的内镜治疗可延迟到学龄前进行。

在悬吊显微喉镜（SML）中，Parsons喉镜通常用来暴露声带的全长。加在颈部的外部压力能帮助更好地暴露前联合（见第4章，图4.9）。在前方喉蹼的一侧黏膜下注射1:100,000的肾上腺素0.5ml。将二氧化碳激光调到脉冲模式，100mJ/cm^2 ~ 125mJ/cm^2,10Hz的重复率，250μm的光斑，切出一个黏膜瓣：黏膜瓣应足够大，侧面朝向喉室。在这个水平使用Lindholm自定位假声带牵开器可更好地暴露术野。然后如图9.2所示朝中线提起黏膜瓣。切开膜性喉蹼，将黏膜瓣反折于同侧的声带表面以阻挡两侧创面的接触，防止在愈合过程中因黏膜粘连而复发。可用6.0Vicryl缝线将黏膜瓣缝在声门下，但这个操作难度很大，可能导致黏膜瓣的撕裂。通常推荐用生物胶（Tisseel®）来固定黏膜瓣。

9.2.2 Ⅱ型喉蹼（声门长度的35% ~ 50%）（图9.3）

Ⅱ型喉蹼的范围还不足以引起气道梗阻的临床症状。对于没做气管切开的婴儿，因为不能耐受硅胶支架更适合推迟治疗。到4岁时喉部增大，手术治疗更容易。

在悬吊显微喉镜下，将二氧化碳激光设置成脉冲模式，100mJ/cm^2 ~ 125 mJ/cm^2,10Hz的重复率，250μm 光点大小。沿中线切开喉蹼。固定黏膜瓣的Lindholm自定位假声带牵开器帮助在声韧带间展开喉蹼。不应进行黏膜下注射，以避免使声带结构模糊（见图9.3a）。

上述治疗Ⅰ型喉蹼的技术不宜用在Ⅱ型喉蹼的治疗，因为Ⅱ型喉蹼前方声门下扩展的范围太大。在治疗过程中需要将一个硅胶膜片放置在声带的激光切面间。开放性手术放置硅胶膜不是首选的方法。因其需要喉正中裂开，对于膜性喉蹼来讲，创伤过大。硅胶膜片是定制的：一个非常薄的硅胶片，厚度0.05mm，切成约2.5cm×2.5cm大小，缠绕在非常细的导管外面，一种常用于早产儿的静脉注射的导管。使用导管的目的是防止

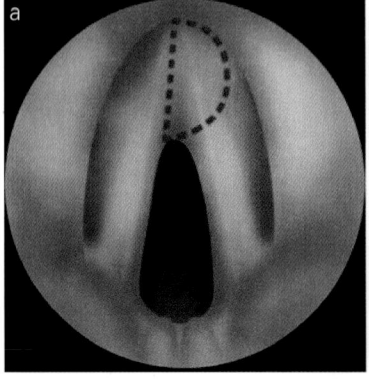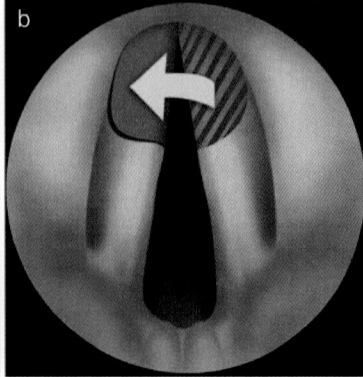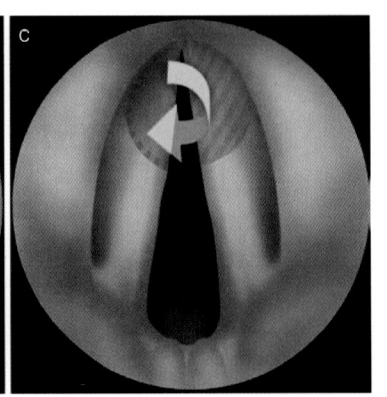

图9.2 图解内镜治疗Ⅰ型声门膜性喉蹼：（a）黏膜瓣设计。（b）掀起黏膜瓣并切开喉蹼。（c）反折黏膜瓣覆盖在同侧声带下面

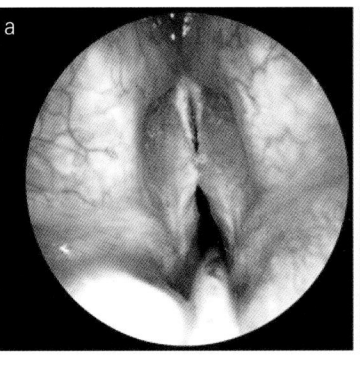
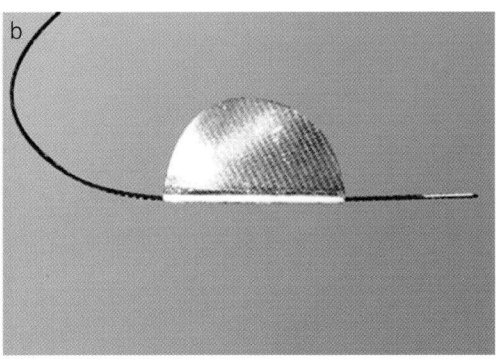

图 9.3 内镜治疗 Ⅱ-Ⅲ 型喉蹼：(a) 二氧化碳激光切割（脉冲模式）。(b) 硅胶膜的设计

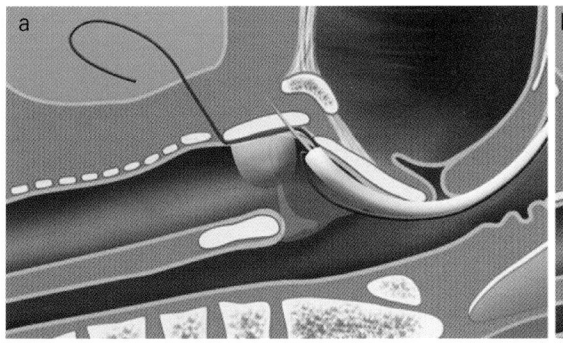
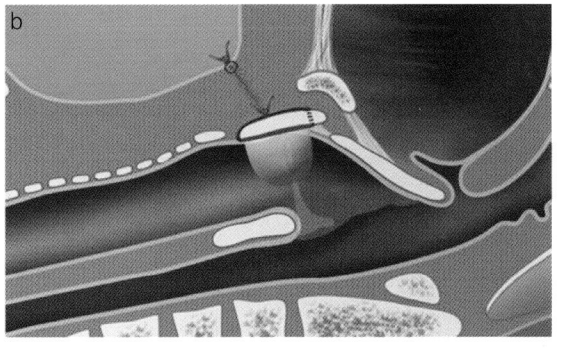

图 9.4 内镜下放置硅胶膜图解：(a) 使用缝针器由内向外将第一针自声门下穿出。(b) 由内向外第二针自前联合上方穿出，并在皮下打结把硅胶膜固定在前联合

硅胶片固定在喉内时被逐渐切断。硅胶片对折后用硅酮胶（Nusil silicone technology, Carpinteria, CA, USA.）密封。静脉导管作为边缘，完成瓣膜的设计（见图 9.3b）。它能被切成任何适合的尺寸，切割时不应该紧贴后联合。尝试几次直到获得前后、左右均适合的尺寸。使用 Lichtenberger 缝针器（见第 4 章，图 4.11e），于声门下喉蹼切面的最低处下方，以 3.0 缝线贯穿喉内外缝合。线的一端从颈部的皮肤表面穿出，另一端从静脉导管内穿出。将硅胶膜滑入喉内，使用缝针器将第二根缝线于声门上由内向外经会厌缝出。头侧距离前联合至少 5mm 以避免在前联合形成肉芽组织。缝线游离端从颈部皮肤穿出。用弯钳在皮下分别朝头侧及尾侧分离直到发现线端。使用皮肤拉钩拉开皮肤暴露缝线，在皮

下打结将硅胶膜固定在前联合的尖端（见图 9.4）。可吸收线皮内缝合关闭皮肤切口。硅胶膜放置约 4 周以上后需取出。在悬吊显微喉镜下用显微剪剪断 3.0 缝线后，活检钳去除生长在缝线上的肉芽组织，用力拉线的一端即可容易地将其取出。对于声门下不含软骨成分的喉蹼，以往的开放性硅胶膜置入手术已不再采用（见图 9.5）。

9.2.3 Ⅲ型喉蹼（声门长度的 50%~75%）

手术治疗的时机取决于呼吸系统症状。如果必须行气管切开术以保证气道的安全，内镜手术或开放手术可在早期进行，即在出生后第 2 年对喉蹼进行手术治疗。本质上喉蹼在声门下的范围决定了手术的类型。单纯

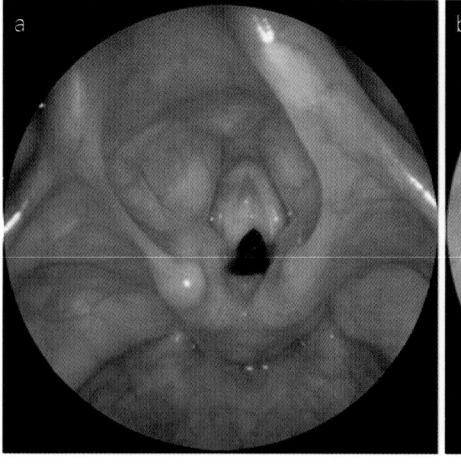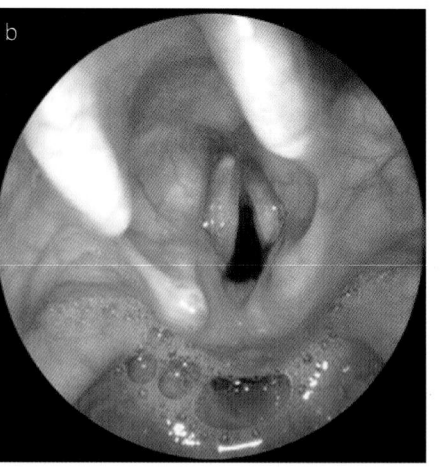

图 9.5 内镜下放置支架治疗 Ⅱ 型喉蹼的效果图：(a)治疗前：Ⅱ 型喉蹼。(b)治疗后：锐性前联合

膜性并局限于声门的 Ⅲ 型喉蹼非常少见，可采取与 Ⅱ 型喉蹼相同的内镜治疗法。最常见的 Ⅲ 型喉蹼是范围包括声门下的前方厚蹼，若要成功修复需行开放手术。 使用前肋软骨移植的 LTR 和依靠一个适当的喉支架支撑对重建满意的前联合和声带表皮细胞的再生是必需的。在 Ⅲ 型喉蹼中，通常要保留杓状软骨间的距离，因此，后部的移植不是必须的。

　　除了对可能存在的声门下软骨成分进行黏膜下切除外，LTR 法与获得性声门-声门下狭窄的治疗方法相似。全喉正中切开术应在直视下进行，在甲状软骨切迹上方切开会厌，并用皮肤拉钩暴露声门以上的喉部。然后从上向下逐渐切开甲状软骨，将甲状软骨向两侧分开直到声门清晰可见，分离左右声带。继续沿正中切口向下切至第二气管环。在声门下，去除声带下方的纤维组织重建圆顶形的喉弹性圆锥。通常要识别并保留甲杓肌。对先天性喉蹼，松动喉室底部的黏膜，覆盖在声带的游离缘，用 6.0Vicryl 线缝合在声带的下表面。假如这个手术方法能够成功（没有黏膜的撕裂），就可以避免支架置入术。通常，我们使用一个适当尺寸的

LT 模具支架行夹板固定（见第 2 章，2.8.6）重建喉部。测量新声门的精确长度后选择支架，使用 2 根 3.0 缝线穿过室带将支架固定于声门上水平和气管切开口以上的颈段气管水平（见第 20 章，20.4）。为了将 LT 模具精确地固定于正确的水平，用一根 5.0 可吸收 Vicryl 线穿过支架后缝合在前联合。缝线将在支架被取出前自然吸收。当关闭喉正中切口时，在相同水平再次接近声带时需非常谨慎。此外，穿过甲状软骨用褥式缝合固定会厌柄以避免会厌后部移位。喉正中切开后的声门下部分通常用椭圆形的支架扩张。前面的缺损用船形的肋软骨移植片填充，软骨膜朝向管腔。如果缺损小，为了避免取肋软骨带来的并发症，可从一侧甲状软骨翼的上缘获得一小片软骨。移植物保留在原处 3 ~ 4 周，以便让双侧声带表皮细胞再生，然后在内镜下取出移植物，见第 20 章，图 20.41。

9.2.4　Ⅳ型喉蹼（声门长度的 75% ~ 90%）

　　严重的喉蹼有时近似完全喉闭锁，总是合并软骨性声门下狭窄。因为环状软骨畸形，

图9.6 一个5个月大的患儿患有腭-心-面综合征:(a)Cohen IV型喉蹼伴III级先天性软骨性声门下狭窄。(b)扩大的环状软骨气管部分切开术后3个月及LT-模具支架取出后两周:有锐角前联合的新的声门-声门下气道

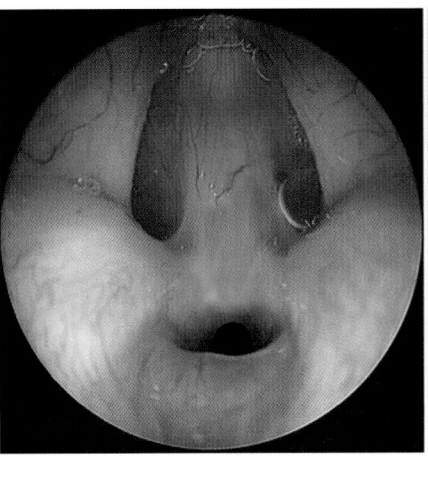
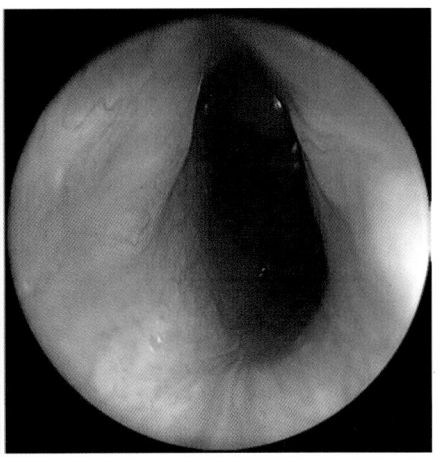

杓状软骨间距明显狭窄。婴儿需要接受气管切开术以保证气道通畅。这类患儿需要前后肋软骨移植,同时黏膜下切除环状软骨的多余部分。声门-声门下水平缺少黏膜覆盖,需要长期放置支架,并且可能无法达到最佳的治疗效果。

在这样的条件下,到目前为止,作者更愿意进行扩大的 PCTR(见第20章,20.4),因其可以充分地修复气道黏膜。需要放置 LT-模具以尽量减少前联合的钝化,促进双侧声带下表面的表皮再生(图9.6)。第19章和第20章对 LTR 和 PCTR 做了详细描述。

参考文献

1. Cohen, S.R.: Congenital glottic webs in children. A retrospective review of 51 patients. Ann. Otol. Rhinol. Laryngol. Suppl. **121**, 2–16 (1985)

2. Dyce, O., McDonald-McGinn, D., Kirschner, R.E., et al.: Otolaryngologic manifestations of the 22q11.2 deletion syndrome. Arch. Otolaryngol. Head Neck Surg. **128**, 1408–1412 (2002)

3. Holinger, L.D., Volk, M.S., Tucker Jr., G.F.: Congenital laryngeal anomalies associated with tracheal agenesis. Ann. Otol. Rhinol. Laryngol. **96**, 505–508 (1987)

4. McElhinney, D.B., Jacobs, I., McDonald-McGinn, D.M., et al.: Chromosomal and cardiovascular anomalies associated with congenital laryngeal web. Int. J. Pediatr. Otorhinolaryngol. **66**, 23–27 (2002)

5. McGill, T.J.: Congenital anomalies of the larynx. In: Ferlito, A. (ed.) Diseases of the Larynx, pp. 207–215. Arnold/Oxford University Press, New York (2000)

6. Morrison, G.: Exit-antenatal (prenatal) diagnoses and management. In: Graham, J.M., Scadding, G.K., Bull, P.D. (eds.) Pediatric ENT, pp. 73–81. Springer, Berlin/Heidelberg (2008)

10

声门下血管瘤（SGH）

主要内容

☛ 先天性的喉部变异非常少见（0 ~ 1.5%）。

☛ 良性的血管肿瘤表现的特点是：内皮细胞、周细胞、肥大细胞、成纤维细胞和巨噬细胞的增生。

☛ 50%的病例伴发皮肤血管瘤，大多数呈现"熊纹形"分布（下巴、下嘴唇、颈前）。

☛ 女性易患（2 ~ 3∶1）。

☛ 典型的病情进展：

　—迅速增生期在 4 ~ 6 周至 4 ~ 10 个月龄

　—稳定期在 10 ~ 12 个月龄

　—缓慢进展期从 10 ~ 12 个月至 5 ~ 10 岁

☛ 临床过程：

　—出生后最初几周没有症状

　— 2 ~ 4 个月大时开始出现症状

　—所有的患儿 6 个月大的时候会出现明显的症状

　— 12 ~ 18 个月时逐渐消退

　— 5 ~ 12 岁时完全消退

☛ 症状：

　—双相喉鸣，吸气性为主

　—犬吠样咳嗽

　—反复发作和持续性的"哮吼"

　—不同程度的声音改变

☛ 诊断：

　—硬性内镜(TNFL 除外喉软化和声带麻痹后)

—颈部前后位片

—必要时行 MRI 检查了解是否累及纵隔

☛ 保守治疗：

—症状轻微的儿童选择临床观察

—全身使用类固醇激素，疗效不佳（25%），仅作为辅助治疗

—α-2a 干扰素已经停止使用，因为它有严重的副作用

—普萘洛尔，能迅速地缓解症状，将来可能取代其他所有的治疗

☛ 内镜治疗：

—内用类固醇激素：气管插管后连续性注射。插管使得风险增加，并且成功率仅为 75%

—二氧化碳激光切除术：用于生长缓慢的肿瘤，连续锁定斩波模式，3W 输出功率，微弱的散焦光束，焦距 400mm（功率密度 ~ 1200W/cm^2），激光冲击 70ms ~ 100ms，治疗范围限制在声门下周长的 30% ~ 50%。

—黏膜下层的吸切器剥离：仍然处于探索阶段

—全身使用类固醇激素，疗效不佳（25%），仅作为辅助治疗

☛ 开放性手术：

—气管切开术：病死率与延迟的气管切开术相关；较高的治疗成功率和病程自然进展

—经喉正中切开术切除：用于生长迅速的肿瘤，一期手术用于具有双向性或者圆周形损害，虽然需要更多的侵入性操作，但是成功率很高

大概 60% 的婴幼儿血管瘤分布于头部和颈部[10]，是儿科最常见的肿瘤。相反，声门

下血管瘤是气道内少见的良性肿瘤，在喉部先天性异常中占 1.5%[11]。当气道的症状提示喉部病变与皮肤血管瘤相关，皮肤病变呈"熊纹形"分布（下巴、颈前和下唇），可以疑似诊断声门下血管瘤。实际上，相同的病理变化在 50% 的病例中存在。

声门下血管瘤多见于女性，女男比例为 2 ~ 3∶1，在缺乏治疗的情况下成为潜在的生命危险。声门下血管瘤是良性肿瘤，与内皮细胞、肥大细胞、外膜细胞、成纤维细胞和巨噬细胞的增生相关。与之不同，血管畸形则呈现正常的细胞更新周期[16]。

10.1　临床过程

与皮肤血管瘤相似，声门下血管瘤呈现独特的模式和进展。快速增生期持续数月，接下来是稳定期，最后缓慢进展期持续数年。了解这三个时期对于治疗有重大的指导意义。据 Bruckner[3] 的研究，50% 的病例在 5 岁时肿瘤完全消退，70% 的病例于 7 岁时完全消退，100% 的病例于 10 ~ 12 岁时完全消退（图 10.1）。根据这个典型的进展模式，临床过程通常很固定，尽管在比率、程度和持续时间上有很大的差异。

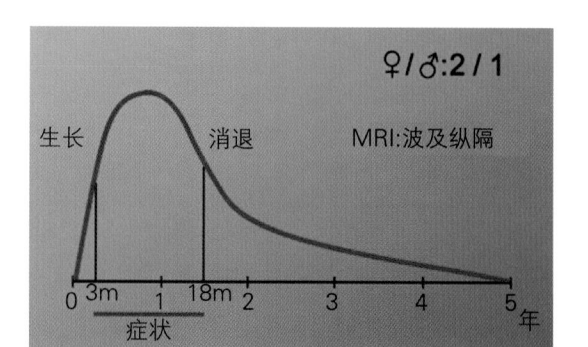

图 10.1　声门下血管瘤的进展模式：所有的患者表现为典型的三期进展：生长期、稳定期和退化期

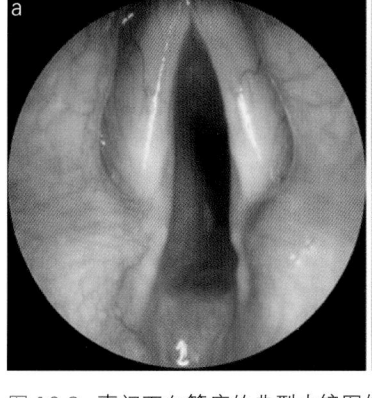
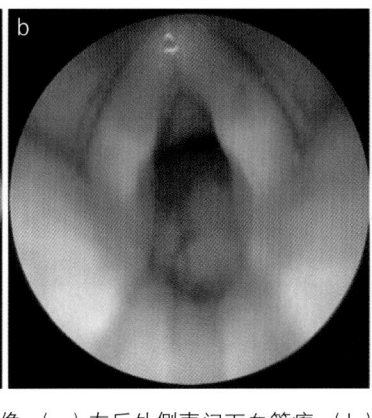
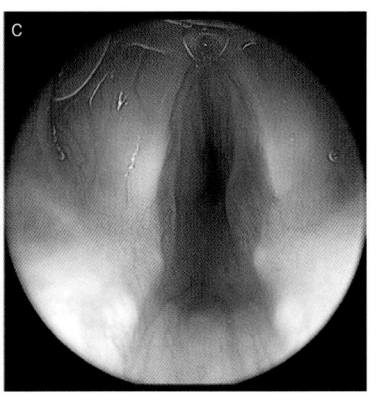

图 10.2　声门下血管瘤的典型内镜图像：（a）左后外侧声门下血管瘤。（b）后侧声门下血管瘤。（c）双侧声门下血管瘤

出生后数周的婴儿多没有症状。通常 2 ~ 4 个月后出现吸气性喉鸣，接着出现双相喉喘鸣伴犬吠样咳嗽和轻微的声嘶，可见于所有 6 个月的患儿。反复或者持续的哮吼发作通常会提示可能为先天性异常。伴有三凹征的呼吸困难、哺乳困难和发育停滞与气道阻塞的严重程度相关。如果症状在早期恶化，那么应该毫不犹豫地进行早期干预。在 10 ~ 12 个月大的时候，症状进入平稳期，之后呈缓慢进展并且最终在患儿 2 岁左右的时候消失，但肿瘤的最终进展可能会持续 5 ~ 10 年。

10.2　患者评估

婴儿哭闹并有轻到中度的呼吸困难，前后位的颈部高千伏摄片可能提示不对称的声门下狭窄。根据临床病史和体检，这样的病例应该和声门下囊肿、狭窄或者乳头状瘤鉴别。然而，确诊还需通过 TNFL 除外喉软化症和声带麻痹后，在全麻下行硬性内镜检查。广泛的或者是难治的巨大血管瘤应该行增强 MRI 或者 CT 检查，了解肿瘤是否侵及上纵隔。

声门下血管瘤表现为表面光滑的淡红色肿块，大多数位于左侧声门下并且向声带下表面延伸。右侧的、后侧的及双侧的声门下血管瘤同样多见（图 10.2）。肿块像海绵一样可压缩，所以气管插管很容易，并且没有大出血的危险。这样经内镜的治疗可能就更安全，因为插管可以用于控制出血，仅仅通过给声门下血管瘤加压就可以做到。

10.3　声门下血管瘤的治疗

声门下血管瘤是一个自限性疾病，可以自行消退，我们的治疗必须以保持气道通畅为目的，同时避免气管切开和长期后遗症的出现。

过去的很多年，尝试过很多治疗方法，需针对特定的患者选择合适的治疗。这些治疗包括：药物治疗、内镜切除和开放性手术。众所周知，侵入性小的治疗方法并不一定是损害最小的。

10.3.1　药物治疗

10.3.1.1　观察

这种方法适用于症状轻微的 1 岁以上儿

童，并且肿瘤达到自然消退期。对患儿密切观察，随着其年龄长大，最终会摆脱肿瘤的困扰。

10.3.1.2　全身使用类固醇激素

全身使用类固醇药物应该作为辅助治疗或者作为短期内的根治疗法。在单独使用这个治疗的病例中，仅有 25% 的病例痊愈[19]。辛辛那提[20]和波士顿[19]治疗方案中如果症状并没有明显的好转，全身使用类固醇药物治疗均未超过 3 周。应该重视该疗法潜在的长期副作用比如发育停滞、骨质疏松症、肾上腺抑制和库欣综合征。

10.3.1.3　α-2a 干扰素

尽管过去常规使用，但是因为 α-2a 干扰素副作用严重，疗效欠佳以及其他治疗方法的出现，目前已经停止使用。

10.3.1.4　普萘洛尔

普萘洛尔是一种无选择性的 β 受体阻滞剂。2008 年发表于新西兰医学杂志的一项研究发现，该药用于婴幼儿头颈部的毛细血管瘤的治疗具有显著优势[14]。在使用普萘洛尔治疗(2mg/kg·d)24h 后，可以停用皮质类固醇，因为在他们的研究组病例中，头颈部毛细血管瘤都发生了迅速并且持续的改善。作者们没有提到任何声门下血管瘤的病例。对于普萘洛尔治疗效果的可能解释包括：使血管收缩，减少血管内皮生长因子（VEGF）的表达，β FGF 基因下调 RAF 丝裂原蛋白激酶途径[6]，触发毛细血管内皮细胞凋亡[21]。

普萘洛尔对皮肤血管瘤的成功治疗作用被首次公开发表后，2009 年 5 月首次报道了这种药物能够缓解声门下血管瘤（SGH）引起的呼吸道梗阻症状[7]。两个使用皮质醇药

物治疗失败的婴儿（其中一个同时使用长春新碱）使用了 2 mg/ kg·d ~ 3mg/ kg·d 的普萘洛尔后效果良好。据作者所知，这是首个关于普萘洛尔治疗 SGH 成功的报道，而且可能是第一个系列研究，这种方法可能会取代其他所有的治疗方法。然而，二氧化碳激光对于治疗单侧的血管瘤仍然有它的优点，因为对于某些病例，心血管方面的副作用可能影响了普萘洛尔的使用。我们尚不知晓的内容还需要继续研究，比如各种血管瘤对普萘洛尔的反应，疗程和停药后的反弹问题。

另外几项相关研究尚在进行中。

10.3.2　内镜治疗

10.3.2.1　类固醇激素瘤体内注射

这种治疗方法比全身用药更有效，成功率 75%。然而，反复的注射、短暂的气管内插管和术后的儿科重症监护病房监护增加了相关风险和治疗费用。作者的选择是将这种方法作为二氧化碳激光切除术的辅助治疗。

10.3.2.2　激光切除术

这种治疗方法适用于生长缓慢的肿瘤，并且症状出现于 4 ~ 6 个月的婴儿。

二氧化碳激光选用 CW/ 斩波模式，3W输出功率，微散光束，焦距 400mm，激光持续时间 70ms ~ 100ms。这些参数的使用可以灭活肿瘤，之后将瘤组织气化，因碳化作用不明显。气化范围为声门下管周的 40%，最多不超过 50%（图 10.3）。

已经报道的与二氧化碳激光切除术相关的声门下瘢痕狭窄[2, 4,19]，考虑与激光参数设置过大及切除的声门下组织过多有关（近整圈切除）。应使用前文提到的激光参数，气化范围避免大于 40% 的声门下组织。采用此方

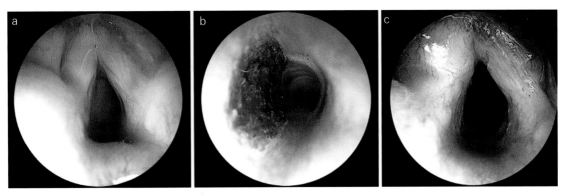

图 10.3　左侧声门下血管瘤的二氧化碳激光气化：（a）左侧声门下血管瘤。（b）轻微的二氧化碳激光气化。（c）术后所见

法治疗的 20 个病例中未见声门下瘢痕狭窄（未发表）。对于增生活跃的肿瘤可能需要多次手术，这就是这种治疗方法的不利之处。

因为大量激光被血红蛋白吸收，KTP 激光理论上是治疗脉管肿瘤的最佳方法，但这项技术比二氧化碳激光操作困难。因为功率密度与光纤针尖和靶组织的距离密切相关，所以无法设置特定的激光参数。10W ~ 15W 的输出功率可以使肿瘤灭活，之后通过缩短光纤针尖和靶组织的距离使其气化。与二氧化碳激光相比，对热损伤的控制更困难。在一些敏感区域，比如婴儿的声门，对于声门下血管瘤应优先使用二氧化碳激光治疗。

10.3.2.3　经吸切器黏膜下层切除术

2004 年 Pransky 等引进了这项技术[18]，目的在于，经黏膜小切口插入吸切器探头进行操作，可以保护黏膜层和软骨膜。尽管这是个很好的选择，但其应用价值仍然需要更深入的研究来证实。目前作者尚无使用该项技术的经验。

10.3.3　开放手术

外科手术包括气管造口术和经喉裂开术切除声门下血管瘤。

10.3.3.1　气管造口术

气管造口术曾被认为是治疗声门下血管瘤的标准疗法，最大的优点是不触及声门下组织。在声门下血管瘤病例中，高达 90% 的患儿肿物可自行消退，但长期气管造口相关的病死率也达 1% ~ 3%[13]。然而，这对于没有高端技术的治疗中心仍然是一个很有意义的选择。

10.3.3.2　经喉裂开术的开放性声门下血管瘤切除术

最近几十年，这项技术受到广泛关注，用于巨大的、迅速生长的增生期声门下血管瘤[22]，或者 2 岁后仍未进入稳定期的病例。最好作为初次治疗手段，而不作为多次激光手术失败的补救措施。实际上，因为反复发作的声门下血管瘤与黏膜组织间的瘢痕性粘连，作为补救措施的黏膜下层切除术更困难。在双侧或者圆周形声门下血管瘤病例中，开放性切除比内镜下切除更合适。

患儿行经鼻插管，术后仍需维持插管。在环状软骨水平行横行皮肤切口，分离甲状腺峡部，暴露甲状软骨和上部气管。在第四和第五气管环之间水平切开后，在下方气道插入 RAE 管用于通气。使用精准的喉正中裂开术是为了避免损伤喉前联合，气道打开后，经鼻气管插管使用 3.0 可吸收线缝于尖端斜面以保安全。麻醉医师要回抽气管导管，以获取足够术野。Lone Star 牵开器（Lone Star medical products, TX, USA）能很好地暴露喉腔和声门下。技术提高后，有些医疗中心[15, 20]限制了甲状腺软骨切开范围，以避免影响喉前联合。虽然不是最理想的暴露方式，这样的暴露范围是足够的。在放大镜的帮助下，使用肾上腺素浸润附近的黏膜层，之后黏膜下层会隆起。在黏膜层和软骨膜之间切除血管瘤，再将浸润肾上腺素的明胶海绵放入黏膜下层 1 ～ 2min。取出明胶海绵后，使用纤维蛋白胶（Tisseel®）将黏膜层和软骨膜层黏合。轻拽 3.0 线将气管导管拉回喉部并送入远端气管内作为临时支架。然后移除 RAE 管，气管的横切口使用 5.0 可吸收线缝合。如果行完全的喉裂开术，则缝合时需严格对合双侧声带以确保二者在同一水平。如果需要，从甲状软骨上侧面取一小块软骨，用于增加前联合下方的声门下腔。移植物不能高于前联合水平，避免影响术后发音。软骨放于合适的位置使用 5.0 可吸收线缝合固定。除了支架的固定外，喉气管手术绝对不能使用不可吸收的缝线。

患儿气管插管需维持 24 ～ 48h。拔管前喉镜检查切除侧的黏膜层是否完整。虽然气管内插管能保证通气，声带水肿情况仍应该适当评估。在患儿安全转入普通病房之前，需先拔管并在儿科重症监护病房密切监护。术后气管插管的维持，据报道在 2 天到 1 周之间[1,2,17]。

Bitar 等[2]经 Meta 分析评价了不同治疗方法的成功率和并发症（表 10.1）。发现开放手术虽然有一定的潜在并发症，但是最有效的治疗方法，适用于生长迅速或累及双侧

的肿瘤。二氧化碳激光治疗成功率为 89%，用于生长缓慢的肿瘤或者有症状但肿瘤已进入静止期的 10 ～ 12 个月的患儿。适当的操作并且设定合适的参数，瘢痕性喉狭窄（～ 15%）是可以避免的。然而，二氧化碳激光切除术需要 2 ～ 3 次内镜检查来保证气道安全通畅。

有观点认为，类固醇药物瘤体内注射是侵入性最小的操作，但是需反复多次的注射和气管内插管才能达到一个良好的结果。气管插管相关的并发症，比如肺炎或者气胸已经有报道。

全身应用皮质醇药物只能短期使用，或者用于术后的辅助治疗。

最后，气管造口术曾经被认为是治疗声门下血管瘤的标准疗法，但现在已经过时[5]。因这一方法存在一定的病死率（1% ～ 3%[13]），并且对语言的发育有延迟作用，使得这个手术缺乏应用价值。然而，在一些治疗困难的病例，气管造口术仍然有用，并且在技术落后和经验不足的医疗中心，不失为一个选择。

在将来，普萘洛尔将取代其他一切疗法，用于适用于 β 受体阻滞剂的患儿（图 10.4）。在本书出版前，经验仍然很有限并且需要更进一步的评估。

表 10.1 声门下血管瘤的不同治疗方法结果与并发症[2]

治疗方法	成功率	并发症
开放性手术	49/50 ～ 98%	5/50 ～ 10.0%
二氧化碳激光	124/139 ～ 89%	SGS ～ 1.5%
ILCSI[a]	19/21 ～ 90%	1/21 ～ 5.6%
系统性的CS[b]	25/102 ～ 25%	13/102 ～ 13.0%

[a]ILCSI，皮质类固醇药物瘤体内注射
[b]CS，类固醇药物
128 例患儿接受了气管造口术，作为唯一或辅助的治疗措施，病死率为 1/128（约 0.8%）

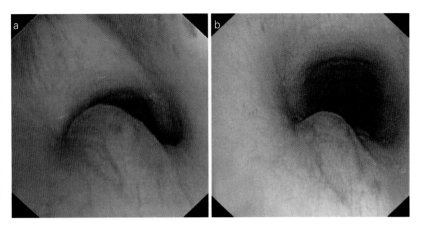

图 10.4　左后外侧声门下血管瘤，使用普萘洛尔治疗（2 mg/kg·d）：（a）初始情况：肿瘤占据声门下约 70%，引起呼吸困难和吸气性喉鸣。（b）普萘洛尔治疗 2 个月后情况：肿瘤明显缩小，症状完全消失

在将来，普萘洛尔将取代其他疗法，用于所有 β 受体阻滞剂非禁忌的患儿（图 10.4）。在本书出版前，经验仍然很有限，需要进一步的评估[7, 12, 14]。

参考文献

1. Bajaj, Y., Hartley, B.E., Wyatt, M.E., et al.: Subglottic haemangioma in children: experience with open surgical excision. J. Laryngol. Otol. **120**, 1033–1037 (2006)

2. Bitar, M.A., Moukarbel, R.V., Zalzal, G.H.: Management of congenital subglottic hemangioma: trends and success over the past 17 years. Otolaryngol. Head Neck Surg. **132**, 226–231 (2005)

3. Bruckner, A.L., Frieden, I.J.: Infantile hemangiomas. J. Am. Acad. Dermatol. **55**, 671–682 (2006)

4. Cotton, R.T., Tewfik, T.L.: Laryngeal stenosis following carbon dioxide laser in subglottic hemangioma. Report of three cases. Ann. Otol. Rhinol. Laryngol. **94**, 494–497 (1985)

5. Cotton, R.T., Prescott, C.A.J.: Congenital anomalies of the larynx. In: Cotton, R.T., Myer III, C.M. (eds.) Practical Pediatric Otolaryngology, p. 511. Linpincott-Raven, Philadelphia/New York (1999)

6. D'Angelo, G., Lee, H., Weiner, R.I.: cAMP-dependent protein kinase inhibits the mitogenic action of vascular endothelial growth factor and fibroblast growth factor in capillary endothelial cells by blocking Raf activation. J. Cell. Biochem. **67**, 353–366 (1997)

7. Denoyelle, F., Leboulanger, N., Enjolras, O., et al.: Role of propranolol in the therapeutic strategy of infantile laryngotracheal hemangioma. Int. J. Pediatr. Otorhinolaryngol. **73**, 1168–1172 (2009)

8. Enjolras, O., Breviere, G.M., Roger, G., et al.: Vincristine treatment for function- and life-threatening infantile hemangioma. Arch. Pediatr. **11**, 99–107 (2004)

9. Feuerstein, S.S.: Subglottic hemangioma in infants. Laryngoscope **83**, 466–475 (1973)

10. Fishman, S.J., Mulliken, J.B.: Hemangiomas and vascular malformations of infancy and childhood. Pediatr. Clin. North Am. **40**, 1177–1200 (1993)

11. Holinger, P.H., Brown, W.T.: Congenital webs, cysts, laryngoceles and other anomalies of the larynx. Ann. Otol. Rhinol. Laryngol. **76**, 744–752 (1967)

12. Jephson, C.G., Manunza, F., Syed, S., et al.: Successful treatment of isolated subglottic hemangioma with propranolol alone. Int. J. Pediatr. Otorhinolaryngol. **73**, 1821–1823 (2009)

13. Kremer, B., Botos-Kremer, A.I., Eckel, H.E., et al.: Indications, complications, and surgical techniques for pediatric tracheostomies–an update. J. Pediatr. Surg. **37**, 1556–1562 (2002)

14. Leaute-Labreze, C., de la Roque, D.: Propranolol for severe hemangiomas of infancy. N. Engl. J. Med. **358**, 2649–2651 (2008)

15. Messner, A.: Subglottic hemangioma. Otolaryngol. Clin. North Am. **41**, 903–911 (2008)

16. Mulliken, J.B., Glowacki, J.: Hemangiomas and vascular malformations in infants and children: a classification based on endothelial characteristics. Plast. Reconstr. Surg. **69**, 412–422 (1982)

17. O-Lee, T., Messner, A.: Subglottic hemangioma. Otolaryngol. Clin. North Am. **41**, 903–911 (2008)

18. Pransky, S.M., Canto, C.: Management of subglottic hemangioma. Curr. Opin. Otolaryngol. Head Neck Surg. **12**, 509–512 (2004)

19. Rahbar, R., Nicollas, R., Roger, G., et al.: The biology and management of subglottic hemangioma: past, present, future. Laryngoscope **114**, 1880–1891 (2004)

20. Rutter, M.J.: Laryngeal webs and subglottic hemangiomas. In: Graham, J.M., Scadding, G.K., Bull, P.D. (eds.) Pediatric ENT, pp. 211–222. Springer, Berlin/Heidelberg (2008)

21. Sommers Smith, S., Smith, D.: Beta blockade induces apoptosis in cultured capillary endothelial cells. In Vitro Cell. Dev. Biol. Anim. **38**, 298–304 (2002)

22. Vijayasekaran, S., White, D.R., Hartley, B.E., et al.: Open excision of subglottic hemangiomas to avoid tracheostomy. Arch. Otolaryngol. Head Neck Surg. **132**, 159–163 (2006)

11

导管囊肿、喉囊肿和喉气囊肿

主要内容

☞ 导管囊肿：

　—咽喉部最常见的囊肿

　—黏液潴留囊肿继发于腺体导管堵塞

　—与喉小囊无关

☞ 喉囊肿和喉气囊肿是少见（2%）的先天性病变

☞ 喉囊肿比喉气囊肿更常见（85% Vs 15%）

☞ 两者都与喉囊扩张相关，囊肿内为黏液，喉气囊肿内充满空气

☞ 症状：

　—先天性的

　—伴有呼吸困难的吸气性喉鸣

　—哭声低沉

　—因不对称性喉阻塞出现的强迫体位

　—哭闹时症状加重

☞ 诊断：

　—前后位 X 线片

　—基础麻醉下的直接喉、气管镜检查

☞ 前方囊肿：喉室饱满

☞ 侧方囊肿：室带和杓会厌襞饱满

☞ 治疗：

　—急诊穿刺抽液

　—全麻下二氧化碳激光切除

　—开放性手术切除，少用

11.1 导管囊肿

导管囊肿是最常见的咽喉区囊肿。是由于黏液管堵塞而形成黏液潴留，进而发展形成黏液囊肿[9,12,13]。根据囊肿的位置（声门下或者咽喉部），可引起上呼吸道阻塞[1]（图11.1）或出现与喉囊肿、喉气囊肿相似的症状。

喉囊肿和喉气囊肿构造上相似，都是由于喉囊异常扩张所致，只是喉囊肿内为黏液，喉气囊肿内为空气。喉囊肿不与喉室相通，喉气囊肿则有残留的通道与喉室交通。

11.2 喉囊肿

尽管在新生儿中喉囊肿比喉气囊肿常见，喉囊肿仍是少见的喉部（~1.5%）先天性病变[4,8]。根据喉阻塞症状通常可于生后即刻做出诊断。由于病变的单向性，伴有呼吸困难的吸气性喉鸣与体位相关[10,15]。

颈部后前位高千伏摄片可作为诊断依据，可见声门上肿块。然而，诊断的主要依据是全身麻醉下直达喉镜检查。存在两种类型的囊肿：前部的和侧面的[5]。前部囊肿的特点是假声带黏膜下层的肿块，从喉室前面突出（图11.2）。侧部囊肿最常见，表现为室带饱满。比较典型的是，它经杓会厌襞的黏膜下层向咽部后上方延伸，并出现杓会厌襞的极度膨胀[3,6]。

11.3 喉气囊肿

喉气囊肿在新生儿极其少见。通常发生于吹奏乐器的大龄儿童或者青少年，因喉腔压力大所致[11]。在新生儿，喉气囊肿肯定是先天性异常。如果它存在范围仅限于喉腔，则称为喉内型喉气囊肿，当这个充气的囊袋从甲状舌骨膜突出，这时就称为喉外型喉气囊肿[2]。二者可能会共存，称为混合型喉气囊肿（图11.3）。若管口堵塞，喉气囊肿可能会充满黏液。此时很难和黏液囊肿区别。无论它们内部装的是空气还是黏液，治疗基本相似。

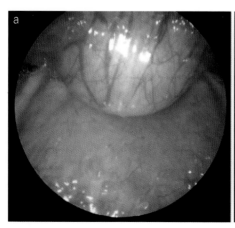
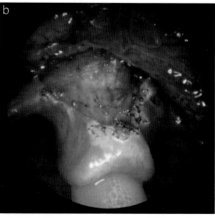

图 11.1 会厌舌面的黏液囊肿：（a）术前所见：囊肿将会厌向声门入口压迫。（b）术后所见：内镜下二氧化碳激光切除术后，会厌回到正常位置

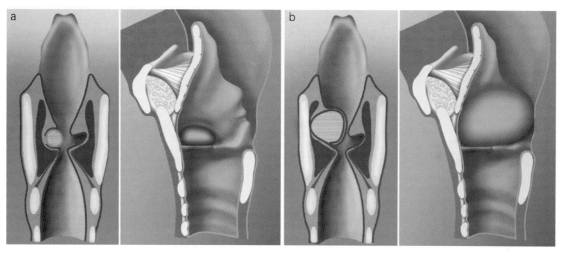

图 11.2 喉囊肿示意图:(a)前部囊肿。(b)后部囊肿经允许,改编自 Holinger[7]

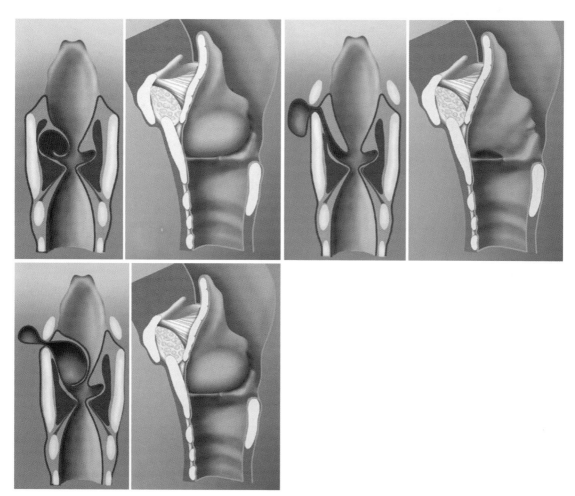

图 11.3 喉气囊肿示意图:(a)内部喉气囊肿。(b)外部喉气囊肿。(c)复合喉气囊肿经允许,改编自 Holinger[7]

11.4 导管囊肿、喉囊肿和喉气囊肿的治疗

尽管以上病变基本原理相同，但只有内部充满黏液的囊肿会导致出生时的急性呼吸窘迫[14]。如果插管困难，那么在呼叫耳鼻喉科医师之前，新生儿医师或者麻醉医师可进行紧急穿刺抽液。

在操作的同时，诊断和治疗同时进行。柱状透视喉镜直视下病变易于鉴别，诊断性穿刺可确诊。

在 Benjamin–Lindholm 喉镜下，喉镜前叶置于会厌谷，暴露喉部。使用硬性喉镜对喉腔和声门下进行快速的检查，并且通过喉

镜插入 3.5 号气管插管。全麻下，使用二氧化碳激光彻底切除囊肿，输出功率 3W，CW/斩波模式，250μm 光点，焦距 400mm。因为咽喉部的黏膜富含毛细血管，CW 模式能起到很好的凝固效果。尽管这样的操作可能会产生术后瘢痕，但通常能避免对声音和气道开放的影响。肿物必须完整切除，因为部分切除或者造口术是无效的（图 11.4）。

颈部前外侧切口入路仅适用于喉外型喉气囊肿，但是也有作者提到使用该法治疗复发性喉囊肿[16]。对于成人来说，气囊的切除无需去除甲状软骨板上部。对于混合型喉气囊肿，经甲状舌骨膜切开分离囊肿，以 5.0可吸收缝线封闭声带与室带之间的囊肿开口后，将囊肿移除。

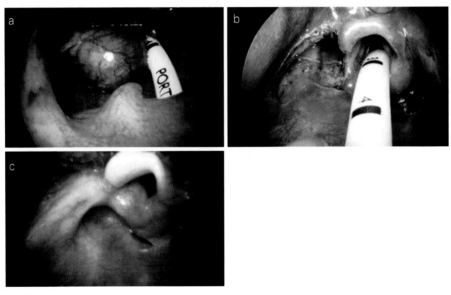

图 11.4　左侧黏液囊肿，使用二氧化碳激光切除：（a）术前所见：肿物将构会厌襞过度撑开。（b）术后所见：囊肿切除后位置恢复正常。（c）术后 3 个月所见：构会厌襞和咽部可见瘢痕组织，喉部正常开放

参考文献

1. Ahrens, B., Lammert, I., Schmitt, M., et al.: Life-threatening vallecular cyst in a 3-month-old infant: case report and literature review. Clin. Pediatr. (Phila) 43, 287–290 (2004)

2. Barnett, R.J., Ceasar, S.C., Wisdom, G.S.: Laryngoceles and saccular cyst. J. La. State Med. Soc. 153, 170–173 (2001)

3. Bielamowicz, S., Bhabu, P.: Saccular cyst. Ear Nose Throat J. 81, 761 (2002)

4. Civantos, F.J., Holinger, L.D.: Laryngoceles and saccular cysts in infants and children. Arch. Otolaryngol. Head Neck Surg. 118, 296–300 (1992)

5. DeSanto, L.W., Devine, K.D., Weiland, L.H.: Cysts of the larynx–classification. Laryngoscope 80, 145–176 (1970)

6. Evans, D.A.: Saccular cyst of the larynx. Otolaryngol. Head Neck Surg. 128, 303–304 (2003)

7. Holinger, L.D.: Congenital laryngeal anomalies. In: Holinger, L.D., Lusk, R.P., Green, C.G. (eds.) Pediatric Laryngology and Bronchoesophagology, pp. 139–142.Lippincott-Raven, Philadelphia/New York (1997)

8. Holinger, L.D., Barnes, D.R., Smid, L.J., et al.: Laryngocele and saccular cysts. Ann. Otol. Rhinol. Laryngol. 87, 675–685 (1978)

9. Hsieh, W.S., Yang, P.H., Wong, K.S., et al.: Vallecular cyst: an uncommon cause of stridor in newborn infants. Eur. J. Pediatr. 159, 79–81 (2000)

10. Kastowsky, T.K., Stevenson, M.P., Duflou, J.A.: Sudden death from saccular laryngeal cyst. J. Forensic Sci. 51, 1144–1146 (2006)

11. MacFie, D.D.: Asymptomatic laryngoceles in wind-instrument Bandsmen. Arch. Otolaryngol. 83, 270–275 (1966)

12. Nishimura, B., Tabuchi, K., Aoyagi, Y., et al.: Epiglottic cyst in an infant. Auris Nasus Larynx 35, 282–284 (2008)

13. Pak, M.W., Woo, J.K., van Hasselt, C.A.: Congenital laryngeal cysts: current approach to management. J. Laryngol. Otol. 110, 854–856 (1996)

14. Thabet, M.H., Kotob, H.: Lateral saccular cysts of the larynx. aetiology, diagnosis and management. J. Laryngol. Otol. 115, 293–297 (2001)

15. Tosun, F., Soken, H., Ozkaptan, Y.: Saccular cyst in an infant: an unusual cause of life-threatening stridor and its surgical treatment. Turk. J. Pediatr. 48, 178–180 (2006)

16. Ward, R.F., Jones, J., Arnold, J.A.: Surgical management of congenital saccular cysts of the larynx. Ann. Otol. Rhinol. Laryngol. 104, 707–710 (1995)

12

喉、气管裂

主要内容

- 属少见疾病，占所有先天性喉异常的 0.5% ~ 1.5%

- 定义为消化道和喉、气管之间的裂隙（咽、食管）

- 60%合并有肠道，泌尿生殖系统、心脏或头面部畸形

- 非综合征患者中气管食管瘘（或闭锁）、胃食管反流和气管、支气管软化是最常见的异常

- 综合征表现：G（Opitz-Frias）综合征、Pallister-Hall 综合征、VACTERL 综合征和 CHARGE 综合征

- 根据裂隙的畸形程度可分为四种类型

- 症状：

　—与裂的程度有关

　—喂养时出现呼吸困难、咳嗽、窒息和发绀

　—反复吸入性肺炎

- 诊断：

　—胸片：可诊断非特异性吸入性肺炎

　—造影剂检查可溢出到喉和气管

　—在全麻下行直接硬性喉、气管、支气管镜和显微支撑喉镜检查可发现后壁的裂隙

☞ 治疗：

——一定程度上取决于裂隙的程度及合并征

——防止吸入性的气道损伤

——对胃食管反流的控制

——内镜下修复适用于裂隙Ⅰ、Ⅱ、Ⅲ型

——开放性外科手术修复适用于裂隙Ⅲ、Ⅳ型或内镜下修复失败的病例

☞ 遇到的治疗问题：

——修复部位（11%～15%）的确定

——气管、支气管软化的处理

——综合征或非综合征的表现

☞ 病死率：

——综合征性患者，病死率 >60%

——总体病死率约14%

——根据裂的程度不同，病死率浮动于6%～50%

喉裂（LC）可局限在后壁的杓状软骨之间，也可能超过环状软骨层。当裂范围达到颈部及胸段气管时就可以定义为喉气管食管裂（LTOC）。

这种病例罕见，仅占先天性喉畸形的0.5%～1.5%[8,10]。如果把一些漏诊及未确诊的病例统计起来，可能比例更高。近期研究数据，Parsons[12]报道其发病率为6.2%，Chien[2]报道其发病率为7.6%。而这些数字上的差别也可能反映不同诊疗中心的病例侧重有所差别。

12.1 病因和定义

LTOC 在胚胎发育过程中的形成机制尚无定论[6,11]。无论确切的机制是什么，最终结果都是气管、食管隔膜未完整形成，而导致了气管食管瘘裂。喉裂的定义是喉咽与喉之间的裂隙，而 LTOC 是裂隙延长到颈胸气管和食管段。男性病例多见[9]。大部分病例是分散的，少数病例表现为家族性[15]。

大部分病例合并有气管、支气管软化，胃食管反流，约30%患者合并气管食管瘘（伴或不伴食管闭锁）。非综合征和综合征患者都可能伴有胃肠道、泌尿生殖道、心血管系统、颈面部的畸形。

12.1.1 合并 LTOC 的四大综合征

- G（Opitz-Frias）综合征：咽下困难-尿道下裂综合征，包括中线器官的畸形缺陷、唇裂、腭裂、尿道下裂及偏离中线的眼距宽、耳廓异位畸形等。

- Pallister-Hall 综合征：包含中枢神经系统异常（下丘脑错构瘤、垂体功能减退）、及肛门闭锁，心脏、肺、肾脏畸形，同时还有并指、多指畸形。

- VACTERL 综合征：包括脊柱畸形、肛门闭锁、先心病、气管食管瘘、小耳畸形、鼻部畸形。CHARGE 综合征：包括眼缺损、心脏疾病、后鼻孔闭锁、生长智力发育缺陷、生殖器异常及小耳畸形。

12.2 分类

在过去50年[1,4,9,13,20]，分类标准主要是按照裂的程度来区分，因为裂孔的大小与症状的严重程度及治疗的难度和预后相关。

Benjamin 和 Inglis1989 年提出的分类方法使用最为广泛[1]。共为四种类型如下：

- Ⅰ型：裂隙从声门上、杓状软骨间至声

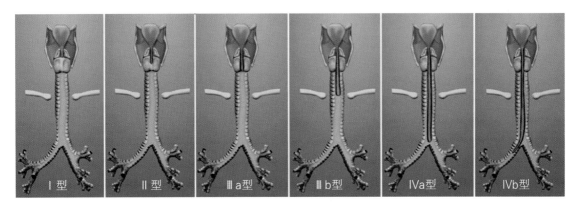

图 12.1 修正 Benjamin-Inglis LTOC 的分类：Ⅲ型被细分为Ⅲa型和Ⅲb型以便手术医生更好确定内镜修复的适用范围；0型：黏膜下裂，Ⅰ型：杓状软骨间裂，Ⅱ型：部分环状软骨裂，Ⅲa型：整个环状软骨完全裂开，Ⅲb型：裂隙延至颈段未及胸腔内，Ⅳa型：LTOC延至气管隆突，Ⅳb型：LTOC延至一个主支气管

带平面

- Ⅱ型：裂隙超越了声带平面延至环状软骨
- Ⅲ型：LTOC 延至颈段气管，还未到达胸段气管
- Ⅳ型：LTOC 延至胸段气管偶尔可见进入主支气管

随着内镜的应用，作者对胸腔外颈部的裂隙(Ⅲ型)作了进一步的细分,分为Ⅲa型(环状软骨完全裂开)和Ⅲb型(裂隙延至颈段气管未及胸腔内),这种分类是为了将来更好地确定内镜修复的适用范围（图 12.1 ）。

12.3 症状

症状的轻重直接与裂隙的程度有关。LTOC 症状无特异性，所以在出现呼吸困难和喂养困难时医生应考虑到此病。更应与喉软化症、咽部功能失调、严重的胃食管反流和中枢神经紊乱等鉴别，因为以上病例存在着相似的症状。

除了在喂养时会出现吸入性症状的病例外[17]，部分Ⅰ型裂几乎无任何症状，还有部分病例可表现出喘鸣、哭声嘶哑和喂食时出现窒息和咳嗽。

Ⅱ型和Ⅲ型尽管在症状上出现得更加频繁和明显，但几乎表现出相似的症状。必定出现吸入性和反复肺部感染。吸气性喘鸣与在呼吸时塌陷到气管腔内黏膜的多少有关，而呼气性喘鸣则说明有气管软化（图 12.2 ）。

根据呼吸困难的严重程度，要求婴幼儿气管插管或通过面罩行双相气道正压通气（BiPAP）。

Ⅳ型早期表现为呼吸紊乱，如咳嗽、窒息和呼吸暂停、发绀。如有条件需立即行修复治疗。

12.4 诊断

由于病史及症状不典型，因此放射学和内镜检查是必要的。

胸腔 X 线可发现无症状的吸入性的肺炎表现。以泛影葡胺为造影剂行食管造影检查可在喉、气管内显影。尽管这些表现无特异性，也可见于喉软化、单侧声带麻痹或咽喉功能

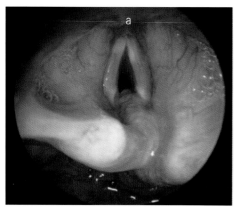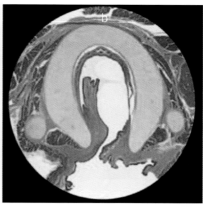

图 12.2 内镜下的 Ⅲ 型 LTOC，过多的后部黏膜疝入喉腔：(a) 内镜图。(b) 对应的组织学图。(经授权，转载于 Holinger[5])

紊乱病例中出现的吞咽功能紊乱。

内镜是主要的诊断手段。在面罩吸氧自主呼吸的情况下，可经鼻行纤维喉镜检查，进行声带功能评估和排除喉软化、咽喉吸气期表现、气管软化及外源性气管压迫。

使用硬性喉气管支气管镜检查诊断该病较为容易，在行检查时可选择性的从喉、气管到咽-食管腔。

手持式 Benjamin–Holinger 前联合喉镜可被用于推开后联合，清楚地暴露裂隙。在显微支撑喉镜程序中，一个直角的探头插入后联合，以观察裂隙的深度。所以裂隙的长度可被精确地测量到，从而可选择最适宜的修复方法。

耳鼻喉头颈外科医生在诊断思路上应重视此病，否则容易忽视后联合检查从而出现误诊。考虑到可能合并其他先天异常，应对患儿做系统的评估，包括心脏、肾的超声检查，脊柱的 X 线检查和胸腹腔的 CT 扫描，必要时需行染色体及遗传学分析。

12.5 治疗

治疗的方法主要是取决于裂隙的长度[17]。

表 12.1 喉-气管-食管裂：内镜和开放性手术治疗的类型

裂型	手术修复类型
Ⅰ 型	内镜修复
Ⅱ 型	
Ⅲa型	
Ⅲb型	开放性外科修复
Ⅳ 型	

内镜治疗起初被认为是 Ⅰ 型和 Ⅱ 型喉裂的微创治疗方法，在过去的十年，内镜修复治疗的指征不断扩大。随着麻醉和内镜技术的提高，在没有合并其他严重的先天性畸形时，Ⅲa型、甚至Ⅲb型 LTOC 现在都能通过内镜来治疗。而一期开放性手术修复的指征仅仅是 LTOC 中的裂隙延长到胸廓内的病例（<20％）和部分Ⅲ型裂（表12.1）。

手术之前，重要的是气道保护，防止肺部感染和减少吸入。而这些非手术的治疗方法短期内在 Ⅰ 型到Ⅲa型裂中有一定程度的疗效，但是要获得长期的治疗效果，需及时行手术治疗。

12.5.1 气道管理

I 型到 Ⅲ a 型裂，气道梗阻的程度主要是由于咽部黏膜的疝出，这些疝出阻止了气体的吸入。如有可能，可优先选择通过面罩的无创通气治疗（CPAP 或 BiPAP）。气管内插管可能导致喉气管内黏膜的炎症反应，因此增加了内镜和手术治疗的风险。

合并有气管软化的 Ⅲ b 型裂隙，其气管切开术的位置应选择在裂隙的最下端处，这可以为日后的内镜或手术治疗创造条件。在 Ⅳ 型裂隙中，气管插管是为了提供足够的通气，直到进行手术。

12.5.2 误吸和肺部感染的控制

进食增稠液体、质子泵抑制剂处置和每天的肺部理疗，对于出生后 24 ~ 48h 内未予手术的、轻微的裂隙有效。吸入性肺炎必须在早期使用抗生素治疗。较严重的裂隙在手术治疗之前应早期使用鼻饲管。最终，Ⅳ 型裂必须根据症状的程度及相关合并症来制定个体化治疗方案。在进行手术治疗时，外科医生必须采取一定方法来控制严重的食管反流。

12.5.3 内镜治疗

无吸入症状的 I 型裂，可无需治疗。无严重合并症的 I 型~Ⅲ型裂应选用内镜治疗。

如有可能，内镜治疗应该在未行气管切开或低位气管切开的情况下进行。开放性手术主要适用于术区发生穿孔损伤的病例。而内镜治疗术后是否行插管也是争论的热点，如下：

- 经鼻插管或气管切开套管在缝合部位的压力增加了修复部位二次感染及伤口破裂的风险。

- 开放性手术时在喉和气管前部中线切开可能对重建气道稳定性方面有不利影响。

- 最后，在重建过程中只有内镜可以提供气道和食管的纵轴面观，因此内镜更容易重建一个适当尺寸的气道，并且不会导致气管内黏膜过多或缺损。而气管内黏膜的过多或缺乏都可能导致喉气管内狭窄。

内镜修复是在全麻保留自主呼吸下进行的，带侧槽的 parsons 喉镜分开喉气管食管裂后可从声带一直延伸到裂隙的最低端。应采用适合裂隙的最大喉镜。使用二氧化碳激光超脉冲模式，$150mJ/cm^2$，10Hz 重复率，250μ 的光点大小，从远端到楔状软骨水平面的裂隙侧缘行黏膜锐性切开，用同样的二氧化碳激光参数切开气管和咽、食管的黏膜层 3mm ~ 5mm 的深度。在位置更低的裂隙这种切开方法要考虑其最佳缝合方式，来避免瘘管的发生。一般是用双层缝合方式来缝合裂隙（图 12.3）。第一，气管、喉是从远端到近端，通过内翻缝合气管后壁的黏膜来闭合，而缝合结需打在咽食管面。用 70cm 长、5.0Vicry1 号线带小 TF 的缝合针，Storz 或 MicroFrance 的持针器进行缝合。在打结时通常用到打结推杆（见第 4 章，图 4.12c）。这种方式主要是为了达到黏膜的细致缝合，而保持切面朝内。缝合第二层时，以相同的方式从远端到近端，缝合结打在咽食管面。足够的咽部黏膜也在封闭缝合中起了重要的作用。裂隙修复的最上限至楔状小骨平面下（图 12.4）。

一旦掌握了一定程度的内镜下缝合技术，I 型~Ⅲ a 型的裂隙修复就变得简单。由于 Ⅲ b 型裂隙延伸到颈段气管，内镜操作难度加

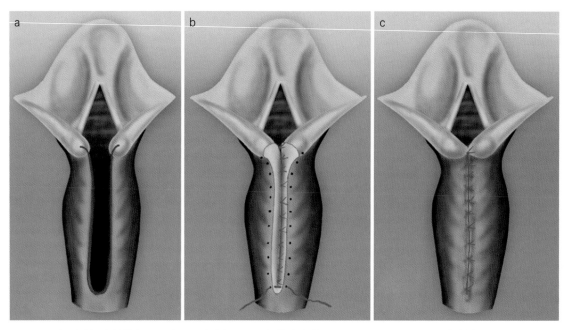

图 12.3 喉–气管–食管修复图：在Ⅲb型裂中，用二氧化碳激光切口，由远及近，双层加密缝合。本图演示为内镜治疗方法：（a）二氧化碳激光切口（红线）。（b）气管层缝合，结打在咽侧。（c）咽层缝合

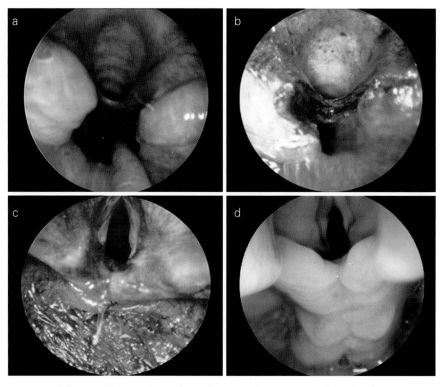

图 12.4 内镜下Ⅲb型喉裂修复图：（a）内镜下暴露：Parsons 喉镜被插入声带以下，展示后部裂隙。（b）二氧化碳激光切口，出血少。（c）LTOC 修复结束。（d）术后 2 年内镜图

大，整个重建过程要花费将近 2 个小时的手术时间。与经验丰富的麻醉师团队密切配合，在术中防止呼吸暂停或婴幼儿苏醒是必要的。术中出现呼吸暂停的情况的下通过喉镜行暂时的气管插管给患者重新给氧，可继续完成手术。

在病变范围非常长的裂隙中，内镜缝合重建需分段进行，以避免喉镜的反复置入。三排双层缝合完成后，向头段后撤喉镜再以激光切开一段黏膜，然后如前法缝合。重复以上操作，直到楔状软骨的水平以下。有时候按照这一程序可能需缝合多达 20 多针。缝合过程需非常的小心，以避免修复部位穿孔，导致瘘管发生。

没有必要行暂时的插管或气管切开，在患儿逐步苏醒时应立即使用双向气道正压系统来维持双相正压通气。婴儿需被转移到重症监护室进行监护。除了Ⅰ型、Ⅱ型裂的病例在第 2 天就恢复饮食外，其他病例需在操作结束后，常规放置鼻饲管 Fresenius®。常规使用抗生素，但皮质类激素仅仅在术后水肿造成的轻微喉梗阻时使用。

最严重的并发症就是由于缝合部位部分破裂形成瘘管。低位气管切开后的患者呼吸道症状会加重。但是当颈段气管发生残留瘘管时，喉镜下不能足够暴露病变部位。因为裂隙近端已经封闭，这种情况下通过 Parsons 喉镜检查发现瘘管基本不可能，即使要暴露环状软骨以下的下咽，也是不可能的。在这时，需要通过一个低位的气管切开来进行瘘管的修补。

12.5.4 开放性外科修复

开放性外科手术主要是用于部分Ⅲ b 型裂、所有的Ⅳ型裂及内镜修复失败的病例。

12.5.4.1 胸腔外段的 LTOC

术前需要行低位的气管切开和经皮内镜下胃造瘘术。在气管切口的上方、喉气管前壁行覆盖裂隙全长的扩大切口。在分离前联合时必须小心操作，确保沿中线进行。Lone star 牵开器（Lone star 医疗产品，德克萨斯州，美国）用来撑开切口。于裂口的两面，最上端和最下端缝合两针固定，以保持一定的张力。用 Beaver 刀切开稍偏离黏膜缘的黏膜，一面在咽部，另外一面在气管侧的黏膜。在气管和食管黏膜之间裂的两侧，创造一个深 4mm ~ 5mm 凹槽。用双极电凝止血或是用浸泡过肾上腺素的棉球止血。此后，食管前壁用 5.0Vicry1 号线从下至上间断内翻缝合至与喉连接处。取肋软骨移植物，根据尺寸将肋骨雕刻成大小适合的矩形，为后续常规的喉气管成形术准备（见第 19 章，图 19.5）。用 4.0Vicryl 号线将气管后肋软骨移植物缝合固定在裂开的环形软骨上，胫骨膜移植或软骨膜移植物插入气管和食管之间的黏膜层。通过对气管后外侧角进行双面四层缝合来确保重建的稳固，并在黏膜下注入纤维蛋白胶。这种方法保证了重建的密封性，同时预防了二重感染。用 5.0Vicryl 的可吸收线连续缝合气管黏膜。气管修复不应植入支架，因为任何异物（气管内管，鼻饲管）都可对愈合造成不利影响。用一个短的 LT 模具可稳固喉内的重建，但是不能超过环状软骨下缘平面。然而支架的重建放置会带来伤口穿孔的高风险[14]。但是如果 LT 模具被紧贴固定在声门下的前壁部分，那么就可减少对重建后壁的压力。

12.5.4.2 胸腔内的 LTOC

Ⅳ型裂在手术操作上难度更大，但是此

病例在本就罕见的 LTOC 中还不到 20%，因此在治疗上没有足够的经验。Ⅳ 型裂属于急症，原因如下：气管切开不能提高肺的通气量，因为裂末端可能达到隆突或一个主分支气管。由于可能导致早期的肺部感染，插管不能长时间放置。最后，还必须同时控制严重的食管反流。

胸腔内的气管食管裂修复的最好方式是通过颈胸段前壁径路来操作。一旦整个气管长度被切开，那接下来就是将 ET 管末端缝合到隆突上方的气管壁上以将其固定，以便于接下来的重建。气管食管间的共同腔是沿气管右后外侧纵形裂开（图 12.5）。足够大的气管内管在重建过程中有利于校准气道。气管后壁的膜重建是通过使用食管壁来修复，食管壁牵拉后缝合至气管的右后外侧角。剩余的食管壁边缘相互缝合。在这种缝合方法下食管的口径有一定的减小，但对吞咽没有影响。在气管食管间缝入肌肉层是为减少瘘管的发生几率。通常左胸骨舌骨肌适合用于舌骨到胸腔段的气管食管缺损（图 12.6）。为修复颈段部分的裂隙，需在气管环的外侧剥离出右侧喉返神经和右侧甲状腺。如有必要还需行低位第六至第七环的气管切开。可用胸腔内裂隙修复方法一直修复到环状软骨下缘。在喉部水平，在第一气管环和环状软骨之间横行切开，同时行喉正中裂开术，为重建喉和上气道的复合裂隙，提供了很好的术野。有效避免了损伤已剥离到一侧的右侧喉返神经。

修复喉裂的方法和胸腔外段的喉气管食管裂修复相同。在气管食管的修复中，切开喉裂两侧的黏膜，一直延至喉后联合的水平。首先采用内翻缝合法缝合剩余的咽部黏膜。接下来将矩形肋软骨移植物缝合到裂开的环状软骨间，目的是为了保持足够的杓状软骨

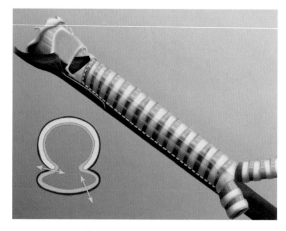

图 12.5 采用右颈—胸联合入路行Ⅳ型 LTOC 修复：从右侧主支气管到环状软骨水平沿垂直的气管食管沟纵向切开避免长段气管前壁裂开，有利于保留完整的气管结构

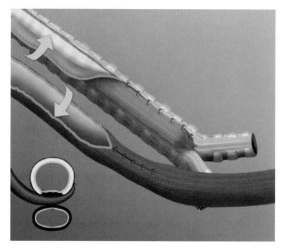

图 12.6 采用右颈—胸联合入路行Ⅳ型 LTOC 修复 / 气管修复的后面观：食管壁被拉向气管的右后外侧角，这样可根据气管内管的形状重建一个适宜的气管外形。大约 1/3 的食管周长被用来重建气管后壁，其食管壁被纵向缝合到气管的后外侧角，一直延至环状软骨平面。剩余食管壁边缘纵行缝合，这种方法不会造成食管的狭窄

间间隙。右侧的胸骨舌骨肌用纤维蛋白胶粘合固定在颈段的气管食管裂缝中。气管黏膜用 5.0Vicryl 的可吸收线缝合，并用 LT 模具固定声门下气道，方法同胸腔外段的喉气管

食管裂修复（图 12.7）。将模具用 4.0 不可吸收的聚丙烯缝线缝合固定至颈段气管。最后用 4.0 的可吸收缝线间断缝合喉、环状软骨、气管的前面切口。

这种用于 Ⅳ 型喉气管食管裂修复的方法，具备以下几方面的优点：第一，避免过大的气管前切开术，保留了气管结构的稳定；第二，用气管后肋软骨移植重建一个稳定的环状软骨板，使杓状软骨间形成足够的间距。而且，在气管和食管重建中血管肌肉层的处理能降低右喉返神经的损伤，并能减低瘘管的复发；最后，LT 模具能保障声门下的空间。

最后，可能需要行 Nissen 或者 Toupet 胃底折叠手术来解决胃食管反流。如果出现不可控制的胃酸反流，则需行胃近端的疏通术及远端造瘘术，而这些必须要求有胸外及消化外科、高水平麻醉团队配合完成。

据文献报道，短小裂初次手术失败需行二次手术的发生率为 11%[18] ~ 50%[16]。对于 Ⅳ 型裂，病死率从 1983 年的 93%[19] 下降到 1996 年的 50%[21]。在近期关于短裂的系列报道中，其病死率较低，为 6%[7] ~ 25%[3]，平均在 14%。

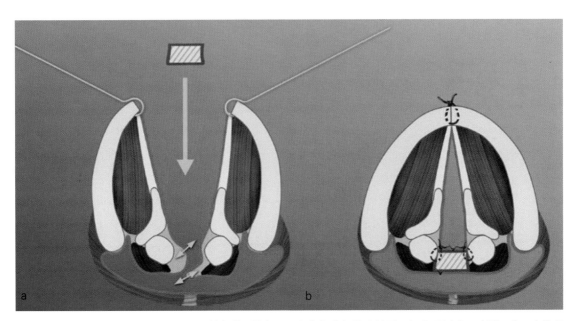

图 12.7 右颈—胸联合入路行Ⅳ型喉气管食管裂修复 / 颈段修复喉气管食管裂：（a）通过喉正中裂开术，在修复胸腔外段的喉气管食管裂时，需行三层重建，在杓状软骨间植入肋软骨以使其达到足够的间距。气管内黏膜用 5.0 的 Vicryl 可吸收线缝合。如果患儿未行气管切开术，那么气管内管需一直保持到拔管时机成熟，若患儿需行气管切开，必须植入一个短的 LT 模具以固定声门下腔，但不能低于环状软骨板水平。（b）最后重建完成的结果

参考文献

1. Benjamin, B., Inglis, A.: Minor congenital laryngeal clefts: diagnosis and classification. Ann. Otol. Rhinol. Laryngol. 98, 417–420 (1989)
2. Chien, W., Ashland, J., Haver, K., et al.: Type I laryngeal cleft: establishing a functional diagnostic and management algorithm. Int. J. Pediatr. Otorhinolaryngol. 70, 2073–2079 (2006)
3. Eriksen, C., Zwillenberg, D., Robinson, N.: Diagnosis and management of cleft larynx. Literature review and case report. Ann. Otol. Rhinol. Laryngol. 99, 703–708 (1990)

4. Evans, J.N.: Management of the cleft larynx and tracheoesophageal clefts. Ann. Otol. Rhinol. Laryngol. **94**, 627–630 (1985)

5. Holinger, L.D.: Congenital laryngeal anomalies. In: Holinger, L.D., Lusk, R.P., Green, C.G. (eds.) Pediatric Laryngology and Bronchoesophagology, pp. 139–142.Lippincott-Raven, Philadelphia/New York (1997)

6. Kluth, D., Steding, G., Seidl, W.: The embryology of foregut malformations. J. Pediatr. Surg. **22**, 389–393 (1987)

7. Kubba, H., Gibson, D., Bailey, M., et al.: Techniques and outcomes of laryngeal cleft repair: an update to the Great Ormond street hospital series. Ann. Otol. Rhinol. Laryngol. **114**, 309–313 (2005)

8. Moungthong, G., Holinger, L.D.: Laryngotracheoesophageal clefts. Ann. Otol. Rhinol. Laryngol. 106, 1002–1011 (1997)

9. Myer III, C.M., Cotton, R.T., Holmes, D.K., et al.: Laryngeal and laryngotracheoesophageal clefts: role of early surgical repair. Ann. Otol. Rhinol. Laryngol. **99**, 98–104 (1990)

10. Narcy, P., Bobin, S., Contencin, P., et al.: Laryngeal anomalies in newborn infants. A propos of 687 cases. Ann. Otolaryngol. Chir. Cervicofac. **101**, 363–373 (1984)

11. O'Rahilly, R., Muller, F.: Chevalier Jackson lecture. Respiratory and alimentary relations in staged human embryos. New embryological data and congenital anomalies. Ann. Otol. Rhinol. Laryngol. **93**, 421–429 (1984)

12. Parsons, D.S., Stivers, F.E., Giovanetto, D.R., et al.: Type I posterior laryngeal clefts. Laryngoscope **108**, 403–410 (1998)

13. Pettersson, G.: Inhibited separation of larynx and the upper part of trachea from oesophagus in a newborn; report of a case successfully operated upon. Acta Chir. Scand. **110**, 250–254 (1955)

14. Pezzettigotta, S.M., Leboulanger, N., Roger, G., et al.: Laryngeal cleft. Otolaryngol. Clin. North Am. **41**, 913–933 (2008)

15. Phelan, P.D., Stocks, J.G., Williams, H.E., et al.: Familial occurrence of congenital laryngeal clefts. Arch. Dis. Child. **48**, 275–278 (1973)

16. Rahbar, R., Rouillon, I., Roger, G., et al.: The presentation and management of laryngeal cleft: a 10-year experience. Arch. Otolaryngol. Head Neck Surg. **132**, 1335–1341 (2006)

17. Rahbar, R., Chen, J.L., Rosen, R.L., et al.: Endoscopic repair of laryngeal cleft type I and type II: when and why? Laryngoscope **119**, 1797–1802 (2009)

18. Robie, D.K., Pearl, R.H., Gonsales, C., et al.: Operative strategy for recurrent laryngeal cleft: a case report and review of the literature. J. Pediatr. Surg. 26, 971–973 (1991)

19. Roth, B., Rose, K.G., Benz-Bohm, G., et al.: Laryngotracheoesophageal cleft. Clinical features, diagnosis and therapy. Eur. J. Pediatr. **140**, 41–46 (1983)

20. Sandu, K., Monnier, P.: Endoscopic laryngotracheal cleft repair without tracheotomy or intubation. Laryngoscope **116**, 630–634 (2006)

21. Simpson, B.B., Ryan, D.P., Donahoe, P.K., et al.: Type IV laryngotracheoesophageal clefts: surgical management for long-term survival. J. Pediatr. Surg. **31**, 1128–1133 (1996)

13
先天性气管异常

主要内容

- 先天性气管异常的发病率：

　　—新生儿中 1 60,000

　　—约占喉气管畸形的 0.3% ~ 1%

- 解释先天性气管异常的胚胎学模型仍然难以确定

- 从气管、食管和心血管系统的胚胎发育过程解释相关的纵隔异常的发生率

- 先天性气管异常的原因：

　　—外在的纵隔异常

　　—气管本身的结构异常

- 纵隔异常包括：

　　—外在的气管受压

　　　—血管异常

　　　—心脏异常

　　　—肿块：囊肿、肿瘤等

　　—食管闭锁伴气管食管瘘

　　—喉气管食管裂

- 气管的结构异常包括：

　　—原发性弥漫性气管软化

　　—气管蹼

　　—气管软骨的环状狭窄

　　—气管的发育不全和闭锁

先天性气管异常临床罕见，约占所有喉气管狭窄的 0.3% ~ 1%[75]，新生儿其发病率约为 1:60,000[42]。处理这类疾病，缺乏系统的临床经验。

从胚胎学层面上来讲，尽管对主动脉弓的胚胎发育过程已有深入理解[17,30,79]，但是临床上仍然缺乏解释各种气管结构异常的统一胚胎学模型。气管异常通常伴有心血管系统[10,27,29,37,53,82]和食管的异常[9,11,93]。

纵隔异常通过心血管异常、支气管囊肿和肿瘤产生的外在压迫影响气管的通畅[92]，气管也同时受到气管和食管之间不正常的通道影响，也就是伴有气管食管瘘的食管闭锁（TOF）[45]或者喉气管食管裂（LTOC）（见第 12 章）。

气管结构的异常包括原发性弥漫性气管软化、气管蹼、气管软骨的环形狭窄和非常罕见的气管闭锁和发育不全。

症状

当出现气管腔受损超过 50% 或伴有气管食管瘘的食管闭锁或喉气管食管裂时，气管和纵隔异常的临床表现就会出现。临床表现的特征取决于气道阻塞的位置、长度、严重程度和食管异常的类型和大小（食管闭锁伴气管食管瘘和喉气管食管裂）。临床表现轻重程度不一，包括：以呼气喘鸣为主的双向喘鸣、犬吠样咳嗽、喘息样呼吸、胸廓收缩引起的呼吸困难、发绀、窒息、颈部过伸和反复的肺部感染。阵发性呼吸困难可能时常出现，插管困难往往提示气道发育不全。如缺乏上述的特异性症状，CT 成像和内镜检查是确诊的首要方法。

患者评估

儿童下呼吸道感染合并呼吸障碍往往能发现先前未察觉的气管异常。如果改善呼吸窘迫需要紧急的气管处理，内镜检查往往比气管插管和气管切开术显得更为重要。

普通的影像学检查，如胸部前后位、侧位片和食管的钡餐检查，可以帮助诊断。胸片检查可以提示多种气管异常，如肺炎、肺不张、阻塞性肺气肿、支气管的误吸气管食管瘘，以及主动脉弓和右侧锁骨下动脉对气管的压迫。数字减影螺旋 CT 和 MRI 检查可以替代传统的影像学检查[26,93]。大约 50% 的先天性气管狭窄患者，伴有心血管系统异常[1]，正是由于这些影像学技术所有的气管环能够被准确定位，但是无法动态评估气管软化。最近快速发展的电影计算机断层扫描显像技术[54,55]，可较好地反映支气管树内的气管塌陷的位置、范围、严重程度和动态改变。磁共振电影成像（Cine-MRI）可以准确地判定原发性和继发性气管软化患者气道压力的动态改变[25,26]。临床实践中由于图像采集时间较长，限制了 Cine-MRI 的应用。

全麻下纤维支气管镜和硬质支气管镜检查是诊断气管软化的金标准，联合使用现代影像检查，可明确心血管系统的异常导致的气管受压。

面罩通气下经鼻纤维喉镜检查（TNFL），不仅可以排除上气道潜在的畸形，而且可以发现原发性弥漫性的气管软化、血管搏动引起的气道受压、内源性气管狭窄和气管食管瘘。评估原发性弥漫性气管软化病情时，需加强与麻醉科医生的交流。儿童需在全麻下进行检查，在咳嗽或者是呼气相时，纤维喉镜能够观察到超过 50% 的气管膜部隆起。气管膜性后壁增宽伴新月形的管腔形成往往提示原发性气管软化的可能。

硬支气管镜检查能进一步评估气道的可疑病变。考虑到气管、支气管软化的可能性，硬支气管镜不宜直接插入声门下，以免撑开气道，影响对气管软化的诊断[71]。

内镜检查按标准规范操作：评估气道远端，放置 20cm 长的硬性通气支气管镜到声门下，导入 2.2mm 纤维支气管镜或 2.7mm 硬支气管镜。对于区段较长的"O"形软骨环的狭窄部位，纤维支气管镜有时难以通过，并且易损伤黏膜。支气管镜不能强行通过先天狭窄的软骨区域，也不能尝试扩张狭窄的区域。如果这些狭窄区域太紧，选择 1mm（长16cm）的显微支气管镜检查，可以有效地评估整个支气管狭窄的程度。这个方法同样能观察到狭窄部位的远端（如异常的右肺上叶支气管）[1]。

如果支气管镜检查不成功，基于螺旋CT 扫描重建技术的仿真支气管镜检查可以显示气管狭窄的全貌[47]。据报道，仿真支气管镜检查准确率高达 95%，当黏液滞留引起远端支气管阻塞，外科医师应多尝试此项技术，而且此项技术能取出气管黏膜信息的干扰。

对于外在血管压迫引起的气管狭窄，适当大小的硬质支气管镜可以较容易通过狭窄部位。气管食管瘘瘘口位于气管后方的膜部较食管更多见。福格蒂导管或较细的血管探针可以通过瘘口进入食管内。开放性手术中，气囊可以帮助瘘口的定位。硬质食管镜可常规用于评价外在的血管压力、胃食管反流的征象及食管闭锁患者盲袋的部位。

一旦确诊，需要多学科协作提供最好的治疗方案。

13.1　气管软化

气管软化（TM）是指在呼吸时，超过 50% 的管腔出现塌陷，约占所有先天性气管异常的 50%[44]，这种疾病可分为原发性弥漫性气管软化和继发性局部气管软化，前者临床少见[72]。

13.1.1　原发性弥漫性气管软化或气管后膜部运动障碍

原发性弥漫性气管软化是指气管骨架分裂成薄弱、不规则形状的长片段。这种原因多是因为气管环未能发育成熟所致。接下来气管穿隆部松弛造成气管膜部逐渐增宽，形成不规则状并且导致气管的肌张力降低，引发气管膜部运动障碍。严重者，正常气管软骨与后壁的比例由 4~5:1 下降至 2:1。（图13.1）。

这种情况常见于早产儿，偶尔也可以在足月儿中见到，还和喉软骨软化有关[8]。

喘鸣通常在最初的几个星期不表现出来。60% 的患儿 3 岁前出现临床症状，剩下的一部分患儿 1 岁前出现症状，表现为呼吸相延长的哮鸣音，刺耳的犬吠样咳嗽，发绀。另一个特定是临床表现和症状的程度存在较大的差异。在喂食、咳嗽和哭闹时，会经常出现发绀和窒息。安静睡眠时，往往又不出现典型的症状。然而，仔细观察会发现呼吸性的喘鸣即使在患儿安静的时候。患儿会不自主的拉伸颈部使气管变直利于呼吸。最终，采用左侧位减轻症状。

这种情况在一开始的 2 年内，症状会逐步改善[76]。

假如没有合并纵隔异常，原发性弥漫性气管的软化治疗包括相关物理治疗、控制肺部感染和抑制胃食管反流。

在症状稳定的患者中，病情恶化时可通过面罩给予双相气道正压通气（BiPAP）。尽管这种治疗方式不适合长期使用而且需要医疗帮助，但是它可以为患者赢得部分时间[24]。

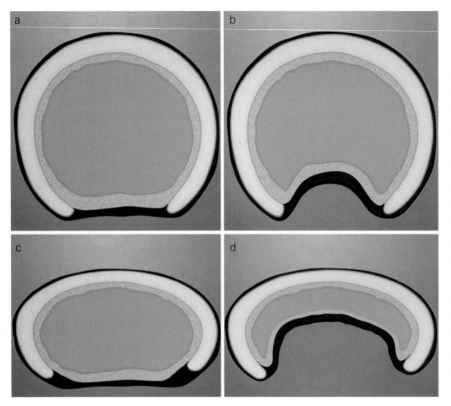

图 13.1 正常气管与软化气管:(a)正常气管吸气时:气管软骨与后壁的比例是 4 ~ 5:1。(b)正常气管呼气时:气管后膜部膨出时不会对气道造成狭窄。(c)软化气管吸气时:前后距离远小于横向直径。气管软骨与后壁的比例是 2:1。(d)软化气管吸气时:气管后膜部向管腔内凹陷导致严重的气道狭窄(>50 %)。这就是所谓的气管后膜部运动障碍

在部分非常严重的患者中,通过气管造口术的长套管,低位气管切开撑起远端支气管,绕过上气道,有效地减少死腔。如果大部分是远端支气管阻塞,可以行主动脉固定术[72]。这种情况是自限性的,大多数在 2 岁前可以恢复。暂时性的气管造口术既微创而且简单易行。如果可能尽量避免有创操作,与手术相关的并发症远比疾病本身更难处理[2]。此外,在原发性弥漫性气管软化患者中,避免植入气管支架,除非得到关于生物降解材料支架更多的信息[88]。Y 型硅树脂支架由于太厚不太适用于婴幼儿。在儿童气道内,植入可以自我扩张的金属支架可起到立竿见影的效果,但是这种方法带来的长期副作用是很严重的[31,64]。据报道,会出现一些严重的并发症如肉芽组织增生引起的瘢痕

狭窄、支架移动至纵隔引起的致命性的大出血[14,97]。最终,金属支架逐渐和气管壁融为一体,取出支架将变得非常困难。而且,还会阻止扩张气道的正常生长[50]。

13.1.2 继发性局限性气管软化

继发性气管软化的特定主要表现在局限性的气管薄弱(LTOC)伴有外在心血管的压迫、肿块(例如囊肿、肿瘤)或食管的畸形等纵隔的异常(TOF)(表 13.1)。一般来说,继发性 TM 和原发性 TM 除了伴有气管食管裂隙之外临床表现类似,气管的分泌物增多、机器样的呼吸声在继发性 TM 中常见。内镜检查和数字减影可较准确地评估由外在因素引起的气管支气管的受压情况。

根据主动脉弓综合征的不同类型，可以分为完全血管环和不完全血管环[10]。

13.1.2.1　不完全血管环

在不完全血管环中，约占所有心血管异常的50%，无名动脉的压迫是最常见的因素之一。

变异的无名动脉（图13.2）

变异的无名动脉压迫引起的气管软化与其他外在因素压迫气管的症状相似，除了前者在俯卧位时喘鸣音可能会逐渐减轻。内镜检查时，可识别因右前外侧中央支搏动对中段气管的压迫。可通过在硬质支气管镜前段放置压紧的导管来进行诊断，同时可触及到右侧肱动脉和桡动脉的搏动，其强度会逐渐减轻。无名动脉引起的压迫症状具有自限性，

表13.1　气管支气管软化的继发性原因

1. 外在的压迫
•血管因素
——不完全血管环 ~56%
变异无名动脉压迫 ~36%
变异右侧锁骨下动脉的压迫 ~17%
变异左肺动脉韧带 ~3%
——完全血管环 ~38%
双侧主动脉弓
右侧主动脉弓
•心脏因素
——扩大的左心房
——扩大的肺动脉
•纵隔肿块
——囊肿
支气管来源的，胸腺来源的
淋巴管畸形
——肿瘤
畸胎瘤，淋巴瘤，神经母细胞瘤
2. 伴有气管食管瘘的食管闭锁
3. 持续性的带管

通常不需要外科干预。然而，当窒息频繁发作或劳累性的呼吸困难影响生活质量时，可考虑行无名动脉固定术。

迷走右锁骨下动脉（图13.3）

迷走右锁骨下动脉压迫引起的气管软化约占所有外在因素中的17%，如果变异的锁骨下动脉不挤压气管膜部，一般不会产生临床症状。变异的血管来源于主动脉弓左侧的降支，向后斜传过气管和食管，到达右颈下端。硬化的血管会压迫食管，阻塞食物前行，因此吞咽困难通常会发生较晚。这种情况在老年人中被称为食管受压性咽下困难[63]。

异常的左肺动脉吊带（图13.4）

这种变异引起的软化约占所有外在血管压迫因素的3%，在这种病例中，左肺动脉来源于右肺动脉近端，在气管和食管间走行到达左肺。这种变异通常和完全性气管环畸形同时存在。气管狭窄不仅可发生于肺动脉悬带压迫的区域，还可延及整个气管。如果不是气管本身因素引起的狭窄，畸形的肺动脉悬带改道后，外周血管的压迫产生的气管软化必须要及时处理。如合并下呼吸道的感染，呼吸系统的症状会逐渐恶化。

13.1.2.2　完全性血管环（图13.5）

主动脉综合征发育过程中的畸形，约占所有跟血管有关的气道压迫的38%，大致可以分为3种类型[91]：

1. 右侧主动脉弓占优的双侧主动脉弓畸形（占57%）（图13.5a）

2. 右侧主动脉弓畸形合并左锁骨下动脉和动脉韧带位移至食管后（占25%）（图13.5b）

3. 右侧主动脉弓镜像分支合并肺动脉韧带（占18%）（图13.5c）。

另外还存在一些亚型，由于和临床关系

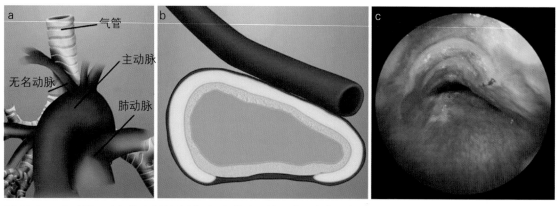

图 13.2 无名动脉压迫气管右侧前外侧：（a）前外源性压迫是由右至左和尾部斜压过来。（b）横向部分：气管被压缩前方的无名动脉。（c）内镜检查：15 岁的青少年持续性的呼吸道症状。请注意右胸前外在压迫和裸露的软骨因插管的创伤

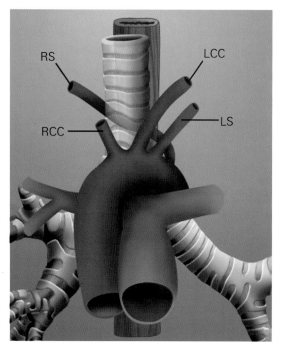

图 13.3 迷走右锁骨下动脉：动脉起源于主动脉弓上的左，后面通过食管，它是公认的内视镜的后壁 RS、LS= 左、右锁骨下动脉的脉动外源性压迫；RCC、LCC= 左、右颈总动脉

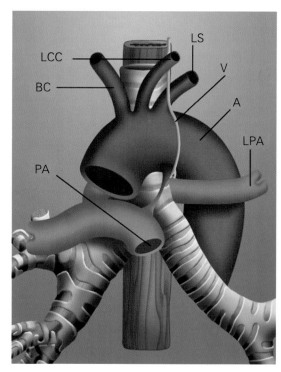

图 13.4 异常左肺动脉吊带：它起源于右肺动脉，环绕着较低的气管，气管和食管之间传递。PA= 肺动脉；LPA= 左肺动脉；A= 主动脉；V= 迷走神经；BC= 头臂干；LCC= 左颈总动脉；LS= 左锁骨下动脉

不大，本章不进行讨论[91]。

完全性血管环压迫的症状在绝大多数患儿一出生时就会出现[89]，像双向性喉喘鸣、呼吸困难、反复的下呼吸道感染和一过性青紫。然而，这些症状并不是特异性的，在一些其他外在因素引起的气管压迫的患儿中也会出现。生命后期，可能会出现轻微的因食管受压而引发的吞咽困难（图 13.6）。

该病的诊断依靠数字减影 MRI 检查，它可清晰地提供变异的解剖影像，为后续的综合治疗提供可能。

13.1.2.3 心脏异常

因心脏异常导致的呼吸道外部压迫主要位于左侧主干的支气管，位于中间和右中叶的支气管的十分罕见。导致这些支气管外部压迫的病情发展顺序可以总结如下：

出现左向右分流的室间隔缺损（包括法洛四联症）增加了血流量，继而增加了肺动

脉的尺寸形成了支气管壁上的压痕。

当气管压迫位于隆突远端时，大多会出现呼气喘鸣的症状，以及单侧空气滞留、复发性或持续性肺不张和肺炎的肺部表现。

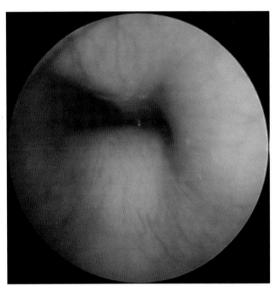

图 13.6　37 岁的一位患者咽下性吞咽困难，食管内镜下见：右侧主动脉弓分出左侧迷走锁骨下动脉压迫食管

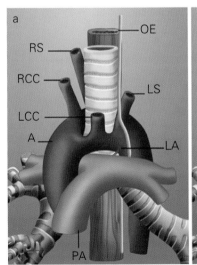 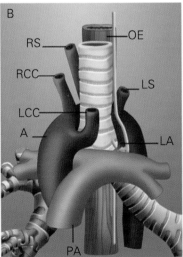 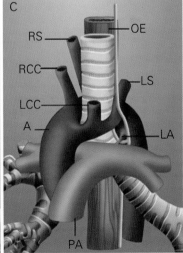

图 13.5　外在因素引起的气管受压多是血管环压迫引起的（a）双动脉弓：它环绕着食管和气管，右动脉弓占优。（b）右侧主动脉弓畸形合并左锁骨下动脉和动脉韧带位移至食管后。（c）右侧主动脉弓镜像分支合并肺动脉韧带。OE = 食管；RS、LS = 右侧、左侧锁骨下动脉；RCC, LCC = 右侧、左侧颈总动脉；A = 主动脉；LA = 肺动脉韧带

做内镜检查时，根据管腔内压缩的水平、侧面和形状，会做出疑似诊断。此外，在做内镜检查时，异常无名动脉、典型的双主动脉弓、肺动脉悬带以及扩张的左肺动脉的其他异常也会被怀疑，尽管在复杂的血管环情况下，这项检查会比较困难（图 13.7）。

13.1.2.4 纵隔肿块引起的气管压迫

各种先天性的良性和恶性肿瘤可能会危及呼吸道，导致继发性局部气管软化。

症状范围取决于肿瘤类型。出生时，畸胎瘤已经存在，导致呼吸道窘迫的症状。与此相反，2 岁内，淋巴管畸形和成神经细胞瘤不断生长。总的来说，支气管囊肿和其他恶性肿瘤（淋巴瘤和横纹肌肉瘤）在童年出现并呈现晚期症状。

CT 扫描和 MRI 是估计呼吸道压迫位置和程度，以及纵隔囊肿范围的首选诊断工具。

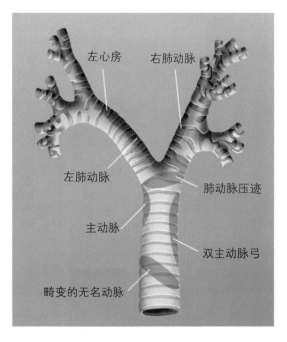

图 13.7 外在血管压迫造成的各种先天性心血管畸形（经许可，节选、转载于 Holinger[45]。）

非脉动的外部压迫缩进呼吸道剪影在硬质气管支气管检查镜上，畸胎瘤造成的出现在前部，成神经细胞瘤造成的其次，支气管囊肿造成的通常出现在纵隔中央。应尝试经气管壁的穿刺，以获得组织学的诊断确认。

13.1.2.5 外源性血管与肿瘤的压缩气管，支气管树的处理

严重的呼吸道压迫要求早期心肺外科干预。与此相反，如果在 2 岁内病情可以自我限制、自然消除的话，异常无名动脉压迫形成不太严重的气管缩进可能不需要任何手术。如果出现严重的运动性呼吸困难，日后可能会要求进行开放性手术，以缓解症状。（见图 13.2）

由于在大多数病例中，这种外部血管压迫伴随着局部软化，手术中必须始终进行内镜检查，以评估心血管矫正的效果，对许多中心的规则而言这是相当例外的。但是，如果不进行处理，软化的呼吸道部分将引起持续的呼吸道症状。在开胸术或胸骨切开术结束前，移开气管内管，在修复的血管的正上方插入硬质通气式支气管镜。如果在心肺外科手术中被触及或在内镜检查中可见局部软化，必须在同一台手术上尽全力适当地用夹板固定气道。为此，可以在手术区域取得一个肋软骨来加固软化气管壁；然后固定到非吸收性褥式缝合的位置。必须使用内镜检查，以确保气管壁已充分变硬。为避免与动脉的血管直接接触，在软骨移植物周围粘上额外的 Vicryl 网片作为垫子。如果允许充分接近软化部分，应系统性进行此项呼吸道的外部再加固，它只额外花费几分钟。通过这个过程，有持续呼吸道症状的残余软化的微妙难题就可以避免。可吸收的（Vicryl

片）和不可吸收的材料都不推荐，因为它们都可能引起严重的并发症。在我们自己的一个病例中，在无名动脉病后使用了 Vicryl 片来增加一个严重的局部软化的刚性，此材料引起了气管壁的糜烂，需要修复手术。在另一个病例中，在矫正了一个左肺动脉悬带后，使用了 Gortex 套管来增加远端气管的刚性，它阻止了正常气管生长的发生。内镜检查评估进行了 16 年后，揭示了一个远端气管狭窄，这一直是导致患者运动性呼吸困难的原因。

用自体材料花时间努力完成一个完美的一级修复，将避免困难和经常失败的修复手术。

尽管二级干预的发病率不高，有戏剧性结果的个别报道。良好的手术团队合作是避免不完整的修复的关键。

13.1.3 伴随气管–食管瘘的食管闭锁

伴随气管–食管瘘的食管闭锁在活产中的发生率约为 $1:5,000$ [9, 11, 93]。在大约 60% 的病例中伴随局部或更弥漫的气管软化。软化部分常常接近瘘。在此情况，后部横向气管肌肉的不正常发育导致了气管和食管间的"界墙"局部薄弱。如果在初级瘘修补时没有解决，引起的膜后运动障碍可能是麻烦。后部运动障碍不能单纯解释为食管邻近盲端囊的过度扩张，因为没有气管–食管瘘在食管闭锁中观察不到此情况。

有五种不同的食管闭锁类型，有或没有气管–食管瘘，存在几种不同的分类（图 13.8）。最常见的食管闭锁类型包括一个接近食管盲端的囊和一个进入远端食管的远端的气管食管瘘。一般小直径的没有并发食管闭锁 H 型瘘，经常被发现在更高水平的气管（图 13.9）。

13.1.3.1 症状

在所有的病例中，除无食管闭锁的 H 型瘘外，食管闭锁和气管–食管瘘的症状在出生后立即会出现。由于没有吞咽困难，而且只有因小斜肌（从颅气管到尾气管）气管–

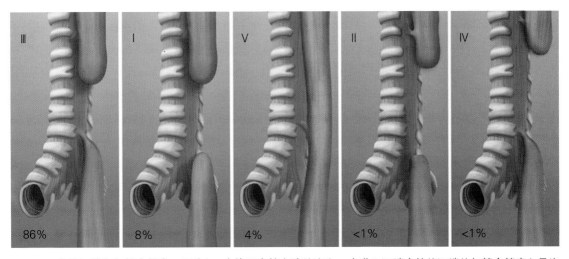

图 13.8 食管闭锁和气管食管瘘：Ⅲ 型（一个接近食管盲端的囊和一个进入远端食管的远端的气管食管瘘）是迄今为止最常见（经许可，节选、转载于 Holinger [45]。）

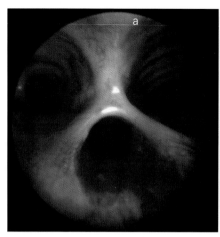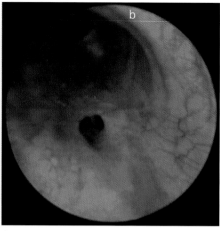

图 13.9 气管食管瘘（TOF）伴或不伴食管闭锁（OA）:（a）Ⅲ型（食管闭锁与气管食管瘘）: 边缘上方瘘是大瘘。(b)Ⅳ型(H 型瘘不伴食管闭锁): 小瘘处于气管中段的较高位置

食管瘘引起的气管抽吸，对于这种较迟出现的异常的诊断较晚，有时甚至要到成年才发现。在食管闭锁和气管-食管瘘的所有其他类型中，伴随持续出现的进食困难，以及"洗衣机"般的呼吸都是诊断（暗示）的条件。不能经鼻胃管进入胃，并且在胃脘出现空气，增加了临床诊断伴随气管-食管瘘的食管闭锁的线索。50％的新生儿也出现其他的先天性异常，如消化系统、生殖泌尿系统或心血管系统的异常[22,32,62]。这些合并症一般要求整体预后，在食管闭锁和气管-食管瘘的基础修补后效果好，生存率估计超过90％[7]。

13.1.3.2 患者评价

如果根据临床表现，伴随气管-食管瘘的食管闭锁可能性很大，为术前评估应立即进行支气管-食管镜检查。对于在第一次的内镜检查中可能忽略的一个小 H 型瘘或一个额外的瘘（如食管闭锁和气管-食管瘘Ⅳ型所示），要保留一个食管 X 线片。

如果操作正确，那么硬质支气管镜检查应该可以发现气管-食管瘘。为了避免使进

一步检查模糊的任何出血，首先要无创伤地吸取气管内的多余黏液。然后仔细检查气管后膜是否有气管-食管瘘。在大多数病例中，在气管后壁上容易看到瘘管道。当计划立即手术修复时，从瘘穿过一个 Fogarty 或血管成形术导管，食管内的气球被充气。为临近的 H 型瘘而进行的胸廓切开术或宫颈切开术中，为辨认瘘的准确位置，用仪器进行此操作。患儿被插管，进行硬质食管镜检查，以确定上部盲端的位置。在食管内，一个 H 型瘘或一个有双气管-食管瘘的临近的Ⅳ型食管狭窄，容易被忽略作为多余的食管黏膜，有时会隐藏食管的瘘管孔口。

其他异常，例如喉裂、声门下狭窄、或者次级瘘（如食管闭锁和气管-食管瘘Ⅳ型所示），必须被找到，以避免不完整的手术修复，和后续再次修复进行再次干预的困难[46]。

13.1.3.3 治疗

内镜检查医生和负责主胸膜外的或胸腔镜的食管闭锁修复的儿科医生，必须在手术前进行深入的讨论[81,84]。如果软化部分看起

来靠近气管–食管瘘，简单区分和关闭瘘管就不够了。此外，在防止出现持续呼吸道症状的残留软化方面，由单层的端至端吻合术恢复食管的连续性和加固气管后壁都是必不可少的。胫骨骨膜是最适合用于褥式缝合加固气管后膜壁的补丁，而软骨就不太合适了。事实上，软骨的硬度可能会引起内膜壁的收缩。基于术前内镜检查的发现，就可以预见需要加固气管壁，并且在这种情况下，需要在手术干预前讨论操作程序。如果严重的支气管后部运动障碍伴随瘘，胸膜镜修复就是禁忌的，因为不能用此技术的骨膜补丁来加固膜壁。

13.1.3.4 术后内镜治疗

尽管水密关闭，修复后，一个大的气管–食管瘘的斜向病程，如Ⅲ型食管闭锁所示，可能会持续。还可能会导致分泌物滞留，造成持续的咳不出痰。浅表的 KTP 或二氧化碳激光汽化覆盖在漏斗状憩室的黏液，在黏膜下注射额外的 Ethibloc®（一个快速硬化氨基酸的方案），已经被证实在创建立即缓解症状的憩室的瘢痕封闭方面有效（未申报个人经验）。

参与软化的治疗较为复杂，与原发性 TM（见 13.1.1）相似。鉴于严重并发症的高风险[14,64,97,98]，不应使用自膨胀式金属支架。在未来，可能会使用能生物降解的支架，只要证实它们是安全的且容易获得[88]。

最后，食管狭窄可能会出现在末端吻合的位置，特别是当两段食管残干已经在将距一定距离的地方开始。张力下的吻合倾向形成后续狭窄的泄漏结构[81]。

在大多病例中，使用 Savary-Gilliard 探针进行内镜扩张术是安全和有效的[85]。在内镜和 X 线透视控制下，探针穿过一根金属线进入胃。在食管狭窄的情况下，内镜扩张术的必要性和概率取决于吞咽能力，而不是对比研究或内镜检查的发现。

胃食管反流是另一个潜在的手术并发症。食管远端为端至端吻合的蠕动源可能增加食管下端括约肌的无能，进而使胃食管反流恶化。反流会促进糜烂性食管炎和消化性溃疡狭窄的发展。基于这个原因，围术期长期使用质子泵（PPI）抑制剂管理是必须的。如果要面对胃底折叠术，必须做食管下端周围胃底小于 360。的缠绕，以防止在异常食管内由于缺乏有效的蠕动波产生的吞咽困难。

13.2 气管的内在异常

影响气管的内部结构异常是极其罕见的[3,13,39,65]。

本组包括弥漫性原发性气管软化（在 13.1.1 中已描述），气管网，带环状"O"形软骨的气管狭窄，以及气管发育不全和闭锁。

13.2.1 先天性气管狭窄

气管网极为罕见。它们可能会导致呼吸道明显收缩，这是一个双相喘鸣为主的哮鸣源。在内镜检查时，它们表现为有完整软骨环的薄的内在膜。气管网能用简单扩张进行治疗，很少发现复发。

与气管网相反，先天性气管狭窄（CTS）是气管软骨骨架真正发育异常。虽然所处位置、严重程度和长度各自不同，它们都有存在完整的"O"形软骨环的特征。

大约 50% 的先天性气管狭窄都有异常的左肺动脉悬带，同时在另 50% 中，可以看到右上肺叶支气管的气管开端。多种其他心血管和消化系统异常的遇到的频率不同[3,6,18,39]。

13.2.1.1　症状和患者评估

一般情况下，出生几个月后，当婴儿的活动导致呼吸需要增加时，症状开始出现。在产生症状方面，与狭窄的程度相比，狭窄的长度不太重要。事实上，气道阻力与狭窄长度成线性正比，而随着腔管直径减少，阻力呈4倍增加[87]。在第一次呼吸道疾病时，可能出现双相喘鸣为主的喘息、胸部收缩、发生发绀和反复肺炎。虽然正上位胸部X线片异常，可能是诊断的暗示，三维重建的CT扫描和核磁共振成像与数字减影是做出准确诊断的首选检查方法（图13.10）。如果存在异常的话，这些检查可以做出气管和纵隔心血管异常的明确评估（见第3章,图3.6）。如果诊断不被怀疑，并且进行了支气管镜检查，那么当条件确认时，内镜检查必须小心，以防在检查中创伤。事实上，黏膜的微小损伤可能引起受损气管的代谢失调，引起一种

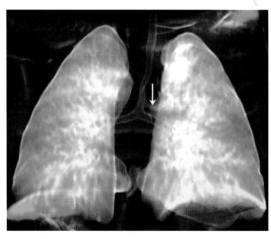

图13.10　"O"形软骨环和右支气管的一长段先天性狭窄气管（LSCTS）的三维CT扫描重建（正位视图）：注意气管狭窄和右上肺叶支气管的气管起源（白色的箭头所指）

急性呼吸道危机，因为有长段先天性狭窄的气管切开术将是毫无益处的。没有感染的情况下，在内镜检查时气管软骨随时可见，必须精确计算。正常环容易和环状环区分开。当计划进一步手术重建时，内镜的评估效果不应被低估。

13.2.1.2　先天性气管狭窄的分级

狭窄部分最常见由完整的"O"形软骨构成，但偶尔可能遇到杂乱无章的软骨或甚至一个完整的软骨套[45]。

根据Grillo，先天性气管狭窄被分成4个主要类型[34]（图13.11）：

- Ⅰ型：气管普遍发育不全：几乎整个气管都狭窄，而只有第一至第三颅环是正常的。
- Ⅱ型：漏斗状气管狭窄：异常的气管部分因位置和长度各有不同，但是都呈一个从头颅向尾部的漏斗形状。
- Ⅲ型：部分气管狭窄：这种类型的特征是，当位于一个异常的右上肺叶支气管时，在气管的不同位置有短段狭窄。
- Ⅳ型：桥支气管狭窄：在这个Ⅲ型的变种类型里，异常的右上肺叶支气管在隆突附近，通过横向分支支气管，狭窄的桥支气管与临近的气管连接到肺的其他部分。

13.2.1.3　治疗

手术治疗先天性气管狭窄，是由"O"形气管软骨环的存在和狭窄的长度而决定的。总是优先考虑单阶段的手术，当需要时，应包括为治疗并生的心血管异常的手术干预。

尽管有一些作者推荐[69,83]，但当有圆形软管环的后部纵向分支时，球囊扩张是十

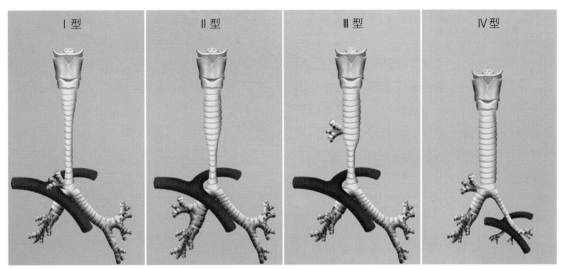

图 13.11 根据 Grillo[34]，"O"形软骨的先天性气管狭窄的分类：Ⅰ型：涉及几乎整个气管长段狭窄；Ⅱ型：气管内各个位置和长度可变的异型气管；Ⅲ型：伴有或不伴异常上叶支气管的短段狭窄气管；Ⅳ型：异常的右上肺叶支气管在隆突附近的狭窄的桥支气管通过水平分支支气管连接到肺的其他部分。如果存在，左右肺动脉悬带位置被指示

分危险的，因为它要求一个小的气管支架植入术，这是有潜在并发症的。在这种情况下，由 Maeda 等 al[69] 推荐的使用自我扩展金属支架是不能被接收的。对于患者而言，一个微创接近不应变为一个微创手术！与 Grillo[34] 和其他同事[60]一样，作者申明，考虑到目前开放手术的成功率，在治疗有圆形气管环的先天性气管异常时，扩展和支架都毫无意义[73]。

已经使用的 5 个主要开放手术方法：

- 端到端吻合术
- 增大补丁的气管成形术
- 气管移植技术
- 滑动气管成形术
- 气管移植的气管成形术

端到端吻合术

此项技术被用于不超过气管长度三分之一的短段狭窄。尽管我们自己的经验[78]和其他人的经验[48]都显示，对更长的气管切除术是可以的，但在长段先天性气管狭窄中，滑动气管成形术仍更安全，应改为使用此方法。

基本切除对端吻合的方法是直截了当，与用在获得性狭窄的方法相似（见第 22 章，22.1.1）。当狭窄位于气管远端或伴随心血管异常，体外循环的胸骨切开术提供了最佳手术环境。手术从胸骨的水平宫颈切开术开始。颈部带状肌肉，甲状腺峡部和胸腺从中线分开，之后就可以看到。在小婴儿体内使用有弹性逗留钩的牵引环（Lone star 医疗产品，德克萨斯州，美国）十分有效，因为它能够出色地暴露病灶。此外，牵引环有助于将气管提升至手术视野表面（见第 20 章，图 20.4）。气管解剖被限制在其前部和侧部，小心保存源自双侧气管食管凹槽的血管供给。通过与软管环和从下部穿过的大血管保持紧密联系，剥离到隆凸。在没有相关心血管异常的情况下，当婴儿喉部位于颈部上端时，中期气管狭窄可以用宫颈癌的方法切除。对于胸腔狭窄，部分胸腔切开可能是必须的，从外部可以容易看到狭窄的长度。

手术区域安装另一个无菌的通气管，连接在 RAE 管上。4.0 Vicryl 可吸收线固定气管狭窄的远端避免移位。气管环的两个远端横断面首先对合，维持气管后壁暂时的稳定。在这样的状态下，远端支气管插入 RAE 管，连接在另一个通风管上。贯穿缝合 RAE 管，使其固定在气管的远端。备好气管近端的横断部分包括膜性的后壁，不需要先从食管壁上分开 这种术式充分保护了气管周围的血供。气管和食管之间的解剖仅仅用于气管狭窄的部分超出了远端气管，气管膜性后壁已横断开。5.0 Vicryl 可吸收线从气管的后外侧反向吻合。气管膜性后壁的连续缝合，可以接近黏膜接着，气管两端在一定的张力下相互拉近，后外侧缝合，重建气管膜部，结打在气管外侧。去除 RAE 管，位于近端的气管插管向深部插入至气管残基，5.0 Vicryl 可吸收线从气管的前面和侧面将气管插管固定在气管的外侧。在吻合口的两端，第一个和第二个软骨环之间交替缝合，避免形成过大的张力（图 13.12）气道的严密程度用盐水灌入来验证，为取得密封效果吻合时使用 0.5cc 纤维蛋白胶。轻微的漏出和关闭切口采用一般的方法来处理就可以了。关于环状软骨和气管的切除可参阅第 20 章和第 22 章。

前壁片状气管成形术

此项技术适用于儿童的先天性长段气管狭窄，一般的切除和吻合通常效果比较差。

25 年前[6,48,52,56,96]，先天性长段气管狭窄的治疗只是纵行切开气管狭窄的前壁，插入一补片来扩大管腔。

Kimura[56] 等作者于 1982 年首次报道

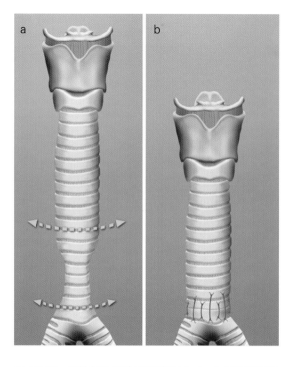

图 13.12　气管部分切除后两端吻合：（a）切除狭窄段的气管至上一位正常软骨环。（b）5.0Vicryl 可吸收线吻合。交替缝合，避免张力过大

了用肋软骨作为补片的气管成形术。2 年后 Idriss 等[48] 使用心包片作为移植物改良了此项技术，术后需要气管插管固定在心包片和接近纵隔的一侧气管上（同软骨补片的气管成形术）。在一些患儿中，还需要把无名动脉悬吊在胸骨的前壁上。

首先正中胸骨切开，主动脉和大的血管后缩，正中纵行切口气管狭窄的前壁。气管插管很容易维持通气，一开始放在声门下，通过开放的气管插入到隆突，贯通缝合，避免气管重建时通气管发生移位。气管插管作为一种支架，可在气道的重建时提供一种简便的方法来评估移植物的长度和宽度。

低位胸骨切开术可获取部分肋软骨作为气管成形的材料。雕刻成适当的形状，避免凸出管腔，5.0 Vicryl 线原位间断缝合，肋骨的软骨膜朝向内侧，通常心包补片材料比

较容易得到，尤其在手术同时还需要附带矫正心血管畸形的时候。补片被修剪成合适的大小，连续缝合，固定在扩张的气管壁上。前面已介绍过，移植物需悬吊固定，避免术后 7 ~ 10 天拔掉气管插管引起气管前壁的塌陷。（图 13.13）。

据文献[4,6,21,48,52,55,56,96]报道：气管成形术中最多的问题是管腔内肉芽的形成。在这些病例中，尤其移植物位于远端[48]，需要多次支气管镜检查。而且，大约 30%的患儿需行气管切开术[21]。

目前，片状气管成形术大多数已经被滑动气管成形术所替代。

气管自体移植

2001 年，芝加哥 Backer 研究小组介绍了关于气管自体移植[5]的相关概念，它可降低心包或肋软骨片气管成形术术后并发症的发生。用这种技术来动用大面积的气管会破坏气管的血供。做片状气管成形术，首先

在气管狭窄的部分做一个垂直的正中切口。管腔最狭窄的中心部分被切除，降低吻合时的张力，仅切除不超过 30%的气管。切除气管后壁的中段可用游离的气管自体移植物来修复。

气管的两个断端吻合，结打在气管壁的外侧。雕刻游离移植物的大小，适合已开放的气管下端的形状。原位缝合，如果必要的话，可用覆盖有心包组织的气管插管封闭气管前壁的缺损。

一般来说，游离的自体气管不够修复气管前壁的缺损（图 13.14）。尽管这项技术较心包补片气管成形术具有较好、稳定的重建效果，但是这种技术较一般的滑动气管成形术复杂得多。然而，应该注意的是该作者也缺少此项技术的直接经验。

滑动气管成形术

在之前介绍的治疗先天性气管畸形的方法中[6,21,48,52,55,56,95,96]，滑动气管成形术可以基

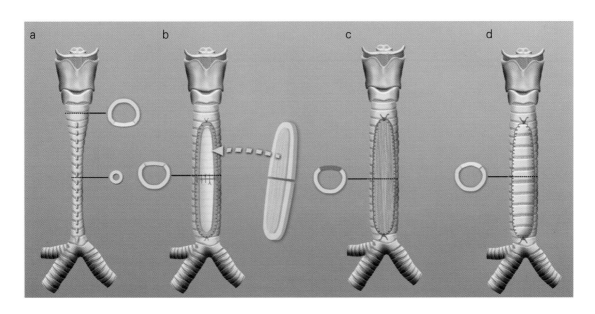

图 13.13　片状气管成形术修复长段的先天性气管畸形：（a）长段畸形累及了气管的全部长度。（b）软骨移植物的气管成形术。（c）心包补片气管成形术。（d）自体移植物的气管成形术

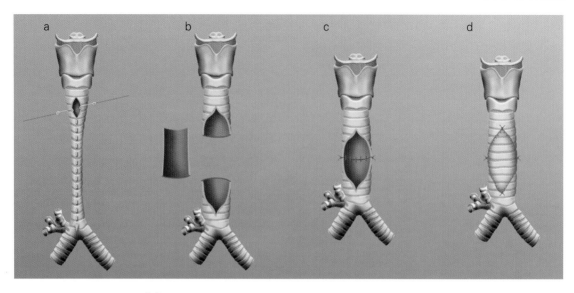

图 13.14　气管的自体移植[5]：（a）纵行切开气管狭窄的前壁。（b）狭窄的中段切除（约气管长度的 1/3）。（c）气管后壁的断端吻合。（d）切除的中段气管（带或不带心包片）修复缺损的前壁

本满足重建气道的需求，它需要完整的软骨支撑，内壁被黏膜所覆盖。不管怎么说，在过去的 10 年中，这种术式已成为治疗先天性气管畸形的最佳治疗方案[23,57,59,61,73,86]。滑动气管成形术是由 Tsang 和 Goldstraw1985 年首先提出来的[95]，这项技术治疗效果明显提高。

滑动气管成形术最重要的原则是在气管狭窄的平面上尽可能扩大管腔面积。首先于气管的中点水平横断开狭窄的部分，分别纵型前后切开上下狭窄段，移位缝合[95]。对于较大范围的畸形，气管的长度要缩短一半，宽度扩大一倍，横断面就扩大了 4 倍。根据 Poiseuille 定律，气流阻力和气管直径成 4 次方比例[67]。因此滑动气管成形术在缓解气管阻塞症状方面是最佳选择（图 13.15）。

超过 50% 的天性气管畸形患者需要同期矫正心血管的异常，包括正中胸骨切开术和心肺分流术，手术过程如下（图 13.16）：

取颈部弧形切口，中线分离带状肌、甲状腺峡部和胸腺，向前外侧分离气管，上至环状软骨环下至气管隆突，保护后外侧的血供。行正中胸骨切开术，双侧主支气管低位切开。在心血管分流前，于心房和主动脉弓放置一个中空管，精确测量狭窄的长度，中点用缝线标记。

手术第一部分采用肺换气麻醉，可以有效减小分流的时间。气管畸形的患者合并心血管的异常，主要是肺动脉韧带畸形，心脏手术是完全可以切除的。行心肺分流术时可以一起重建气道。气道手术的第二部分大约需要 30min。气管中点横断，缝线标记，仔细保护气管下端残基的血供。近端气管向上游离至 1 ~ 2 个膜部正常的气管环。向下纵行切开远端气管至隆突。沿气管后壁分离近端气管至断端。分离 1 到 2 个膜部正常的气管环是非常重要的。两个断端拉拢，缝合。把气管下端的软骨环向后缝合至上端气管的后壁。大多数患者气管断端吻合需要 5.0 或 6.0Vicryl 可吸收缝线。近端气管的远侧软管

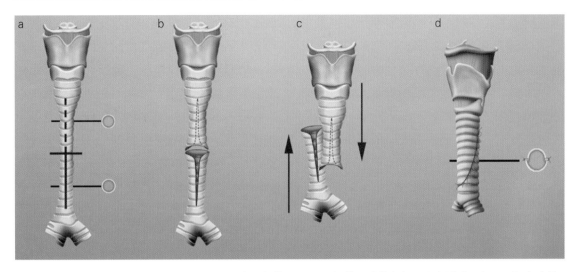

图 13.15　滑动气管成形术：(a)中点切断狭窄的气管环。(b)气管下端纵行切开，上端背面切开。(c)牵拉，上下端折叠。(d)上下端从后向前斜行吻合，管腔长度缩短 1/2，横断面积增加 4 倍

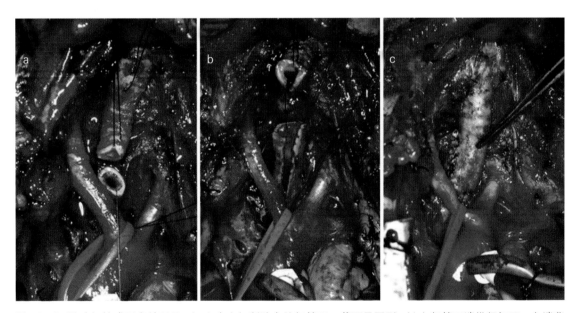

图 13.16　滑动气管成形术前所见：(a)中点切断狭窄的气管环，截面呈圆形。(b)气管下端纵行切开，上端背面切开。(c)气管吻合和重建

环尽可能地向后外侧缝合，有效地扩大管腔的截面。无需过多修剪外侧突出的软骨。气管断端吻合后，形成的新管腔内放置气管插管。为避免术后重建的气管发生 8 字形变形，气管的两端稍微重叠，软骨全层褥式缝合，结打在气管外侧。气管的前方沿吻合的纵行轻轻地套在气管的后方（图 13.17），缝合气管的前下端，与隆突前壁齐平。

　　成形术后的气管可以用生理盐水验证其完整性，术中用含纤维素胶水涂抹在伤口上。

术后胸腺复位，缝合，封闭术腔。放置纵隔引流，常规关闭术腔。婴幼儿术后 24h 或 48h 拔出引流管（图 13.18）。

滑动气管成形术的出现为先天性气管畸形的治疗提供了一个较好的选择。术后气管腔内不容易形成肉芽，术后内镜下换药次数较扩大的气管成形术明显缩短（2 次 vs 13 次）[6,18,21]。回顾发表的文献发现：和扩大的气管成形术相比，滑动气管成形术一般不需要再次开放性外科手术来修正（15 例中有 5 例[3]；12 例中有 3 例[6]；28 例中有 7 例[4]）。再次手术只要是针对气管腔的阻塞，移植物的破裂和管腔再次狭窄。滑动气管成形术通常不会引发喉返神经的损伤，阻断气管的血供[18,23,33,73,94,95]。功能上来看，滑动气管成形术的中期疗效优于扩大的气管成形术，一般患者不再需要气管插管，也很少再发生呼吸道的问题[59]。扩大的气管成形术后，23 例患者中 2 例长期带管[21]，60% 的患者[3] 有持续的呼吸困难[6]，往往需要一个支架支撑来维持呼吸。

儿童的先天性气管畸形和复杂的心脏畸

形往往有较高的发病率和致死率。由于血流动力学的紊乱和黏膜反应诱发的小气道的阻塞，呼吸系统的代偿能力较差，发生呼吸道感染时尤为突出[66]。如果通过外科手术先纠正心脏畸形的话，患者术后一段时间往往会发生严重、致命的呼吸困难。相反，如果先矫正气管畸形，通常会增加伤口裂开的机会，这主要是因为缺氧、营养不良和气管的微循环的改变所致。分清疾病的主次对于提高手术的效果是至关重要的。

不同的外科手术会导致喉气管的生长速度不同的原因目前有了解释。气管软骨环的凸面不断的连续生长，而凹面往往发生消化吸收，没有一个明显的生长中心[12]。连续内镜检查可发现：先天性气管狭窄的患者气管狭窄的部分是随着气管的发育而逐渐变窄。Manson[74] 等作者通过影像学证实了这一点。Macchiarini[68] 等作者通过对长段的先天性气管畸形的实验模型研究也验证了存在这一现象。Grillo 等通过临床观察也证明了：随着儿童的生长，狭窄的气管瓣会逐渐变窄[36,70]。

滑动气管成形术还可用于治疗狭窄的支气管桥。据 Grillo[35] 报道：当支气管变的非常狭窄和明显缩短时，可以通过近端的伪隆突（变异的右上叶支气管和支气管桥）和远端真正隆突之间的侧侧吻合来切除病变的支气管。在管腔内放入硅树脂的支架，气管插管通气。

尸体气管支气管移植

延续 Herberhold 尸体气管的化学保存方法[40,41]，这项技术最终被应用于气管支气管修补术失败所导致的气管狭窄，但不建议用于长段先天性气管狭窄。

这项技术被很好地应用于气管支气管修补。前壁狭窄的部分被打开，切开残余的

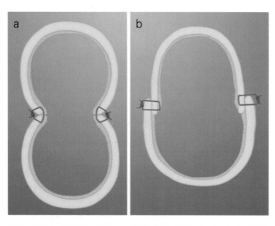

图 13.17 滑动气管吻合成形术手术细节：（a）气管的断端无重叠吻合时，发生的"8"字形变形。（b）气管侧壁重叠，贯穿褥式缝合可阻止"8"字形变形的发生

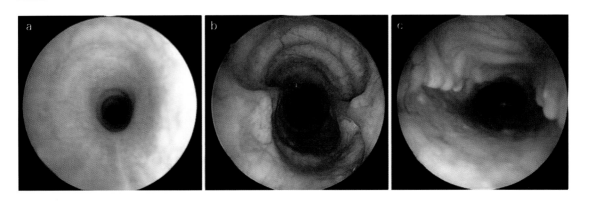

图 13.18　滑动气管成形术术后内镜检查图：（a）术前见气管腔长段狭窄，软骨环呈圆形改变。（b）滑动气管成形术后：重建的管腔呈"8"字形变形。（c）气管壁部分重叠，褥式缝合所重建的气道，管腔宽大

狭窄的后壁，扩开后壁。支架固定在气管壁上，用化学方法保存的气管自体移植物被修剪成气管前侧壁畸形差不多大小的形状。水平褥式缝合自体移植物，残留气管后方使用异体移植物来覆盖（图 13.13d）。随着气管支架的长期扩张，异体移植物表面逐步形成新的血供，主要来源于气管的残基和纵隔的给养。

1999 年率先在世界范围内报道了此项技术，病死率为 16%，26 例幸存患者中有 1 例终生带管[51]。

13.2.2　气管发育不全和闭锁

气管的发育畸形是罕见的一种先天性畸形，就目前的医疗技术，患者是很难存活的。据报道在新生儿中发病率低于 5 万分之一，男性为主[16]。90% 的患儿还合并有喉部发育畸形。一些严重的畸形中 50% 的患儿通常早产[38]。

婴儿出生时发现严重的呼吸困难、没有哭声、无法插管治疗、气管畸形的诊断是不困难的，面罩给氧，诊治会改善。气管插管的尝试多半不会成功，但是如果同时合并气管食管瘘，食管插管可能会短暂地改善呼吸状况。

1962 年，Floyd[28] 建议按照解剖分类来划分这些畸形（图 13.19）。

Ⅰ 型畸形约占 20%，主要存在气管的部分闭锁和气管食管瘘，气管的长度可以正常，也可以变短，但支气管正常。据报道 Ⅱ 型患者约占 60%，完全性的气管闭锁，气管隆突和支气管正常。Ⅲ 型约占 20%，无气管，支气管直接来源于食管。

如果气管和喉完全阻塞，产前超声检查可以显示：双侧肺不对称，呈高回声和腹水。黏稠的肺内分泌物可以肺叶的过度扩张。胎儿心脏受气管压迫可引起低输出量的心衰。因存在食管气管瘘，肺无法膨胀，液体会自然通过瘘口流入胃肠道。分娩时，需要快速执行退出程序（子宫外产时处理）[80]和体外人工氧合。

处理这些先天畸形，系统的外科手术可能效果不佳，源于这种缺陷临床罕见，变异多和其复杂程度高[20]。Hiyama 等人已经成功治疗了 2 例患儿中的 1 例，通过行胃造口术，

食管下端的紧缩术，气管插管通气，气管切开术，放置 T 形管和颈部食管造口引流咽腔，最后在患儿 3 岁时行结肠代食管修复重建术[43]。另有作者报道患儿存活至 6 岁，生活质量改善[15,90]。食管被用作通气只是暂时的办法。最大的挑战是重建稳定的一个气管，可以通过结肠代食管重建消化道的完整性。

不合并有其他先天性畸形的这类婴儿在不久的将来就会得到很好的帮助，这一切将归功于气管移植的研究[19]和生物工程组织技术的发展。

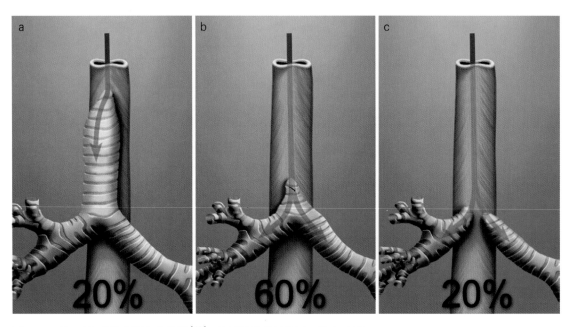

图 13.19 Floyd 气管发育不全的分类[28]：II 型是目前最常见，约占 60%

参考文献

1. Acosta, A.C., Albanese, C.T., Farmer, D.L., et al.: Tracheal stenosis: the long and the short of it. J. Pediatr. Surg. **35**,1612–1616 (2000)

2. Albert, D.: Tracheobronchomalacia. In: Cotton, R.T., Myer,C.M. (eds.) Practical Pediatric Otolaryngology, pp. 625–635.Lippincott-Raven, Philadelphia/New York (1997)

3 .Andrews, T.M., Cotton, R.T., Bailey, W.W., et al.Tracheoplasty for congenital complete tracheal rings. Arch.Otolaryngol. Head Neck Surg. **120**, 1363–1369 (1994)

4. Backer, C.L., Mavroudis, C., Dunham, M.E., et al.:Reoperation after pericardial patch tracheoplasty. J. Pediatr.Surg. **32**, 1108–1111 (1997)

5. Backer, C.L., Mavroudis, C., Gerber, M.E., et al.: Tracheal surgery in children: an 18-year review of four techniques. Eur. J. Cardiothorac. Surg. **19**, 777–784 (2001)

6. Bando, K., Turrentine, M.W., Sun, K., et al.: Anterior pericardial tracheoplasty for congenital tracheal stenosis: intermediate to long-term outcomes. Ann. Thorac. Surg. **62**,981–989 (1996)

7. Benjamin, B.: Endoscopy in congenital tracheal anomalies. J. Pediatr. Surg. **15**, 164–171 (1980)

8. Benjamin, B.: Congenital disorders of the larynx. In:Cummings, C.H., Frederickson, J.M. (eds.) OtolaryngolHead Neck Surgery, pp. 1831–1853. Mosby, St. Louis/Baltimore (1993). year book

9. Benjamin, B., Cohen, D., Glasson, M.: Tracheomalacia iassociation with congenital tracheoesophageal fistula.Surgery **79**, 504–508 (1976)

10. Bove, T., Demanet, H., Casimir, G., et al.: Tracheobronchial compression of vascular origin. Review of experience in infants and children. J. Cardiovasc. Surg. (Torino) **42**, 663–666 (2001)

11. Briganti, V., Oriolo, L., Buffa, V., et al.: Tracheomalacia in oesophageal atresia: morphological considerations by endoscopi and CT study. Eur. J. Cardiothorac. Surg. **28**, 11–15(2005)

12. Burrington, J.: Tracheal growth and healing. J. Thorac.Cardiovasc. Surg. **76**, 453–458 (1978)

13. Campbell, D.N., Lilly, J.R.: Surgery for total congenital tracheal stenosis. J. Pediatr. Surg. **21**, 934–935 (1986)

14. Cook, C.H., Bhattacharyya, N., King, D.R.: Aortobronchial fistula after expandable metal stent insertion for pediatric bronchomalacia. J. Pediatr. Surg. **33**, 1306–1308 (1998)

15. Crombleholme, T.M., Sylvester, K., Flake, A.W., et al.: Salvage of a fetus with congenital high airway obstruction syndrome by ex utero intrapartum treatment (EXIT) procedure.Fetal Diagn. Ther. **15**, 280–282 (2000)

16. Das, B.B., Nagaraj, A., Rao, A.H., et al.: Tracheal agenesis:report of three cases and review of the literature. Am. J.Perinatol. **19**, 395–400 (2002)

17. Das, S.K., Brow, T.D., Byrom, R.: Aortic root anomalies of the neck presenting in adults. Review of the literature with three case reports. Eur. J. Vasc. Endovasc. Surg. **30**, 48–51 (2005)

18. Dayan, S.H., Dunham, M.E., Backer, C.L., et al.: Slide tracheoplasty in the management of congenital tracheal stenosis.Ann. Otol. Rhinol. Laryngol. **106**, 914–919 (1997)

19. Delaere, P., Vranckx, J., Verleden, G., et al.: Trachealallotransplantation after withdrawal of immunosuppressive therapy. N Engl J. Med. **362**, 138–145 (2010)

20. Diaz Jr., E.M., Adams, J.M., Hawkins, H.K., et al.: Tracheal agenesis. A case report and literature review. Arch. Otolaryngol. Head Neck Surg. **115**, 741–745 (1989)

21. Dunham, M.E., Holinger, L.D., Backer, C.L., et al.:Management of severe congenital tracheal stenosis. Ann.Otol. Rhinol. Laryngol. **103**, 351–356 (1994)

22. Eghbalian, F., Monsef, A., Mousavi-Bahar, S.H.: Urinary tract and other associated anomalies in newborns with esophageal atresia. Urol. J. **6**, 123–126 (2009)

23. Elliott, M., Hartley, B.E., Wallis, C., et al.: Slide tracheoplasty. Curr. Opin. Otolaryngol. Head Neck Surg. **16**, 75–82 (2008)

24. Essouri, S., Nicot, F., Clement, A., et al.: Noninvasive positive pressure ventilation in infants with upper airway obstruction: comparison of continuous and bilevel positive pressure.Intensive Care Med. **31**, 574–580 (2005)

25. Faust, R.A., Remley, K.B., Rimell, F.L.: Real-time, cine magnetic resonance imaging for evaluation of the pediatric airway. Laryngoscope **111**, 2187–2190 (2001)

26. Faust, R.A., Rimell, F.L., Remley, K.B.: Cine magnetic resonance imaging for evaluation of focal tracheomalacia: innominate artery compression syndrome. Int. J. Pediatr. Otorhinolaryngol. **65**, 27–33 (2002)

27. Fiore, A.C., Brown, J.W., Weber, T.R., et al.: Surgical treatment of pulmonary artery sling and tracheal stenosis. Ann. Thorac. Surg. **79**, 38–46 (2005)

28. Floyd, J., Campbell Jr., D.C., Dominy, D.E.: Agenesis of thetrachea. Am. Rev. Respir. Dis. **86**, 557–560 (1962)

29. Fraga, J.C., Calkoen, E.E., Gabra, H.O., et al.: Aortopexy for persistent tracheal obstruction after double aortic arch repair.J. Pediatr. Surg. **44**, 1454–1457 (2009)

30. Friedman, E., Kennedy, A., Neitzschman, H.R.: Innominate artery compression of the trachea: an unusual cause of apnea in a 12-year-old boy. South Med. J. **96**, 1161–1164 (2003)

31. Furman, R.H., Backer, C.L., Dunham, M.E., et al.: The use of balloon-expandable metallic stents in the treatment of pediatric tracheomalacia and bronchomalacia. Arch. Otolaryngol. Head Neck Surg. **125**, 203–207 (1999)

32. Genevieve, D., de Pontual, L., Amiel, J., et al.: An overview of isolated and syndromic oesophageal atresia. Clin. Genet.**71**, 392–399 (2007)

33. Grillo, H.C.: Slide tracheoplasty for long-segment congenital tracheal stenosis. Ann. Thorac. Surg. **58**, 613–619 (1994)

34. Grillo, H.C.: Congenital and acquired tracheal lesions in children. In: Grillo, H.C. (ed.) Surgery of the Trachea and Bronchi, p. 178. BC Decker, Hamilton/London (2004)

35. Grillo, H.C.: Repair of congenital tracheal lesion. In: Grillo,H.C. (ed.) Surgery of the Trachea and Bronchi, p. 673. BC Decker, Hamilton/London (2004)

36. Grillo, H.C., Wright, C.D., Vlahakes, G.J., et al.: Management of congenital tracheal stenosis by means of slide tracheoplasty or resection and reconstruction, with long-term follow-up of growth after slide tracheoplasty. J. Thorac. Cardiovasc. Surg. **123**, 145–152 (2002)

37. Grimmer, J.F., Herway, S., Hawkins, J.A., et al.: Long-term results of innominate artery reimplantation for tracheal compression.Arch. Otolaryngol. Head Neck Surg. **135**,80–84 (2009)

38. Heimann, K., Bartz, C., Naami, A., et al.: Three new cases ofcongenital agenesis of the trachea. Eur. J. Pediatr. **166**, 79–82(2007)

39. Heimansohn, D.A., Kesler, K.A., Turrentine, M.W., et al.: Anterior pericardial tracheoplasty for congenital trachealstenosis. J. Thorac. Cardiovasc. Surg. **102**, 710–715 (1991)

40. Herberhold, C.: Verwendung von konservierten homologen Luftrohrentransplantaten in der Chirurgie der Trachealstenose.In: Kastenbauer, E., Wilmes, E., Mess, K. (eds.) Das Transplantat in der plastischen Chirurgie. Karl Sasse, Rotenburg (1986)

41. Herberhold, C., Franz, B., Breipohl, W.: Chemical preserved human trachea as prosthesis in covering tracheal defects-first experiences (author's transl). Laryngol. Rhinol. Otol.(Stuttg) **59**, 453–457 (1980)

42. Herrera, P., Caldarone, C., Forte, V., et al.: The current state of congenital tracheal stenosis. Pediatr. Surg. Int. **23**, 1033–1044 (2007)

43. Hiyama, E., Yokoyama, T., Ichikawa, T., et al.: Surgical management of tracheal agenesis. J. Thorac. Cardiovasc. Surg. **108**, 830–833 (1994)

44. Holinger, L.D.: Etiology of stridor in the neonate, infant and child. Ann. Otol. Rhinol. Laryngol. **89**, 397–400 (1980)

45. Holinger, L.D., Green, C.G., Benjamin, B., et al.: Tracheobronchial tree. In: Holinger, L.D., Lusk, R.P., Green,C.G. (eds.) Pediatric Laryngology and Bronchoesophagology, pp. 187–214. Lippincott-Raven, Philadelphia/New York(1997)

46. Holzki, J.: Bronchoscopic findings and treatment in congenital tracheo-oesophageal fistula. Paediatr. Anaesth. **2**, 297–303 (1992)

47. Hoppe, H., Dinkel, H.P., Walder, B., et al.: Grading airway stenosis down to the segmental level using virtual bronchoscopy.Chest **125**, 704–711 (2004)

48. Idriss, F.S., DeLeon, S.Y., Ilbawi, M.N., et al.: Tracheo-

plasty with pericardial patch for extensive tracheal stenosis in infants and children. J. Thorac. Cardiovasc. Surg. **88**, 527–536 (1984)

49. Jacobs, J.P., Haw, M.P., Motbey, J.A., et al.: Successful complete tracheal resection in a three-month-old infant. Ann. Thorac. Surg. **61**, 1824–1826 (1996)

50. Jacobs, J.P., Quintessenza, J.A., Botero, L.M., et al.: The role of airway stents in the management of pediatric tracheal,carinal, and bronchial disease. Eur. J. Cardiothorac. Surg.**18**, 505–512 (2000)

51. Jacobs, J.P., Quintessenza, J.A., Andrews, T., et al.: Trachealallograft reconstruction: the total North American andworldwide pediatric experiences. Ann. Thorac. Surg. **68**,1043–1051 (1999)

52. Jaquiss, R.D., Lusk, R.P., Spray, T.L., et al.: Repair of long-segmenttracheal stenosis in infancy. J. Thorac. Cardiovasc. Surg. **110**, 1504–1511 (1995)

53. Juraszek, A.L., Guleserian, K.J.: Common aortic arch anomalies:diagnosis and management. Curr. Treat. OptionsCardiovasc. Med. **8**, 414–418 (2006)

54. Kao, S.C., Smith, W.L., Sato, Y., et al.: Ultrafast CT oflaryngeal and tracheobronchial obstruction in symptomaticpostoperative infants with esophageal atresia and tracheoesophagealfistula. AJR. Am. J. Roentgenol. **154**, 345–350(1990)

55. Kimura, K., Soper, R.T., Kao, S.C., et al.: Aortosternopexyfor tracheomalacia following repair of esophageal atresia: evaluation by cine-CT and technical refinement. J. Pediatr. Surg. **25**, 769–772 (1990)

56. Kimura, K., Mukohara, N., Tsugawa, C., et al.: Tracheoplastyfor congenital stenosis of the entire trachea. J. Pediatr. Surg.**17**, 869–871 (1982)

57. Kocyildirim, E., Kanani, M., Roebuck, D., et al.: Long-segmenttracheal stenosis: slide tracheoplasty and a multi-disciplinaryapproach improve outcomes and reduce costs. J.Thorac. Cardiovasc. Surg. **128**, 876–882 (2004)

58. Koopman, J.P., Bogers, A.J., Witsenburg, M., et al.: Slide-tracheoplasty for congenital tracheal stenosis. J. Pediatr. Surg. **39**, 19–23 (2004)

59. Lang, F.J., Hurni, M., Monnier, P.: Long-segment congenitaltracheal stenosis: treatment by slide-tracheoplasty. J. Pediatr.Surg. **34**, 1216–1222 (1999)

60. Le Bret, E., Garabedian, E.N.: Congenital and acquired trachealstenosis in children. In: Graham, J.M., Scadding, J.K.,Bull, P.D. (eds.) Pediatric ENT, p. 233. Springer, Berlin/Heidelberg (2008)

61. Le Bret, E., Roger, G., Pezzettigotta, S., et al.: Slide tracheoplastyin congenital tracheal stenosis. Ann. Otolaryngol. Chir. Cervicofac. **123**, 325–332 (2006)

62. Lee, K.D., Okazaki, T., Kato, Y., et al.: Esophageal atresiaand tracheo-esophageal fistulaassociated with coarctation ofthe aorta, CHARGE association, and DiGeorge syndrome: acase report and literature review. Pediatr. Surg. Int. **24**,1153–1156 (2008)

63. Levitt, B., Richter, J.E.: Dysphagia lusoria: a comprehensivereview. Dis. Esophagus **20**, 455–460 (2007)

64. Lim, L.H., Cotton, R.T., Azizkhan, R.G., et al.: Complicationsof metallic stents in the pediatric airway. Otolaryngol. HeadNeck Surg. **131**, 355–361 (2004)

65. Loeff, D.S., Filler, R.M., Vinograd, I., et al.: Congenital trachealstenosis: a review of 22 patients from 1965 to 1987. J.Pediatr. Surg. **23**, 744–748 (1988)

66. Loukanov, T., Sebening, C., Springer, W., et al.: Simultaneousmanagement of congenital tracheal stenosis and cardiacanomalies in infants. J. Thorac. Cardiovasc. Surg. **130**,1537–1541 (2005)

67. Lusk, R.P., Khosla, S.: Principles of fluid dynamics. In: Holinger, L.D., Lusk, R.P., Green, C.G. (eds.) PediatricLaryngology and Bronchoesophagoscopy, pp. 381–391. Lippincott-Raven, Philadelphia/New York (1997)

68. Macchiarini, P., Dulmet, E., de Montpreville, V., et al.: Tracheal growth after slide tracheoplasty. J. Thorac.Cardiovasc. Surg. **113**, 558–566 (1997)

69. Maeda, K., Yasufuku, M., Yamamoto, T.: A new approach tothe treatment of congenital tracheal stenosis: balloon tracheoplastyand expandable metallic stenting. J. Pediatr.Surg. **36**, 1646–1649 (2001)

70. Maeda, M., Grillo, H.C.: Effect of tension on tracheal growthafter resection and anastomosis in puppies. J. Thorac.Cardiovasc. Surg. **65**, 658–668 (1973)

71. Mair, E.A., Parsons, D.S.: Pediatric tracheobronchomalaciaand major airway collapse. Ann. Otol. Rhinol. Laryngol. **101**, 300–309 (1992)

72. Malone, P.S., Kiely, E.M.: Role of aortopexy in the managementof primary tracheomalacia and tracheobronchomalacia.Arch. Dis. Child. **65**, 438–440 (1990)

73. Manning, P.B., Rutter, M.J., Border, W.L.: Slide tracheoplastyin infants and children: risk factors for prolonged-postoperative ventilatory support. Ann. Thorac. Surg. **85**,1187–1191 (2008)

74. Manson, D., Filler, R., Gordon, R.: Tracheal growth in congenitaltracheal stenosis. Pediatr. Radiol. 26, 427–430(1996)

75. Matute, J., Antón-Pacheco, J., Berchi, F., et al.: Lesionese structurales obstructivas traque obronquiales. Cirugía-Pediátrica, Ediciones Díaz de Santos, Madrid, **796**–806 (1994)

76. McNamara, V.M., Crabbe, D.C.: Tracheomalacia. Paediatr. Respir. Rev. **5**, 147–154 (2004)

77. Merei, J.M., Hutson, J.M.: Embryogenesis of tracheo esophageal anomalies: a review. Pediatr. Surg. Int. **18**, 319–326(2002)

78. Monnier, P., Lang, F., Savary, M.: Partial cricotracheal resection for pediatric subglottic stenosis: a single institution's experience in 60 cases. Eur. Arch. Otorhinolaryngol. **260**,295–297 (2003)

79. Moore, K.L., Persaud, T.V.N., Torchia, M.G.: The Developing Human: Clinically Oriented Embryology. Saunders/Elsevier,Philadelphia (2008)

80. Morrison, G.: Exit-antenatal (pre-natal) diagnoses and management.In: Graham, J.M., Scadding, G.K., Bull, P.D. (eds.)Pediatric ENT, pp. 73–81. Springer, Berlin/Heidelberg (2008)

81. Mortell, A.E., Azizkhan, R.G.: Esophageal atresia repair with thoracotomy: the Cincinnati contemporary experience. Semin. Pediatr. Surg. **18**, 12–19 (2009)

82. Oshima, Y., Yamaguchi, M., Yoshimura, N., et al.:Management of pulmonary artery sling associated with tracheal stenosis. Ann. Thorac. Surg. **86**, 1334–1338 (2008)

83. Othersen Jr., H.B., Hebra, A., Tagge, E.P.: A new method of treatment for complete tracheal rings in an infant: endoscopic laser division and balloon dilation. J. Pediatr. Surg.35, 262–264 (2000)

84. Patkowsk, D., Rysiakiewicz, K., Jaworski, W., et al.Thoracoscopic repair of tracheoesophageal fistula andesophageal atresia. J. Laparoendosc. Adv. Surg. Tech. A 19(Suppl 1), S19–S22 (2009)

85. Poddar, U., Thapa, B.R.: Benign esophageal strictures in infants and children: results of Savary-Gilliard bougie dilation in 107 Indian children. Gastrointest. Endosc. 54, 480–484 (2001)

86. Rafay, M.A., Hajjar, W.M., Essa, M.A., et al.: Slide tracheoplasty for congenital tracheal stenosis with glottic stenosis.Asian Cardiovasc. Thorac. Ann. 12, 190–192 (2004)

87. Sandu, K., Monnier, P.: Congenital tracheal anomalies. Otolaryngol. Clin. North Am. 40, 193–217 (2007)

88. Sewall, G.K., Warner, T., Connor, N.P., et al.: Comparison of resorbable poly-L-lactic acid-polyglycolic acid and internal Palmaz stents for the surgical correction of severe tracheomalacia.Ann. Otol. Rhinol. Laryngol. 112, 515–521(2003)

89. Smith, R.J., Smith, M.C., Glossop, L.P., et al.: Congenital vascular anomalies causing tracheoesophageal compression.Arch. Otolaryngol. 110, 82–87 (1984)

90. Soh, H., Kawahawa, H., Imura, K., et al.: Tracheal agenesis in a child who survived for 6 years. J. Pediatr. Surg. 34, 1541–1543 (1999)

91. Stewart, J., Kincaid, O., Edwards, J.: An Atlas of Vascular Rings and Related Malformations of the Aortic Arch System.Charles C. Thomas, Sprinfield (1964)

92. Triglia, J.M.: Tracheomalacia in children. In: Graham, J.M.,Scadding, J.K., Bull, P.D. (eds.) Pediatric ENT, p. 244. Springer, Berlin/Heidelberg (2008)

93. Triglia, J.M., Guys, J.M., Louis-Borrione, C.: Tracheomalacia caused by arterial compression in esophageal atresia. Ann.Otol. Rhinol. Laryngol. 103, 516–521 (1994)

94. Tsang, V., Goldstraw, P.: Tracheal approach to pulmonary artery sling associated with funnel-shaped tracheal stenosis. Cardiovasc. Surg. 1, 300–302 (1993)

95. Tsang, V., Murday, A., Gillbe, C., et al.: Slide tracheoplasty for congenital funnel-shaped tracheal stenosis. Ann. Thorac. Surg. 48, 632–635 (1989)

96. Tsugawa, C., Kimura, K., Muraji, T., et al.: Congenital stenosis involving a long segment of the trachea: further experience in reconstructive surgery. J. Pediatr. Surg. 23,471–475 (1988)

97. Urschel, J.D.: Delayed massive hemoptysis after expandable bronchial stent placement. J. Laparoendosc. Adv. Surg. Tech. A 9, 155–158 (1999)

98. Zakaluzny, S.A., Lane, J.D., Mair, E.A.: Complications of tracheobronchial airway stents. Otolaryngol. Head Neck Surg. 128, 478–488 (2003)

第3篇
获得性喉气管狭窄

概要

获得性声门下狭窄（A-SGS）是各种气管插管相关性损害的代表。喉气管狭窄（LTS）这个术语，在这样的情况下能更好的表示声门的组成，所以应该用它来替代。[1]

90% 的获得性 LTS 是由插管后损伤所致[6,10,15,24]。在呼吸衰竭的新生儿，自从使用长期气管插管进行机械通气呼吸支持[2,17]，LTS 的发病率从 1980 年代的 8.3% 下降到 2000 年的不足 2%[8,25]。婴儿喉部对长期气管插管的良好耐受性得益于柔软和有韧性的环状软骨支架。这是由于其细胞组成的高含水量[12]。随着生长发育，喉的支架开始变得更加坚硬，并且在成人时或者慢性插管损伤后出现部分骨化。

导致喉狭窄的其他少见病因包括：喉内的各种操作所致的医源性并发症（比如激光以及扩张术的不当使用）[7,14,18,22]，慢性炎症性紊乱以及特发性原因[3,19]。

参考文献

1. Albert,D: Post-intubation laryngotracheal stenosis. In: Graham, J. M,, Scadding, J.K., Bull, P.D..(eds.) Pediatric ENT, p.224. Springer, Berlin/Heidelberg (2008)
2. Allen, T.H. Steven, I.M.: Prolonged (endotracheal intubation in infants and children. Br J Anaesth **37**, 566–573 (1965)
3. Bodart, E., Remacle, M., Lawson, G., et al.: Idiopathic subglottic stenosis in a nine-year-old boy: diagnosis and management. Pediatr Pulmonol **25**, 136-138 (1998)
4. Cohen, S.R., Landing, B.H., King, B.K.,et al.: Wegener's granulomatosis causing laryngeal and tracheobronchial obstruction in an adolescent girl. Ann Otol Rhinol Laryngol Suppl **87**,15–19 (1978)
5. Cooper, A., Barlow, B., Niemirska, M., et al.: Fifteen years' experience with penetrating trauma to the head and neck in children. J Pediatr Surg **22**, 24–27 (1987)
6. Cotton. R.T., Evans. J.N.: Laryngotracheal reconstruction in children. Five-year follow-up. Ann Otol Rhinol Laryngol 90, 516–520 (1981)
7. Crockett.D.M., McCabe. B.F., Shive. C.J.:Conplications of laser surgery for recurrent respiratory papillomatosis. Ann Otol Rhinol Laryngol **96**, 639–644 (1987)
8. da Silva, O., Stevens, D.: Complications of airway management in very-low-birth-weight infants. Biol Neonate **75**, 40–45 (1999)
9. Einav, S., Braverman, I., Yatsiv, I., et al.: Airway burns and atelectasis in an adolescent following aspiration of molten wax. Ann Otol Rhinol Laryngol **109**, 687–689 (2000)
10. Fearon. B., Cotton. R.:Subglottic stenosis in infants and children the clinical problem and experimental surgical correction. Can J Otolaryngol 1, 281–289 (1972)
11. Ford, H.R., Gardner. M.J., Lynch. J.M.: Laryngotracheal disruption from blunt pediatric neck injuries: impact of early recognition and intervention on outcome. J Pediatr Surg **30**, 331–335 (1995)
12. Hawkins, D.B.: Hyaline membrane disease of the neonate prolonged intubation in management: effects on the larynx. Laryngosope **88**, 201–224 (1978)
13. Healy. G.B.: Neoplasia of the pediatric larynx. Otolaryngol Clin North Am **17**, 69–74 (1984)
14. Healy, G.B., Strong, M.S., Shapshay, S., etal.: Complications of CO$_2$ laser surgery of the aerodigestive tract: experience of 4416 cases. Otolaryngol Head Neck Surg **92**, 13–18 (1984)
15. Holinger, P.H., Kutnick, S.L., Schild, J.A., et al.: Subglottic stenosis in infants and children. Ann Otol Rhinol Laryngol **85**, 591–599 (1976)
16. Lebovics, R.S., Hoffman, G.S., Leavitt, R.Y., et al.: The management of subglottic stenosis in patients with Wegen-

er's granulomatosis. Laryngoscope **102**, 1341–1345 (1992)

17. McDonald, I.H., Stocks, J.G.: Prolonged nasotracheal intubation. A review of its development in a paediatric hospital. Br J Anaesth **37**, 161–173 (1965)

18. Meyers, A.: Complications of CO_2 laser surgery of the larynx. Ann Otol Rhinol Laryngol **90**, 132–134 (1981)

19. Modgil, G., Havas, T., Mellis, C.: Idiopathic subglottic stenosis and the relationship to menses in a 12-year-old girl J Paediatr Child Health **41**, 374–376 (2005)

20. Rafeey, M., Shoaran, M.: Clinical characteristics and complications in oral caustic ingestion in children. Pak J Biol Sci 11, 2351–2355 (2008)

21. Riffat, F., Cheng, A.: Pediatric caustic ingestion: 50 consec-utive cases and a review of the literature. Dis Esophagus **22**, 89–94 (2009)

22. Rinne, J., Gralne, B., Sovijarvi, A.R.: Laryngeal stenosis following papillomatosis -a report of three severe cases. Int J Pediatr Otorhinolaryngol **5**, 309–316 (1993)

23. Rosen, D., Avishai-Eliner, S., Borenstein, A., et al.: Life-threatening laryngeal burns in toddlers following hot liquid aspiration. Acta Paediatr **89**, 1018–1020 (2000)

24. Shah, R.K., Lander, L., Choi, S.S., et al.: Resource utilization in the management of subglottic stenosis. Otolaryngol Head Neck Surg **138**, 233–241 (2008)

25. Walner, D.L., Loewen, M.S., Kimura, R.E.: Neonatal subglottic stenosis-incidence and trends. Laryngoscope **111**, 48–51 (2001)

26. Ward, R.F.: Neoplasia of the pediatric larynx. In: Fried, M.P. (ed.) The Larynx, pp. 171–177. Mosby-Yearbook, St. Louis (1996)

14

获得性的气管插管后和气管切开相关的狭窄

主要内容

☞ 90%喉气管的狭窄是由于插管后损伤造成的

☞ 在 2000 年气管插管后喉气管狭窄的发病率介于 0.9%到 3%之间

☞ 插管后狭窄的诱发因素包括：

—患者：年龄、喉腔大小和形状、系统性疾病或胃食管反流病

—气管插管：管径过粗、过硬或生物相容性差

—插管：创伤和多次插管、紧急插管、其次是气管切开

—护理：患儿镇静欠充分、气管插管过度活动、鼻胃管或创伤性气管插管抽吸

☞ 插管持续的时间仅仅是气管插管后狭窄的诱发因素之一

☞ 拔管失败或拔管后构音障碍持续超过 3 天，需要直接喉镜检查以评估插管后急性损伤的程度

☞ 对于早产儿和足月新生儿，环状软骨前裂开术拔管失败后可能需要气管切开

☞ 在插管困难的情况下必须想到无症状的先天性声门狭窄症的发生

☞ 尽管气管切开能确保呼吸道通畅，插管引起的急性阻塞性损伤必须及时治疗

☞ 获得性气管狭窄主要是气管切开后遗症

插管创伤和压迫的气管插管损伤已经被认为是导致插管后狭窄的主要局部因素。

创伤性插管可能是由于解剖学上的差异或是麻醉师缺乏经验而导致。其他可能的因素包括气管插管过大，患者儿没有充分的麻醉，未确诊的先天性气道狭窄，还包括错误的插管方法。作为一个操作规范，当存在即使最轻微的阻力时，气管插管绝不能强行插入喉中。有时候尽管管的大小可能已经根据婴幼儿的年龄作出了合适的选择，但患儿可能有未知的先天性喉和气管狭窄（例如唐氏综合征，先天性心血管异常）。在其他情况下，错误的操作方法可能导致会厌叶柄的额面暴露，此情况下插管时气管插管的尖端会插入声门前联合，从而引起严重的黏膜损伤（图14.1）。

即使短期插管之后，黏液渗出，血肿和杓状软骨脱位都能导致拔管失败。尽管创伤性插管不总是导致严重的喉内损伤的恶化，但长期插管，可能加重气管插管的损伤。

由于在矢状面上口咽的弯曲度，气管插管总是靠在声门后区，因此气管插管对周围结构的黏膜表现出最大的压力。当气管插管的压力超过黏膜毛细血管的灌注压（约20 mmHg ~ 40 mmHg），缺血性坏死随之发生（图14.2）。

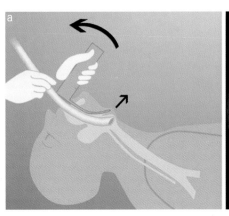
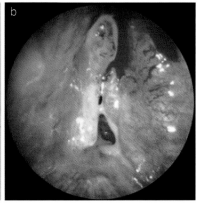

图 14.1 错误的插管方法：（a）禁止旋转麻醉喉镜。对婴幼儿这样操作会暴露会厌叶柄的额状面，从而有碍于气管内导管顺利插入声门下区。（b）内镜：错误的插管方法导致的声门前联合急性损伤病变

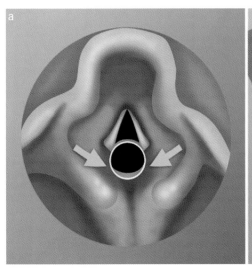
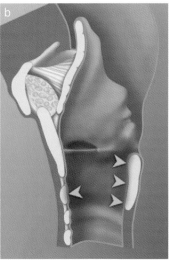

图 14.2 压力引起的气管导管损伤部位图示：（a）最大受压部位是杓状软骨内侧（箭头所示）。（b）容易发生因受压引起的缺血性坏死的其他部位包括喉的后连合，后外侧和声门下区周围组织（箭头所示）

由于裸露的软骨和软骨膜造成的水肿，糜烂和溃疡是这种病的主要特征。与已发表的报告相反[24]，缺血性坏死的程度比插管实际持续然时间更有诊断意义。较大范围的病变仍然可能发生在插管后的 48～72h 内[9]。然而由于长期插管所造成的反复感染会增加软骨膜炎和软骨坏死的严重性。在这种情况下进行气管切开术，细菌感染气道机会增多了，使病情进一步恶化[18]。

修复过程逐渐开始，从糜烂的软骨边缘开始形成肉芽组织，因此为创面提供了毛细血管床。因为肉芽组织的生长明显快于上皮细胞增生，它通常会导致异常增生，这样就可能引起气道阻塞且随之发展为瘢痕组织。Benjamin 和 Holinger[6]用关于急性插管损伤和相对应的瘢痕组织醒目的插图更新了他们关于这一课题先前的研究工作。

14.1 急性损伤和瘢痕性插管的后遗症

没有插管损伤时，声门上区损伤很少发生且极其轻微。他们认为非特异性红斑或室带水肿不一定会留下后遗症。声带和无软骨

裸露的声门下区的水肿可能引起急性气道梗阻，而这种急性气道梗阻会因保守药物治疗而消失（见图 14.9）。

更加严重和典型的插管损伤与声门区缺血性糜烂和溃疡联系在一起。杓状软骨内侧最易受损伤，这一部位仅仅被软骨膜保护。因留置气管插管引起的缺血性坏死会形成溃疡小凹，且在杓状软骨声带突部位有肉芽组织凸缘（图 14.3）。更严重的病例中，过度增生的肉芽组织可能完全填充声门区后侧，因此明显限制了喉室腔的大小（见图 14.12）。

在婴幼儿 V 形环状软骨上部其他病变可能发生，环状气管插管在其后侧产生最大的压力，这会导致裸露的软骨膜和软骨的溃疡（图 14.4）。气管插管可能对小环状软骨环产生最大的压力从而导致同轴的声门下区组织发生溃疡，或者对声门后联合造成压力声门后联合可能发生环形溃疡。表 14.1 概括了喉急性气管插管后损伤。在不治疗的情况下，急性插管损伤病变可能演变成狭窄或者是非狭窄瘢痕性后遗症，这将显著影响患者的生活质量。

气管插管导致的喉非狭窄瘢痕性后遗症包括：声门区后部的瘢痕形成，在杓状软骨内侧发生瘢痕挛缩和在杓状软骨声带突会产

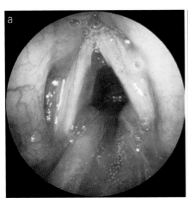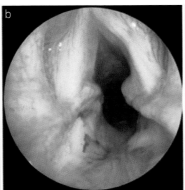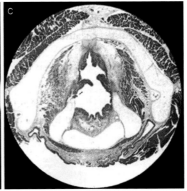

图 14.3　声门区后侧的急性插管损伤：（a）杓状软骨声带突部位的肉芽组织是对气管内导管压迫引起的缺血性坏死组织的反应。（b）在杓状软骨内侧裸露的软骨。（c）同类型病变的组织切片（经许可，转载于 Holinger[14]。）

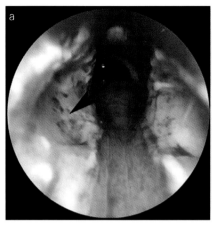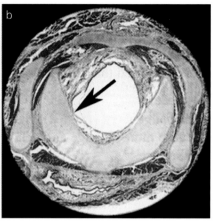

图 14.4　在 V 形环状软骨上部后外侧的溃疡：（a）裸露软骨所造成的深溃疡（箭头所示）。（b）相匹配的病理切片：箭头指向糜烂的软骨（经许可，转载于 Holinger[14]。）

表 14.1　喉急性插管后损伤

- 声门上区
  - 无微小病变
  - 喉前庭黏膜水肿突起
  - 红斑或是室带水肿
- 声门区
  - 声带两室之间会发生非特异性突起
  - 压力引起的缺血性坏死
    - 杓状软骨内侧产生溃疡且其声带突部位有肉芽组织长入
    - 环杓关节内侧裸露
    - 后侧的杓状软骨间的溃疡
- 声门下区
  - 无特异水肿
  - 环状软骨后侧溃疡
  - 声门下区同轴溃疡

生纤维上皮息肉（图 14.5）。所有的损伤都可以引起严重的发声困难。

喉狭窄性后遗症包括在声门后连合或声门下区有杓状软骨间的粘连，声门区后侧狭窄（PGS）伴或不伴随环杓关节脱位，声门下区同轴瘢痕挛缩（图 14.6），以及黏液性囊肿（见第 18 章，图 18.5）。

对于声门区和声门下区同时发生的狭窄，这种治疗是最具挑战性的；声门区及声门下区同时发生狭窄的患者病情非常严重或在长期插管之前喉已经有创伤了（图 14.7）。

14.2　急性插管损伤的预防

很好地了解喉气管狭窄（LTS）进展的相关因素是恰当预防其狭窄的前提条件。急性插管损伤进展的各种相关因素涉及患儿自身情况，气管插管的特性，插管方法和在儿科重症监护病房（PICU）对患儿的护理情况（表 14.2）。

引起黏膜血流灌注不足的全身性因素（像系统性休克、低血压、贫血症和败血症），为了避免气管插管引起的创伤恶化导胃食管反流病或者是感染加重的黏膜损伤必须积极的治疗。避免插管引起的并发症的关键是选择适当大小的气管插管和无损伤插管法。

虽然婴幼儿比较大儿童更容易忍受插管，但是当出现先天性症候群或非症候群异常现象或当向声带插入气管插管时感到有阻力的情况下必须怀疑异常的喉腔狭窄。为防止不必要的插管困难在建立呼吸道之前，

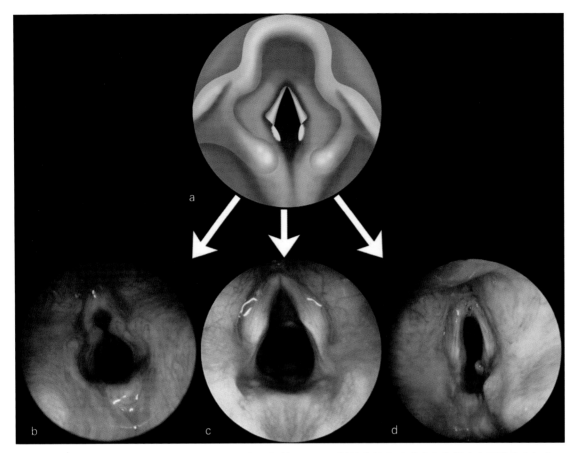

图 14.5 喉非狭窄瘢痕性后遗症是由于长期气管内插管：(a) 两侧杓状软骨黏膜发生糜烂或者是溃疡中间有一正常黏膜隔离带。(b) 气管内插管瘢痕印记。(c) 瘢痕挛缩。(d) 纤维上皮息肉

用 0° 直视喉镜对喉进行快速检查查明原因。必须选择满足婴幼儿或儿童充分地通气的最小的导管。

插管持续的时间，一旦确认为重要的因素[24]，必须立刻把此因素与造成婴幼儿喉腔插管后狭窄恶化的其他因素结合在一起。在现代新生小儿科和儿科重症监护病房（PICU），可以安全地维持长期插管数周，没有较大范围的喉损伤的后遗症，在全身性疾病被控制的情况下。然而超过 4 周的插管，喉气管狭窄的风险会增高[8,19]。对于插管持续时间的安全上限一致的意见还没有被提出在医学界。尽管气管插管管径的大小好像是这最主要的因素，但把前面提到的所有因素结合起来那么这一结果会起主要作用。当管径过粗时，导管在喉腔黏膜的不同部位引起局限性的缺血性坏死。这一发病机制被喉腔黏膜毛细血管血流灌注不足加强，常常与严重的系统性疾病联系在一起，这将导致患儿在缺血性坏死部位插管。另外，在儿科重症监护病房最好的护理包括维持患儿充分镇静和适时关闭与呼吸机管道连接的气管插管接头，最好的护理会降低气管插管移动的风险。防止咽损伤或气管内导管抽吸也是使黏膜损伤缩小到最小的关键。

在婴幼儿和较小的儿童中，插管引起的急性损伤可能导致不成功的拔管。在较大的儿童或者青少年，插管后构音困难可能是这

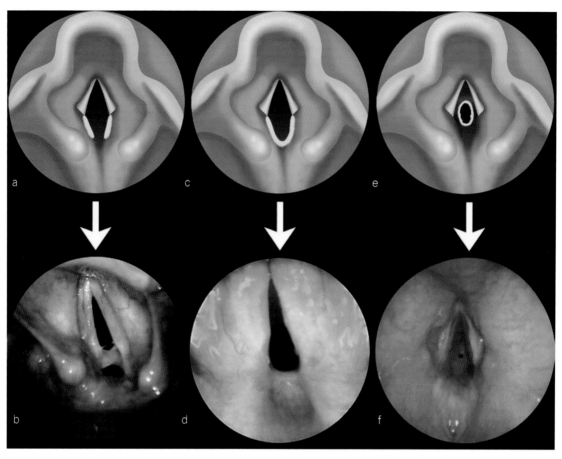

图 14.6 由长时间气管内插管引起的喉狭窄瘢痕性后遗症：（a）有一正常黏膜隔离带的两侧杓状软骨黏膜溃疡小凹图片。（b）杓状软骨间发生粘连。（c）喉后部形成中间没有正常黏膜的环形溃疡。（d）伴或不伴随环杓关节脱位的声门区后部狭窄。（e）声门下区黏膜同轴黏膜溃疡。（f）瘢痕性的声门下狭窄

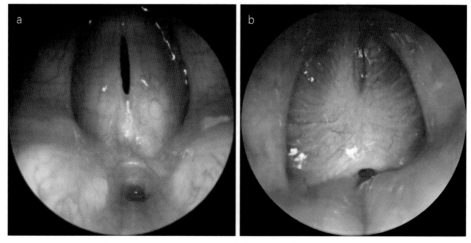

图 14.7 声门区和声门下区同时发生起因于长期插管的狭窄：（a）声门区后部的狭窄与声门下区狭窄相关联。（b）严重声带粘连与声门下区狭窄相关联

表 14.2 获得性喉气管狭窄发生的原因

- 患儿
  - 年龄：婴幼儿发生率小于青少年
  - 喉：小、畸形、感染
  - 异常创伤愈合（瘢痕形成）
  - 全身性疾病：多器官功能障碍综合征、休克（感染性、心源性）、免疫缺陷、糖尿病、贫血、低血压、支气管肺发育不全
- 气管插管
  - 管径过粗
  - 硬度过大
  - 生物相容性差
- 插管
  - 创伤性
  - 多次
  - 长时间
  - 伴随气管切开术
- 护理
  - 患儿镇静不充分
  - 创伤性和重复抽吸（导管活动度大）
  - 插入鼻胃管
  - 呼吸机驱动管运动

唯一的症状时，一定要进一步检查。通常来说，拔管不成功或拔管后构音困难持续超过3天，是必须进行喉室和声门下区内镜检查的。这就避免了在拔管后 3 ~ 6 周会出现意外的晚期拔管后狭窄。范例如图 14.8 所示。

14.3 急性插管喉损伤的治疗

在许多治疗中心，一次失败的拔管就意味着随之而来的气管切开。当喉腔没有支撑物时，溃疡和肉芽组织不可避免地导致挛缩的瘢痕和狭窄。

在临床实践中，两种情况可以发生：（a）松弛的声门区和声门下区黏膜肿胀，但是不伴有缺血性坏死。（b）声门区和声门下区黏膜缺血性坏死，引起伴有息肉和肉芽组织的溃疡。

14.3.1 没有黏膜坏死的软组织狭窄的治疗

气道阻塞发生在拔管后几分钟或者最多几个小时内。直接喉镜检查可见伴有气道受

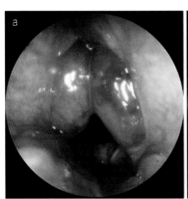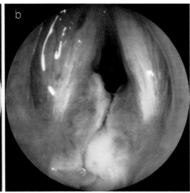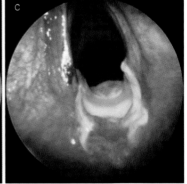

图 14.8 伴随不同症状和结果的急性插管后损伤：（a）喉室腔显著的水肿突出。拔管后呼吸困难，仅用药物治疗达到完全缓解。（b）有丰富肉芽组织的溃疡小凹覆盖声门区的后部。拔管后呼吸困难，用喉镜和药物治疗达到完全缓解。（c）在免疫力低下的青春期，杓状软骨间环形溃疡，软骨裸露，但没有肉芽组织。拔管后构音困难，但没有呼吸困难。进展为声门区后部的狭窄

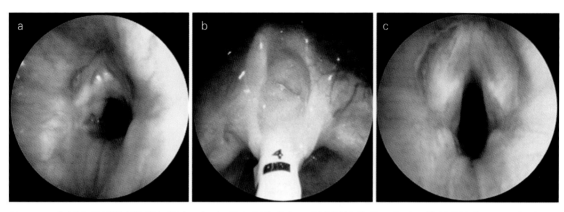

图 14.9　在新生儿插管后软组织狭窄：（a）声门区和声门下区弥漫性黏膜下水肿，使喉腔狭窄 30%。（b）重新插入小一型号的柔软的导管和局部使用加入庆大霉素的皮质类固醇激素软膏（Diprogenta®）。（c）拔管 4 天后低于正常功能的气道

损的声门及声门下区黏膜水肿。早产儿比足月儿更易使这种情况继续恶化[17]。治疗包括插入管径小一型号的气管插管，喉腔内局部使用加入庆大霉素的皮质类固醇激素软膏的喉内栓，凭借其气管抽出黏液细菌培养结果使用抗生素，和全身性用激素。大多数患儿在重新插管 2～4 天后可拔管（图 14.9）。肾上腺素气雾剂（50mg/kg 溶解在 4ml 的 0.9% 氯化钠溶液），肌注地塞米松（2mg/kg），持续气道正压通气，以及通过面罩给予氧气混合体是有助于度过拔管后这一段艰难时期。如果这些治疗方法不成功，环状软骨前裂开加移植甲状软骨术这一治疗可以避免气管切开造口术。

14.3.2　环状软骨前裂开术（ACS）

对于早产儿几次拔管失败，为了避免气管切开 1980 年 Cotton[7] 引进了这一手术。手术表明在足够的肺的储备功能下不会出现其他上下气道的阻塞。适应症严格的标准已经确定[20]，其包括：声门下区喉腔黏膜发生病理改变且至少两次拔管失败，体重超过 1500g，停止呼吸机支持治疗至少 10 天，补

充的需氧量低于 30%，非充血性心力衰竭至少 1 个月，没有急性气道感染和手术前 10 天无高血压药物摄入[21]。

正如动物实验中的那样[2,3]，环状软骨前裂开术基于的原则是延环状软骨环前正中线离断使软骨裂开，此外，黏膜裂开导致黏膜下水肿液从裂口流出。

在环状软骨水平作一小横向皮肤切口，分离舌骨下肌和甲状腺峡部，就会暴露喉腔前部和气管上段。前正中线切口自甲状软骨下三分之一向下，环状软骨弓，直达前两个气管软骨环。气道就会开放，至少部分开放，考虑与患儿年龄相符的适合大小的导管。保证声音的质量，避免横断声门前联合覆盖的软骨。

为了避免创口重复感染和用充分引流的方法适当引流皮下气肿，环状软骨前裂开术已改为一步到位的伴随软骨移植到前部裂口的喉气管重建术（LTR）（图 14.10）。移植的软骨来自甲状软骨上部的翼状部的一侧。移植物为舟形并且用 5.0 或者 6.0 的可吸收线缝入。在缝合线上敷上纤维蛋白胶（Tisseel® 或 Tissucol®）以防止任何气体泄漏。相比与简单的环状软骨前裂开术相比，这种手术方法仅多花几分钟，会得到更稳固的喉气管重

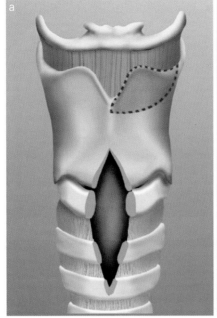
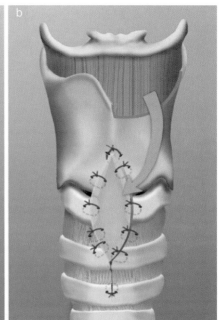

图 14.10 环状软骨前部裂开更改为喉气管前部重建：（a）前部喉气管切口：环状软骨环部分裂开，从上部蝶状部分切除一块甲状软骨。（b）缝合切除的甲状软骨到环状软骨前部裂口

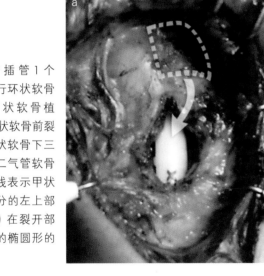
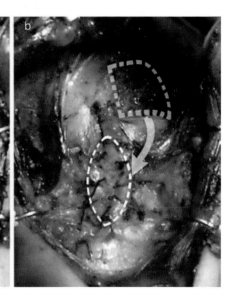

图 14.11 对插管 1 个月的早产儿行环状软骨前裂开加甲状软骨植入：（a）环状软骨前裂开范围从甲状软骨下三分之一到第二气管软骨环。白色虚线表示甲状软骨翼状部分的左上部被切除。（b）在裂开部位缝合移植的椭圆形的甲状软骨

建（图 14.11）。在手术之后充分安静维持 5~7 天插管。尽可能地避免通气瘫痪。在拔管时，对软组织狭窄实施药物治疗不用 ACS 手术（见 14.3.1）。尽管喉镜直视下切除了肉芽组织且临时重新插入了导管，但如果几次拔管尝试都失败了，喉腔留有支撑物的情况下进行气管切开。在喉镜下插入适当大小的 LT 模具，用贯穿颈部切口的不可吸收线固定气

管，这有助于气管切开术。Holinger 报道针对多个医学中心的 138 名因为软组织 SGS 而行了 ACS 的患者中，环状软骨前裂开术后成功拔管率为 77%[11]。

14.3.3 阻塞性肉芽肿的治疗

不成功的拔管可能引起肉芽组织过度增

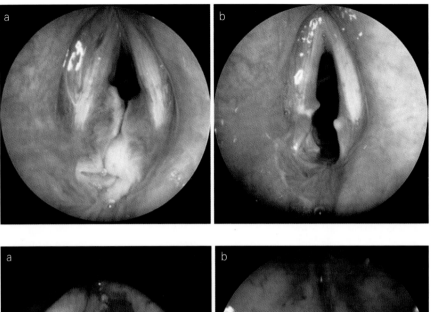

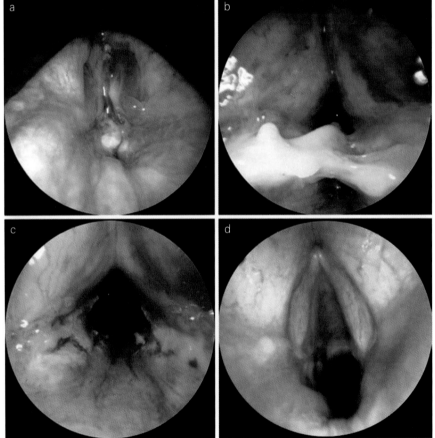

图 14.12 在气管插管拔出后，布满声门区后部的异常增生的肉芽组织：（a）声门区后侧的气道阻塞引起的严重的呼吸困难。（b）喉镜直视下切除肉芽组织和局部使用丝裂霉素 C 5 天后的情况。安全拔除插管

图 14.13 插管引起的严重急性损伤：（a）创伤性插管引起的右侧声带血肿和声门后联合的纤维蛋白聚集。患者通过气管切开术缓解症状。（b）牵拉器的扩张导致两杓状软骨之间纤维蛋白桥断裂。（c）喉镜切除纤维蛋白组织后喉腔的情况。（d）1 个月时喉腔留有较轻的后遗症。不用内镜切除纤维蛋白组织将会导致杓状软骨间瘢痕性粘连，如图 14.6b 所示

生阻塞声门区后部（图 14.12），杓状软骨内侧形成溃疡且伴有随杓状软骨间的纤维蛋白桥（图 14.13）（也就是杓状软骨间纤维性粘连真正的前体），伴有肉芽组织增生和黏膜下水肿的声门下区周围组织发生溃疡（图 14.14）。

现阶段，进行气管切开术，喉腔没有支撑物只能使喉腔环境进一步恶化。被感染的肉芽肿随时间演变成挛缩性瘢痕，导致严重的瘢痕性后遗症，如同 14.1 中描述的。在作者看来，大多数喉插管后瘢痕性后遗症在急

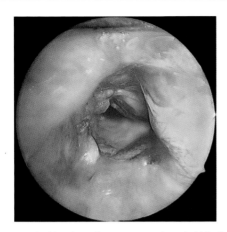

图 14.14 插管引起的声门下区周围组织急性损伤

性期用适当的治疗方法可以预防。

14.3.3.1 治疗如下

1. 用悬浮中的喉镜活检钳仔细地切除外生性的肉芽组织。用吸有肾上腺素的脱脂棉球压迫很容易止血。禁用二氧化碳激光器，因为它可以碳化血管丰富的肉芽组织，从而产生热量扩散到周围的组织，随后导致瘢痕形成。

2. 局部使用丝裂霉素 C（1mg/ml ~ 2mg/ml，持续 2min）。用丝裂霉素 C 溶液浸泡过的棉签涂抹肉芽组织，但不能涂抹糜烂的软骨，因为在声门下区软组织的长期裸露，这将延迟软骨再生，促使软骨坏死。

3. 用小一号柔软的且涂上滴有庆大霉素的皮质类固醇激素软膏的气管插管进行无创伤性的重新插管（Diprogenta®）。

4. 喉腔内局部使用 Diprogenta® 软膏，如图 14.9 所示。把一较大型号的导管套在气管插管上形成一注射器用来涂抹软膏。

5. 全身应用类固醇激素（2mg/kg 地塞米松）且联合应用抗生素，依据几天的导管内抽出的黏液细菌培养结果选择应用哪类抗生素。

6. 4 天之后再次拔管，在拔出气管插管的情况下用直接喉镜对从喉腔到气管气道的通畅性进行评估。如果再一次的拔管失败，重复治疗，而且要再维持 4 天的插管状态，然后拔管。

在作者未公开的一系列急性阻塞性插管损伤的患者中，35 例病例中 34 例成功，避免了气管切开术（~ 97%）。从长期的结果来看，两例劳力性呼吸困难（~ 6%），5 例轻度到中度的呼吸困难（~ 17.5%）。

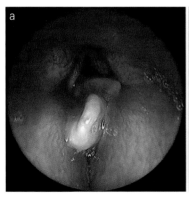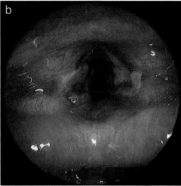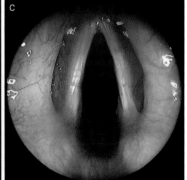

图 14.15 插管引起的声门区后部严重急性损伤：（a）气管内导管拔除后，声门区的后部完全被异常增生的肉芽组织堵塞。（b）喉镜切除肉芽组织和局部使用丝裂霉素 C（2 mg/ml 持续 2min）。（c）治疗一个月后的喉腔：杓状软骨内侧黏膜增厚，气道通畅

如果已行了适当的内镜治疗，但仍不能避免气管切开，必须注意到两个重要的方面，也就是，喉腔支架和放置适当的气管切开插管。直到现在，在这个阶段不建议用喉腔内支架，因为喉腔支撑物设计欠佳，要么太硬，与喉腔内部轮廓不匹配。（见第 2 章，2.8）。设计的软硅胶的喉内支架，LT-模具为喉腔提供了解剖学支持，促进了创伤愈合且病变不会进一步恶化[16]。从理论上来说，应用于喉重建术中一个完全匹配的支架，可能还预防急性插管损伤引起的插管后狭窄的进展 。甚至在婴幼儿，LT-模具可以在悬吊式显微喉镜下插入喉气管重建部位，用 Lichtenberger 持针器固定在气管上。

14.3.3.2 喉气管支架的放置过程如下

使用专为喉镜时设计的金属 LT-模具（图 14.16），选择适当尺寸的 LT-模具（长度和管径），3.0 或者 4.0（70cm 长）然后不可吸收缝合线纵向穿过硅胶扩张模的前壁。在悬吊式显微喉镜下，用 Lichtenberger 持针器把喉气管支架缝合到喉腔内部。远侧端开始第一针，缝合线从颈部皮肤穿出，而接近声门前联合下端缝合第二针（图 14.17a）。在大的夹持钳的指引下支架向内穿过声带，助手在外边轻轻牵拉两线。一旦支架被放到合适的位置，在两线的出口的中间位置作一 1cm 长的横行皮肤切口。用一止血钳把皮肤下层的组织钝性分离，用皮肤钩把缝合线钩回皮下，然后系到舌骨下肌群。最后用一可吸收线皮下缝合皮肤（图 14.17b）。

14.3.4 避免喉气管狭窄更正气管切开的位置

伴有初始的喉气管狭窄的急性插管后损

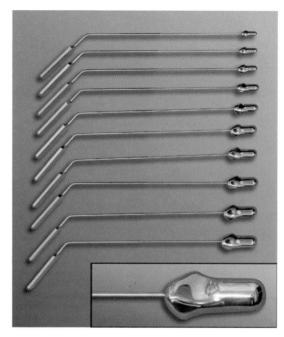

图 14.16 专为使用喉镜时设计的金属喉气管扩张模的用法：在悬吊式显微喉镜下，把不同规格的 LT-模具插入喉腔，选择适合尺寸的 LT-模具。在手术中应用完全匹配的 LT-模具（见第 19 章，图 19.8）

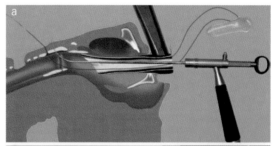

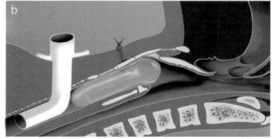

图 14.17 在悬吊式显微喉镜下 LT-模具支架向喉腔内放置：（a）在悬吊式显微喉镜下 用 Lichtenberger 持针器把固定线放置到喉腔内部。（b）LT-模具支架处在适当的位置，紧密地固定在气管壁上

伤，需要气管切开这一点必须提及。现有的操作规则是气管切开的位置在第二或第三气管环，与现行规则相反，为了进一步气道重建，气管需要受到最大限度的保护，造口或者恰好在环状软骨环下端或者非常低在第六、第七或第八气管环（图14.18）。这样操作背后的原理，或者是当气管造口恰好位于环状软骨环下端剩余最多的正常气管，或者在声门下狭窄和气管造口的上端之间留有至少五或六个气管环。在第一个病例，单纯环状软骨气管切除术中仅仅需要切除一小段，降低了吻合口裂开的危险。在第二个病例中，没有损坏的气管软骨环被保留，因为一小段气道也就是环状软骨环前面的软骨弓被切除后会进行甲状软骨气管吻合。这样防止发生吻合口裂开。这相同的原理适用于单纯和复杂的喉气管狭窄。

因为气管插管术或先前的气管造口术如果颈部的气管已经被损伤，在气管狭窄处必须进行气管切开术。在儿童中胸骨下低的气管狭窄是极不可能用无囊的气管插管进行插管的。要是这种情况发生，必须在狭窄以上颈部较低，用一足够长可以到达狭窄的远侧端的导管进行气管切开（图14.19）。

这相同的基本原理适用于所有的情况：当为即将发生的声门下区或气管狭窄进行气管切开术时，必须最大程度地保护剩余的正常的气管。

14.4 获得性气管狭窄

大多数的获得性气管狭窄是因为位于造口水平线的上方，相平或下方的气管切开套

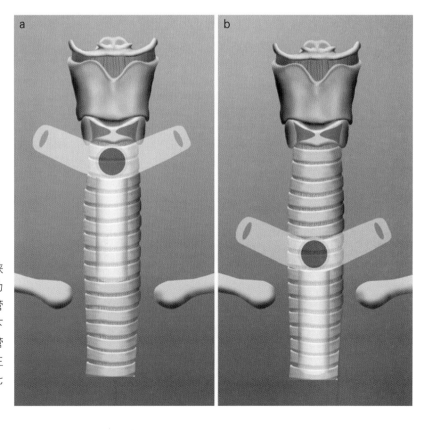

图14.18 对于紧急喉气管狭窄气管切开的位置：(a)为了最大程度保护正常的气管造口恰好位于环状软骨环下部。(b)为了在狭窄和气管造口之间，剩余足够长的正常气管造口位于第六、第七或第八气管环

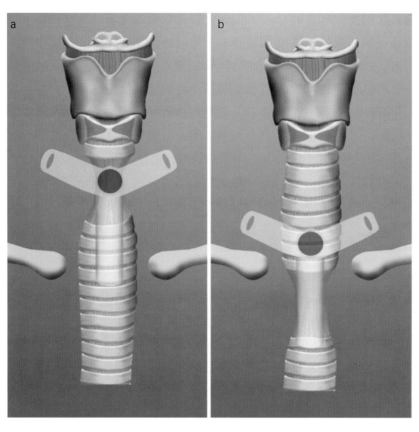

图 14.19 当声门下区狭窄和气管狭窄联系在一起时气管切开术的恰当的造口位置：（a）颈口或气管切开术后的狭窄；新的气管造口必须在狭窄节段。（b）胸骨下上端的狭窄或套管尖端的狭窄：新的气管切开术造口必须在狭窄的上部，此处被气管切开所插的套管支撑

管引起的并发症，然而其他的病因罕见。多年以来，起因于气管插管损伤的气管狭窄几乎已经消失了，然而喉腔的狭窄仍然是一个具有挑战性的问题。一些方面的改善可以解释这一现象：气管插管现在更柔软了，它的生物相容性已经提高，高容量低压力带不再引起气管壁的缺血性的环状坏死[13,23]。再者，无囊气管插管的使用在 8 岁以下的儿童中已成为常规用法。获得性气管狭窄更进一步罕见的病因包括化学性腐蚀和烧灼损伤，重复性感染，支管镜检查引起的损伤和胃食管内容物反流[22]。最近几年中，与气道支架相联系的医源性并发症的发病率已有了很大地提高[12]。

以气管切开相关的狭窄为基础的该种病的机制涉及两个主要的因素：气管切口本身的要求和气管切开套管的存在。

14.4.1　气管切口相关的狭窄

如果不顾及手术切开的方法（用 Björk 刀纵向或横向切口），那么气管切开造口后气管环的半圆形拱门会被中断，这会在套管拔出后引起瘢痕性 A 型畸形。对于短期气管切开术，这种风险概率非常小，除非使用了错误的方法。通常，一纵行切口绝不应该横断多于两个的气管环，Björk 刀绝不应该扩展超过一个气管环。能实现局部保护的唯一措施是切除皮下脂肪组织后缝合气管切口边缘的颈部皮肤。应该以气管管径为标准选择合适尺寸的套管。长期气管切开术后，通常不再可能识别出用的哪种方法进行的气管切开，而且不管采用哪种方法，并发症的发生率大概是相同的[15]。

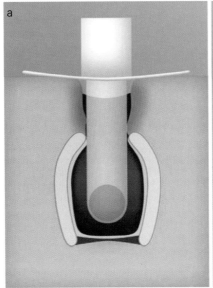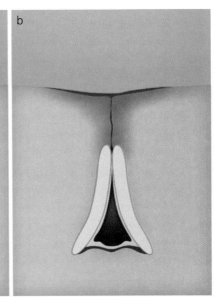

图 14.20　除套管后气管切开造口部位潜在的 A 形畸形。（a）由于长期存在气管切开插管气管开放。（b）在先前气管切开的部位气管壁 A 形畸形。为了避免这种并发症的发生，建议行手术缝合

14.4.2　套管相关的狭窄

必须用纤维性喉镜确定套管在气管中足够的空间。套管的末端不应该紧靠气管前或后壁，应至少位于隆突上 1cm。气管切开套管的硬度与后来的损伤相关（图 14.21）。患儿在咳嗽时，弯曲的气管切开插管反复地撞切口的上边缘，挤压气管前壁，导致软骨塌

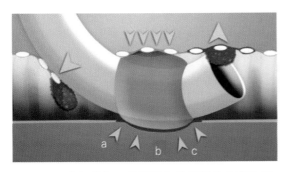

图 14.21　由气管切开插管引起的获得性气管狭窄：（a）气管软骨塌陷和肉芽肿形成。（b）气囊周围损伤，可能导致狭窄或气管食管瘘。（c）可能伴有无名动脉瘘的套管末端损伤

陷和肉芽肿形成（图 14.21a）。在需要长期插管的儿童身上这种并发症更常见[5]。

一些少见的病例中，机械通气时或为了保护气道在吸气时不受损伤必须使用气囊，气囊过度膨胀可能引起环形缺血性坏死，接着是后面的气管狭窄或甚至气管食管瘘（TOF）（图 14.21b）。位置不当的无气囊套管的末端或后部有时可能会使气管后壁局部受压，从而引起糜烂、溃疡和气管食管瘘（见第 21 章，图 21.4）。

由于气管远侧的套管末端挤压而引起的肉芽肿可能危及生命，必须立即被切除（图 14.21c）。这些损伤总是因为套管长度不够或套管位置不合适，因此特别强调用纤维性喉镜确保儿童气管切开插管在正确的位置的重要性。套管脉动运动以及气管轻微的出血可能是无名动脉瘘早期迹象，要求在病情进一步恶化之前立即进行气管镜检查。然而这种情况在儿童身上是非常罕见的，除非有外在的血管压力，例如一直被忽视的异常无名动脉（见第 21 章，21.3.2）。

参考文献

1. Adriaansen, F.C., Verwoerd-Verhoef, H.L., van der Heul, R.O., et al.: Differential effects of endolaryngeal trauma upon the growth of the subglottis. Int. J. Pediatr. Otorhinolaryngol. **15**, 163–171 (1988)

2. Adriaansen, F.C., Verwoerd-Verhoef, H.L., van der Heul, R.O., et al.: Morphometric study of the growth of the subglottis after interruption of the circular structure of the cricoid. ORL J. Otorhinolaryngol. Relat. Spec. **50**, 54–66 (1988)

3. Babyak, J.W., Passamani, P.P., Sullivan, M.J.: The anterior cricoid split in puppies. Int. J. Pediatr. Otorhinolaryngol. **13**, 191–204 (1987)

4. Benjamin, B.: Prolonged intubation injuries of the larynx: endoscopic diagnosis, classification, and treatment. Ann. Otol. Rhinol. Laryngol. Suppl **160**, 1–15 (1993)

5. Benjamin, B., Curley, J.W.: Infant tracheotomy-endoscopy and decannulation. Int. J. Pediatr. Otorhinolaryngol. **20**, 113–121 (1990)

6. Benjamin, B., Holinger, L.D.: Laryngeal complications of endotracheal intubation. Ann. Otol. Rhinol. Laryngol. **117**(suppl 200), 2–20 (2008)

7. Cotton, R.T., Seid, A.B.: Management of the extubation problem in the premature child. Anterior cricoid split as an alternative to tracheotomy. Ann. Otol. Rhinol. Laryngol. **89**, 508–511 (1980)

8. Dankle, S.K., Schuller, D.E., McClead, R.E.: Risk factors for neonatal acquired subglottic stenosis. Ann. Otol. Rhinol. Laryngol. **95**, 626–630 (1986)

9. Gaynor, E.B., Greenberg, S.B.: Untoward sequelae of prolonged intubation. Laryngoscope **95**, 1461–1467 (1985)

10. George, M., Jaquet, Y., Ikonomidis, C., et al.: Management of severe pediatric subglottic stenosis with glottic involvement. J. Thorac. Cardiovasc. Surg. **139**, 411–417 (2010)

11. Holinger, L.D., Stankiewicz, J.A., Livingston, G.L.: Anterior cricoid split: the Chicago experience with an alternative to tracheotomy. Laryngoscope **97**, 19–24 (1987)

12. Lim, L.H., Cotton, R.T., Azizkhan, R.G., et al.: Complications of metallic stents in the pediatric airway. Otolaryngol. Head Neck Surg. **131**, 355–361 (2004)

13. Lindholm, C.E.: Prolonged endotracheal intubation. Acta Anaesthesiol. Scand. Supp l33, 1–131 (1970)

14. Lusk, R.P., Woolley, A.L., Holinger, L.D.: Laryngotracheal stenosis. In: Holinger, L.D., Lusk, R.P., Green, C.G. (eds.) Pediatric Laryngology and Bronchoesophagology, pp. 165–186. Lippincott-Raven, Philadelphia/New York (1997)

15. MacRae, D.L., Rae, R.E., Heeneman, H.: Pediatric tracheotomy. J. Otolaryngol. **13**, 309–311 (1984)

16. Monnier, P.: Airway stenting with the LT-Mold™: Experience in 30 pediatric cases. Int. J. Pediatr. Otorhinolaryngol. **71**, 1351–1359 (2007)

17. Pereira, K.D., Smith, S.L., Henry, M.: Failed extubation in the neonatal intensive care unit. Int. J. Pediatr. Otorhinolaryngol. **71**, 1763–1766 (2007)

18. Sasaki, C.T., Horiuchi, M., Koss, N.: Tracheostomy-related subglottic stenosis: bacteriologic pathogenesis. Laryngoscope **89**, 857–865 (1979)

19. Sherman, J.M., Lowitt, S., Stephenson, C., et al.: Factors influencing acquired subglottic stenosis in infants. J. Pediatr. **109**, 322–327 (1986)

20. Silver, F.M., Myer 3rd, C.M., Cotton, R.T.: Anterior cricoid split. Update 1991. Am. J. Otolaryngol. **12**, 343–346 (1991)

21. Walner, D.L., Cotton, R.T.: Acquired anomalies of the larynx and trachea. In: Cotton, R.T., Myer III, C.M. (eds.) Practical Pediatric Otolaryngology, p. pp 524. Lippincott-Raven, Philadelphia/New York (1999)

22. Weber, T.R., Connors, R.H., Tracy Jr., T.F.: Acquired tracheal stenosis in infants and children. J. Thorac. Cardiovasc. Surg. **102**, 29–34 (1991)

23. Weiss, M., Dullenkopf, A., Gerber, A.: Der Microcuff Piatrietubus. ein neuer endotrachealtubus mit hochvolumenniederdruck-cuff für kinder. Anaesthesist **53**, 73–79 (2004)

24. Whited, R.E.: A prospective study of laryngotracheal sequelae in long-term intubation. Laryngoscope **94**, 367–377 (1984)

15

喉外伤

主要内容

☞ 喉外伤

—在儿科同年龄范围内的人群中，由于钝性损伤引起的喉软骨骨折非常罕见

—由于喉处于颈部高位，儿童的喉很好地被下颌骨保护而免受钝性损伤

—体育活动和游戏活动是儿童受伤害的主要原因

—严重的喉损伤引起黏膜撕裂和呼吸道受阻而柔韧软骨没有真正骨折

—内镜评估必须领先于插管或气管切开

—在黏膜裂伤和喉腔骨架损伤的病例中早期手术修复会产生最好的功能结果

☞ 吸入性损伤

—在吸入性损伤中，蒸汽损伤肯定与火焰烧伤不同

—吸入性损伤中的火焰烧伤需要通过支气管镜肺灌洗完成烟尘碎片清洗

—瘢痕性后遗症恶化会经历很长一段时间

—喉镜和开放性手术治疗原则与插管后狭窄的治疗原则是一致的

☞ 化学性损伤

—儿童意外地吸入化学性物质是非常典型的

—发展中国家的幼儿容易接触到储存在饮料瓶中的危险化学物质

—强酸强碱会导致咽食管深层穿透性损伤

—全身麻醉下进行气管食管镜检查是做出诊断的重要支柱

—损伤的类型，范围和深度最好在意外摄入后 24 ~ 48h 内作出评估

—长度小于 2cm ~ 3cm 的食管狭窄对扩张反应良好

—长的、多处、全层的咽食管狭窄需要手术治疗

—严重的乃至完全的咽喉狭窄能够完全康复，用二氧化碳激光器重新开放咽喉，然后把结肠移植到咽腔

儿童喉外伤包括钝性和穿透性损伤，吸入性损伤和摄入化学性物质的损伤。这些损伤凭借其发生的部位[3, 21, 22]，严重性[23]和组织损伤[28]的类型被分类。

15.1 喉钝性和穿透性损伤

由于病情罕见，儿童真正患病率数据在文献中丢失。在成人中，在急诊室就诊中喉外伤占 1/30000[33]，在颌面骨骨折中占 1/650[7]，在大的创伤中心每年有 2 ~ 5 例病例[36]。在儿童年龄组中，患病率可能会更低。儿童的喉腔位于颈部高位，这形成了在前部由下颌软骨支持，在后面由颈椎支持，横向由胸锁乳突肌支持的喉腔天然屏障。

在成人中车祸、殴打、企图自杀和职业性意外事故是大多数喉外伤的原因。与成人相反，在儿童年龄组中，体育活动和游戏活动（例如，骑自行车、摔倒、意外悬挂）是大多数喉外伤的主要原因。在较大儿童中与汽车相关的损伤随儿童年龄增加而增加，在青少年中这种损伤超过了所有其他的原因引起的损伤[5, 13]。钝性损伤

占所有喉外伤的 80% ~ 90% 以上。

15.1.1 损伤发病机制

在儿童和青少年中，钝性喉腔损伤通常发生在颈部过伸时。由于喉软骨的柔韧性，骨折很少发生，但是对黏膜的剪切力可能引起显著的黏膜水肿，血肿或伴随危及生命的呼吸窘迫撕裂伤。事实上，柔软的喉腔软骨架缓解了来自颈前部的冲击，然后弹回原位。

这种现象可能导致杓状软骨脱位或声韧带断裂。颈椎体向前凸面像一个楔子，当甲状软骨被迫朝向它时，它会使甲状翼状部分离。由于来自颈椎的冲击力，环状软骨板向前移动，声韧带得到松弛。由于它的弹性，甲状软骨弹回，猛然增加了声韧带上的张力。

三个主要的病变可能随之而来：声门前联合声带膜断裂，杓状软骨脱位和伴随会厌叶柄向后移位的甲状软骨会厌韧带断裂（图15.1）。青少年中常见甲状软骨骨折。一过度拉伸的绳子快速勒紧颈部（所谓的晾衣绳损伤），会使一小区域聚集很大的压力，此事件经常发生在骑自行车或摩托车时。凭借其冲击点，喉腔破碎，环甲分离或环气管破裂可能连同单侧或双侧的喉返神经（RLN）损伤一起发生。较不常见的呼吸道损伤发病机制包括重度胸部压缩，这将导致在声门封闭时气管内的压力增加，随之导致软骨间环气管膜断裂。

小儿喉腔穿透性损伤，在和平年代极其罕见，通常是由于在家接触捕猎工具和切割工具时引起意外受伤；它们也可能是由于刀枪的冲击。然而低速度手枪仅仅对软组织引起温和的冲击波效应，当遇到比较坚硬的结构如像喉软骨时子弹可能会偏离，就此沿着一方向不稳定地进入软组织。对于刀伤和枪伤，依据入口和出口伤口可以判断损伤路径。

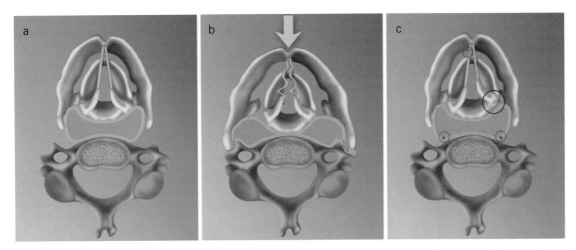

图 15.1 小儿喉腔钝性损伤：（a）正常位置下的喉腔。（b）施加到甲状软骨的来自前部的冲击力扩散到甲状腺翼状部，因此撕裂咽黏膜。（c）由于其弹性，甲状软骨弹回，过度拉伸声韧带。可能发生杓状软骨脱位或声韧带断裂（红色圆圈）

两种情况下必须探寻深处的血管和神经损伤，因为这些损伤比由于钝性损伤而造成的血管和神经的损伤更严重[6, 19, 34]。

15.1.2 创伤性病灶的部位（图 15.2）

喉腔钝性损伤发生在 3 个不同的部位。当发生大面积的钝性损伤时可能 3 个部位的损伤同时发生。

15.1.2.1 对甲状舌骨膜的冲击（图 15.2a）

在此部位的钝性损伤引起甲状舌骨肌和甲状软骨会厌韧带断裂，伴有会厌叶柄撕脱并向后移位，声门上区黏膜撕裂直达室带和咽黏膜可能发生撕裂。为了避免晚期发生瘢痕性后遗症，这种类型的损伤需要立即进行开放性手术重建声门上区。治疗瘢痕性后遗症是极具挑战性的（见图 15.12）。舌骨骨折很少见，而且仅仅在青少年和成人中发生。

15.1.2.2 对甲状软骨的冲击（图 15.2b）

甲状软骨的损害取决于其钙化的程度。

儿童可以承受剧烈的冲击力而不发生骨折，但是如前所述可能发生声带和杓状软骨撕脱伤。在青少年和年轻的成年人中，甲状软骨具有较弱的柔韧性的地方可发生正中线垂直骨折。这种类型的骨折是成人喉腔当中最常见的损伤。在青少年中进行 CT 扫描可能忽略这种骨折（图 15.3）。声带血肿或水肿消退后，后期发生的持久性发音困难是声带不稳定性强有力的暗示，这一切可能是由于一甲状软骨骨折未被发现[9]。对于稳定甲状软骨和恢复良好的语音质量而言，开放性手术修复是必要的。

15.1.2.3 冲击力施加到环状软骨（图 15.2c）

在年龄较大的儿童和青少年中单独的环状软骨骨折是一罕见现象，除非它起因于伴随甲状软骨骨折的大片钝性损伤。晾衣绳型的损伤通常引起环甲韧带和环气管韧带断裂，伴有潜在的严重呼吸道限制和咯血。由于在解剖结构上极为邻近，伴行的喉返神经和食管损伤的发病率是很高的（图 15.4）。

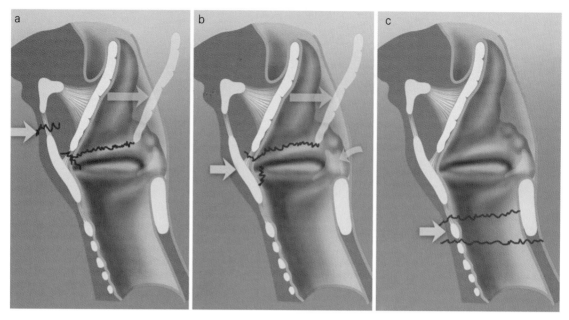

图 15.2 喉腔损伤的类型与冲击力的部位有关：（a）冲击力施加到甲状舌骨膜（黄色箭头）：甲状软骨会厌韧带断裂，伴有会厌软骨向后移位和室带撕裂。（b）冲击力施加到甲状软骨（黄色箭头）：尽管可能发生杓状软骨脱位，声韧带断裂或声门上区大范围的遭受破坏，甲状软骨骨折仅仅发生在青少年，但是柔韧的甲状软骨可抵抗冲击力不发生骨折。（c）施加到环状软骨环的冲击力（黄色箭头）：环甲韧带和环气管韧带断裂可能与喉返神经和食管损伤同时发生。青少年可发生环状软骨骨折

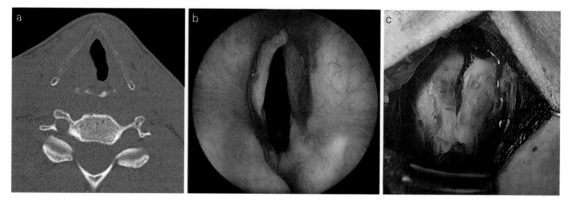

图 15.3 14 岁男孩甲状软骨正中线垂直骨折：（a）CT 扫描显示右侧声带由于血肿而肿胀。在连续螺旋 CT 扫描的任一截面上看不见前面的骨折。（b）直接喉镜显示扩展到室带前三分之一的右侧声带血肿。（c）在手术中，垂直裂缝显而易见，必须固定骨折的甲状软骨，从而恢复良好的语音质量

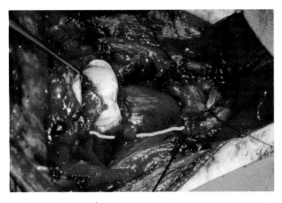

图 15.4 环气管韧带断裂伴有环状软骨板黏膜撕脱伤和右侧喉返神经损伤节段（人为地用黄色标出）

15.1.2.4 对胸部的冲击（图 15.5）

气管软骨柔软，能相当好地承受直接冲击力。气管损伤通常起因于重度胸部压缩，在声门关闭时导致气管内压力显著增加。儿童软骨间的环状气管膜断裂可能紧接着发生。

15.1.3 临床表现和诊断

为了避免晚期显著的瘢痕形成，喉腔钝性和穿透性损伤的早期诊断和治疗是至关重要的。内科医生可能面临 3 种不同的状况：有认知力的儿童或在喉检查时能够配合的青少年；严重呼吸窘迫的患者，他们需要紧急进行气道评估和稳定；最后是已经气管插管或气管切开的患者。

15.1.3.1 轻度到中度喉损伤的有认知力的患者

关于颈部损伤的情况较大的儿童和青少年可以提供正确的信息。对于较小的儿童目击者是有帮助的。

喉外伤的症状可以从发声困难延伸到声音嘶哑和失音。仅几个小时后，呼吸困难可以变得非常明显。因此，提倡整夜病情监控，除非初始进行临床检查时没有发现任何喉血肿或水肿的迹象。

在轻微损伤的情况下，进行气道评估时只需要经鼻纤维喉镜。记录下声带的活动性，水肿和较小的血肿。CT 扫描（图 15.3）不能显示甲状软骨骨折；因此，必须对患者进行随访，直到所有症状（包括正常声音的恢复）消失。

15.1.3.2 喉中度到重度损伤的有认知力的患者

病史中经常会出现由于高速碰撞颈部引起的严重颈部外伤。在几个小时内，轻微症状可能演变成呼吸困难，掩盖了严重的基础

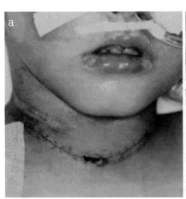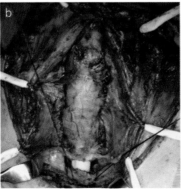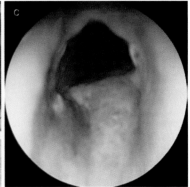

图 15.5 8 岁儿童被拖拉机轮子碾过后胸腔被重度压缩：（a）手术探查后的整个颈部。（b）手术修复前：位于胸腔入口的第 11 和第 12 气管环发生分离。（c）手术修复后第 5 天的修复情况

病变。颈部淤青和压痛，以及伴随流涎的吞咽困难，皮下捻发音，呼吸困难和咯血是潜在的严重创伤的特点。在这种情况下，用经鼻纤维喉镜进行全面的内镜检查，直接喉气管镜检查和在全身麻醉下进行支气管食管镜检查是必要的（图15.6）。

如果怀疑有颈椎损伤，经鼻纤维喉镜是唯一要做的检查，以评估气道的完整性，而且维持颈椎稳定。如果要保证气道通畅，那么应该立即在纤维喉镜指导下插管或通过气管切开插管。

在别的其他病例中，硬质支气管镜检查与经鼻纤维喉镜检查结合。在评估了声带的活动性之后，在全身麻醉下进行一精确的检查以探寻水肿、血肿、黏膜撕裂、软骨裸露、杓状软骨脱位或撕脱和声门上区或喉气管不完全断裂。在现代内镜技术下，在气管切开前应进行气道检查。失去远端气道的风险实际上是非常小的。插入硬质支气管镜，穿过声带，直到气管隆突。为了避免血液污染光学透镜，支气管镜的末端要从外管的末端缩回1cm。插管时要用气管插管交换器（见第5章，5.1.2）。通过颈部链型切口要进行及时

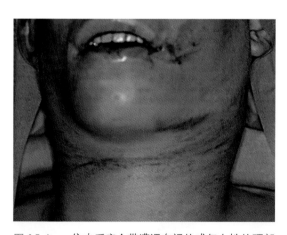

图15.6 一位未系安全带遭遇车祸的成年女性的颈部损害：颈部肿胀，触诊有捻发感，中度呼吸困难（与图15.11的病因相同）

的气道重建。如果需要气管切开术，在开放的颈部要找到理想的气管切口的位置。这更适用于在局部麻醉下进行紧急气管切开，但在儿童中进行这种操作较困难。

一旦气道被稳定，用硬质食管镜检查咽和食管，观察是否有撕裂。如果用纤维喉镜检查这种病变可能被遗漏。咽的撕裂伤是由于甲状软骨翼状部对椎体的冲击。这种撕裂伤呈现垂直撕裂并且可能有严重的黏膜下气肿，当通过面罩给予患者气道正压通气治疗时这种情况可能发生（图15.7）。

15.1.3.3　气管插管或气管切开的患者

在气管切开的患者中，如果对患者有丝毫的颈部损伤怀疑，必须对咽喉进行彻底的喉镜检查。在气管插管的患者中，在颈椎损伤排除后进行直接喉镜检查。声门上区结构的检查可能显示水肿、血肿和撕裂。在肉眼的控制下，拔出气管插管和用气管镜对声门上区、声门区和声门下区进行彻底的检查，看是否有严重创伤性损伤（图15.8）。通过气管插管交换器重新插管，立即决定进行适当的手术治疗。如果需要，在开放颈部手术中要进行气管切开术。

对严重的喉和声门下区损伤不进行治疗，这将不可避免地导致严重的晚期瘢痕性后遗症，然而依据初始损伤的严重性，早期手术修复可能恢复喉腔功能接近正常。伴有黏膜裂伤和软骨结构裸露，严重喉气管损伤病例中，应采取适用于开放性四肢骨折的相同的基本治疗策略，即立即手术修复。

15.1.3.4　穿透性损伤

临床症状和体征包括皮下捻发音，呼吸困难，休克或出血，颈部血肿扩大，咳血，呕血和神经功能障碍[6, 17, 18, 34]。对消化道进

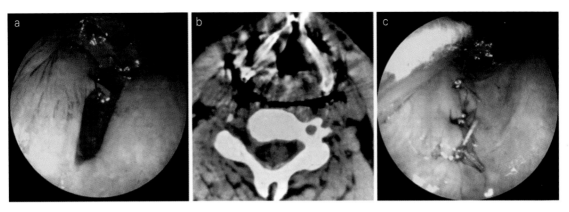

图 15.7　在喉钝性损伤后咽部纵行裂伤且伴有黏膜下气肿如同底部气体进入损伤：（a）咽后部撕裂伤。（b）起因于正压面罩通气的严重的潜在黏膜下气肿。（c）在悬吊式显微喉镜下立即缝合

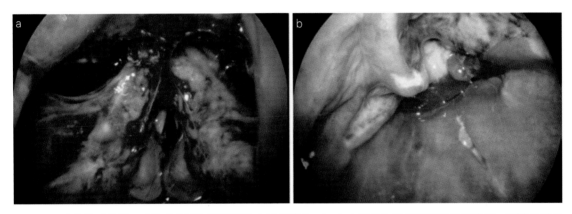

图 15.8　对甲状舌骨膜严重的冲击引起严重声门上区撕裂伤：（a）立即转入三级医院和早期治疗。喉腔的正常功能恢复。（b）延迟转入三级医院。伴有被感染的纤维蛋白附着，会厌叶柄向后移位以及声带撕裂伤无法显示。必须清创的外科治疗以及效果欠佳的艰难的重建

行内镜检查和 CT 扫描有助于发现喉或咽的潜在损伤。沿着刀或子弹通过的路径，可以探查通过颈部的伤口。对于每个患者，依据损伤的严重程度选择适当的治疗方法，而且可能需要与血管外科医生合作。

15.1.4　影像学表现

与 Schaefer[32] 意见一致，作者认为当影像检查的结果可能影响治疗方法时，应该做喉腔 CT。在微小病变中不建议做 CT，从而避免不必要的开放性手术。因为儿童喉少见骨折和软骨钙化，除手术前内镜检查的结果之外通过 CT 检查几乎得不到一点儿补充信息。然而，在气管切开的儿童中，评估颈椎和胸部的损伤 CT 可能是有帮助的。

15.1.5　管理治疗

没有喉腔软骨架骨折不能排除潜在的严重损伤例如杓状软骨脱位，声带或声门上区断裂和局部的喉气管分离。

15.1.5.1 杓状软骨脱位

早期诊断有利于治疗和复位三周之内的损伤，且早期诊断往往有良好的功能效果。在全身麻醉下悬挂式显微喉镜检查下，用一大而光滑的直角探头插入喉室，在此会很容易地把探头固定在声带和室带之间。牵引探头能有效地把杓状软骨拉回到初始的位置（图15.9）。探头不能放在声带和杓状软骨下面。在此位置牵引是没有效的，并且这样存在黏膜裂伤的风险。如果杓状软骨长时间的脱位，关节纤维化僵直可能发生，这阻止它重新复位。然而，很难估计杓状软骨复位需要的最长时间。据报道一完全的复位曾经历了一年的时间。在 Sataloff 以及其他人[31] 报道的26例患者中，获得良好效果的患者平均经历了10周的间隔时间从损伤到手术复位，然而这组人群达到完全复位又用了29周的时间。如果复位不成功，可能需要延迟内镜手术。这些手术包括在缺乏抵抗力的气道或喉室肥厚的情况下，部分杓状软骨切除术或在声门运动功能不全的情况下注射胶原蛋白。

只有在有必要对喉软骨骨折或声门上区破裂手术修复时，才能通过喉正中切开的方法进行切开复位术。

完整的杓状软骨撕脱伤导致声门功能缺失和冰冻喉腔。在急性期，杓状软骨常常脱落，而不能被重新植入。为了避免反复感染，用再生的环状软骨膜覆盖黏膜缺失。

15.1.5.2 声门上区断裂

当气体的冲击力施加在甲状舌骨膜位置时，可能会发生严重的喉外伤，不伴有喉骨架骨折（见15.1.2）。声门区完全断裂随之发生，伴有室带撕裂伤和会厌叶柄撕脱伤但未累及声带。在气管切开处立即施行开放性重建手术。通过甲状舌骨膜对声门上区进行探查，甲状舌骨膜通常是撕开状。首先检查杓状软骨的位置和功能，然后缝合室带撕裂伤。经甲状软骨对会厌进行褥式缝合，然后把会厌固定到舌骨上，进而完成会厌前面的固定。在一些病例中，横向的声门上半喉切除术有助于实现良好的效果（图15.11）。

手术修复中任何一次延误都会同样地导致反复感染，且伴有潜在的严重的晚期瘢痕性后遗症（图15.12）。

按常规，一患者如患有喉外伤，且需要用气管切开来保护气道，那么为了更好检查

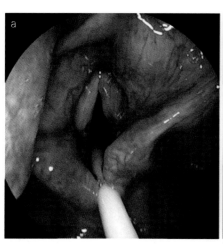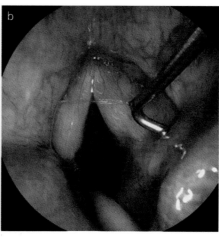

图15.9 右侧杓状软骨前脱位：（a）右侧杓状软骨倾斜导致右侧声带缩短、松弛。右侧梨状隐窝可见小血肿、淤青。（b）一根大型光滑的直角探针插入喉室，复位杓状软骨。

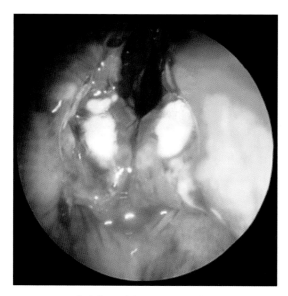

图15.10 一青少年运动意外引起的两侧杓状软骨撕脱伤：纤维蛋白原沉积在杓状软骨的前端，且声带伴有明显的血肿

和治疗，患者应立即被转入三级医院。通过气管切开来保持呼吸道通畅，然后等待症状自发消失是不可取的。无法拔管通常是严重的瘢痕性气道狭窄的结果，如果及时进行基本的手术修复，这种症状可能早已避免。

15.1.5.3 甲状软骨骨折

儿童中很少见到喉腔骨架骨折，但在青少年中他们的软骨柔韧性较小，喉腔骨架骨折可能发生。最低程度的移位或不移位的甲状软骨骨折通过保守治疗有极好的预后，但是对于10～15天后不稳定的声音恢复需要手术探查甲状软骨的翼状部的稳定性。在没有钙化的喉软骨中CT不能显现骨折或减小骨折的诊断意义。在青少年中，简单的靠近中央的骨折可以用3.0或4.0Vicryl缝线被固定，但是可吸收骨会提供更好的稳定性，因为它们用永久缝线被固定在没有完全钙化的软骨中，并且不限制骨骼生长[30]。

15.1.5.4 喉气管断裂

伴或不伴有环状软骨骨折的喉气管断裂是一严重但罕见的损伤。在事故现场喉气管不完全分离情况下紧急气管插管可能成功。如果患者因急性呼吸困难被送进三级医院，医护人员必须进行紧急的气管切开。对于儿童而言，不应该在局部麻醉下行气管切开术。相反患者应被镇静，而且为了保证呼吸道通畅进行硬质支气管镜检查。为了避免血液污染光学透镜，支气管镜的末端要从外管的末端缩回1cm。对患者进行气管插管用到气管插管交换器，除非完全气道断裂使这种操作过于危险。当患者仍然借助支气管镜通气时，应该紧急行颈部探查。

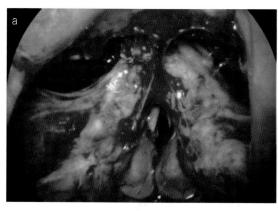
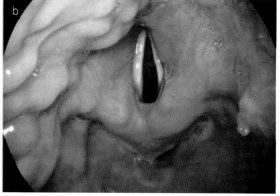

图15.11 严重的声门上区分裂：（a）用插管喉镜使喉腔暴露，显示室带深度撕裂伤和会厌中断。（b）通过横向的声门上半喉切除术进行立即修复，3个月后的最终结果：喉腔功能正常

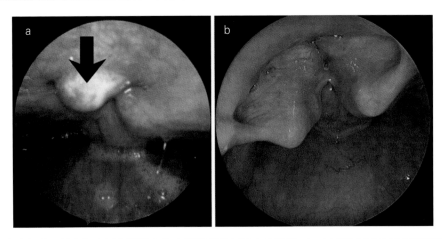

图 15.12 在未经处理的声门上区分裂发生的晚期瘢痕性后遗症的例子：（a）声门上区几乎全部断裂，伴有严重的会厌向后后移位（箭头）和室带瘢痕形成。（b）室带瘢痕性融合，两杓状软骨向后脱位和会厌向后脱位。两种情况的治疗都是极具挑战性的，然而立即修复应该会恢复喉腔基本正常的功能

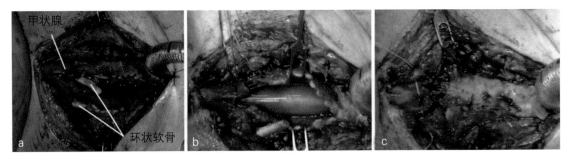

图 15.13 遭遇了摩托车车祸的青少年的环状软骨和上部气管的严重损伤：（a）环状软骨和上部气管的移位骨折，但没有喉返神经损伤。（b）在 LT-模具附近上部气道的重建术。（c）最后的重建：所有软骨碎片仔细地重新复位

如果怀疑颈椎不稳定，为了保证呼吸道通畅，建议立即行气管切开术。在血液污染的部位纤维支气管镜检查可能没有意义。

通过在胸骨颈静脉切迹上方 2cm ~ 3cm 处做一衣领切口暴露颈部。舌骨下肌群从正中线被分开，气管前臂暴露。一旦损伤的部位确定，在环状软骨气管的吻合术或甲状软骨气管的吻合术之前细致地清创处理近侧和远侧的残端（见第 20 章）。通过气道裂开充分地探查咽，食管和喉返神经的合并伤。因为在肿胀的组织中喉返神经损伤的诊断是不容易的，所以在已经发生气管狭窄的患者中这可能进一步损伤可能正常的神经，尤其是

不知道声带的活动性。由于这个原因不建议对假设损伤的喉返神经进行探查。

如果保证了软骨的完整性，用可吸收线行主要的圆周吻合。在喉气管大范围损伤的情况下，根据局部损伤的程度和外科医生的经验行各种喉气管重建术。在喉气管骨架大面积损伤的情况下柔软的 LT-模具实现喉气管内部稳定。当软骨的碎裂片到达环状软骨或甲状软骨，用 LT-模具支撑比用 MontgomeryT 形管好，MontgomeryT 形管不能适应喉腔内部复杂的轮廓（图 15.13）。如果在损伤后第一个 24h 内早期行气道修复，只需支架支撑 10~15 天（图 15.14）。

图 15.14 遭遇了摩托车车祸的青少年的环状软骨和上部气管的严重损伤（与图15.13相同的情况）。手术3个月后内镜检查结果，并且伴随喉腔功能完全恢复以及上部气管重建后恢复良好的稳定性：（a）正常的声门区。（b）正常大小的声门下区和气管。在先前气管切开的部位发生前臂肉芽肿

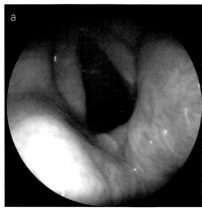
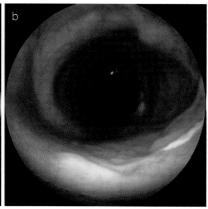

15.2　吸入性损伤

在吸入性损伤中必须区别蒸汽烫伤和火焰烧伤。前者损伤引起较高部位的气道水肿而且可能伴有黏膜焦痂和黏膜瘀斑，然而后者的损伤引起坏死性喉气管支气管炎伴有肺泡内烟尘残存的黏膜出血水肿。

两种情况下，在喉头水肿还没进展到呼吸困难时，在气管插管或气管切开之前建议紧急内镜检查。通过喉气管支气管镜检查评估烧伤的部位和严重性。正如皮肤烧伤，此种烧伤也被分为三个等级。

1. 黏膜红斑和水肿

2. 焦痂和黏膜瘀斑

3. 伴有黏膜坏死和黏膜脱落的深度烧伤

在火焰烧伤损伤的情况下，通过反复大量气管支气管肺灌洗，对烟尘碎片的清洗减少了支气管树的炎症反应。它还提供了含有细菌的吸出物，从而根据细菌培养和敏感测定的结构选择合适的抗生素。患者要常规应用激素和抗生素，并且被转入儿科重症监护病房治疗和进一步观察。

依据烧伤的严重程度，为了保证气道的通畅性气管切开优先于气管插管。当颈前烧伤合并大面积气道烧伤时，困难可能出现。尽管对喉会有长期较高的风险，但由于严重的颈部烧伤，为了保证气道通畅，经鼻气管插管可能是仅有的初始办法。当颈部水肿有所减退时，应行气管切开术。较长时间的插管可能增加粘连和局部并发症的发生率。医生必须与烧伤科医生做出详细的周全的治疗方案。

当气管支气管烧伤合并喉烧伤时，气管插管和气管切开的后遗症上升到30%[20]。然而气管的后遗症比声门区后侧狭窄或瘢痕性喉狭窄容易治疗。吸入性喉外伤的治疗方案不同于插管后狭窄的治疗方案，而插管后狭窄是病变的长期演变。为了避免瘢痕性拘缩，初期的喉狭窄应该通过LT-模具的支撑来完成，尽管还暂时失声。然而，这种失声障碍比在严重的瘢痕性后遗症的情况下进行气道重建而造成的失声持续时间短。

如果喉腔不被支撑起来，那么严重的喉烧伤可能演变成声门上区狭窄、PGS和SGS。为了避免复发的风险，对完全成熟的瘢痕性后遗症才能进行手术。这种手术原则与在第20章描述的相同。

15.3 化学性物质的摄入

在过去几十年间，由于对危险物品的防护措施和立法，儿童化学性损伤的发病率已经下降，在西方国家每年 10 万居民中只有不到 5 例的发生[14]。

家用清洁器上标有儿童安全及成分的标签解释了这一显著的变化，然而发展中国家的幼儿容易接触到储存在饮料瓶中的危险化学物质。

在成人中腐蚀性损伤大多数是因为试图通过摄入化学性物质的自杀，与成人相反的是，在儿童中误食这种化学物质纯属是一种意外，除虐待儿童外。通常刚学走路的儿童仅仅误食了一口有害物质而造成损伤，这种情况在儿科病例中占 80%[1]。所以很少累及胃且穿孔的风险低于成人。然而口腔、咽或食管可能出现严重的灼伤。摄入的化学物质的种类决定损伤的程度：弱腐蚀性物质，例如漂白剂和氨水（NH_4OH），仅引起黏膜表面的损伤；然而强酸和强碱由于分别导致组织发生凝固性坏死和液化性坏死而引起深部穿透性损伤[10]。病变的严重程度取决于该种物质的 pH 值、摄入类型（固体与液体）及接触腐蚀性化学物质的时间和量。构成清洁剂和电动洗碗机的清洗液成分的含碱液（NaOH，KOH）是一种强碱性物质。其他有害物质包括强酸例如工业高强度漂白剂（5% HCl）和干蓄电池酸。

一旦怀疑孩子摄入腐蚀性物质应严肃对待此事。

15.3.1 患者评估

通过对儿童和目击者的询问应该尽力确定摄入有害物质的性质，数量和商标名称。在一全面的物理检查之前，对于腐蚀剂潜在的局部和全身的毒性反应，毒理学中心必须提供相关信息，这将有利于全身毒性反应的检查，否则这种毒性作用可能被忽视。

呼吸困难的症状，例如喘鸣、烤土豆的声音、吞咽困难、吞咽疼痛、流涎和胸骨后疼痛、都表明受到严重损伤。由于摄入的化学物质量少，儿童在意外的化学性损伤中很少见儿童腹痛现象。试图自杀后，腹痛暗示严重的胃损伤，需要立即处理。

在关注上呼吸道和消化道之前，为了探寻缺血和全身毒性反应的征象，必须对面部和四肢进行物理检查。对于刚学走路的儿童来说，当孩子清醒时只能检查口腔和口咽。应该认真地注意口腔内和口腔周围的烧伤。口腔没有病变不能排除严重的咽食管烧伤。在 378 病例中，内镜检查时 8% ～ 20% 的患者会出现食管烧伤且不伴有口咽病变[4]。相反不发生与此相关的食管损伤时可能出现口咽烧伤[8]。

依据首次的检查，多达 20% 的儿童没有症状。即使在没有症状的情况下，这些患儿必须被认真地观察，因为仅仅几个小时之后气道梗阻的症状可能发生。为了防止发生呼吸困难，必须早期行气管食管镜检查，评估咽喉损伤情况和尽可能地保证呼吸道通畅。如果患儿症状稳定且没有呼吸困难和腹痛的征象，可以推迟气管食管镜检查直到确定烧伤病变等级，一般为误食后 24 ～ 48h[11]。初诊时没有行支气管食管镜检查来准确评估损伤的深度和严重程度，而就草率治疗并不收入院，这样做是不安全的。患者治疗通常包括入院，控制可能出现的电解质紊乱，完全肠外营养而不进食（NPO）、广谱抗生素和质子泵抑制剂（PPI）的应用。这样一直治疗直到内镜检查确定进一步的治疗措施。

当蓄电池在食管上括约肌、食管主动脉弓水平或在胃中时，蓄电池的摄食事件需要特别的关注。NaOH, KOH 或 Hg 的局部接触会引起深部黏膜组织损伤，甚至在几小时后发生穿孔。在透壁坏死发生之前紧急（在 8 ~ 12h 之内）行摄食后的内镜下切除。

15.3.2 内镜评估

在全身麻醉下行气管食管镜检查是诊断的中流砥柱，因为症状和体征不能准确表明是否存在化学性损伤和其严重程度。

通过面罩通气设备给予麻醉诱导后，在的呼吸暂停期间使用角度零度直径 4mm 的窦腔镜头进行喉气管镜的检查，有助于对口腔、咽喉和气管直达隆突的检查，而且在声门上区黏膜水肿时也不会进一步影响气道的通畅性。

当存在影响呼吸道明显的咽喉烧伤时，提倡早期气管切开，因为碱液烧灼伤引起的严重炎症反应可能需要数周或数月来治疗。

如果咽喉交界的边缘为圆周形的烧伤，为了避免晚期的声门上区瘢痕性狭窄应该在内镜下放置 LT-模具支架。

在全身麻醉下行食管镜检查，用一儿科硬质食管镜对咽下部和低压膨胀下的食管上括约肌行仔细地检查。接下来,在肉眼观察下,把 6mm 超薄视频胃镜插入食管上段，然后慢慢地插入到胃部，尽量减少膨胀。如果一位经过良好训练的操作者进行这种检查，那么意外穿孔的风险几乎不存在，即使在三级病变（见下文）。

当三度烧伤已经完全的划定出时[12,37]，在误食 24 ~ 48h 之后对损伤的类型、范围和深度作出最准确的评估。急性病变可被划分为三级（图 15.15）[15]：

- Ⅰ级：黏膜红斑和水肿
- Ⅱ级：引起咽或食管黏膜呈现纸莎草外观的腐蚀性上皮剥脱
- Ⅲ级：伴随出血和黑色黏膜的深度凝固性和液化性坏死

胃的检查是检查的重要部分，尤其是试图自杀之后，此时大量的腐蚀性化学物质可能造成整个胃囊的液化性坏死。这严重的损伤可能需要随后（食管）胃大部切除术。

15.3.3 管理治疗

对食管损伤的范围和程度仔细的内镜评

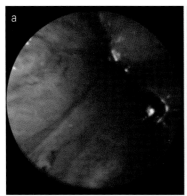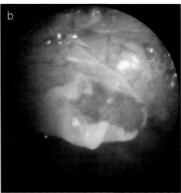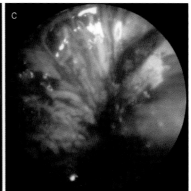

图 15.15 急性化学性损伤的分级:（a）Ⅰ级: 红斑和水肿（食管黏膜）。（b）Ⅱ级: 黏膜脱落和糜烂(会厌)。(c) Ⅲ级: 深度出血性坏死（食管）

估之后才能确定适当的治疗方法。Ⅰ级和Ⅱ级烧伤大约占烧伤病例的 60%，轻度非圆周形Ⅲ级损伤大约占 26% 和严重的圆周形Ⅲ级损伤（比线型损伤更可能引起狭窄）大约占 16%[2]。

除了超过一周的流质饮食，Ⅰ级烧伤不需要治疗。在Ⅱ级烧伤的情况下，这种烧伤没有超过食管的肌层黏膜，不可能发生晚期瘢痕性狭窄。这种患者被收入院且为了避免胃酸反流而采用广谱抗生素加质子泵抑制剂的治疗，因为胃酸逆流可能加重食管损伤。插入一薄且柔软的 Fresenius® 型鼻胃管。在此阶段激素的使用存在争议，尽管在中重度Ⅱ级或Ⅲ级烧伤，这些药物好像是有好处的。推荐使用甲泼尼龙 4mg/kg。

未累及胃的Ⅲ级烧伤采用支持治疗且给予广谱抗生素连同高剂量的质子泵抑制剂治疗。在严重烧伤中禁忌用激素，因为它可能增加穿孔的风险，而没有实际的长远利益。

降低食管狭窄风险的治疗方法：

- 误食后 3 ~ 6 周依据病变的严重程度和范围施行早期胃造瘘术，根据一根粗线穿过食管路径，用 Rehbein 扩张器安全地扩张食管[29]。
- 在黏膜再生时，用鼻饲管与一个给定直径的腊肠样管保持食管扩张[27,35]。

因为严重的自杀行为引起食管胃大面积的Ⅲ级烧伤可能需要行食管胃大部切除术。

严重的咽喉烧伤通常不累及声带和室带，主要是因为在误食时强烈的反射性喉痉挛，从而引起声门上区结构收缩。如果不支撑声门上区，可能出现部分或完全的瘢痕性狭窄。在此阶段应该在内镜下放置一个柔软的 LT-模具支架[24]。

15.3.4 晚期瘢痕性后遗症

探条进行扩张阶段，一般情况小于 2cm ~ 3cm 的食管狭窄反应良好。

频繁的无效扩张、不可扩张的狭窄、食管完全闭塞、部分或完全的咽喉狭窄和口腔的瘢痕性狭窄都需要手术治疗。依据作者的经验，长于 3cm 的狭窄或多部位狭窄的患者对连续的扩张无良好反应。在这种情况下必须认真地考虑食管置换。

手术治疗的描述局限于严重的咽喉狭窄，而这种狭窄需要与儿科胃肠外科医生探讨一种周全的治疗方案[20]。

咽食管狭窄被分为 3 个等级（图 15.16）：

- Ⅰ级：
  - 食管上括约肌
  - 一侧或两侧梨状窝

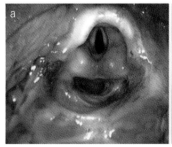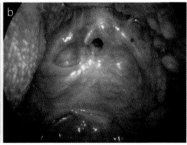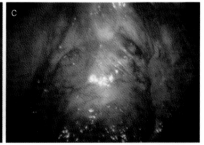

图 15.16 由于摄入腐蚀性化学物质的咽喉的瘢痕性狭窄的分级：（a）伴有两侧梨状窝瘢痕性狭窄的正常的喉。（b）声门上区残留小的开放区。（c）咽喉完全阻塞

—喉轮廓完整

- Ⅱ级:
  —食管上括约肌

  —两侧梨状窝

  —不完全的喉阻塞

- Ⅲ级:
  —食管上括约肌

  —两侧梨状窝

  —完全阻塞的喉头水肿

应该延迟几个月到1年或2年后进行手术,在这段时间内使炎症消退,营养状况改善和肺部环境优化。

虽然具有挑战性,这种类型的咽喉手术是非常有意义的,因为就吞咽功能而言,儿童的康复能力很好。在初始阶段儿童依赖气管切开通气以及通过经皮内镜下胃造瘘术插

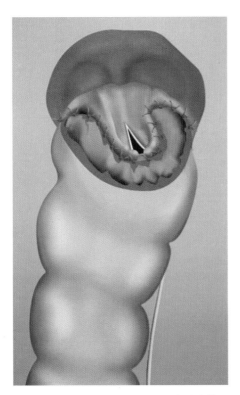

图15.17 化学性损伤引起的完全的咽喉狭窄情况下咽部结肠植入的图谱:用二氧化碳激光重新开放咽喉,移植的结肠与后部杓状软骨和咽黏膜吻合

管(PEG)进食,此时不能发声,不能吞咽和不断地流涎。在手术和强化康复训练之后,儿童几乎可以过正常的生活[26]。

手术过程包括开胸切除食管,同向蠕动的结肠替补到原来食管床部位,在杓状软骨水平与咽喉吻合(图15.17),头颈部外科医生的角色是双重的[25]:

- 二氧化碳激光治疗后咽喉重新开放
- 在普外科医生的帮助下行咽喉吻合术

在腹部和胸外科手术之前,暴露咽部并用最合适的Lindholm喉镜悬吊咽。通过气管口插入纤维性视频支气管镜逆向评估声带的完整性和功能。通常不累及声带和室带,因为在腐蚀性损伤发生时,它们因为强烈的反射性后痉挛而被保护。

二氧化碳激光器,调到ultrapulse超脉冲模式150mJ/cm^2,400mm的焦距和10Hz重复频率的250μm的光点大小,重新开放喉腔和划定环咽吻合线。当通过咽下部左侧的颈部切开术能够切开咽部,上述里程碑式的举措是非常有帮助的。在纤维内镜下对声门下区实施激光来在恰当的位置重新打开声门上区,然后沿着咽会厌襞直到后壁,扩展下一步切除术界限。初期的内镜手术后,立即行结肠移植的腹部准备,开胸食管切除术。首先行胃与结肠的吻合,之后在左侧颈部切开术中,通过上行结肠到颈部来完成食管的切除和置换。沿甲状软骨翼状部的垂直上边缘打开咽。向右旋转喉打开一条通向咽部的宽阔通路,此通路始于食管上括约肌一直到由二氧化碳激光开放的咽后部切口的上边缘。喉返神经位于食管上括约肌后部的正中心,所以喉返神经很容易地得到保护。用4.0Vicryl缝合线来完成咽的缝合,这一缝合开始于右侧梨状窝的前部一直到杓状软骨黏膜,然后再沿着咽壁后侧的二氧化碳激光切

除术的手术线直到完成圆周形吻合。在颈部切口之前先用二氧化碳激光作咽喉的准备工作，有助于划分精确的切口位置，然后把结肠缝合到咽部（图 15.18）。用 LT-模具支架校正声门上区的重建，因此能够避免再狭窄。尽管术后修复时间长，而且一半以上的病例需要内镜二氧化碳激光辅助治疗的扩张阶段治疗，在作者的实验室里，13 名儿童经历了这种手术，而且手术 5 年后完成了气道重建，恢复了声音和吞咽功能。气管切开术和胃造瘘术各需要 46 天和 80 天的康复期[25]。

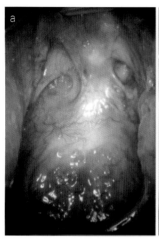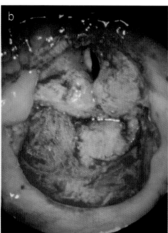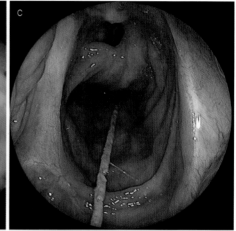

图 15.18 5 岁患儿起因于严重腐蚀性损伤的瘢痕性咽喉狭窄的修复：（a）手术前：咽喉完全的瘢痕性狭窄，会厌的其他部分与咽后壁粘连。（b）手术中：用二氧化碳激光器重新开放咽喉，切除有瘢痕的咽黏膜，仅在原位保留深部肌层组织。请注释出没有碳化的激光伤口。（c）手术后：行横向声门上半喉切除术的咽喉。进行结肠移植。通过轻微狭窄的喉口可见声带，恢复正常声音呼吸，但吞咽功能仍不正常

参考文献

1. Anderson, K.D.: Corrosive injury. In: Pearson, F.G., Cooper,J.D., Deslauriers, J. (eds.) Esophageal Surgery, pp. 577–589. Churchill Livingstone, New York/Edinburgh/London/Philadelphia (2002)

2. Anderson, K.D., Rouse, T.M., Randolph, J.G.: A controlled trial of corticosteroids in children with corrosive injury of the esophagus. N Engl J. Med. **323**, 637–640 (1990)

3. Bryce, D.P.: The surgical management of laryngotracheal injury. J. Laryngol. Otol. **86**, 547–587 (1972)

4. Gaudreault, P., Parent, M., McGuigan, M.A., et al.: Predictability of esophageal injury from signs and symptoms: a study of caustic ingestion in 378 children. Pediatrics **71**, 767–770 (1983)

5. Gold, S.M., Gerber, M.E., Shott, S.R., et al.: Blunt laryngotracheal trauma in children. Arch. Otolaryngol. Head Neck Surg. **123**, 83–87 (1997)

6. Grewal, H., Rao, P.M., Mukerji, S., et al.: Management of penetrating laryngotracheal injuries. Head Neck **17**, 494–502 (1995)

7. Haug, R.H., Giles, D.L.: Laryngeal cartilage fracture: report of a case. J. Oral Maxillofac. Surg. **50**, 528–530 (1992)

8. Hawkins, D.B., Demeter, M.J., Barnett, T.E.: Caustic ingestion: controversies in management. A review of 214 cases. Laryngoscope **90**, 98–109 (1980)

9. Hirano, M., Kurita, S., Terasawa, R.: Difficulty in high-pitched phonation by laryngeal trauma. Arch. Otolaryngol. **111**, 59–61 (1985)

10. Holinger, L.D.: Caustic ingestion. In: Cotton, R.T., Myer, C.M.I. (eds.) Practical Pediatric Otolaryngology, pp. 595–602. Lippincott-Raven, Philadelphia/New York (1999)

11. Holinger, L.D.: Caustic ingestion, esophageal injury and stricture. In: Holinger, L.D., Lusk, R.P., Green, C.G. (eds.) Pediatric Laryngology and Bronchoesophagology, pp. 295–303. Lippincott-Raven, Philadelphia/New York (1997)

12. Holinger, L.D.: Caustic ingestion, esophageal injury and stricture. In: Holinger, L.D., Lusk, R.P., Green, C.G. (eds.) Pediatric Laryngology and Bronchoesophagology, p. 297. Lippincott-Raven, Philadelphia/New York (1997)

13. Holinger, P.H., Schild, J.A.: Pharyngeal, laryngeal and tracheal injuries in the pediatric age group. Ann. Otol. Rhinol. Laryngol. **81**, 538–545 (1972)

14. Irshad, K.: Caustic injuries to the esophagus. In: Patterson, J.A., Cooper, J.D., Deslauriers, J. (eds.) Pearson's Thoracic and Esophageal Surgery, pp. 759–766. Churchill Livingstone, Philadelphia (2007)

15. Kirsh, M.M., Peterson, A., Brown, J.W., et al.: Treatment of caustic injuries of the esophagus: a ten year experience. Ann. Surg. **188**, 675–678 (1978)

16. Maves, M.D., Carithers, J.S., Birck, H.G.: Esophageal burns secondary to disc battery ingestion. Ann. Otol. Rhinol. Laryngol. **93**, 364–369 (1984)

17. McConnell, D.B., Trunkey, D.D.: Management of penetrating trauma to the neck. Adv. Surg. **27**, 97–127 (1994)

18. Miller, R.H., Duplechain, J.K.: Penetrating wounds of the neck. Otolaryngol. Clin. North Am. **24**, 15–29 (1991)

19. Minard, G., Kudsk, K.A., Croce, M.A., et al.: Laryngotracheal trauma. Am. Surg. **58**, 181–187 (1992)

20. Nottet, J.B., Duruisseau, O., Herve, S , et al.: Inhalation burns: apropos of 198 cases. Incidence of laryngotracheal involvement. Ann. Otolaryngol. Chir. Cervicofac. **114**, 220–225 (1997)

21. Ogura, J.: Management of traumatic injuries of the larynx and trachea including stenosis. J. Laryngol. Otol. **85**, 1259–1261 (1971)

22. Ogura, J.H., Biller, H.F.: Reconstruction of the larynx following blunt trauma. Ann. Otol. Rhinol. Laryngol. **80**, 492–506 (1971)

23. Olson, N.R.: Wound healing by primary intention in the larynx. Otolaryngol. Clin. North Am. **12**, 735–740 (1979)

24. Pasche, P., Lang, F., Monnier, P.: Laryngeal trauma. In: Pearson, F.G., Cooper, J.D., Deslauriers, J. (eds.) Pearson's Thoracic and Esophageal Surgery, pp. 1738–1754. Churchill Livingstone, Philadelphia (2008)

25. Pasche, P., Reinberg, O., Lang, F., et al.: Traitement des séquelles graves de sténoses caustiques pharyngo-oesophagiennes et laryngées chez l'enfant. Schweiz. Med. Forum Suppl. **29**(6), 69–72 (2006)

26. Reinberg, O., Genton, N.: Esophageal replacement in children: evaluation of the one-stage procedure with colic transplants. Eur. J. Pediatr. Surg. **7**, 216–220 (1997)

27. Reyes, H.M., Hill, J.L.: Modification of the experimental stent technique for esophageal burns. J. Surg. Res. **20**, 65–70 (1976)

28. Richardson, M.A.: Laryngeal anatomy and mechanisms of trauma. Ear Nose Throat J. **60**, 346–351 (1981)

29. Saetti, R., Silvestrini, M., Cutrone, C., et al.: Endoscopic treatment of upper airway and digestive tract lesions caused by caustic agents. Ann. Otol. Rhinol. Laryngol. **112**, 29–36 (2003)

30. Sasaki, C.T., Marotta, J.C., Lowlicht, R.A., et al.: Efficacy of resorbable plates for reduction and stabilization of laryngeal fractures. Ann. Otol. Rhinol. Laryngol. **112**, 745–750 (2003)

31. Sataloff, R.T., Bough Jr., I.D., Spiegel, J.R.: Arytenoid dislocation: diagnosis and treatment. Laryngoscope **104**, 1353–1361 (1994)

32. Schaefer, S.: Use of CT scanning in the management of the acutely injured larynx. Otolaryngol. Clin. North Am. **24**, 31 (1991)

33. Schaefer, S.D., Close, L.G.: Acute management of laryngeal trauma. Update. Ann. Otol. Rhinol. Laryngol. **98**, 98–104 (1989)

34. Vassiliu, P., Baker, J., Henderson, S., et al.: Aerodigestive injuries of the neck. Am. Surg. **67**, 75–79 (2001)

35. Wijburg, F.A., Heymans, H.S., Urbanus, N.A.: Caustic esophageal lesions in childhood: prevention of stricture formation. J. Pediatr. Surg. **24**, 171–173 (1989)

36. Yen, P.T., Lee, H.Y., Tsai, M.H., et al.: Clinical analysis of external laryngeal trauma. J. Laryngol. Otol. **108**, 221–225 (1994)

37. Zargar, S.A., Kochhar, R., Mehta, S., et al.: The role of fiberoptic endoscopy in the management of corrosive ingestion and modified endoscopic classification of burns. Gastrointest. Endosc. **37**, 165–169 (1991)

16

喉与气管的肿瘤

主要内容

☛ 仅占儿科喉部病变的 2%。

☛ 98% 的儿科气道肿瘤为良性肿瘤。

☛ 复发性呼吸道乳头状瘤和声门下血管瘤是儿科喉部最常见的良性肿瘤。

☛ 症状与其他引起上气道狭窄的疾病相似，但恶性进展。

☛ MRI 对于评价肿瘤对周围软组织的浸润程度优于 CT。

☛ 经鼻的纤维喉镜（TNFL）与硬式支气管镜检查是诊断的主要依据。

☛ 内镜下二氧化碳或 KTP 激光切除术是治疗某些喉与气管良性肿瘤的最恰当的方法。

☛ 对于内镜手段不能被完全切除的肿瘤可考虑外科手术治疗。

☛ 极罕见的恶性肿瘤需要通过多学科肿瘤论坛讨论以获得最恰当的治疗方式。

☛ 复发性呼吸道乳头状瘤：

　　—是儿童最常见的喉部良性肿瘤

　　—是引起儿童声嘶的第二个最常见原因（仅次于声带小结）

　　—切除后的复发与播散趋势不可预见

　　—估计儿童发病率为每年 4∶100,000

　　—高危三因素：

　　　　—年轻的初次妊娠的母亲

　　　　—阴道分娩

　　　　—第一胎（约 75% 的复发性呼吸道乳头

状瘤）

—病因学：

—人乳头状瘤病毒（HPV）

—病毒类型：HPV6，HPV11，HPV16 和 HPV18（罕见）

—与母亲生殖器官 HPV 潜伏感染或尖锐湿疣有关

—儿童期起病：

—75% 在 5 岁前发病

—25% 在婴儿期发病

喉与气管的良性和恶性肿瘤是罕见的实体瘤，在 PH Holinger 所报道的一个 846 例大样本儿童喉部病变中仅有 2% 经病理学证实为恶性肿瘤[8]。尽管良性肿瘤占了 98%，明显高于恶性肿瘤 2% 的比例，但恶性肿瘤对于耳鼻咽喉医师来说仍是非常具有挑战性的。

良性肿瘤中最常见的是复发性呼吸道乳头状瘤（HPV）与声门下血管瘤（SGH）。其他血管或淋巴管的畸形以及神经源性肿瘤是儿科良性气道肿瘤中最常见的前五位疾病。事实上任何种类的结缔组织肿瘤都可能发生（如脂肪瘤、横纹肌瘤、软骨瘤和纤维瘤），同时在众多的上皮性肿瘤中，单形和多形性腺瘤比鳞状细胞乳头状瘤更罕见。

极其罕见的恶性肿瘤大多属于肉瘤，尽管有文献中报道过恶性上皮性肿瘤[10]。

临床表现取决于占位性病变的位置，但胸腔内外的气道阻塞症状是较常见的。喉部肿瘤会引起发音困难或失声以及吸气性喘鸣。呼气性喘鸣是气管肿瘤的典型表现（见第 3 章，3.2.3）。事实上，这些症状与那些由常见原因引起的上呼吸道阻塞的症状并没有明显不同，只是这些症状呈恶性进展。

在自主呼吸或间断辅助呼吸时，全麻下经鼻纤维喉镜（TNFL）和直接喉气管支气

管镜是最好的检查整个气道的方法（见第 5 章，5.2.2 和 5.2.3），同时可取活检标本进行组织病理学诊断。某些情况下，在喉部可使用二氧化碳激光和显微操作器切除一个带蒂的球形肿块，在气管可使用全导纤维。在明确的治疗方案提出之前，这种操作可以马上减轻症状，并且为组织病理学诊断提供了一个较大的标本。对于某些罕见的病理学诊断，若活检标本很小的话，可能会导致组织病理学诊断的困难和不精确。对于婴儿与儿童，如果要明确喉与气管肿瘤的确切浸润范围，MRI 是优于 CT 的。儿童的喉软骨在 CT 的图像上不容易显现，因此超出喉与气管的肿瘤浸润是不容易显示的。计算机断层扫描作为首选的诊断工具优于内镜，因为这种检查手段方便，同时也不需要给患者使用镇静药物。如果由 CT 扫描所提供的信息不够全面，那么 MRI 的使用可明确肿瘤浸润到周围软组织的范围。

除了复发性乳头状瘤、声门下血管瘤和某些血管与淋巴管的畸形仅可以部分切除，并且可能要进行辅助治疗外，所有其他良性气道肿瘤都可以通过内镜或开放性外科手术完全切除，开放性外科手术主要用于较大的无蒂、固定的肿瘤，因此种情况下内镜手术不能将之完全切除（图 16.1）。

声门下血管瘤被归在先天性喉部畸形中，已经在第 10 章做过介绍，我们将在第 16 章的 16.1 中详细讨论复发性乳头状瘤。

对所有其他良性气道肿瘤的治疗，完全切除是最基本的要求，尽管要达到这一目的涉及了多方面的因素，如肿瘤的位置、分型和浸润的范围。要成功地完全切除肿瘤的关键在于内镜下的暴露质量和选择恰当的麻醉方法。无论是在梗阻程度不严重的自主呼吸下或间断辅助呼吸下，原则上都应在开阔的

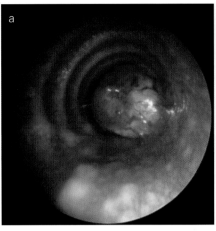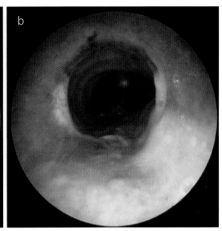

图16.1 巨大的、无蒂的气管纤维组织细胞瘤：(a) 右侧气管壁的圆形肿瘤几乎使气道完全梗阻。(b) 单纯肿瘤切除术及缺损吻合术后观

手术视野下进行手术（见第18章，18.1.1和18.1.2）。对于喉与咽喉部肿瘤，应选择多个喉镜进行观察以便获得更好的暴露。对于声门下的肿瘤，使用Lindholm自我防卫式绳索牵引器更容易暴露，因其所获得的视野明显大于声门镜下的视野。

带蒂肿瘤可通过二氧化碳激光完全切除。同时必须根据肿瘤的血管供应状态选择适当的参数。对于血管丰富的肿瘤，应先使肿瘤植入的蒂部坏死，故应选择与声门下血管瘤相同的参数（连续锁定斩波模式，3W输出功率，400mm焦距的轻微散焦光束，100ms冲击波），这些参数的设定是在转换为更为精确的切割模式之前。对所有肿瘤都提供一个精确的激光参数是不可能的，但对于血管较少的肿瘤（脂肪瘤、软骨瘤和纤维瘤）可采用连续锁定斩波模式联合30ms激光冲击波和250μm光点大小的聚焦激光束切除。如果肿瘤附着在声带，那么肿瘤的一部分必须在ultrapulse超脉冲模式下（125mJ/cm^2，250μm光点大小和10Hz重复率）被切除。使用切割性质最好的二氧化碳激光可以使类似声带这样精致的结构得以尽可能完好地保留，而在连续锁定斩波模式下使用二氧化碳激光或钾-钛氧（KTP）激光切除声门上肿瘤

是没有不良反应的。

对于气管肿瘤，应根据具体情况选择使用二氧化碳激光还是KTP激光。KTP激光更适合用于血管丰富的肿瘤（见第4章，4.17），而二氧化碳激光适合用于血管较少的肿瘤。同样的原则也适用于喉部肿瘤：首先使肿瘤的蒂部坏死，然后完整地切除它。要达到上述目的必须在激光参数保持不变的情况下，改变激光纤维顶端到靶目标的距离（见第4章，4.6.4.3）。在激光治疗之前，所选用的功率强度必须通过一个木质压舌板来测定，同时要考虑到所设定的激光参数以及由于不同的激光纤维顶端到靶目标的距离所产生的不同的组织效应。对于激光纤维的输出能量要灵活运用，KTP激光一般在10W～15W，二氧化碳激光在10W～18W。

由于共轴二氧化碳气流被用来冷却全导二氧化碳激光纤维，使用二氧化碳激光来治疗气管分叉以下肿瘤时是危险的，因为这可能会引起心脏与循环系统严重的空气栓塞。故位于支气管主要分支处的肿瘤必须使用不含共轴气流的KTP激光纤维。

儿童喉部的恶性肿瘤大多是横纹肌肉瘤[7]，这种肿瘤还需要在多学科的肿瘤论坛上讨论以获得恰当的特效治疗方案。尽管通

过放化疗可使某些恶性肿瘤的生存率得到了提高，但发生喉部肿瘤晚期严重的后遗症以及诱导异二原发肿瘤的风险不应被低估。对于喉部恶性肿瘤的外科治疗应尽可能采取保守的喉部分切除术。

16.1 复发性呼吸道乳头状瘤（RRP）

RRP 的首次提出是在 19 世纪中期，它是一种对儿童与成人皆可致病的、临床表现多样的病毒感染性疾病。RRP 是儿童最常见的喉部良性肿瘤[15]，同时也是引起儿童声嘶的第二位原因（仅次于声带小结）。其自然病程不可预知，具有易复发及传染性强的特点。尽管这是一种由人乳头状瘤病毒（主要是 HPV6 和 HPV11）引起的传染性疾病，但它的生物行为类似于肿瘤，主要对鳞状上皮组织造成损害。这也就是为什么它容易在上呼吸道的上皮移行处呈外生性生长的原因（图 16.2）。

新生儿的感染来自于 HPV 感染的母亲，这些母亲中有约 60% 患有生殖道的尖锐湿疣。大多数严重的 RRP 都会不断地复发，通常需要做气管切开术以保证气道的通畅，因此可能导致乳头状瘤向远处的气管和支气管扩散。在极少的情况下，肺组织也会受到侵袭，并且在病程较长的病例中有恶变的可能[5]，特别是在 HPV11 和 HPV16 亚型感染的病例。

16.1.1 流行病学与发病机制

西方国家儿童 RRP 的发生率大约是每年 $4:100{,}000$ [3,4]。社会经济落后的国家通常有较高的发生率，并且在一些特定的群体中性

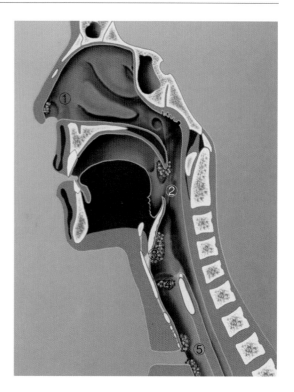

图 16.2 外生性生长的乳头状瘤好发于上呼吸道鳞状上皮与纤毛上皮的移行处，它好发于以下几个部位：1.鼻前庭；2.软腭鼻咽面；3.声门上；4.声带；5.慢性创伤引起的鳞状化生区域（如：气管造口处、气管插管的气管、隆突、支气管）

传播引起的 HPV 感染也是很常见的。

尽管有 25% 以上的育龄期妇女患有 HPV 生殖道感染（潜伏期或活动期），但仅有一小部分在出生时被传染的婴儿后会发展为 RRP。宿主细胞 T 细胞功能异常、产程延长和较高的病毒载量在青少年时期发病的 RRP（JORRP）中扮演了重要角色[1]。

HPV 传播的确切方式还不是十分清楚，但是有几个特征是与临床有关的：

- 在患儿的呼吸道乳头状瘤与母亲的生殖器疣中发现了相同的 HPV6 和 HPV11 亚型（少数情况下是 HPV16 与 HPV18 亚型）
- 尽管患有子宫颈 HPV 感染的母亲所分

娩的婴儿中有 30% ~ 50% 呼吸道或消化道的试纸检测为 HPV 阳性，但仅有 7/1000 的孩子发展为 JORRP

- 然而，在分娩出患有 JORRP 患儿的母亲中大约有 50% 有生殖道尖锐湿疣的病史[6]
- 阴道分娩（1 例 RRP/400 个感染母亲）比剖腹产更容易将 HPV 传染给婴儿[15]。事实上，在所有的 RRP 患儿中仅有 1% 是经剖腹产娩出的[13]，这也证明了 HPV 可能通过脐带血传播[15]
- 最后，我们可以得出一个高危三因素，即处于青少年期的初次妊娠母亲、阴道分娩、第一胎（占所有病例的 75%）。可能的机制是上述 3 个因素增加了分娩过程中新生儿上呼吸道与患有 HPV 感染母亲的产道之间的接触

16.1.2 临床表现

基于一些不详的原因，JORRP 发病年龄的上限被定义为 12 岁，但是患有 RRP 的患儿中有 75% 的发病年龄在 5 岁之前。该病主要的临床表现是：

- 低侵袭性的 JORRP（指一生中治疗上少于 5 个疗程的病例）占所有病例的 25%
- 高侵袭性的 JORRP 大约占所有病例的 20%。它具有以下特征：在新生儿或 2 ~ 3 岁前发病，一生中需要至少 40 个疗程的治疗，需要气管造口术（大约占所有 JORRP 的 14%），并且最终可能导致死亡。HPV11 亚型比 HPV6 亚型具有更强的侵袭性，诊断上具有更为严重的等级评分，需要更为频繁的外科干预和辅助治疗，同时更可能发生远处气道的侵袭（8% 发生在气管，3% 在支气管以及 3% 在肺）

- 恶变并不常见，但也有报道称若疾病初始就很严重的话，那么在 15 年后就可能发生恶变[5]
- 中等侵袭性的 JORRP 大约占所有病例的 50% 以上，它的临床表现介于以上两种极端表现之间，呈现出了多样性的病情进展模式。在患儿的一生中至少需要 5 个疗程的治疗，但疾病的进展较易被控制。乳头状瘤也许会自然地退化并在几年后复发，它们通常会保持一段或长或短的低增殖率的休眠期，但这并不能保证规律的内镜检查能及时发现。带有 HPV DNA 的正常喉黏膜的移植也说明了它仅在一定程度上复发的特性，甚至在若干年后疾病会有明显的减轻

除了在婴儿期发生的 JORRP 会表现为明显的梗阻性呼吸困难外，在初学走路的患儿或更大的患儿身上则以缓慢进展的声嘶为主要症状。但随着疾病的进展，梗阻性呼吸困难的症状也会出现。患有声带小瘤的患儿通常还有一些其他的声音行为习惯，因此很容易与患有 JORRP 的患儿鉴别，病程较长的 JORRP 通常会从发声困难逐渐进展到失声。轻度气道危害（不见于声带小结的患儿）对于临床诊断 JORRP 是一个额外的线索。因为 JORRP 并不常见（每年 4 : 100,000），所以儿科医生通常会忘记这个诊断，也许直到出现明显的呼吸困难时才会想起这个病。

在门诊，经鼻喉镜是一种有效的检查手段。并不是所有病例的乳头状突起都很明显。黏膜的分泌物也许会使我们看不清乳头状瘤脆弱的菜花状表面，造成了一种表面很平滑的假象。在全麻下进行直接的喉气管镜检查是我们确定诊断及明确病变范围的主要方式。麻醉是在面罩吸入的方式下进行的。在自主呼吸时，通过放置于会厌谷的林霍尔姆喉镜

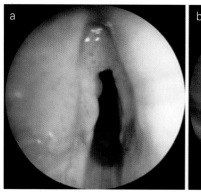 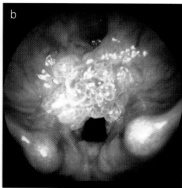 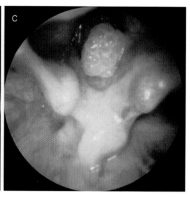

图 16.3 JORRP 的宏观特征：（a）左声带固定的乳头状瘤。在分泌物吸出前，乳头状瘤不易看见。（b）不规则外生性生长的簇集状乳头状瘤有多个植入部位。（c）位于右侧声门上和环后隙区域的带蒂乳头状瘤

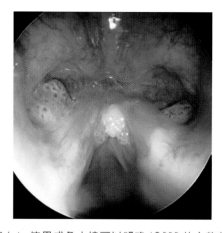

图 16.4 使用成角内镜可以明确 JORRP 的完整范围：使用 70° 角的内镜，可以发现乳头状瘤位于喉室与声门前下方之间。若使用 0° 角的内镜则不易发现这些病变

可以使喉部充分地暴露，从而使声门上、声门、声门下都有开放的手术视野（见第 5 章，5.3.3）。由于乳头状瘤的血管非常丰富，所以即便是由喉镜窥视片或吸引管所引起的极微小的创伤都可能导致出血，故明确疾病的进程是较好的解决方法。精确地手术干预是必要的，尤其是对那些引起呼吸道梗阻的乳头状瘤。多种角度的硬性杆透镜内镜检查可用来观察乳头状瘤的宏观特征（图 16.3），包括它们的位置、类型以及种植的范围（图 16.4）。放置一段超过声门的、长的、裸露的硬性杆透镜内镜可以观察到任何声门下和气

管远端的病变。但不应使用坚硬的通气支气管镜，因为可能造成损伤或刮掉部分乳头状瘤，从而可能造成乳头状瘤向远处气道的播散（图 16.5）。

为了更好地评价疾病的进程，有几种内镜评分系统已经开始应用[3, 9, 15]。但它们都很复杂，不容易用于交叉对照研究。目前在内镜检查时常规使用 3-CCD 数字式照相机，能精确地记录每个阶段乳头状瘤的范围，这样就能对疾病的进展与消退给出一个充分、完整的判断。与肿瘤分期图表相比，存储于计算机中的内窥镜图片资料提供了更为精确的图像，这些图像对病人的随访尤其重要。

在进行任何治疗措施之前，应该用镊子取一块小的活组织进行病理检查及 HPV 亚型的分型。取材后使用肾上腺素浸湿的海绵止血。

16.1.3 治疗

JORRP 的治疗应达到以下三个目标：

- 改善声音质量
- 保留足够的气道
- 促进疾病恢复

对于像乳头状瘤这样一种不可预知的疾

图 16.5　2 岁婴儿的侵袭性气道乳头状瘤（与图 16.9 为同一患者）:（a）气管切开的末端有肿瘤侵犯: 鳞状细胞化生的原因可能是乳头状瘤在此级水平的移植。（b）右侧气管被一有蒂乳头状瘤部分阻塞

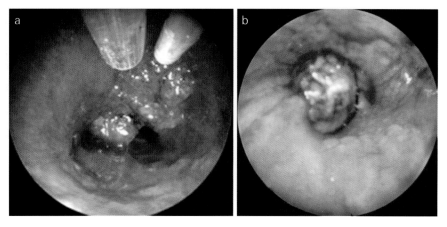

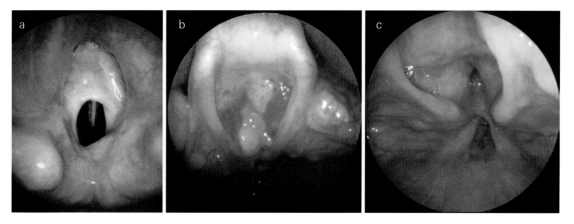

图 16.6　治疗青少年复发性呼吸道乳头状瘤产生的不可接受的瘢痕后遗症:（a）严重声门粘连。（b）残余集群乳头状瘤的完全跨声门狭窄。（c）合并咽气管瘘的严重咽和喉气管狭窄

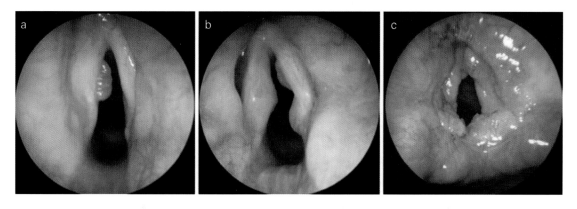

图 16.7　青少年复发性呼吸道乳头状瘤病——有限的喉部疾病:（a）在左声带自由边界的单乳头状瘤。（b）两侧声带的多点乳头状瘤。（c）更多涉及前后喉联合的扩展性疾病

病来说，采用一种过度的、损伤较大的治疗方法将肿瘤完全切除并不是主要的治疗目标。因为随着时间的推移，这种完全切除术会导致瘢痕增生，从而引起声带粘连或喉气管狭窄，这些后遗症导致的问题将比原发病本身更为麻烦（图16.6）。

由于每个人自然病程与侵袭程度不同，故治疗方案应个体化。耳鼻喉外科医生在进行治疗时应考虑到以下问题：

- 发声困难是主要症状吗，如果是，可以适当地改善吗？
- 是否存在即将发生的呼吸窘迫，是否可以不采用气管造口术？
- 由于疾病的侵袭，气管切开术是否不可避免，是否能在不导致后期严重瘢痕增生的情况下使患者的症状得到改善？

16.1.3.1 如何改善几种喉部疾病的发音（图16.7）

这些喉部疾病的主要症状是声嘶而不是呼吸困难。这类喉部疾病从单发的声带外生性肿块到多发的喉乳头状瘤都有可能（图16.7a）。治疗方面的主要问题是否侵及前后联合。

单发乳头状瘤的治疗比较简单，在静脉全麻（TIVA）下，自主呼吸或间断辅助呼吸时进行手术可以为手术提供一个开放的视野（见第18章，18.1.1和18.1.2）。用支撑喉镜保持头的低垂位。喉黏膜下任克氏间隙内注射0.5ml肾上腺素盐水（40mg/ml）以促进病变与声韧带分离。二氧化碳激光设置成ultrapulse超脉冲模式，以100mJ/cm^2，10Hz频率来切割（不是汽化）病变，这种治疗方法保护了喉的前联合和后联合的声韧带和正常黏膜。

对于更广泛和多病灶的喉乳头状瘤，如图16.7所示，最好用电动吸引切割器（见第

4章，4.8.2），激光设置成振荡模式，800r/min～1500r/min，必须有直径3mm侧孔式喉部探针，以免损伤声带。仔细保护前联合黏膜以免造成声带粘连。

如图16.7所示，如果病变更加广泛，侵犯到前联合或后联合，应该运用电动吸引切割器来治疗（除了前联合和后联合部位的病变）（见本章，16.1.4）。7.5mg/ml的西多福韦用注射针头注射于残余病变组织中，尽量避开前后联合部位。这种方法避免了声带前联合粘连。推荐使用最大剂量为2mg/kg，每个疗程总剂量为25mg。每隔2～3周注射一次西多福韦,5个疗程后乳头状瘤通常可以缩小。通常允许行单侧切除残余肿物。最终目的是防止前联合粘连。如果不能恢复至正常发音，完全切除前联合病变不应该提倡，因此这可能导致瘢痕形成。Crocketts和Reynolds在1990年已经阐明[2]，总之，每次手术要切除所有可以见到的乳头状瘤并不依据患者对以后发音功能的要求。如图16.6所示，尽一切可能避免灾难性后果的发生。考虑到此种疾病的不可预知的过程及在青春期有可能改善的可能性，限制手术的次数及手术的精细操作，有可能避免后期的手术并发症。控制喉部疾病，提供最佳音质，强于完全彻底地清除病变。虽然这一愿望是患者渴望得到的。

16.1.3.2 对于中等侵袭性的喉部疾病避免行气管切开术

典型的临床病例包括一个有严重呼吸困难和发音困难的患儿（见图16.3b和图16.3c）。根据喉部的检查，乳头状瘤引起喉部轻度阻塞及发音模糊经常被检查出来。为了证实乳头状瘤的种植途径，用精确的0°内镜检查是必要的,优于切除病灶。自主呼吸下

图 16.8 乳头状瘤的阻塞性集群遮蔽了声门：（a）术前观察：经内镜检查没有明显的残余管腔，无气管切开手术。（b）即刻术后观察：声门上乳头状瘤完全浅表性切除，保留声带、声门下。在颈段气管可以看到用于喷气式通气的经气管导管

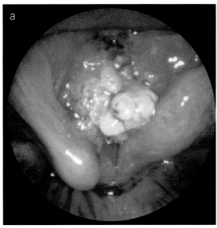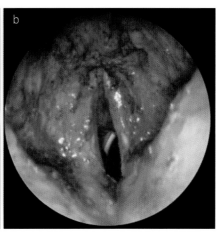

的麻醉是不可能的，因为在呼吸过程中的吸气阶段，气道会完全阻塞。喉部在呼吸暂停时暴露在显微支撑喉镜中，在可视化控制下，喷气式呼吸管道通过喉部，超过喉乳头状瘤部位，进入声门下区。如果这个患儿在手术阶段不需要行气管切开术，气体呼出是可能的，甚至于喉乳头状瘤几乎完全阻塞喉腔（图16.8）。经可视性控制，可重复利用的液体代替 Ravussin 经皮的气道导管[11]。这项技术虽然非常危险，但可以提供手术空间，以便于安全地清除乳头状瘤病变。运用现代内镜技术，为这种治疗进行暂时性气管切开术是不太合适的。运用吸引切割器，可以快速重新开放气道，并且在呼吸暂停时可以立即进行，优于运用间断性呼吸暂停技术。麻醉技术的最终选择，依赖与之相适应的气道疾病。为了这个目的，积极有效地与麻醉科医师交流是必不可少的。

16.1.3.3 由于严重疾病的复发需要作气管切开

在生命最初的几个月早起发作的乳头状瘤，在内镜下的广泛气道介入和治疗后反复复发，都是严重性疾病长期不良预后的标志。首次试图通过共点注射西多福韦来减小

乳头状瘤的体积必须要避免做气管切开。如果这一目标由于早期复发、困难而无法实现，为了保障气道通畅，气管切开是必要的。在这个阶段，保持一个安全的下呼吸道和通过佐药治疗控制病情恶化是很有必要的。如西多福韦注射（7.5mg/ml），吲哚-3-甲醇（100mg/d ~ 200mg/d，口服），膳食补充剂和可能的皮下注射 α-2A 干扰素（500 万 U/m^2 每周 3 次）。安排多次喉与声门下乳头状瘤的切除是不明智的，因为瘢痕后遗症的风险要高于患者从治疗中获益。除非辅助治疗提供轻微的气道或语音改善。典型病灶的内镜外科清创术应限于气管切开部位和下呼吸道。在支撑喉镜检查中，通过声门放置 0° 杆状透镜使声门下和气管可视化。间断去除气管切开的套管，在气管切开部位通过造口放置微创探针来清除气管的乳头状瘤。然后沿着下气道往下到达附近的隆突和主支气管。该技术比使用二氧化碳或灵活激光纤维 KTP 汽化要快而且瘢痕性狭窄发生的风险较低。五到六周期的西多福韦注射到喉部和下气道的试验，每两周重复，能够用来测试疾病治疗的应答性。处于原始状态的乳头状瘤与嵌入瘢痕组织反复发作的乳头状瘤相比，西多福韦注射对于前者更有效。注射到瘢痕

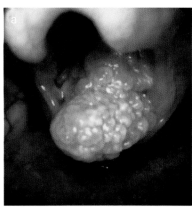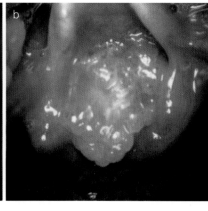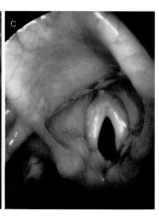

图 16.9 一个 2 岁患儿身上的有侵犯性的气道乳头状瘤：（a）由多病灶集群的乳头状瘤引起的完全喉梗阻。由于疾病的严重性没有尝试减积手术。（b）喉方面，没有任何减积手术的 3 个月 α-2A 干扰素和吲哚-3-甲醇治疗；在乳头状瘤方面只有轻微的改变，没有显著的体积减小。（c）西多福韦注射几年后的最终结果，只有喉部和下气道两处的体积减小了。患者在拔管时声带前联合变小了。这个例子并不意味着在大多数情况下的成功。然而这说明只要在"无创性气道治疗"帮助下治疗进展顺利，从过度侵犯重整治疗是有益的

组织的溶液容易渗透到密集的瘢痕组织中，而不是扩散到黏膜内。至今为止，这个现象还没被作为西多福韦治疗无效的重要原因报道。这是另一个反对在没有明显症状（气道、声音）改善的前提下反复利用激光或微创去除乳头状瘤的争论（图 16.9）。

16.1.4 辅助药物治疗

尽管 JORRP 的手术切除不断改善，但由于疾病的严重性，所有受影响的患儿大约有 25% 需要辅助药物治疗。这些数字随着西多福韦注射的使用，治疗更细微喉部区域乳头状瘤在上升。其他辅助治疗的适应症如下：

- 疾病在两岁以前发作
- 每年要求超过 3 次手术的
- 需要气管切开的
- 疾病扩散到下气道的
- 乳头状瘤的快速再生长的
- 位于先后喉部结合处的乳头状瘤

最后一种情况并不一定代表一个非常严重的疾病，但重复使用西多福韦注射改善了在瘢痕后遗症方面的效果（声带粘连和 PGS）。久而久之，许多辅助性治疗的尝试得到了不同的成功。目前，只有吲哚-3-甲醇，α-2A 干扰素和西多福韦常规应用于临床实践。

更多的希望在于四价 HPV 疫苗（6，11，16 和 18 亚型），如果在第一次性交前注入，这可能会降低 HPV 疾病在青少年中的患病率。疫苗接种的理想目标是 12 岁左右的男性或女性。基于现有的 HPV 在鳞状上皮复制的知识，HPV 疫苗可能无益于 JORRP 患者，尽管有传闻报道了阳性结果。

16.1.4.1 吲哚-3-甲醇（I3C）

来自菜花、西兰花和卷心菜的[13]C 在有些病例中是有效的。作为口服膳食补充剂提供，剂量为 100mg/d ~ 200mg/d，这些化合物可以延缓病情恶化，但不能彻底治愈 JORRP。

16.1.4.2 α-2A 干扰素

这种糖蛋白是用来刺激患者免疫反应的，从而防止 HPV 病毒复制和渗透到宿主细胞。该化合物最初通过皮下注射给药（500

万 U/m^2 体表 /d），每天两次，1 个月，然后为每周 3 次 6 个月。儿童不能耐受 α-2A 干扰素，因为需要反复注射及其流感样副作用。在科学文献中，有冲突结果的报告，回应率从 30%～60% 不等。密切监测肝酶和肾功能是必须的。根据 Wiatrak 北京[14]，通过重组 DNA 技术生产的 α-2A 干扰素产生的与提高疗效相关的副作用较小。

16.1.4.3 西多福韦

西多福韦是一种具有抗病毒活性的胞嘧啶核苷类似物，能够诱导 HPV 阳性细胞的凋亡。该药最初用于治疗巨细胞病毒性视网膜炎，但其在治疗尖锐湿疣方面也有效。由于其肾毒性，该化合物不能进行静脉注射，因此必须在全麻下局部注射到同级喉乳头状瘤，间隔为 2～3 周。最大建议剂量为 2mg/kg，浓度为 7.5mg/ml，每支最大剂量为 25mg。无论年龄较大儿童的体重。在美国 2004 年发布的一项基于网络的调查当中，据估计，其有效性在 72 例患者中约为 61%，在纳入这项研究之前终身 RRP 减积手术平均为 14（范围 8～30）。然而，35% 的患者无明显改善，而 4% 恶化。据推测，大多数患者有瘢痕性喉后遗症，导致注射效果没有达到最优。

由于婴幼儿的喉只能耐受少量的注射液，在我们的机构，我们首先在乳头状瘤中注入西多福韦，然后以微创方法减小乳头状瘤体积，要除外危险区域与在结束时候最后重新注入西多福韦。在减积之后注射剩余的乳头状瘤导致很多泄漏，因此病灶内注射效果不佳。为了减少病毒载量，在初始乳头状瘤灌入点周围的正常黏膜也要注射西多福韦。

参考文献

1. Buchinsky, F.J., Derkay, C.S., Leal, S.M., et al.: Multicenter initiative seeking critical genes in respiratory papillomatosis. Laryngoscope **114**, 349–357 (2004)
2. Crockett, D.M., Reynolds, B.N.: Laryngeal laser surgery. Otolaryngol. Clin. North Am. **23**, 49–66 (1990)
3. Derkay, C.S., Malis, D.J., Zalzal, G., et al.: A staging system for assessing severity of disease and response to therapy in recurrent respiratory papillomatosis. Laryngoscope **108**, 935–937 (1998)
4. Derkay, C.S., Smith, R.J., McClay, J., et al.: HspE7 treatment of pediatric recurrent respiratory papillomatosis: final results of an open-label trial. Ann. Otol. Rhinol. Laryngol. **114**, 730–737 (2005)
5. Guillou, L., Sahli, R., Chaubert, P., et al.: Squamous cell carcinoma of the lung in a nonsmoking, nonirradiated patient with juvenile laryngotracheal papillomatosis. Evidence of human papillomavirus-11 DNA in both carcinoma and papillomas. Am. J. Surg. Pathol. **15**, 891–898 (1991)
6. Hallden, C., Majmudar, B.: The relationship between juvenile laryngeal papillomatosis and maternal condylomata acuminata. J. Reprod. Med. **31**, 804–807 (1986)
7. Healy, G.B.: Neoplasia of the pediatric larynx. Otolaryngol. Clin. North Am. **17**, 69–74 (1984)
8. Holinger, P.H., Brown, W.T.: Congenital webs, cysts, laryngoceles and other anomalies of the larynx. Ann. Otol. Rhinol. Laryngol. **76**, 744–752 (1967)
9. Kashima, H.K.: Scoring system to assess severity and cause in recurrent respiratory papillomatosis. In: Howley PMB, T. R. (ed.) (1985) Papillomaviruses:molecular and clinical aspects: proceedings of the Burroughs-Wellcome-UCLA Symposium held in Steamboat Springs, Colorado, 08–14 April, 1985: Alan R. Liss, New York, pp 125–135
10. Ohlms, L.A., McGill, T., Healy, G.B.: Malignant laryngeal tumors in children: a 15-year experience with four patients. Ann. Otol. Rhinol. Laryngol. **103**, 686–692 (1994)
11. Ravussin, P., Freeman, J.: A new transtracheal catheter for ventilation and resuscitation. Can. Anaesth. Soc. J. **32**, 60–64 (1985)
12. Schraff, S., Derkay, C.S., Burke, B., et al.: American Society of Pediatric Otolaryngology members' experience with recurrent respiratory papillomatosis and the use of adjuvant therapy. Arch. Otolaryngol. Head Neck Surg. **130**, 1039–1042 (2004)
13. Shah, K., Kashima, H., Polk, B.F., et al.: Rarity of cesarean delivery in cases of juvenile-onset respiratory papillomatosis. Obstet. Gynecol. **68**, 795–799 (1986)
14. Wiatrak, B.J.: Recurrent respiratory papillomatosis. In: Graham, J.M., Scadding, J.K., Bull, P.D. (eds.) Pediatric ENT, pp. 255–265. Springer, Berlin Heidelberg (2008)
15. Wiatrak, B.J., Wiatrak, D.W., Broker, T.R., et al.: Recurrent respiratory papillomatosis: a longitudinal study comparing severity associated with human papilloma viral types 6 and 11 and other risk factors in a large pediatric population. Laryngoscope **114**, 1–23 (2004)

第4篇
喉、气管狭窄的手术治疗

小儿获得性喉气管狭窄的治疗因许多原因而面临挑战，这不仅仅是因为一些气道重建本身就存在技术难题，而且因为在处理某一具体患儿时选择一个最合适的治疗方案需要精确的判断。因而我们应当根据患儿的全身和局部情况，而不是根据手术医生有限的气道重建操作能力来选择最佳的手术方式。为了保障患儿的最佳利益，小儿气道手术医生应当掌握所有的用于解决各种特殊情况的内镜和手术操作技术，包括最简单和最难的。基本上，这些技术展现了该领域的真正医学艺术。

瘢痕性喉气管狭窄主要源自气管内插管的后遗症。气管插管造成的黏膜和黏膜下组织损伤常与严重的软骨损害相关，这导致喉气管支架的不稳定或变形。同潜在的严重的组织病理学病变相比，内镜所见可能只是冰山一角（图Ⅳ.1）。毫无疑问，使用严重损坏的气道结构作为气道重建的一部分外加软骨移植来治疗重度Ⅲ级和Ⅳ级声门下狭窄是不太可能成功的。

第4篇试图提供针对某一患者选择最佳手术方式的决策制定过程，并且介绍几种治疗获得性瘢痕性喉气管狭窄的内镜和开放式外科手术技术。

在前面的几个章节已经介绍了先天性喉气管狭窄的治疗、插管导致的急性喉气管损伤和随后演变成的喉气管狭窄、喉外伤和腐

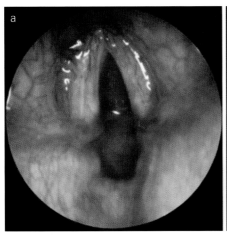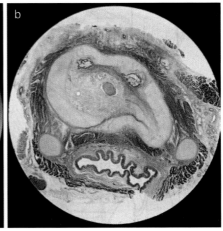

图Ⅳ.1 长期气管插管引起的Ⅳ级声门下狭窄：（a）内镜所见：完全的声门下瘢痕阻塞。内镜观察不能获得有关环状软骨损伤严重度的信息。（b）组织学表现：变形的环状软骨以及完全的瘢痕性阻塞。这些信息只能在手术过程中获得。CT扫描不太可能提供足够多的信息来评估软骨变形及损坏的严重度（经许可，转载于Holinger[1]）

蚀性喉损伤。婴幼儿和小儿的瘢痕性喉气管狭窄的成功治疗要基于以下几个方面：

- 喉气管手术和上气道内镜技术的足够训练
- 通过术前对患者身体状况及狭窄情况进行充分评估，来选择最佳的手术方式和最佳的手术时机
- 掌握各种手术方式，包括针对轻度狭窄的内镜二氧化碳激光治疗和针对重度狭窄的喉气管重建术和部分环状软骨切除手术。

正如前文所述，针对喉气管狭窄的首次不恰当处理可能导致持久而棘手的后果，因此首次手术具有决定性的意义

参考文献

Holinger, L.D.: Laryngotracheal stenosis. In: Holinger, L.D., Lusk, R.P., Green, C.G. (eds.) Paediatric Laryngology and Oesophagology, p. 181. Lippincott-Ravent, Philadelphia/New York (1997)

17

术前评估、手术适应证和父母辅导

主要内容

☞ 评估标准一览表

　1. 相关病史：

　　—妊娠、早产和分娩

　　—气管插管的适应证

　　—气管插管大小

　　—喉功能损伤情况（呼吸、发音、误吸）

　　—综合征或非综合征的异常表现

　　—肺、心脏、神经系统情况

　　—失败的治疗史（内镜下和开放性手术）

　2. 内镜检查：

　　—喉部以外气道的阻塞部位

　　—喉气管狭窄的部位、程度、范围

　　—声门累及情况和声带活动度

　　—气管造瘘口的位置和气管软化的位置

　　—远端气管损伤情况

　3. 狭窄分级：

　　—改良的 Cotton-Myer 气道分级系统，
　　　包括合并症、声门累及情况或两者
　　　均有

　4. 患者全身情况

　　—肺、心脏、神经和肠胃的评估

　　—综合征或非综合征的异常表现

术前对患者进行仔细评估是成功治疗喉气管狭窄的基础。在与患者家属讨论干预方案时，这种评估也为预测治疗效果提供有用的信息。通过术前评估，可以明确哪些患儿不适合行手术治疗。

术前评估最重要的 4 个内容是：

- 病史
- 患者的全身情况
- 术前内镜检查
- 喉气管狭窄的分级和范围

针对每一例患者，首先由一个多学科的喉气管狭窄专家组（包括耳鼻喉科外科医生、呼吸科专家、胃肠科专家、心血管科专家、神经科专家、新生儿科专家、特护专科专家、遗传学家）进行会诊。会诊的目标是选择一个最佳手术方法。除了那些每年有大量患者的喉气管狭窄治疗中心外，大多数医院由于一些现实问题可能难以组建一个多学科的喉气管狭窄专家团队。在进行复杂的外科手术前，喉气管狭窄患者的主管耳鼻喉科医生应积极听取来自其他学科专家的术前评估意见。尽力做好首次手术，从而增大治疗成功的机会。

17.1 病史

已行气管切开的获得性喉气管狭窄患儿可能曾遭遇以下三种情况：

- 早产儿或足月产的新生儿因呼吸困难而使用新生儿气管插管
- 新生儿期健康的儿童，在以后的生活中因外伤或感染需要插管
- 没有气管插管史的稍大儿童或青少年出现"特发性"喉气管狭窄

针对上文提及的第一种情况，一个完整的病史应包括：孕期、早产、临产时情况、阿氏评分、插管的具体情况（插管是否困难、损伤情况以及插管次数）、发音情况、吞咽情况（包括是否有误吸、呛咳）、肺功能、心脏和神经系统情况、综合征或非综合征的异常表现以及失败的治疗措施（表 17.1）。

表 17.1 病史

• 足月妊娠、早产、临产时情况
• 分娩情况（阿氏评分）
• 插管原因（难度、损伤、多次插管以及代管时间？）
• 哭闹和发音情况
• 吞咽情况（包括是否有误吸、呛咳以及胃食管反流）
• 肺功能（需要供氧、使用支气管扩张剂）
• 神经和精神状态
• 心脏情况
• 综合征和非综合征的异常表现
• 前期治疗措施

针对第二种情况，病史应详细记录：导致患儿需行气管插管的原因（气道感染或外伤）、外伤的类型及严重程度、插管持续时间、气管插管的型号、严重的神经系统后遗症以及针对喉气管狭窄已采取的内镜或手术治疗措施。相对于因长期气管插管而导致的获得性新生儿喉气管狭窄，该年龄段患儿的喉气管狭窄因年龄更大以及全身情况更好而更容易处理。至于最后一种情况，即罕见的特发性喉气管狭窄，必须进行系统的免疫学检查，以排除罕见的系统性疾病，例如 Wegener 肉芽肿[2,9]。

17.2 患者全身情况

在做内镜检查前，需要对患者进行一次全面的体格检查和细致的头颈部检查。体格

检查应全面，详细记录：身高和体重是否与相应年龄的儿童相符、颌面部畸形、综合征和非综合征的异常表现、语言交流能力、包括呼吸和吞咽相协调的神经系统功能和智力情况、进食时的反流情况以及肺部和心血管系统的阳性体征（表17.2）。

表 17.2 患者全身情况

- 总体表现
- 营养情况
  - 体重和身高、年龄
- 异性特征
  - 综合征的或非综合征的
- 肺部情况
  - 胸腔异常
  - 氧气需要、需要支气管扩张剂
- 心脏异常
  - 肺动脉高压
  - 分流
- 神经损害
  - 吞咽障碍
  - 精神智力发育迟缓
- 胃食管反流、嗜酸性食管炎

在一个未行气管切开的患儿，记录呼吸困难的程度和气道阻塞位置（基于病理性呼吸音及其在呼吸相出现的时间）。当症状轻微时需要进行颈部听诊（见第3章，3.5）。除非婴幼儿或儿童因急性呼吸困难需要在内镜下行紧急处理，进行办公室内经鼻纤维喉镜检查以评估鼻腔通畅度、咽喉和声带动度（见第5章，5.1.1）。

在一个已行气管切开的患儿，在分析哭叫或声音性质时，手术医生可以通过临时性阻断插管来评估喉部的空气出口。在合作的患儿，使用一种细的纤维支气管镜通过插管来观察更低层面的气道有时是可行的。

有些异常是容易看到的，然而其他则可能需要专家的帮助以明确诊断。肺科专家、心脏专家、神经科专家、胃肠科专家和遗传学家在提供患儿细节评估方面有巨大帮助。他们的投入对针对每个患儿选择最佳手术方式是极为宝贵的（见表17.2）。正确的诊断和治疗相关并发症对防止手术失败是必不可少的。

17.3 术前内镜检查

第5章已经对小儿病变气道的内镜检查做了细致的描述。在此只复述5个相关要点：

- 觉醒状态下的经鼻纤维喉镜检查（TNFL）是评估声带活动度的最好方法，然而侧卧位睡眠状态下（静脉复合麻醉下有自主呼吸）的经鼻纤维喉镜检查（TNFL）能提供鼻、口、咽、喉区域气道损伤的更多信息，这些气道病变导致睡眠呼吸暂停（OSA）。当觉醒状态下的经鼻纤维喉镜检查不能评估声带活动度时，可选用睡眠状态下的经鼻纤维喉镜检查，但因为镇静剂抑制声带动度，所以后一种方法的准确度相对较差
- 全麻下经直接喉气管镜行0°内镜检查是精确评估小儿喉气管狭窄部位、程度、范围的标准。必须依据新推荐的改良Cotton–Myer气道评分系统对气道狭窄进行分级，因该评分系统考虑了声门的累及情况和合并症（见第5章，5.3.3.4）。此外，喉气管镜检查能提供更多有关气管造瘘口和气管导管周围的病变情况（气管软化、塌陷的部位和肉芽肿形成）
- 如果声带固定，通过实施悬吊式显微喉镜检查（SML），以区分神经源性双侧声带麻痹（BVCP）和伴或不伴环杓关节固定的声门后狭窄（PGS）

- 行支气管、食管镜检查，以明确误吸（在支气管灌洗液中查到脂质巨噬细胞）、胃食管反流和嗜酸性食管炎的诊断。常规行气管抽吸液的细菌学检查和食管活检，以明确嗜酸性食管炎的诊断（表 17.3）

对于不能配合检查的患儿，可在全身麻醉下行全面的耳鼻喉科检查。

表 17.3 喉气管狭窄术前内镜检查

• 觉醒状态下经鼻纤维喉镜检查（TNFL）
—评估声带的活动度
• 睡眠状态下经鼻纤维喉镜检查（TNFL）
—动态观察喉狭窄情况
—声带活动度
—确定气管软化部位
• 经直接喉气管镜行0°内镜检查
—评估喉气管狭窄的位置、程度和范围
—评估声门累及情况（声门后狭窄、声带粘连）
—气管造瘘口的部位、气管软化的部位
—相关气管损伤情况
• 悬吊式显微喉镜检查（SML）
—杓状软骨触诊
—区分神经源性双侧声带麻痹（BVCP）和声门后狭窄（PGS）
—是否存在环杓关节固定
• 支气管食管镜检查
—相关异常现象
—气管抽吸液的细菌学检查
—慢性误吸（支气管灌洗液中查到脂质巨噬细胞）
—胃食管反流
—嗜酸性食管炎（食管活检）

17.4 改良Cotton-Myer气道分级系统

伴随 PCTR 用于治疗重度声门下狭窄，Cotton–Myer 气道分级系统在评估拔管率时显得不再精确[6]。而且这个分级系统在预测患儿术后声音质量上不能提供任何有用信息。实际上，这个分级系统没有考虑可能与声门下狭窄相关的声带累及情况[4]。我们分析了 100 个行 PCTRs 的患儿，其中 32 个 IV 级，64 个 III 级，4 个 II 级声门下狭窄，而且清楚地记录了声带累及情况（单纯声门后狭窄、声带粘连和环杓关节强直）和相关合并症（如呼吸道、心脏、神经、胃肠道及遗传性并发症），这些因素影响术后拔管率和声音质量[4,6]。和患儿父母讨论喉气管狭窄手术后的治疗效果时，前面提到的因素必须与 Cotton–Myer 气道分级系统同时考虑。这一措施有助于针对每一个患儿选择最佳的手术方式，特别是在决定行一期手术还是行二期手术的时候（表 17.4）。

表 17.4 改良 Cotton–Myer 气道分级系统

Cotton – Myer 分级	单纯的声门下狭窄	单纯的声门下狭窄伴合并症	声门下狭窄伴声门受累	声门下狭窄伴声门受累和合并症
	(a)	(b)	(c)	(d)
I 0～50%	I a	I b	I c	I d
II 51%～70%	II a	II b	II c	II d
III 71%～99%	III a	III b	III c	III d
IV 没有腔道	IV a	IV b	IV c	IV d

17.5 手术适应症

17.5.1 I级声门下狭窄（≤ 50％气道阻塞）

I 级声门下狭窄多不伴有声门受累。声门区最严重的情况是轻度声带外展受限，而没有杓状软骨间粘连。大多数的 I 级声门下狭窄不需要手术干预。某些声门下狭窄使用二氧化碳激光放射状切开膜性狭窄，并采用

表 17.5 Ⅰ级声门下狭窄的治疗原则

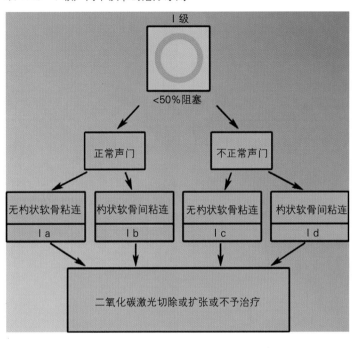

Shapshay 技术予以扩张[7]。伴有合并症时亦可行侵入性内镜手术（表 17.5）。

17.5.2 Ⅱ级声门下狭窄（51%～70%气道阻塞）

Ⅱ级声门下狭窄根据声门受累情况可分为单纯声门下狭窄（SGSa）和伴有声门受累的声门下狭窄（SGSc）。声门累及情况一般不重，如不伴环杓关节强直的中度声门后狭窄或部分声带粘连(SGSc)。没有声门受累时，二氧化碳激光术适合切开薄的、网状声门下瘢痕狭窄，术后予以局部扩张。对于上下累及范围较广的单纯声门下狭窄，可采用带有前部移植物的一期喉气管重建术（LTR），术后不需要局部放置支撑物。

对于伴有声门受累的Ⅱ度声门下狭窄（声门后狭窄或部分声带粘连），二氧化碳激光不太可能获得满意效果。这种情况下，喉气管重建术（LTR）是更好的选择。依据声门病变

的部位，于前部或后部放置肋软骨移植重建喉腔，同时使用 LT-模具作为支撑物来防止声带前联合的再次粘连或声门后区的瘢痕形成。

合并症一般不影响声门下狭窄手术方式的选择，除了单纯Ⅱ级声门下狭窄，伴有合并症的声门下狭窄（SGSd）推荐使用二期喉气管重建术（表 17.6）。

17.5.3 Ⅲ级和Ⅳ级声门下狭窄

在较轻的Ⅲ级声门下狭窄中（71%～80%气道阻塞），厚度小于 5mm 的膜性狭窄是很少见的。早期采用二氧化碳激光放射状切开加局部扩张治疗能明显改善气道阻塞情况。如果狭窄复发，则开放性手术是必须的。因为广泛的激光切除可能导致更加严重的瘢痕狭窄。

对于厚度小于 5mm 的较轻Ⅲ级声门下狭窄（71%～80%气道阻塞），可采用带有前部和后部肋软骨移植物的喉气管重建术（LTR）来重建喉腔，同时使用支撑物来防止

表 17.6　Ⅱ级 SGS 治疗原则

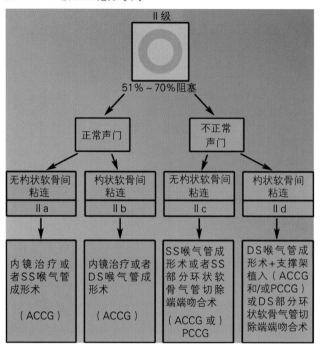

气道狭窄。但是对于严重的Ⅲ级声门下狭窄（＞ 80% 气道阻塞）和Ⅳ级声门下狭窄（SGSs），部分环状软骨气管切除端端吻合术（PCTR）是最佳的手术方案。

在Ⅲ级和Ⅳ级声门下狭窄中，声门受累（声门后狭窄、声带粘连、或环杓关节强直）是很常见的。在讨论该类型声门下狭窄的治疗方案时，声门累及情况必须被考虑。同样，即使声门是正常的，出现合并症时，需要行二期手术。

声门未受累的Ⅲ级和Ⅳ级声门下狭窄最好采用一期部分环状软骨气管切除端端吻合术（PCTR），除非严重合并症需行二期手术。尽管喉气管重建术（LTR）通过延长支持物留置时间也可用于治疗Ⅳ级声门下狭窄，但是一期部分环状软骨气管切除端端吻合术（PCTR）能在术后 3 周恢复喉部功能。我们最近对 100 个患者的分析已经证明 PCTR 对累及声带游离缘的严重声门下狭窄是有效的[4]。与单纯声门下狭窄（位于声门水平下 3mm ~ 4mm）相比，其术后拔管率和声音质量是相似的。

当严重Ⅲ级和Ⅳ级声门下狭窄伴有明显的声门受累（含或不含环杓关节强直的声门后狭窄、全程或大部分的声带粘连）时，有两种手术方案可供选择：扩大的 PCTR 或伴有前后肋软骨移植物及延长支持的 LTR。

本书作者偏爱扩大的 PCTR，原因如下：

扩大的 PCTR 需要全切除病变气道和游离上提远端气道。这样可以保证术腔完全为黏膜所覆盖。采用带有前后肋软骨移植物的 LTR 或扩大 PCTR 处理复杂的声门-声门下狭窄都需要用 LT-模具作为支撑物。另外，严重的合并症（例如精神智力障碍或心肺功能差）会影响声门正常的单纯Ⅲ级和Ⅳ级声门下狭窄的治疗，这种情况更适合行二期手术（表 17.7）。

然而，如果 PCTR 失败，没有更多的气管能被切除上提，那么喉气管重建（LTR）是最后的选择。术后必须延长放置支撑物的时间。

必须指出手术不是每个病例必须的、最佳的选择，因为在一些患者，最终的手术目标（如拔管）都不能完成。在发育迟缓、伴

表 17.7 Ⅲ级和Ⅳ级 SGS 治疗原则

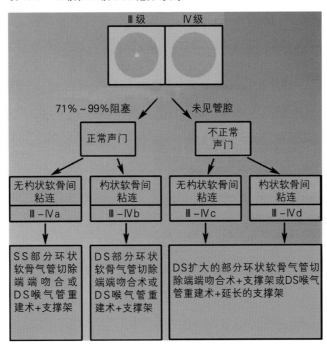

有双侧环杓关节固定的严重Ⅳ级声门-声门下狭窄的患儿可能出现上述情况。在这种情况中，尽管扩大的 PCTR 可以重建患儿的气道，但是不能恢复喉部的功能。尽管大多数功能正常的儿童能够适应这一情况并能避免误吸的发生，但是伴吞咽功能障碍的神经或精神病患儿可能会出现反复误吸，进而发展成反复发作的吸入性肺炎，最终死亡。因此，即使患儿父母不断施压，这种患儿也不能手术。

17.5.4 单纯声门后狭窄（PGS）

单纯声门后狭窄是一组独特的喉气管狭窄，其病变局限于杓状软骨间声门区，通常由于延长的气管插管所致。根据 Bogdasarian 分级系统，将其划分为 4 种类型（见第 5 章，图 5.11）。

Ⅰ 型和 Ⅱ 型声门后狭窄的患儿多能耐受一定程度的劳累性呼吸困难，多未行气管切开术。对于患儿父母不愿意接受临时性气管切开的病例，优先选择内镜治疗。

- Ⅰ 型（杓状软骨间粘连）适合选用单纯二氧化碳激光切除 / 分离病变并行局部扩张。不推荐局部应用丝裂霉素 C
- Ⅱ 型（双侧杓状软骨动度良好的声门后狭窄）应该首先采用二氧化碳激光切除术并行局部扩张，外加局部应用丝裂霉素 C。环状软骨诸关节的功能正常和环杓后肌的牵引力防止了声门后狭窄的复发。如果在经鼻纤维喉镜下不能观察到杓状软骨的活动度，内镜下的二氧化碳激光治疗很可能会失败。在这种情况下，Inglis 介绍的内镜下环状软骨后部裂开并行肋骨移植的手术方式（见第 7 章，图 7.8）是可行的，尽管暂时需要行气管切开术，较大儿童和青少年除外。鉴于此，内镜下放置 LT-模具以支撑重建的气道 10 ～ 15 天是值得推荐的（见第 14 章，图 14.17）。如果上述两种内镜手术均失败，开放性手术（LTR）将是最终选择
- Ⅲ型和Ⅳ型（伴单侧或双侧环杓关节强直

的声门后狭窄）通常伴有厚的、严重的杓状软骨间瘢痕形成。对已行气管切开的儿童，其最佳的手术方式是开放式喉气管重建术（环状软骨后部裂开、肋软骨移植和LT-模具支撑）。但是对于单侧环杓关节不完全固定的轻度Ⅲ型声门后狭窄，Inglis的手术方式因能更好保护喉部前联合不受损伤而被推荐（表17.8）。

表 17.8 声门后狭窄的治疗原则

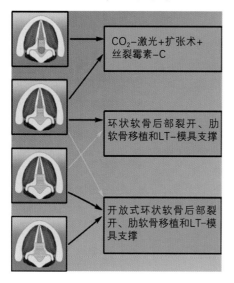

17.6 手术时机

适合手术的喉气管狭窄（LTS）的患儿必须满足以下几个标准。

在先天性 LTS，必须没有其他相关气道阻塞，患儿呼吸功能和神经系统功能必须良好。

在获得性 LTS，导致插管的病因必须不再存在，狭窄必须是由成熟的瘢痕组织构成。

当喉部和声门下出现的高反应状态（红斑或水肿），同时伴有心肺疾病需要反复住院治疗或伴有严重的难以控制的胃食管反流时，观察等待是明智的。当神经系统病变伴随进食时喉咽功能失调和误吸时，则在考虑

行气道重建手术前需要更长时间的等待。

在等待手术期间，必须积极治疗相关的疾病。在已行气管切开的儿童可能发生气道感染，必须行气管抽吸液的细菌培养加药敏，以帮助选用敏感的抗生素，同时联合胸腔物理治疗。长期、大剂量的应用质子泵抑制剂（PPI）以控制胃食管反流。对于特别严重的胃食管反流病例，必须考虑行胃底折叠术。如果在肺泡灌洗液中找到载脂巨噬细胞，那么需要进行其他的检查，以排外吞咽紊乱和反流。

LTS 手术的临时禁忌征见表 17.9。

表 17.9 LTS 手术的短期禁忌症

- 局部因素
  - 喉痉挛，急性喉炎
  - 未形成的LTS
  - 其他部位的明显的呼吸道梗阻
  - 呼吸道感染
  - 咽喉功能失调
- 全身性因素
  - 持久的肺部疾患
  - 无法控制的GORD
  - 严重的神经系统疾病
  - 严重的精神障碍
  - 严重的心血管功能异常

轻度狭窄的患儿（Ⅰ级或轻Ⅱ级）可以观察，特别是先天性狭窄，因为气道可能随年龄增长而扩大。随访时，每 6 个月行内镜检查一次，直到呼吸症状完全缓解。如果呼吸情况恶化，那么气道重建必须考虑，以避免因呼吸困难而紧急行气管切开。

然而在一些病例，气管切开可能是无法避免的，因为该操作是保证气道通畅最有效的方法。正如在第 14 章，14.3.4 提到的，气管造瘘口要么放在环状软骨下紧邻的气管，以保存远端尽量长的正常气管，要么在第六和第七气管环之间，从而在声门下狭窄和气管切开位置之间留有足够长度的正常气管环。进一步的治疗方案应依据患儿健康状况和疾

病特点而定，例如一期 PCTR 与一期 LTR、或二期 LTR 与扩大的 PCTR。

在上述局部或全身疾病被改善或治愈前，可先行气管切开术，以改善患儿通气状况。直到以上提到的情况获得改善或治愈。尽管因明显喉阻塞而行气管切开的患儿的死亡率已经从 19 世纪 70 年代的 24% 下降到 2000 年的 2%～3%，但这样高的死亡率对医疗机构和患儿父母仍然是达摩克利斯之剑，患儿呼吸困难时相当危险。

当婴幼儿或较小儿童没有明显的合并症时，出生第一个月内进行早期干预是值得推荐的。我们近期观察了 53 个体重低于 10kg、实施了 PCTR 手术的婴幼儿患者，发现该时期的手术效果和那些较大儿童的手术效果相似[3,5]。放大镜（3 倍）可提供良好的婴幼儿气道视野，使得外科医生能仔细操作和精确吻合。等待儿童体重达到 10kg 后才行干预已不再是实施 LTS 的手术原则[8]。尽管对较大的儿童患者实施手术有一些优点，但其缺点也很明显，如：与气管切开有关的病死率的提高，以及延迟学习有效的语言交流能力。

17.7 术前计划

LTS 手术的成功依赖于术前细致的内镜检查和对患儿全身状况的综合评估。表 17.3 中提供的内镜检查步骤应该被严格地遵循，同时也需要详细地询问病史。如果需要，可以请专科医生会诊，以帮助评估患者的全身状况（见表 17.1 和表 17.2）。

这样以来，患儿的治疗方案由多学科医生组成的气道团队来讨论，从而在最佳治疗时间和最佳手术方式等方面达成共识。患儿的预后应该向患儿父母交待，同时详细解释治疗

过程中每一个重要细节。应该明确以下问题：

- 手术方式的选择？
  - 内镜下的微创手术、LTR、PCTR 或扩大的 PCTR
  - 移植物类型：没有移植物、前部移植、后部移植、或者前后联合肋软骨移植？
- 一期手术或二期手术？
- 有无支撑物？
- 是否需要儿科重症监护（PICU），如果需要则监护多久？
- 不同手术方式的手术风险？
  - PCTR：吻合口裂开和喉返神经损伤
  - LTR：用于治疗Ⅲ级～Ⅳ级声门下狭窄时的高复发率
- 有关气道、声音和吞咽功能的预期结果
- 所有合并症是否已在术前解决？
  - 胃食管反流疾病？
  - 神经系统的、心脏的以及呼吸系统的疾病
  - 营养状况？
  - 气道感染或污染
- 手术时机合适吗？
  - 声门下瘢痕是否停止形成？
  - 是否有与患儿年龄相关的潜在合并症？
- 理论上的理想手术方式是否适合患者的合并症或其他异常？

前面提到的所有因素必须与可用的医疗资源、手术团队的技术水平以及患儿家属的期望值相匹配。因为一些患儿和家属的要求和愿望不同，所以有必要根据各个病例的特点来调整术前治疗方案。

患儿父母的意见必须是完全统一的。应该使用视频图像来阐明正常喉部结构和患儿喉部结构之间的差别，从而使患儿父母更好地理解预定的治疗方案。针对不同的气道狭窄实施外科手术前，必须明确具体的手术方式、儿科重

症监护病房停留时间、随访时间以及潜在的、危及生命的危险和可能的并发症。

17.8 术前准备

进行外科干预前应努力改善患儿的全身情况。在专科医生的帮助下，术前，所有列在表 17.9 上的局部和全身的因素都应该被解决和进行治疗。其中的一些因素（气道感染、胃食管反流或嗜酸性食管炎）对药物治疗有效，然而其他因素则需要手术（心血管畸形、喉以外的气道阻塞、颌面部畸形或者严重的难治性的胃食管反流）。一些其他因素则需要一段观察期或康复期（喉部高反应、未成熟的获得性喉气管狭窄或者咽喉共济失调）。然而一些不能被纠正疾病应当被视为潜在的手术禁忌症（例如精神异常、严重的综合征或伴氧气依赖的严重心肺功能异常）。

已行气管切开而长期带管的"健康"患儿，如果没有取气管抽吸液行细菌培养，有时会忽略气道耐甲氧西林金葡菌或铜绿假单胞菌菌落的存在。这一微小的错误可能会导致手术失败。这种情况同样适用于无症状的未行 pH 检测的胃食管反流患儿。

作者推荐：在术前 5 天，依据细菌培养和敏感结果预防性应用敏感抗生素。如果治疗有效，那么抗生素应继续在术中预防性应用，术后使用至少 15 天。依据气道重建的复杂程度或支撑物的留置时间，决定抗生素的术后使用时间，术后抗生素疗程可以延长到 1 个月甚至更长。

此外，考虑到首次手术的重要性，作者推荐所有患儿术前 1 周都给予质子泵抑制剂（PPI）。对于怀疑患有胃食管反流的患儿或明显胃食管反流达到 6 ~ 12 个月的患儿，食物疗法应持续 1 个月，对于最严重的病例，推荐睡前加用 H_2 受体阻滞剂，以抑制夜间反流事件。H_2 受体阻滞剂的使用不超过 3 个月，因为超过该时间其治疗效果将降低。如果经食管活检明确诊断嗜酸性食管炎，手术必须被推迟，直到患儿完成了由消化科医生和变态反应学科医生共同制定药物治疗疗程（表 17.10）。

表 17.10 气道重建术前的患儿状态最佳化

- 确定和治疗合并症并加以改善
- 残障儿童为手术禁忌症，因为该状况不能治愈
- 术前 5 天给予针对耐甲氧西林金葡菌和铜绿假单胞菌气道菌落的抗生素治疗
- 治疗胃食管反流，术前开始，对于明显的胃食管反流患儿，治疗疗程为 6 个月到 1 年
- 如果活检证实嗜酸性食管炎，则推迟手术并予以治疗。

参考文献

1. Bogdasarian, R.S., Olson, N.R.: Posterior glottic laryngeal stenosis. Otolaryngol. Head Neck Surg. 88, 765–772 (1980)
2. Frosch, M., Foell, D.: Wegener granulomatosis in childhood and adolescence. Eur. J. Pediatr. 163, 425–434 (2004)
3. Garabedian, E.N., Nicollas, R., Roger, G., et al.: Cricotracheal resection in children weighing less than 10 kg. Arch. Otolaryngol. Head Neck Surg. 131, 505–508 (2005)
4. George, M., Monnier, P.: Long-term voice outcome following partial cricotracheal resection in children for severe subglottic stenosis. Int. J. Pediatr. Otorhinolaryngol. 74, 154–160 (2010)
5. Ikonomidis, C., George, M., Jaquet, Y., et al.: Partial cricotracheal resection in children weighing less than 10 kilograms. Otolaryngol. Head Neck Surg. 142, 41–47 (2010)
6. Monnier, P., Ikonomidis, C., Jaquet, Y., et al.: Proposal of a new classification for optimising outcome assessment following partial cricotracheal resections in severe pediatric subglottic stenosis. Int. J. Pediatr. Otorhinolaryngol. 73, 1217–1221 (2009)
7. Shapshay, S.M., Beamis Jr., J.F., Hybels, R.L., et al.: Endoscopic treatment of subglottic and tracheal stenosis by radial laser incision and dilation. Ann. Otol. Rhinol. Laryngol. 96, 661–664 (1987)
8. Walner, D.L., Cotton, R.T.: Acquired anomalies of the larynx and trachea. In: Cotton, R.T., Myer III, C.M. (eds.) Practical Pediatric Otolaryngology, p. 522. Lippincott-Raven, Philadelphia (1999)
9. Wittekindt, C., Luers, J.C., Drebber, U., et al.: ANCA-negative subglottic laryngeal stenosis in childhood. HNO 55, 807–811 (2007)

18

喉气管狭窄的内镜技术

主要内容

- 内镜技术主要包括二氧化碳激光、扩张术和 MMC 应用

- 先天性软骨狭窄是实施激光切除或扩张术的绝对禁忌征

- 二氧化碳激光切开和扩张术适用于薄的、瘢痕性的 I 到 III 级的（SGSs）

- 内镜治疗成功率随狭窄程度的增加而大幅度地下降，I 级声门下狭窄（SGS）的手术成功率为 92%，而薄的、膜性 III 级声门下狭窄（SGS）的手术成功率仅为 13%

- 首次内镜手术后 SGS 复发，其狭窄程度达到治疗前的水平，这是进一步的内镜治疗的禁忌征

- 病灶局部皮质类固醇注射治疗的效果尚未被证实

- 丝裂霉素 C：

　—局部应用（1mg/ml ~ 2mg/ml，局部应用 2min）

　—有效预防肉芽组织的形成

　—不用于裸露软骨表面

- 扩张术：

　—应用锥形 Savary–Gilliard 扩张器

　—应用血管成形术球囊

　—常与二氧化碳激光放射状切开联合治疗

- 内镜治疗的适应症：

　—薄的、膜性 I 到 III 级瘢痕性 SGS

—亚急性的 SGS

—获得性声门下囊肿

☛ 作为辅助治疗的内镜手术：

　　—优化术后效果

　　—复杂喉气管狭窄（LTS）病例的辅助治疗

　　—杓状软骨部分或全切术

　　—声门上成形术

☛ 以 LT-模具为支撑的内镜手术：

　　—初期的 SGS 患儿需要行气管切开术

　　—术后 SGS 复发的补救

☛ 辅助内镜技术：

　　—伴双侧声带麻痹（BVCP）或声门后狭窄（PGS）的 Inglis 式后部喉气管狭窄（LTR）

　　—显微电动吸切器切除肉芽组织

18.1 气道内镜手术的麻醉

麻醉医师 Madeleine Chollet-Rivier 和 Marc-André Bernath 医学博士

气道内镜手术的麻醉采用不同的通气模式，包括：有自主呼吸的静脉复合麻醉、间断呼吸暂停的全身麻醉、持续气管内插管的静脉吸入复合麻醉及喷射通气。每种技术都有各自的缺点和禁忌征。

18.1.1　静脉复合麻醉下显微喉镜手术

Bruce[9] 已发表过关于未插管显微喉镜手术适应症的报道。为自主呼吸下使用显微喉镜的喉科手术推荐两种麻醉技术：挥发性药物麻醉和全静脉麻醉（TIVA）。

18.1.1.1　挥发性药物麻醉

在已发表的文献中，Best[7] 推荐一种挥发性麻醉方法，将鼻气管导管置于口咽部，以氟烷或七氟烷进行麻醉，该方法可以提供高流量的氧气（5L/min ~ 6L/min）和挥发性麻醉剂。Stern 等[65] 将上述方法进行改良，于喉镜左侧安置导管，通过该导管提供七氟烷进行麻醉。通过局部应用 4% 利多卡因来获得喉部良好的镇痛效果。这种技术的主要缺陷是供氧不足。如果出现供氧不足，可用手指临时阻塞喉镜口或插入气管导管来控制通气。通过自主呼吸吸入挥发性麻醉气体，但是麻醉的深度常因挥发性麻醉剂的肺泡浓度不同而难以控制[7]。通过开放式通气循环，一些麻醉剂漏出到手术室，这是另一个需要注意的问题[76]。

18.1.1.2　全静脉麻醉

应用短效丙泊酚和瑞芬太尼的全静脉麻醉（TIVA）是小儿气道手术最新和最有效的持续麻醉方法[40]。这些药物的药代动力学特点，诸如显效快、易降解及清除快，均有利于其用于全静脉麻醉。

与传统挥发性麻醉剂相比，丙泊酚和瑞芬太尼具有以下优点：复苏快[23]、术后恶心、呕吐副作用少[56]、术后烦躁的发生率少[25]，以及无手术室环境污染。丙泊酚和瑞芬太尼还有其他一些特殊作用，诸如减少气道反应，改善术后气道纤毛功能[38]，这有利于提高气道内镜手术的治疗效果。作为一种催眠剂，丙泊酚具有镇静催眠作用，并能松弛喉部的肌肉，但在保存自主呼吸的药物浓度下，该药物不能抑制咳嗽反射。瑞芬太尼没有催眠效应，但具有良好的镇痛作用，并能有效地抑制咳嗽反射。两种药物具有协同作用，瑞芬太尼可减少丙泊酚的使用量[66]，这能减少脂质过载和丙泊酚综合征发生的风险[79]。在全静脉麻醉中，为了保持自主呼吸，麻醉药的用量区间很窄，这成为该麻醉技术的一个难题。在成人，两种药物通过目标控制灌注（TCI）能让麻醉医师精确控制药物浓度以达到最佳的镇静催眠效果，同时保存自主呼吸。目前缺乏适合儿童的靶控输注系统泵[40]，为达到有效的麻醉效果，一些学者推荐不同的药物灌注方法。在侵袭性手术的麻醉过程中为保存自主换气，Barker 等[5] 提出丙泊酚和瑞芬太尼给药的首个指导准则。这些作者发现呼吸频率减少到 ≤ 10 次 /min 是即将窒息的标志[4]，他们将呼吸频率抑制作为瑞芬太尼剂量滴定的药效顶点。为了保持自主换气，瑞芬太尼的用量如下：3 岁以下儿童给予 $0.192\mu g/kg/min$、3 ~ 6 岁儿童给予 $0.095\mu g/kg/min$、6 ~ 9 岁儿童给予 $0.075\mu g/kg/min$。令人惊奇的是，婴幼儿比较大儿童的自主换气更易维持。3 岁以下儿童可耐受更高剂量的瑞芬太尼。这个效应在小于 1 岁的婴儿最显著。

在洛桑医疗中心，儿童的显微喉镜手术中，我们采用静吸复合麻醉来保持患儿自主呼吸：七氟烷吸入来诱导麻醉，Barker 等[5] 推荐的丙泊酚和瑞芬太尼剂量行全静脉麻醉以维持麻醉效果。为了迅速提高血浆浓度，以确保在良好的气道状态下来置入喉镜，大剂量的丙泊酚（$2\mu g/kg$）和瑞芬太尼（$3mg/kg$）应用于诱导阶段。这样呼吸暂停的时间短，在 5 ~ 6min 内自主呼吸即可恢复。为了在镇静催眠和避免丙泊酚过量之间获得平衡，在干预阶段中我们使用追加剂量的七氟烷来加深麻醉。同理，为了获得理想的镇痛效果，在干预开始阶段我们采用以下措施：喉局部给予 4% 利多卡因（≤ 4mg/kg）、静脉应用瑞芬太尼和一定剂量的吗啡（0.1mg/kg）。而且，通过置于口咽部的短鼻-咽管供给 4L/min ~ 6L/min 的氧气，同时给予 0.5mg/kg 的酮咯酸（大于 1 岁）和缓释对乙酰氨基酚（40mg/kg）来术后镇痛。

18.1.2　间断通气、给氧的阻断呼吸麻醉

假如与手术医生的配合是理想的，那么传统的气管内插管和麻醉机使用是麻醉医生最轻松的技术[77]。在诱导麻醉和评估面罩通气性能后，于呼吸暂停期置入喉镜，并插入适当大小的气管内导管。这种技术对治疗喉软化症是足够的，但不适合瘢痕性声门下狭窄的病例。首先行正压通气，直到动脉血氧饱和度（SaO_2）达到 98% 以上。一旦手术医生准备就绪，气管内插管就马上移除，手术于 5 ~ 6min 内在一个无障碍的区域内进行。动脉血 pCO_2 很可能在第一分钟上升 11mmHg，其后每分钟上升 4.5mmHg[21]，假如没有肺部或颅内高压，就没有任何危害。当 SaO_2 下降到 90% 以下时呼吸暂停周期结束，重新为患者气管插管。在 1 ~ 2min 内通过麻醉机操作重新给氧，使血碳酸浓度恢复正常[78]。

这项技术的优点包括：气道视野好、没有易燃物质以及手术过程中声带不活动。这项技术特别适合儿童和婴幼儿的显微喉镜手术[77]，如果气道狭窄不影响插管，该项技术也可用于耗时短的激光手术。科学文献已报道了一些并发症，特别是由于麻醉深度不够而引起的喉痉挛。这种麻醉技术的高安全性是基于以下两个方面：通过气管内插管而周期性回复气道通气，定期测量动脉血呼气末 CO_2（$ET-CO_2$）水平。

18.1.3　控制性通气麻醉下的气道内镜技术

控制性通气是气道内镜手术最常见的通气技术[77]。表 18.1 列出了明确但不够详尽

的适应症。如果计划使用二氧化碳激光，可用特殊方法确保气道安全和输送气体。激光导致的气管内燃烧是气道内镜手术最可怕的并发症[34]。假如没有易燃物质被使用或整个手术中手术区域维持低氧浓度（≤30%），那么控制通气下的激光手术可被执行。推荐声门上或声门下喷射式通气和间断或持续应用各种气管内导管。

表 18.1 控制性通气麻醉下的气道内镜手术适应症

患者特点	胃反流风险
	心血管系统异常
	呼吸功能不全
	急诊
手术类型	硬性支气管镜检查
	显微喉镜手术
	激光手术
用药指征	出血情况
	气管支气管阻塞性损伤

18.1.3.1 麻醉药物

在全静脉麻醉（TIVA）过程中，丙泊酚和阿片类药物联合应用诱导呼吸暂停，喷射式通气技术以维持麻醉的深度，这与肺泡通气无关[40]。阿片类药物的选择依赖于手术时间、患者特点和麻醉医师的偏好。给予负荷剂量的瑞芬太尼，之后重复大剂量给药可维持较长的作用时间和保持术后的镇痛效应。这种药物特别适合脆弱的儿童[1]和预计术后需要通气支持的儿童。由于瑞芬太尼没有松弛喉部肌肉的作用[67]，所以联合应用肌松剂是必须的。瑞芬太尼则具有较长的作用时间（20~30min），适合持续输注[8]，与丙泊酚联合应用时[47]给插管提供较好条件。瑞芬太尼作为最新、最适合 TIVA 的药物，具有灌注末期无残余或累积效应等优点，最适合

连续静脉给药。

尽管瑞芬太尼的出现使肌松剂的使用受到挑战，但在使用硬性工具和婴幼儿、儿童麻醉剂剂量最小化时[42]，需要应用这些肌松剂来减少气道损伤的风险。镇静剂、阿片类药物和短效箭毒类药物平衡联合应用可为气管插管提供良好的麻醉状态。这些药物的协同作用使得麻醉医师降低每种药物的用药剂量，从而减少潜在的不良反应，特别是心血管毒性[18]。这项技术最适合虚弱、脱水的急症患者。由于阿曲库铵（卡肌宁）[42]的中效作用（维持 22~30min）和霍夫曼清除方式，它是大多数小儿麻醉医师首选的肌松剂。与其他非去极化肌松剂不同，只要保证在常规用药剂量范围内，阿曲库铵都能确保从神经肌肉阻滞状态下快速恢复，且该作用不受年龄限制，副作用发生率较低。插管时药物剂量减半会增加平均插管时间，从 90s 到 150s 不等，但是仅需 18min 就可以从神经肌肉阻滞状态中复苏[72]。

18.1.3.2 特殊监测指标

对所有的小儿麻醉患儿，基本的监测指标包括：记录非侵入性血压（NIBP）、心电图（ECG）、外周血氧饱和度（SpO_2）和体温。在没有气管插管情况下，呼气末 CO_2（$ET-CO_2$）是不可测的。我们常规使用经皮 CO_2 监测（$TC-CO_2$）（Tosca Sensor®；Linde Medical Sensors AG, Basel, 瑞士）。在麻醉中，行经皮 CO_2 监测可持续显示 CO_2 的浓度，与呼气末 CO_2（$ET-CO_2$）监测相比，该检测方法与 $PaCO_2$ 有更好的相关性，因此该方法被常规用于麻醉的监测[68]。经皮 CO_2 监测的主要缺点是使用前需要校正，校正耗时约 5min，其另外一个缺点是耳探头和配套设施价格昂贵。

18.1.4 喷射式通气

喷射式通气的基本原理是通过小直径（≤2mm）导管以高压输送足够的气体量[19]。喷射式通气可以通过经声门上、经声门或经气管途径输送：

1. 经由悬吊式显微喉镜的导槽声门上通气途径：

Mausser 等[41]报道使用这种技术时没有并发症发生。然而这种技术在有喉气管狭窄时不推荐使用，因为气体呼出可能会导致许多问题[31]。而且这种方法也不推荐在乳头状瘤治疗中使用，因为该方法有将病毒微粒播散到肺内的风险[19]。

2. 经由内径 2mm 的聚氨基甲酸乙酯喷射导管经声门通气途径（Acutronic® Medical System AG, Baar, 瑞士）：

作为应用最广泛和侵袭性最小的技术，这种方法有两个缺点：激光手术时该导管是不安全的；该导管不能在气道直径小于 3mm 的新生儿中应用[19]。

3. 经由专用的 14 号或 18 号聚氨基甲酸乙酯喷射套管的经气管通气途径，该套管产自洛桑（Ravussin 套管，VBM Medizintechnik 的有限责任公司，Sulze a.N.，德国）：

这种高侵袭性技术只用于需行内镜手术的某些喉气管狭窄患儿，且该患儿已行气管切开术[17]。

与传统通气相比，高频喷射式通气（HFJV）可以用更低的气道压力来增加气体交换[16]，从而改善心脏功能，特别在伴有肺动脉高压时[44]。由于高速率的喷射气体，在喷射通气过程中吸入气流可以获得保障。呼出气流依靠两个参数：上气道的通畅和扩张的胸/肺系统的弹性回缩力[31]。除非已输送气体在下一次给气前完全排除，否则气胸发生的风险性显著增大。呼气时间不足可能导致气胸、纵隔气肿或皮下气肿。因此，喷射式通气的主要缺点是气体潴留导致持续性气压伤[34]，特别是高频喷射式通气（HFJV），上述风险更高[31]。在年龄较小的儿童患者，声门下经气管喷射式通气的危险性很大，因为小的气道排气功能差。然而在某些特殊情形下，经气管喷射式通气可能是唯一可用的供氧方法。这些情况包括需行激光治疗的气道狭窄患者，这些狭窄的气道不能安放气管插管或经声门导管。在这些情况下，声门上喷射式通气不能输送足够氧气，但是气管内导管会完全阻塞气道，致使手术无法进行。鉴于这些情况，气管切开经气管喷射式通气是唯一的选择。使用经气管喷射式通气来治疗气道狭窄需要控制氧气吸入量，同时须监控气体呼出量。由于手术过程会导致气道进行性扩大，发生气压伤风险在手术开始时最高。

婴幼儿和儿童应用喷射式通气需要密切的临床监测并给予高度注意。由于这项技术是危险的、且具有挑战性的[37]，所以仅在进行气管切开的情况下才采用。训练有素的团队包括熟练掌握喷射式通气技术的麻醉科医师和耳鼻咽喉科医师，这是安全实施小儿气道难治手术的先决条件。

在洛桑，所有上面提及的控制性通气技术都被使用过。通过对近 10 年来小儿治疗性显微喉镜技术的通气模型的回顾性分析，（表 18.2），我们发现：在婴儿首选呼吸暂停麻醉，在较大儿童则选用控制性通气（主要通过已切开的气管造瘘口），最后才是经声门的喷射式通气。很少（6%的病例）选择经气管喷射式通气，而且主要是针对 1 岁以上儿童。在我们的病例中，我们没有发现和喷射式通气有关的并发症，只有两例在呼吸暂停通气技术中

表 18.2 洛桑 1994 年～ 2004 年小儿显微喉镜手术的通气模型的回顾性分析[34]

年龄	经气管喷射式通气	经声门喷射式通气	呼吸暂停间断通气	机械控制性通气	总和
≤1岁	0	4	50	8	62
1～16岁	18	56	61	84	219
总和	18	60	111	92	281
总和（％）	6%	21%	40%	33%	100%

发生轻度喉痉挛（1.8%）。通气模式的选择依赖于喉部疾病的类型、预定的手术方式、患者年龄和合并症、手术持续时间以及麻醉医师-耳鼻咽喉科医师手术团队的经验。通过和耳鼻咽喉医师进行详细讨论，对于既定患者，我们的原则是应用最小侵袭性的通气技术。

18.2 内镜气道手术的适应症

闭合性内镜技术可用于首次或再次治疗喉气管狭窄（LTS）。主要包括二氧化碳激光、各种扩张技术和局部应用丝裂霉素 C，丝裂霉素 C 可以抑制新生血管的生成和成纤维细胞的增殖[26]。

在最近 10 年，伴随微粒和超脉冲技术的出现，二氧化碳激光技术亦得以改进，这扩大了内镜二氧化碳激光治疗喉气管狭窄的适应症。然而激光治疗不能替代开放性手术，开放性手术仍是治疗小儿喉气管狭窄的主要方式。在未来几年，随着应用于小儿的支撑物的改进，内镜治疗可能在防止瘢痕性喉气管狭窄中发挥主要作用。

18.2.1 初次治疗的内镜技术

初次手术，采用内镜下扩张术或激光切除术治疗儿童先天性软骨性狭窄是严格禁忌的。任何类型的内镜治疗都容易导致病情恶化。二氧化碳激光试图切除软骨性狭窄，无上皮的新鲜创面导致声门下软骨暴露，由于裸露软骨不能发生上皮化，肉芽组织随之生长并形成瘢痕，重新导致狭窄。同样，由于增厚的环状软骨不可能被扩大，因此扩张术在这种情况下无疑是无效的。

18.2.1.1 瘢痕性声门下狭窄（SGS）

二氧化碳激光放射状切开扩张术适用于薄的、蹼状 SGSs。蹼状狭窄的上下厚度在儿童不应超过 5mm ～ 7mm，在婴幼儿不应超过 3mm ～ 4mm。如 Simpson 等[61] 1982 年报道的一样，现在导致内镜治疗失败的风险因素依然存在。这些因素包括成人环形瘢痕狭窄的纵向厚度超过 1cm、缺乏软骨支撑的软化和伴杓状软骨固定的喉入口后部瘢痕形成。

在全麻自主呼吸下，用 Benjamin–Lindholm 喉镜暴露喉部，Lindholm 自带室带牵拉器置于室带水平以撑开声门，从而极好地暴露声门下。二氧化碳激光设置成超脉冲模式，100 mJ/cm^2 ～ 150mJ/cm^2，400mm 焦距，250μm 光点大小，和 10Hz 重复频率，以减少对周围组织的热损伤。应用以上参数，在手术没有出血并保证操作更加精确的同时，周边热损伤不会超过 50μ（4 ～ 5 个细胞），这和冷刀器具相似。

对于非对称蹼状声门下狭窄，二氧化碳激光切除声门下少于 50% 环周是非常有效的，因为它保护了对侧黏膜的上皮化过程（图

18.1）。对于同心圆样的蹼状狭窄，在狭窄处使用 Shapshay 技术[58] 做放射状切口，使用如 Savary–Gilliard 扩张器等锥形扩张物或血管成形术球囊轻柔扩张（图 18.2 和图 18.3）。笔者偏爱锥形扩张物，因为锥形扩张物具有良好的触感，能感知扩开狭窄所需要的力度，血管成形术球囊却不能。其后用浸有丝裂霉素 C（1mg/ml ~ 2mg/ml）的棉签局部作用于声门下，持续 2min。少数情况下，局部应用丝裂霉素 C 会产生过多的纤维蛋白，这导致术后 24 ~ 48h 患者出现严重的呼吸困难。因此，建议术后至少严密监测患儿 2 天。在显微喉镜（SML）下，纤维蛋白产物能被轻易地去除以减轻阻塞。在作者 50 多个病例（未发表）的临床经验中，仅有一次出现过多的纤维蛋白产物。然而，由于严重的后期不良反应还存在不确定性（图 18.4），所以应避免反复应用丝裂霉素 C。

我们分析了 63 个采用内镜治疗声门下狭窄（SGS）的患儿[46]，发现随 SGS 程度的加重，治疗的成功率明显下降。如按术后声门下气道管腔大于 80% 作为最佳术后效果，92% 的术前 I 级 SGS 患者获得最佳术后效果，II 级 SGS 为 46%，III 级 SGS 则为 13%。

18.2.1.2 声门下腺管囊肿

延长气管插管后，获得性声门下腺管囊肿可能导致气道危害。尽管瘢痕性声门下狭窄很轻微，但因一个或更多腺管囊肿可能会引起明显的气道阻塞（图 18.5）。气管插管引起的气道浅层损伤，这种损伤最终导致黏膜下黏液腺体分泌管道的瘢痕性阻塞，从而导致黏液在扩大的导管内潴留[6, 70]。

腺管囊肿的大小变化很大。一些不需要处理，可能随时间的延长而自发萎缩。另一些囊肿很大，引起气道阻塞，需在内镜下切除。二氧化碳激光设置到超脉冲模式，150 mJ/cm^2, 250 μ 光点大小和 10Hz 重复频

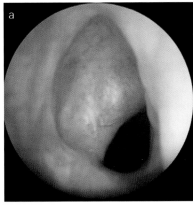
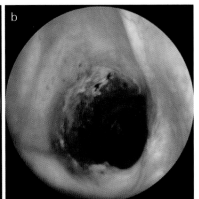

图 18.1 蹼状非对称声门下狭窄：（a）术前图：薄的、蹼状隔膜占据左边声门下空间。（b）术后第一时间图：蹼状隔膜被二氧化碳激光完整地切除。注意创缘无碳化。单独内镜治疗后气道呈亚正常状态

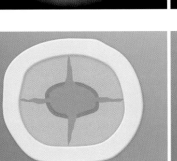
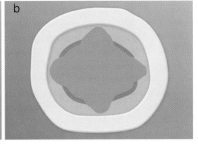

图 18.2 Shapsay 内镜技术治疗同心圆蹼状声门下狭窄的示意图：（a）二氧化碳激光从四个点放射状切开蹼状隔膜。（b）扩张后结果：激光切口间的残余黏膜带有利于上皮化过程

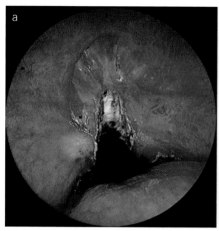
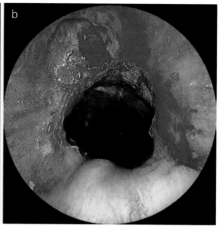

图 18.3 一例 16 岁青少年经二氧化碳激光切开、扩张治疗后，声门下狭窄复发：（a）术前图：使用欧乃派克二氧化碳激光在 5、7、12 点钟位做三个放射状切口。（b）术后图：扩张术后的结果。保存黏膜带以方便激光伤口的上皮化

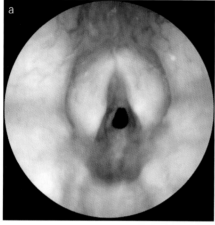
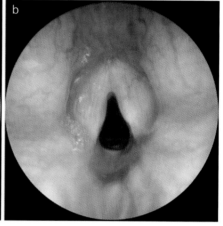

图 18.4 部分环状软骨切除后复发同心圆样蹼状声门–声门下狭窄：（a）术前图：二氧化碳激光切开、扩张术和丝裂霉素 C（两分钟 2mg/ml）治疗轻 Ⅲ 级声门下狭窄。（b）单纯内镜治疗术后 6 个月效果展示图：尽管有一处声带前粘连，气道大小是足够的。其后 5 年其父母拒绝任何进一步的治疗。起初，进行内镜治疗只是为了准备开放式手术赢得时间

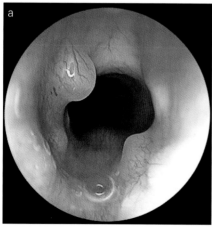
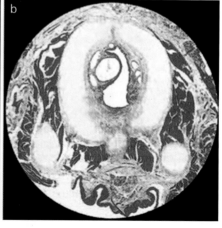

图 18.5 延长气管插管后并发获得性黏膜下囊肿：（a）内镜图：分泌导管的瘢痕性阻塞导致的黏膜下囊肿阻塞声门下气道。（b）组织学：大的、左侧黏膜下囊肿伴发小腺管囊肿。注意黏膜下裂隙，这或许防止了严重瘢痕性声门下狭窄的发展（经许可，转载于 Holinger[39]）

率，能有效重建声门下气道。恰当的激光参数的选择对避免不必要的周边热损伤至关重要，周边热损伤只会恶化小婴儿的气道初始情况。

18.2.1.3 声门后狭窄（PGS）

声门后狭窄可能单独存在或者与声门下狭窄（SGS）一同出现。声门-声门下狭窄经常需要开放性手术（见第 17 章，17.5）。声门后狭窄（PGS）的内镜治疗仅限于 Bogdasarian Ⅰ 和Ⅱ型狭窄（见图 5.11）。

Ⅰ型杓状软骨间粘连

在全麻自主呼吸下，Benjamin–Lindholm 喉镜暴露喉部，二氧化碳激光调到治疗气道瘢痕情况的参数（超脉冲模式，150 mJ/cm², 250 μm 光点大小和 10Hz 重复频率）。Lindholm 室带扩张器放置于室带水平以绷紧杓状软骨间瘢痕组织，利用激光平台保护周边喉部黏膜。连接声带的瘢痕带在没有裸露杓状软骨声带突的情况下被气化，然后声门后部安放锥形扩张物。杓状软骨间距离通常会恢复。由于残余杓状软骨间黏膜能防止 PGS 的复发，所以局部应用丝裂霉素 C 是没有必要的。

双侧杓状软骨活动度良好的Ⅱ型 PGS

总体处理和Ⅰ型 PGS 一致。二氧化碳激光设置到常规参数，完整切除组成 PGS 的瘢痕组织。由于环杓关节是完整的，声带被 Lindholm 撑开器逐渐撑开。这种操作方法是为了明确双侧环杓关节的完整性。用锥形 Savary–Gilliard 扩张物轻柔扩张来使最终结果达到最佳，浸有 2mg/ml 浓度的丝裂霉素 C 的棉签局部应用于杓状软骨间的伤口 2min。保存的环杓关节活动性是手术成功的先决条件。在恢复期，反复外展声带能防止 PGS 的复发。如果环杓关节活动性不是处于最佳状态，那

么内镜治疗很可能失败。内镜下的环状软骨后裂开和根据 Inglis 技术的肋软骨移植在未行气管切开的较大儿童和青少年是个不错的选择。这种内镜技术已经在第 7 章 7.2.2.2 描述过。

Bogdasarian Ⅲ型和Ⅳ型 PGSs 不适合单纯内镜切除杓状软骨间瘢痕组织，因为一侧或双侧杓状软骨是固定的。如果声门下是正常的，那么可以考虑部分或全部切除杓状软骨。这种治疗方法已在第七章 7.2.2.2 详细描述。

18.2.1.4 插管导致亚急性损伤并转变成初期 LTS

尽管在第 14 章 14.3 描述了有关于这种情况的几种治疗模式，有关内镜治疗在延长插管后并发瘢痕性 LTS 的预防作用，有另外几点意见值得提及，另外的备注需要提及。大多数瘢痕性 LTS 的气道重建是通过支撑物来塑形的。因此，为了防止急性或亚急性插管损伤发展到瘢痕性狭窄形成，利用支撑物来抵抗瘢痕形成的回缩力似乎是符合逻辑的。直到现在，喉气管支撑物因设计差或者过硬而不适合在此应用。然而，随着与喉内部形状相一致的柔和 LT 模具假体的引入，这种情况在不久的将来可能会发生改变。如 Graham[24]，Hoeve[29] 和 Albert [3] 建议，针对婴幼儿早期软组织狭窄，喉治疗后插管休息 2 周就可以拔管。在有声门-声门下溃烂和肉芽组织生成的更加严重病例，则需要行必要的气管切开、仔细清除肉芽组织和纤维蛋白膜及局部应用丝裂霉素 C。在此之后，需要在内镜下放置浸有庆大霉素-糖皮质激素软膏（Diprogenta®）的 LT 模具假体，这已经被证明能有效防止喉的瘢痕性狭窄（见第 14 章，14.3.3）。最佳假体的先决条件是不会对

气道造成额外的损伤。由于 LT-模具紧贴气管前壁，不会导致假体-黏膜界面产生剪切力，所以有助于喉部休息及病变康复。

18.2.2 辅助内镜技术

激光切除和扩张术可以对开放性手术起到辅助治疗作用，以优化最终的手术效果。这些技术也能在复杂喉气管狭窄治疗中作为辅助效应。

18.2.2.1 开放性手术结果的术后优化

一期喉气管重建术（SS-LTR）或一期部分环状软骨气管切除端端吻合术（SS-PCTR）术后，在术后第一个 6 周内应该避免使用激光切除或扩张术。由于瘢痕未成熟，过早干预容易损坏重建区域。

如果 SS-PCTR 术后恢复过程是平稳的，那么第一次内镜下扩张术应该在术后 3 个月进行（图 18.6）。

二氧化碳激光只有在肉芽组织累及气道一周时才应用。激光治疗的参数和扩张术类型与以往一样。同理，丝裂霉素 C 的局部应用在防止复发性瘢痕形成中发挥重要作用。

杓状软骨脱垂或脱位侵犯气道从而引起呼吸困难或严重发音困难，部分杓状软骨切除术有利于该病的治疗。在前述的悬吊式显微喉镜手术时，二氧化碳激光被用于切除阻塞声门的杓状软骨部分（图 18.7）。鉴于对侧杓状软骨活动度存在，该手术可能会改善气道通气和恢复好的音质。应该局部应用丝裂霉素 C（两分钟 2mg/ml）以防止复发性瘢痕形成。

在一些病例，脱管前需要行激光声门上成形术。依据阻塞类型，声门上成形术的技术和原发性 Ⅲ 型喉软化症相似（图 18.8）。

对只有很小杓状软骨间距的双侧声带麻痹（BVCP）或双侧环杓关节强直（CAA），激光杓状软骨切除术是已行多次手术的喉部病变的治疗方案。第 7 章 7.2.2.2 提供了对这个手术的细致描述。二氧化碳激光黏膜下切除有助于杓状软骨脱垂的治疗，二氧化碳激光设置到持续工作状态、连续锁定模式、输出功率 3W、0.4mm 光点大小（~ 2400W/cm²）。这样参数的激光容易引起黏膜下瘢痕，对患者是有益的。

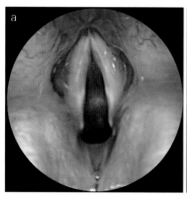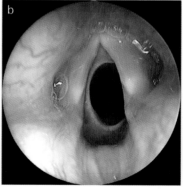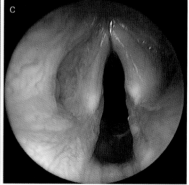

图 18.6 通过术后 3 个月的扩张术优化部分环状软骨气管切除端端吻合术的效果：（a）术前图：伴缩小的杓状软骨间距的 Ⅲ 级声门下狭窄。（b）部分环状软骨气管切除术后 3 个月效果：吻合处的环形瘢痕带。（c）扩张术后的即时效果：环形瘢痕已经被展开

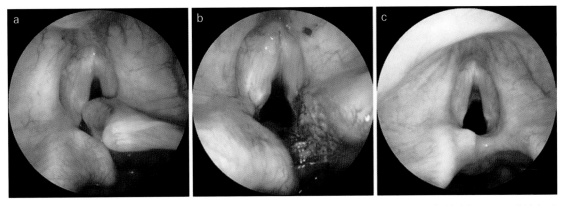

图 18.7 脱位的右侧杓状软骨影响喉入口:(a)术前图:脱位的右侧杓状软骨妨碍左侧杓状软骨的运动并部分阻塞气道。(b)术后即时图:右侧杓状软骨部分切除恢复了声门的三角形状。注意激光伤口无碳化出现。(c)术后1年的效果:气道大小和音质明显改善。左侧活动的杓状软骨使声门闭合较好

图 18.8 因Ⅳ级跨声门狭窄行扩大部分环状软骨气管切除端端吻合术后,会厌软骨脱位阻碍拔管:(a)术前图:会厌软骨完全脱位阻塞喉入口。(b)术后图:Ⅲ级声门上成形术和会厌软骨固定术后,喉入口完全开放

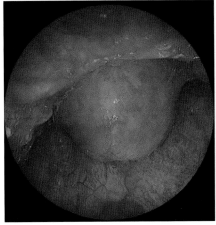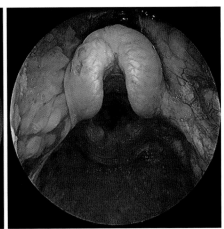

18.3 丝裂霉素 C(MMC)

过去 10 年,丝裂霉素 C(MMC)经验性地应用于改善小儿气道开放性重建或闭合性内镜技术。

尽管不同动物模型[12-14,20,22,52-55,59,63,64]和人类研究[27,48-52,60]显示丝裂霉素 C 的功效互相冲突,但这种药物仍然被广泛应用于临床。超过 80% 的患者被报道因 MMC 的应用而改善了效果[75],而动物研究中应用 MMC 后只有 2/3 动物改善了气道手术效果[75]。Warner 等[75]调查了药物相关变量、治疗技术、临床效果和患者间差异,这些都影响其在人类进行适当的随机研究。甚至在动物实验也达不到这个目标,从而给出在重要问题上的不同结果,例如 MMC 的最佳剂量、药物反应趋势以及局部使用时间和使用频率。临床观察表明合适病例中恰当应用 MMC 能减少肉芽组织和瘢痕形成[48-50,52,60,74]。

丝裂霉素 C 是从放线菌属头状链霉菌培养液[28]中分离提取出来的一种广谱抗肿瘤抗生素,以药物前体的形式发挥作用,代

谢后变成烷化物。最早用于治疗实体肿瘤，MMC 被发现通过抑制新生血管的形成和成纤维细胞的增殖[15,35]来发挥作用，从而调节伤口愈合。对成纤维细胞，局部应用 MMC 通过促进细胞凋亡[30,36]而影响细胞增殖。

MMC 最早应用于眼科治疗，并开始临床试验。在随机化的研究中，MMC 将翼状胬肉的术后复发率从 89% 降低到 2.3%[62]。丝裂霉素 C 在青光眼手术中也有效，使得 90% 以上的病例[11,45]在术后保持滤过道通畅。

由于这些早期报道，局部应用 MMC 也扩展到了耳鼻咽喉领域，被广泛应用于后鼻孔闭锁、泪囊鼻腔造瘘术和气道食管瘢痕性狭窄[51]。在眼科 1mg/ml 的 MMC 眼药水，每天 4 次，会导致结膜刺激症状和轻度表浅角膜炎[62]。眼科的推荐浓度为 0.4mg/ml，此浓度 MMC 眼药水副作用最小。

除两篇研究[10,71]外，大多数临床报道没有考虑眼科 MMC 眼药水的反复使用方法（0.4mg/ml 的剂量，每天使用 4 次，连续数天），在小儿气道疾病的治疗中仅单次应用相同剂量的 MMC[48-51,54]。

目前有关 MMC 在小儿气道局部应用的许多问题仍未解决，包括：（1）最佳剂量，（2）局部应用持续时间，（3）MMC 应用后恰当的生理盐水冲洗，（4）多次应用涉及的潜在危险，（5）MMC 在小儿气道手术中应用的适应症和禁忌证。

18.3.1 丝裂霉素 C 的局部应用剂量

动物实验没能提供 MMC 局部应用的最佳剂量。在犬科动物模型中，声门下或声带局部应用 0.2mg/ml 到 10mg/ml 的 MMC 溶液没有造成明显的急性副作用[14,20,22,64]。在一个兔子模型中，相似剂量的 MMC 溶液造成气道大量纤维蛋白产物的形成从而引起气道阻塞，并延迟创面的愈合[33]，在另一项研究中，相似剂量的 MMC 溶液与生理盐水对照组治疗效果无明显差异[55]。然而据 Ingram 等[32]报道，当给予更高浓度的 MMC（0.04mg/ml，0.4mg/ml 和 1mg/ml）时，能明显抑制兔子模型中开放的上颌窦再次闭合。

唯一的在儿童气道进行的双盲、随机、安慰剂对照试验中，MMC 组和安慰剂对照组之间没有明显的差别[27]，这个研究因此停止。然而，应该注意的是依据眼科的研究，所选的 0.2mg/ml 剂量可能对儿童气道浓度过低。这个阴性结果与其他学者的研究结果是相反的，虽然这些临床研究不是随机的，但这些研究都清楚表明局部应用 MMC 是有效的[27,48~50,54,60,71,74]。这和我们设计的 50 个未公开发表的病例结果相吻合，在这些病例中，MMC 以 2mg/ml 的浓度被局部应用于儿童气道 2min。由于 5% 的病例发生小气道产生过多的纤维蛋白，此时又没有行气管切开术，以防止患儿出现呼吸困难，所以术后留院观察 24～48h 是必要的。

根据已发表的报道和临床经验，0.2mg/ml 甚至 0.4mg/ml 的剂量可能对儿童气道来说浓度过低。就急性不良反应来说，1mg/ml～2mg/ml 的剂量可能是安全的。因为 MMC 的潜在远期不良反应仍不明确，所以应避免重复使用 MMC。在一个已发表的有关在非吸烟成年患者发生喉癌的个案报道中，MMC 可能是唯一的导致喉癌的致病因素，但该结论并不能被证实。

18.3.2 MMC 的局部应用时间

在文献报道中，MMC 的局部应用时间在 1～5min 之间[43,60,74]，但是从 2~5min 来增加 MMC 的局部作用时间，并不能增加其临床疗效[43]。在没有获得更深入的研究结果前，推荐使用 2min。

18.3.3 局部 MMC 应用后的伤口冲洗

在关于 MMC 临床经验的荟萃分析中，局部 MMC 应用后生理盐水冲洗伤口可避免气道过量纤维蛋白产物的形成，从而防止没有行气管切开的患儿出现气道阻塞。然而，不能判断生理盐水冲洗后创面局部确切的 MMC 溶液稀释度，也不能证实这种稀释度是否能对抗 MMC 的纤维蛋白渗出作用。

18.3.4 多次局部 MMC 应用的危害

在细胞培养中，单次局部应用 MMC[57] 抑制成纤维细胞生长会持续 30 天。在狗的研究中，术后 2 天重复应用和单次应用都不能阻止喉气管狭窄[20]。在适当情况下，30 天后可以考虑第二次局部应用 MMC，但是应该避免进一步的应用，直到全世界范围内的临床经验确认低剂量局部 MMC 应用对潜在的远期气道黏膜恶性转变是无害的。其他系统的癌症不太可能发生，因为儿童喉局部应用 2mg/ml MMC 后，只在 1h 内在血浆中可测出 MMC（仅限个体交流）。

18.3.5 局部 MMC 应用的适应症和禁忌征

尽管没有关于 MMC 通过完整或损伤黏膜吸收的研究，临床经验显示局部应用 MMC 不会明显影响正常黏膜。在激光伤口或扩张引起的黏膜撕裂伤口，MMC 的效应是迅速明显减少出血。激光手术或肉芽组织去除术[14]后，丝裂霉素 C 应用于所有损伤黏膜表面。它能有效防止拔管、固定模去除后及

二氧化碳激光切开或切除瘢痕性 SGSs 后的肉芽组织再生。然而 MMC 不能应用于裸露的软骨。MMC 能抑制肉芽组织覆盖声门下暴露的软骨，这很可能导致软骨坏死。尽管 MMC 应用于小儿气道存在很多不确定因素，但大多数临床研究肯定了 MMC 在气道手术后的治疗效果。正如 Warner 等在病例分析中所指出的那样[75]，因为没有研究报道应用 MMC 后会产生明显副作用或并发症，所以很难从风险分析的角度来否定 MMC 的使用。

基于目前有关小儿气道局部应用 MMC 的相关研究，提出以下建议（基于临床经验而缺乏依据）：

- 剂量：1mg/ml ~ 2 mg/ml 的 MMC 溶液
- 使用方法：浸有 MMC 溶液的棉签或脱脂棉局部应用
- 使用持续时间：2min
- 生理盐水冲洗：可能减少产生过多的纤维蛋白，而且可以降低 MMC 的浓度
- 使用频率：只用一次，或者间隔 30 天后使用第二次。为了安全，MMC 的使用应少于 3 次，除非排除其远期恶变可能
- 适应症和禁忌征：
— 在内镜下拔除插管或去除支撑物后，防止肉芽组织复发和瘢痕形成
— 在瘢痕性气道狭窄的二氧化碳激光切除或切开扩张术后防止肉芽组织形成和瘢痕化
— 局部应用不应作用于暴露的气道软骨
— 由于 MMC 可能通过减少瘢痕形成而增加缝合切口裂开的风险，所以 PCTR 后 6 周内不应局部应用 MMC
— 因疏忽应用到了正常黏膜上，1mg/ml ~ 2mg/ml 浓度的 MMC 不会产生明显的不良后果

尽管现在对 MMC 应用的适应症和禁忌征持有不同意见，但随着将来更多的有关

MMC 使用的研究资料的出现，以上推荐的方案可能会改变。

专栏18　内镜下LTS治疗的手术要点

- 严格掌握适应症

- 二氧化碳激光设置到超脉冲模式，150mJ/cm², 250μm点大小，400mm焦距，和10Hz重复频率

- 在狭窄处使用放射状切开，使用锥形扩张物或血管成形术球囊轻柔扩张

- 不要过度扩张SGS，以防深部黏膜撕裂

- 在激光或扩张术伤口上使用1mg/ml或2mg/ml浓度的MMC，而切忌不要应用在裸露软骨上

- 由于MMC的远期不良反应尚不明确，所以应避免重复使用

- 只在杓状软骨活动正常的情况下使用闭合性内镜技术治疗声门后狭窄

- 如果双侧声带固定，可选择使用二氧化碳激光行杓状软骨切除术

- 气管切开前治疗急性插管相关损伤

参考文献

1. Abdallah, C., Karsli, C., Bissonnette, B.: Fentanyl is more effective than remifentanil at preventing increases in cerebral blood flow velocity during intubation in children. Can. J. Anaesth. **49**, 1070–1075 (2002)
2. Agrawal, N., Morrison, G.A.: Laryngeal cancer after topical mitomycin C application. J. Laryngol. Otol. **120**, 1075–1076 (2006)
3. Albert, D.: Post-intubation laryngotracheal stenosis. In: Graham, J.M., Scadding, G.K., Bull, P.D. (eds.) Pediatric ENT, p. 226. Springer, Berlin/Heidelberg (2008)
4. Ansermino, J.M., Brooks, P., Rosen, D., et al.: Spontaneous ventilation with remifentanil in children. Paediatr. Anaesth. **15**, 115–121 (2005)
5. Barker, N., Lim, J., Amari, E., et al.: Relationship between age and spontaneous ventilation during intravenous anesthesia in children. Paediatr. Anaesth. **17**, 948–955 (2007)
6. Bauman, N.M., Benjamin, B.: Subglottic ductal cysts in the preterm infant: association with laryngeal intubation trauma. Ann. Otol. Rhinol. Laryngol. **104**, 963–968 (1995)
7. Best, C.: Anesthesia for laser surgery of the airway in children. Paediatr. Anaesth. **19**(Suppl 1), 155–165 (2009)
8. Browne, B.L., Prys-Roberts, C., Wolf, A.R.: Propofol and alfentanil in children: infusion technique and dose requirement for total i.v. anaesthesia. Br. J. Anaesth. **69**, 570–576 (1992)
9. Bruce, I.A., Rothera, M.P.: Upper airway obstruction in children. Paediatr. Anaesth. **19**(Suppl 1), 88–99 (2009)
10. Cable, B.B., Pazos, G.A., Brietzke, S.E., et al.: Topical mitomycin therapy in the pediatric airway: state of the art.

18.4　附录

建议局部内镜下应用肾上腺素的浓度（4μg/kg ）

肾上腺素浓度			
患者	1：25000溶液，25mlNaCl 0.9%中1mg，40μg/ml	1：100000溶液，100mlNaCl 0.9%中1mg，10μg/ml	1：500000溶液，500mlNaCl 0.9%中1mg，2μg/ml
体重（kg）	给予的最大容量		
kg	0.1ml/kg	0.4ml/kg	2ml/kg
5kg	0.5ml	2ml	10ml
10kg	1.0m	4ml	20ml
15kg	1.5ml	6ml	30ml
20kg	2ml	8ml	40ml
25kg	2.5ml	10ml	50ml
30kg	3ml	12ml	60ml
40kg	4ml	16ml	80ml
50kg	5ml	20ml	100ml

Oper. Tech. Otolaryngol. **13**, 57–64 (2002)

11. Chen, C.W., Huang, H.T., Bair, J.S., et al.: Trabeculectomy with simultaneous topical application of mitomycin-C in refractory glaucoma. J. Ocul. Pharmacol. **6**, 175–182 (1990)

12. Cincik, H., Gungor, A., Cakmak, A., et al.: The effects of mitomycin C and 5-fluorouracil/triamcinolone on fibrosis/scar tissue formation secondary to subglottic trauma (experimental study). Am J Otolaryngol-Head and Neck Med and Surg. **26**, 45–50 (2005)

13. Coppit, G., Perkins, J., Munaretto, J., et al.: The effects of mitomycin-C and stenting on airway wound healing after laryngotracheal reconstruction in a pig model. Int. J. Pediatr. Otorhinolaryngol. **53**, 125–135 (2000)

14. Correa, A.J., Reinisch, L., Sanders, D.L., et al.: Inhibition of subglottic stenosis with mitomycin-C in the canine model. Ann. Otol. Rhinol. Laryngol. **108**, 1053–1060 (1999)

15. Cummings, J., Spanswick, V.J., Tomasz, M., et al.: Enzymology of mitomycin C metabolic activation in tumour tissue: implications for enzyme-directed bioreductive drug development. Biochem. Pharmacol **56**, 405–414 (1998)

16. Davis, D.A., Russo, P.A., Greenspan, J.S., et al.: High frequency jet versus conventional ventilation in infants undergoing Blalock-Taussig shunts. Ann. Thorac. Surg. **57**, 846–849 (1994)

17. Depierraz, B., Ravussin, P., Brossard, E., et al.: Percutaneous transtracheal jet ventilation for paediatric endoscopic laser treatment of laryngeal and subglottic lesions. Can. J. Anaesth. **41**, 1200–1207 (1994)

18. Donati, F.: Tracheal intubation: unconsciousness, analgesia and muscle relaxation. Can. J. Anaesth. **50**, 99–103 (2003)

19. El Hammar-Vergnes, F., Cros, A.M.: High frequency jet ventilation in paediatric anaesthesia. Ann. Fr. Anesth. Rèanim. **22**, 671–675 (2003)

20. Eliachar, R., Eliachar, I., Esclamado, R., et al.: Can topical mitomycin prevent laryngotracheal stenosis? Laryngoscope **109**, 1594–1600 (1999)

21. Emhardt, J., Weisberger, E., Dierdorf, S., et al.: The rise of arterial carbon dioxide during apnea in children. Anesthesiology **69**, 779 (1988)

22. Garrett, C.G., Soto, J., Riddick, J., et al.: Effect of mitomycin- C on vocal fold healing in a canine model. Ann. Otol. Rhinol. Laryngol. **110**, 25–30 (2001)

23. Glaisyer, H.R., Sury, M.R.: Recovery after anesthesia for short pediatric oncology procedures: propofol and remifentanil compared with propofol, nitrous oxide, and sevoflurane. Anesth. Analg. **100**, 959–963 (2005)

24. Graham, J.M.: Formal reintubation for incipient neonatal subglottic stenosis. J. Laryngol. Otol. **108**, 474–478 (1994)

25. Grundmann, U., Uth, M., Eichner, A., et al.: Total intravenous anaesthesia with propofol and remifentanil in paediatric patients: a comparison with a desflurane-nitrous oxide inhalation anaesthesia. Acta Anaesthesiol. Scand. **42**, 845–850 (1998)

26. Hardillo, J., Vanclooster, C., Delaere, P.R.: An investigation of airway wound healing using a novel in vivo model. Laryngoscope **111**, 1174–1182 (2001)

27. Hartnick, C.J., Hartley, B.E., Lacy, P.D., et al.: Topical mitomycin application after laryngotracheal reconstruction: a randomized, double-blind, placebo-controlled trial. Arch.

Otolaryngol. Head Neck Surg. **127**, 1260–1264 (2001)

28. Hata, T., Hoshi, T., Kanamori, K., et al.: Mitomycin, a new antibiotic from Streptomyces. I. J. Antibiot (Tokyo) **9**, 141–146 (1956)

29. Hoeve, L.J., Eskici, O., Verwoerd, C.D.: Therapeutic reintubation for post-intubation laryngotracheal injury in preterm infants. Int. J. Pediatr. Otorhinolaryngol. **31**, 7–13 (1995)

30. Hu, D., Sires, B.S., Tong, D.C., et al.: Effect of brief exposure to mitomycin C on cultured human nasal mucosa fibroblasts. Ophthal. Plast. Reconstr. Surg. **16**, 119–125 (2000)

31. Ihra, G.C.: High-frequency jet ventilation in the presence of airway stenosis leads to inadvertent high PEEP levels. Paediatr. Anaesth. **18**, 905–906 (2008). author reply 906–907

32. Ingrams, D.R., Volk, M.S., Biesman, B.S., et al.: Sinus surgery: does mitomycin C reduce stenosis? Laryngoscope **108**, 883–886 (1998)

33. Iniguez-Cuadra, R., San Martin Prieto, J., Iniguez-Cuadra, M., et al.: Effect of mitomycin in the surgical treatment of tracheal stenosis. Arch. Otolaryngol. Head Neck Surg. **134**, 709–714 (2008)

34. Jaquet, Y., Monnier, P., Van Melle, G., et al.: Complications of different ventilation strategies in endoscopic laryngeal surgery: a 10-year review. Anesthesiology **104**, 52–59 (2006)

35. Kao, S., Liao, C., Tseng, J., et al.: Dacryocystorhinostomy with intraoperative mitomycin C. Ophthalmology **104**, 86 (1997)

36. Khaw, P.T., Doyle, J.W., Sherwood, M.B., et al.: Prolonged localized tissue effects from 5-minute exposures to fluorouracil and mitomycin C. Arch. Ophthalmol. **111**, 263–267 (1993)

37. Koomen, E., Poortmans, G., Anderson, B.J., et al.: Jet ventilation for laryngotracheal surgery in an ex-premature infant. Paediatr. Anaesth. **15**, 786–789 (2005)

38. Ledowski, T., Paech, M.J., Patel, B., et al.: Bronchial mucus transport velocity in patients receiving propofol and remifentanil versus sevoflurane and remifentanil anesthesia. Anesth. Analg. **102**, 1427–1430 (2006)

39. Lusk, R.P., Woolley, A.L., Holinger, L.D.: Laryngotracheal stenosis. In: Holinger, L.D., Lusk, R.P., Green, C.G. (eds.) Pediatric Laryngology and Bronchoesophagology, pp. 165–186. Lippincott-Raven, Philadelphia/New York (1997)

40. Mani V, Morton NS Overview of total intravenous anesthesia in children. Paediatr Anaesth **20**, 211-222 (2009)

41. Mausser, G., Friedrich, G., Schwarz, G.: Airway management and anesthesia in neonates, infants and children during endolaryngotracheal surgery. Paediatr. Anaesth. **17**, 942–947 (2007)

42. Meakin, G., Shaw, E.A., Baker, R.D., et al.: Comparison of atracurium-induced neuromuscular blockade in neonates, infants and children. Br. J. Anaesth. **60**, 171–175 (1988)

43. Megevand, G.S., Salmon, J.F., Scholtz, R.P., et al.: The effect of reducing the exposure time of mitomycin C in glaucoma filtering surgery. Ophthalmology **102**, 84–90 (1995)

44. Meliones, J.N., Bove, E.L., Dekeon, M.K., et al.: High frequency jet ventilation improves cardiac function after the Fontan procedure. Circulation **84**, III364–III368 (1991)

45. Mirza, G.E., Karakucuk, S., Dogan, H., et al.: Filtering surgery with mitomycin-C in uncomplicated (primary open angle) glaucoma. Acta Ophthalmol (Copenh) **72**, 155–161 (1994)

46. Monnier, P., George, M., Monod, M.L., et al.: The role of

the CO_2 laser in the management of laryngotracheal stenosis: a survey of 100 cases. Eur. Arch. Otorhinolaryngol. **262**, 602–608 (2005)

47. Pavlin, D.J., Coda, B., Shen, D.D., et al.: Effects of combining propofol and alfentanil on ventilation, analgesia, sedation, and emesis in human volunteers. Anesthesiology **84**, 23–37 (1996)

48. Perepelitsyn, I., Shapshay, S.M.: Endoscopic treatment of laryngeal and tracheal stenosis-has mitomycin C improved the outcome? Otolaryngol. Head Neck Surg. **131**, 16–20 (2004)

49. Rahbar, R., Valdez, T., Shapshay, S.: Preliminary results of intraoperative mitomycin-C in the treatment and prevention of glottic and subglottic stenosis. J. Voice **14**, 282–286 (2000)

50. Rahbar, R., Shapshay, S.M., Healy, G.B.: Mitomycin: effects on laryngeal and tracheal stenosis, benefits, and complications. Ann. Otol. Rhinol. Laryngol. **110**, 1–6 (2001)

51. Rahbar, R., Jones, D.T., Nuss, R.C., et al.: The role of mitomycin in the prevention and treatment of scar formation in the pediatric aerodigestive tract: friend or foe? Arch. Otolaryngol. Head Neck Surg. **128**, 401–406 (2002)

52. Roh, J.L., Yoon, Y.H.: Prevention of anterior glottic stenosis after transoral microresection of glottic lesions involving the anterior commissure with mitomycin C. Laryngoscope **115**, 1055–1059 (2005)

53. Roh, J.L., Lee, Y.W., Park, H.T.: Subglottic wound healing in a new rabbit model of acquired subglottic stenosis. Ann. Otol. Rhinol. Laryngol. **115**, 611–616 (2006)

54. Roh, J.L., Koo, B.S., Yoon, Y.H., et al.: Effect of topical mitomycin C on the healing of surgical and laser wounds: a hint on clinical application. Otolaryngol. Head Neck Surg. **133**, 851–856 (2005)

55. Roh, J.L., Kim, D.H., Rha, K.S., et al.: Benefits and risks of mitomycin use in the traumatized tracheal mucosa. Otolaryngol. Head Neck Surg. **136**, 459–463 (2007)

56. Rusch, D., Happe, W., Wulf, H.: Postoperative nausea and vomiting following stabismus surgery in children. Inhalation anesthesia with sevoflurane-nitrous oxide in comparison with intravenous anesthesia with propofol-remifentanil. Anaesthesist **48**, 80–88 (1999)

57. Senders, C.: Use of mitomycin C in the pediatric airway. Curr. Opin. Otolaryngol. Head Neck Surg. **12**, 473–475 (2004)

58. Shapshay, S.M., Beamis Jr., J.F., Hybels, R.L., et al.: Endoscopic treatment of subglottic and tracheal stenosis by radial laser incision and dilation. Ann. Otol. Rhinol. Laryngol. **96**, 661–664 (1987)

59. Shvidler, J., Bothwell, N.E., Cable, B.: Refining indications for the use of mitomycin C using a randomized controlled trial with an animal model. Otolaryngol. Head Neck Surg. **136**, 653–657 (2007)

60. Simpson, C.B., James, J.C.: The efficacy of mitomycin-C in the treatment of laryngotracheal stenosis. Laryngoscope **116**, 1923–1925 (2006)

61. Simpson, G.T., Strong, M.S., Healy, G.B., et al.: Predictive factors of success or failure in the endoscopic management of laryngeal and tracheal stenosis. Ann. Otol. Rhinol. Laryngol. **91**, 384–388 (1982)

62. Singh, G., Wilson, M.R., Foster, C.S.: Mitomycin eye drops as treatment for pterygium. Ophthalmology **95**, 813–821 (1988)

63. Spector, J.E., Werkhaven, J.A., Spector, N.C., et al.: Prevention of anterior glottic restenosis in a canine model with topical mitomycin-C. Ann. Otol. Rhinol. Laryngol. **110**, 1007–1010 (2001)

64. Spector, J.E., Werkhaven, J.A., Spector, N.C., et al.: Preservation of function and histologic appearance in the injured glottis with topical mitomycin-C. Laryngoscope **109**, 1125–1129 (1999)

65. Stern, Y., McCall, J.E., Willging, J.P., et al.: Spontaneous respiration anesthesia for respiratory papillomatosis. Ann. Otol. Rhinol. Laryngol. **109**, 72–76 (2000)

66. Struys, M.M., Vereecke, H., Moerman, A., et al.: Ability of the bispectral index, autoregressive modelling with exogenous input-derived auditory evoked potentials, and predicted propofol concentrations to measure patient responsiveness during anesthesia with propofol and remifentanil. Anesthesiology **99**, 802–812 (2003)

67. Tagaito, Y., Isono, S., Nishino, T.: Upper airway reflexes during a combination of propofol and fentanyl anesthesia. Anesthesiology **88**, 1459–1466 (1998)

68. Tobias, J.D.: Transcutaneous carbon dioxide monitoring in infants and children. Paediatr. Anaesth. **19**, 434–444 (2009)

69. Tomasz, M., Palom, Y.: The mitomycin bioreductive antitumor agents: cross-linking and alkylation of DNA as the molecular basis of their activity. Pharmacol. Ther. **76**, 73–87 (1997)

70. Toriumi, D.M., Miller, D.R., Holinger, L.D.: Acquired subglottic cysts in premature infants. Int. J. Pediatr. Otorhinolaryngol. **14**, 151–160 (1987)

71. Unal, M.: The successful management of congenital laryngeal web with endoscopic lysis and topical mitomycin-C. Int. J. Pediatr. Otorhinolaryngol. **68**, 231–235 (2004)

72. Ved, S.A., Chen, J., Reed, M., et al.: Intubation with low-dose atracurium in children. Anesth. Analg. **68**, 609–613 (1989)

73. Veen, E.J., Dikkers, F.G.: Topical use of MMC in the upper aerodigestive tract: a review on the side effects. Eur. Arch. Otorhinolaryngol. **267**, 327–334 (2010)

74. Ward, R.F., April, M.M.: Mitomycin-C in the treatment of tracheal cicatrix after tracheal reconstruction. Int. J. Pediatr. Otorhinolaryngol. **44**, 221–226 (1998)

75. Warner, D., Brietzke, S.E.: Mitomycin C and airway surgery: how well does it work? Otolaryngol. Head Neck Surg. **138**, 700–709 (2008)

76. Weber, G.: Exposure of operating personnel to inhalational anaesthetics in paediatric surgery. Paediatr. Anaesth. **4**, 229–233 (1994)

77. Weisberger, E.C., Emhardt, J.D.: Apneic anesthesia with intermittent ventilation for microsurgery of the upper airway. Laryngoscope **106**, 1099–1102 (1996)

78. Werkhaven, J.A.: Microlaryngoscopy-airway management with anaesthetic techniques for CO(2) laser. Paediatr. Anaesth. **14**, 90–94 (2004)

79. Westhout, F.D., Muhonen, M.G., Nwagwu, C.I.: Early propofol infusion syndrome following cerebral angiographic embolization for giant aneurysm repair. Case report. J Neurosurg. **106**, 139–142 (2007)

19

喉气管成形术和喉气管重建术

主要内容

☛ 应用喉气管重建术（LTR）替代喉气管成形术（LTP），除少数因系统性疾病导致的多重移植失败病例外。

☛ 应用 SS-LTR 治疗不伴有合并症或严重声门累及的 I 级至少数Ⅲ级 SGSs。

☛ 应用伴支撑物的 DS-LTR 治疗伴合并症或严重声门累及的 Ⅱ 级至少数Ⅲ级 SGSs。

☛ 使用伴长期支撑物的 SS-PCTR 替代 SS-LTR 治疗单纯的严重Ⅲ级至Ⅳ级 SGSs。

☛ 使用二期扩大部分环状软骨气管切除术（DS-扩大的 PCTR）替代 DS-LTR 治疗严重声门-声门下和跨声门狭窄。

19.1 喉气管成形术

喉气管成形术（LTP）是指通过垂直切开前部和后部的环状软骨环，在愈合过程中通过支撑物支撑、固定扩大的环状软骨环，其目的在于扩大声门下腔隙的手术。早期，瘢痕性声门下狭窄被部分或完全切除，后期通过支撑物引导声门下腔隙恢复上皮化。

19.2 喉气管重建术

喉气管重建术（LTR）的基本原则和LTP 相同，LTR 包含两种主要变化式式。中间的软骨移植物持续扩大声门下气道，不切除瘢痕性 SGS，以保存狭窄气道的残余黏膜，以便促进支撑和愈合阶段的再次上皮化过程。

以往的 40 年中，不断改进的技术使轻度、中度 SGS 获得较高的成功率。由于残余黏膜的缺乏，使全部或大部严重瘢痕性 SGS 病例LTR 的治疗效果尚不确定。

19.3 小儿喉气管重建术的历史回顾

19.3.1 小儿喉气管重建的里程碑

- 现代的基本原则
  —Rethi（1956）：仅对成人进行研究
  —不伴移植物的环状软骨支架扩大
  —Aboulker（1968）
  —Grahne（1971）
  —Evans（1974）
  —Crysdale（1976）
- 伴移植物的环状软骨支架扩大
  —Fearon and Cotton（1972）：仅有动物研究
  —Doig（1973）：前部肋软骨移植（ACCG）
  —Fearon and Cotton（1974）：甲状软骨移植
  —Cotton（1978）：伴ACCG的LTR
  —Cotton and Seid（1980）：环状软骨前部裂开
  —Cotton（1984）：100例伴前部和后部CCG的LTR
  —Prescott（1988）：一期LTR
  —Drake and Cotton（1989）：环状软骨四分裂开伴有或不伴肋软骨移植

尽管开放式径路治疗成人喉气管狭窄（LTS）早在 1900 年被德国和法国学校（Killian

G[47] 和 Rabot[68]）介绍并流行，直到 1958年 Holinger 和 Johnston[45] 才第一次就大样本儿童资料进行报道。获得性 LTS 是由外伤或感染引起，成人和较大儿童多见。Laurens[50]1924 年报道进行这类手术的儿童的病死率高达 56%，其主要死因是肺部感染。这说明了在当时医疗条件下儿童群体中不主张使用这种技术的原因。20 世纪前期，气道手术的前辈们主张通过喉气管裂开[6] 切除可见的瘢痕组织，同时附以长期的固定[13,45,51,75]。用定制橡胶管或泡沫橡胶海绵模型来支撑重建的气道。带皮肤的移植术被多位学者推荐，用以控制大量肉芽组织的增生，肉芽组织的大量增生常发生在环形声门下无黏膜区域的愈合恢复阶段[6,13,45,51,63,75]。

与早期理论不同，1956 年 Rethi 极力主张在扩大气道的同时不去除瘢痕组织，目的为保存成熟 SGS 内表面的黏膜带[71]。前部和后部垂直中线裂开环状软骨环。另外，固定于气管套管的固定模放置 4 个月以扩张气道直到声门下区域完全再上皮化。这是现在小儿气道重建术（伴或不伴移植物）的基本原则，也是引起 LTR 治疗严重Ⅲ级（＞90%腔道阻塞）和Ⅳ级（没有残余腔道）SGSs 的效果不一致和效果不佳的原因。由于垂直裂开声门下结构后，由于气道周围残余黏膜的缺失使气道通过次级愈合重建，从而在一些病例中就会出现肉芽组织形成和气道再狭窄（见第 20 章图 20.1）。

现代小儿喉瘢痕狭窄重建手术始于 20 世纪 60 年代后期，小儿群体获得性 LTSs 的发生率呈上升趋势。据 20 世纪 60 年代早期和1965 年左右文献报道，获得性 LTS 发生率增加的原因是为新生儿和 PICU 的儿童提供通气支持而采取的长期插管。这些新技术使该类患者的年龄范围发生改变，大多数 LTS 患者为婴儿和较小的儿童。起初由于延长气管内插管而引起 SGS 的发病率明显地增加（1970 年代早期 12%～20%）[34,39]。后来，缓慢降低（1980 年代早期 1%～8%）[66,70,84]，到 1990 年代早期的 1%～3% 左右，2000 年 SGS 的发病率则进一步下降[26]。对于一个给定的胎龄，通过采取预防措施已降低早产的发生率，随着现在更多早产和低体重儿的出现，将来 SGS 的发病率很可能保持在一个稳定水平[4]。

19.3.2　无移植物的小儿环状软骨构形扩充

1966 年，Aboulker 发表了仅做少许修改的成人 Rethi 手术，介绍用雪茄形特氟龙假体支撑重建气道[3]。1969 年，Aboulker 报道经过这种干预[2]的 5 个儿童中有 3 个获得脱管。首次报道后，1971 年 Grahne 报道 7 例儿童按照 Rethi 手术原则使用 Aboulker 支撑[40]，1985 年，Grahne 发表这 7 例儿童的远期效果[72]。5 年后，Crysdale 报道在 3 例儿童中使用同样技术的初始效果[23]，接下来 1982 年报道另外包括 9 例儿童的病例[25]，最近是在 1983 年发表的包括 13 例儿童的病例[24]。

1974 年，Evans 和 Todd 通过不同途径了解不伴移植物的环状软骨构形扩充技术。两位学者提议城堡形切口切开环状软骨前部和上部气管，使用轧制的硅胶片作为支撑物，以扩展声门下并保持气道扩张位。1974 年他们报道了治疗 5 例儿童病例的临床经验[32]，且在 1981 年和 1986 年进行跟踪报道[17,54]。

19.3.3　伴移植物的小儿环状软骨构形扩充

据我了解，1973 年 Doig、Eckstein 和 Waterston 首次报道伴前部肋软骨移植的小儿

LTR[28]。文献中通过清晰的说明图详细介绍了手术步骤，其中涉及 7 例小儿童（≤3 岁），4 例获得很好结果，一例失败。有两例术后死亡：一例是因严重合并症，另一例则是因移植物脱位引起的严重气道阻塞。

在这个研究领域中，最前沿的、系统的、全面的著作大都归功于 1972 年 Fearon 和 Cotton 发表的动物实验结论[35]。这些动物实验的确形成了手术的基本原则，包括伴前部肋软骨移植（ACCG）的 LTR 如何操作、在声门下哪个位置进行扩张同时不去除瘢痕组织。Calcaterra 等在 1974 年的观察明确了有关犬科动物喉的发展变化[12]，以上学者证明了伴移植物的小儿环状软骨构形扩充手术对喉的生长是没有危害的[36]。那时 Jackson 的观点认为如果环状软骨环被切开或分开，喉的生长会被阻碍或停止，1968 年 Lapidot 等发表的实验著作对这个观点提出质疑。

在 1974 年，Fearon 和 Cotton 报道在两例儿童进行 LTR 的初步经验，这种 LTR 是垂直切开环状软骨和第一、二气管环前部以扩大声门下腔道，固定甲状软骨移植物以保持气道扩张[36]。1976 年跟踪报道了以上病例与另外 4 个病例[37]。之后发现甲状软骨不常用，而自体肋软骨在质地、厚度和大小上更具价值。

近几年，伴 ACCG 的 LTR 逐渐替代了其他的不伴环状软骨构形扩充的喉气管成形（LTP）技术[3,23,32,40]。在 1970 年代后期和 1980 年代早期，这项技术吸取了更多的专业知识。在 1978 年，Cotton 对伴 ACCG 的 LTR 进行详细描述，报道了 11 例自体肋软骨移植方法重建的经验[14]。伴随专业知识的迅速发展以及更多严重狭窄患者的出现，在 1980 年代早期，在裂开的环状软骨板间应用后部软骨移植开始增加。在 1980 年代的后 5 年，相关文献报道了这些技术的良好整体结果[8,19,44,55,78,90,92]。

在 1981 年，Cotton 和 Evans 发表关于 LTP 和 LTR 的联合报道，报道中 103 例已报道病例中的 24 例已使用肋软骨移植治疗。

与此同时，环状软骨前裂开（ACS）手术也被提及，原本设计这项手术是避免对拔管失败的新生儿进行气管切开，现在常演变成伴甲状软骨板移植的 LTR 来防止在低体重早产儿移植处发生功能障碍。

1984 年，Cotton 总结 LTR 经验，极力主张伴肋软骨移植（CCG）手术而不推荐不伴 CCG 的 LTP[15]。术前等待 SGS 完全成熟是有意义的，因为这能让狭窄处内面黏膜在被切开前和被软骨移植物扩张前生长良好。

1988 年 Prescott 首次报道一期 LTR（SS-LTR），这是 LTS 的标志性进步[67]。在已行气管切开的儿童病例中，气管切开处被囊括入了声门下重建中，手术期间用更长的肋软骨移植物连接前部喉气管缺损、完成脱管和声门下扩张。依据声门下的情况，术后插管可维持达 1 周。之后，关于 SS-LTR 的更深入的报道被发表[18,52,79]。

这期间，环状软骨环四分裂开被应用于更加严重的对垂直切开前后肋软骨移植无充分反应的 SGSs。这项技术的基础工作是在 Cotton 的监督下由 Drake 在 1989 年完成[29]，Cotton 在 1991 年发表了包括 31 例患者的临床经验[21]。为了完成移植物的即刻上皮化，其他移植材料如中隔软骨和耳廓软骨都被测试。

在这几年里，由于认识到了肋软骨的多用性，相对其他移植物，肋软骨开始逐渐被喜爱。

在 1980 年代后期和其后的 10 年，伴 CCG 的 LTR 变成一种通用的方法。在这期间，除了 3 项最大的系列研究外[20,62,65]，其他报道也相继发表。尽管精炼的手术技术引起了持久的改进，在 2000 年代早期，孤立性严重 Ⅲ 级或 Ⅳ 级 SGS 患者手术达到的脱管率仍然在 60% 以下[43,73]。

在 1990 年代早期介绍的部分环状软骨气管切除术（PCTR）发展成了在小儿人群严重 Ⅲ 级或 Ⅳ 级 SGS 中的另外途径，显示出优于 LTR 的效果。

19.4 不伴软骨扩充的喉气管成形术

在 1970 年代早期，喉气管成形术（LTP）给小儿 LTS 带来了革命性的改进[1,32,40]。然而在 1970 年代中期和 1980 年代早期，LTP 被伴肋软骨移植（CCG）的喉气管重建（LTR）取代，伴肋软骨移植（CCG）的喉气管重建（LTR）也被称为 Fearon–Cotton 手术而广为人知[14,28,36]（图 19.1）。

不伴软骨移植的喉气管成形术现在很少应用，除非患者经历了多次失败的气道重建术或者不适合进行部分环状软骨气管切除术（PCTR）或传统伴肋软骨移植 LTR。软骨坏死或持续的气道反应而导致的多次失败可能由系统性因素引起，例如糖尿病、免疫抑制、难治性胃食管反流（胃底折术无效后）或者其他先天性疾病。作为最后可借助的手术，伴环状软骨前后裂开或四分环状软骨环加长期支撑（几月到几年）的 LTP 可被应用以挽救严重损害的气道。

对于简单的气道狭窄，例如少数 Ⅲ 级 SGSs，一些作者[9]更偏爱联合 LTR 和 LTP 技术，这可能需要一个前部移植加简单的环状软骨后裂开，同时腔道内支撑固定。两个环状软骨片之间的空间被肉芽组织填充，其后肉芽组织成熟为瘢痕组织。支撑术必须维持足够时间（3 ~ 6 个月），直到成熟瘢痕组织形成，以防支撑物去除后再次瘢痕收缩。

肋软骨移植物对维持前部环状软骨扩张

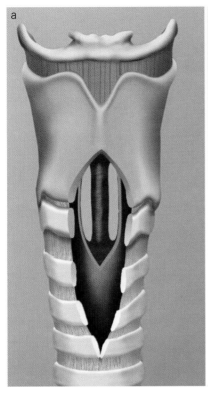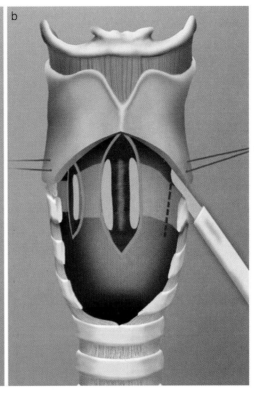

图 19.1　不伴软骨移植的喉气管成形术：（a）不伴肋软骨移植的环状软骨后裂开：为了保存喉框架的最佳稳定性，在前方中线切口不要向头端扩大超过前联合。后部环状软骨板在中线被垂直分开，用弯曲血管钳扩开两侧环状软骨板。推荐使用 LT-模具支撑固定。（b）声门下四分切开：除了联合的环状软骨前后切开，旁边的 3 点和 9 点钟位穿软骨裂开，以更进一步扩大声门下气道。长期支撑固定是必须的

是必要的，实施联合的后部和前部肋软骨移植更受喜爱。与单纯切开加支撑固定相比，能更好地保证肋软骨膜的再上皮化及维持足够大的后部杓状软骨间空间。另外，软骨移植有助稳定气道重建，从而在某种程度上防止支撑物去除后潜在的喉变形。

除没有软骨移植参与维持气道扩张外，LTP 的手术步骤在每个方面都和在 LTR 中描述的相似（见第 19 章，19.5）。如果一个环状软骨后裂开足够扩张狭窄的声门下气道，那么应该避免完全的喉裂开以保持喉前部构型的稳定（图 19.1a）。这通常需要更长期的气道支撑，直到成熟瘢痕形成。上呼吸道感染期间引起的炎症再活化过程很可能导致再

狭窄，需要后期的修补手术。

在许多地方，由于伴前部肋软骨移植（ACCG）的 LTR 手术产生更佳的效果和更少的并发症（见第 14 章，14.3.2），新生儿环状软骨前裂开（ACS）手术逐渐被伴前部肋软骨移植（ACCG）的 LTR 替代。随着针对首次或复发纤维化 SGSs 的 PCTR 和扩大 PCTR 的出现，在其它重建和切除方法失败的病例保留四裂开法。然而，一些地方仍然使用这种技术作为治疗严重 SGSs 的首次手术方式[7]。如 Cotton 等描述的那样，后部切口在 3 点和 9 点方位，注意不要切透保护喉返神经（RLNs）的环状软骨外部软骨膜[89]（图 19.2b）。值得注意的是，作者没有四裂开方法的经验。对于程度非常严重

的需要四裂开声门下气道的 SGS，只要部分气道切除可行，PCTR 或扩大 PCTR 可能达到更佳的效果，而不需要长时间腔内支撑。

19.5 伴软骨扩充的喉气管重建

该手术包括扩大喉气管复合体，通过环状软骨前后中线切开伴软骨移植插入以扩大气道。在 1970 年代，在首创 LTR 的最初十年里，在成人和儿童中测试了多种移植材料：肋软骨[14,28]、甲状软骨[35,37]、复合鼻中隔软骨[30]、耳郭软骨[53,61]、鼻中隔软骨[86]、舌骨[80]和鼻中隔的黏骨膜[48,85]。

由于肋软骨具有较好的硬度和可大量使用的特点，被视为最适合的移植材料。另外，肋软骨可根据任何想要重建的区域被雕刻成各种形状。由于肋软骨的多用性，大多数小儿气道手术医师更偏爱使用这种移植物替代其他类型的移植物。然而，多次拔管失败的早产新生儿（见第 14 章，14.3.2）是一个例外，在这类患者中甲状软骨是环状软骨前裂开更受欢迎的移植材料。

19.5.1 LTR 的手术步骤

19.5.1.1 喉气管的颈部暴露

在气管造瘘口上缘行横形切口，向上翻起颈阔肌皮瓣到舌骨水平。从中线分开带状肌并向外侧牵拉。在这一步，带弹性支持钩的一次性 Lone Star 牵引器（Lone Star 医疗产品，斯坦福，TX 477 美国）可能比人工牵引器更适合，因为这样可减少手术过程中的助手人数。

甲状腺峡部被切开并牵引。仔细保存环甲肌。必须仔细解剖以控制来自甲状腺包膜的滋养血管。这保证了从舌骨到气管切开口

气道的最佳术野。在婴幼儿，必须通过沿甲舌膜上缘切开甲舌膜以松解隐藏在舌骨后面的甲状软骨，使甲状软骨移动到手术区域。仔细保存甲舌肌。

19.5.1.2 喉气管前裂开

垂直中线切开气道的长度须参照术前声门和声门下的内镜表现。对于孤立性 SGS，切口通常包括甲状软骨下 1/3、环甲膜、前部甲状软骨弓和上 2 个或 3 个气管环。对于涉及声门的 SGS（PGS，VC 粘连，CAA），切口必须扩大成一个完全的喉裂开，以提供最佳环状软骨后裂开和固定后部肋软骨移植物位置足够空间的环状软骨板的暴露（图 19.2）。必须非常小心地直接在前联合的中线分开甲状软骨翼板。当 VCs 和喉前联合完好时，通过用一个钝的剥离子在前联合的切口处从下向上剥离完成。如果 VCs 因获得性粘连或先天性喉膜融合在一起，从会厌仔细切开到甲状软骨切迹。用皮肤拉钩来改善声门上区域的暴露，全程目视操作下完成甲状软骨切开，在中线准确地分开融合的声带。推荐术前行内镜检查，这能保证在行喉裂开时，能够在显示器上全面地观察前联合[89]。但是这种技术实质上更加繁琐，内镜镜头经常因血染而模糊。

19.5.1.3 环状软骨后裂开

环状软骨后裂开必须在中线并严格垂直软骨平面进行。必须非常小心地确认环状软骨后面的黏膜不受损伤和切口选在通过环杓后肌间的裂缝。使用钝的弯血管钳来扩大分开的环状软骨板直到达到理想的宽度（见图 19.2）。

在切口上部，在没有进入喉咽部的情况下通过切除瘢痕组织和完全横断杓间肌以扩大杓状软骨间区。在切口下部，在切开附着在环状软骨板的纤维组织时，将切口向下延

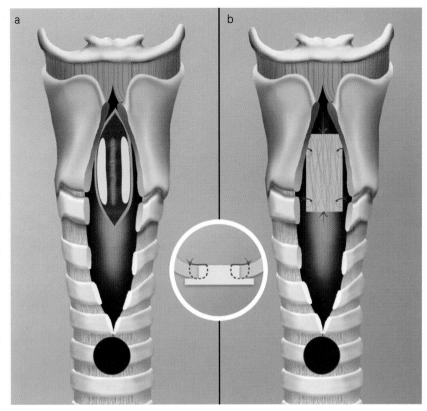

图 19.2 对声门下狭窄联合声门受累的全喉气管裂开：（a）为了提供声门区的良好视野，行喉正中裂开时，切口首先做在正对甲状软骨切迹上方。环状软骨后裂开必须精确地在中线完成。切口应该垂直环状软骨板平面。（b）后部肋软骨移植效果：扩大的构状软骨间距和声门下空间

长 5mm ~ 10mm，达到膜性气管壁。这是很好放置软骨移植物的基础。

19.5.1.4 肋软骨移植物的获取

术前，胸部区域被单独铺巾，用黏性塑胶片覆盖（斯泰里巾）。从与胸骨连接骨−肋软骨处的内侧开始，在乳腺下方的皮肤皱褶中做一个 2cm ~ 3cm 长的水平切口。切开皮下脂肪组织并向两边分离，暴露胸壁。胸廓下部的肋软骨通常是扁平或中间凹陷，这种有利的构型易被触诊到，从而使手术医师能选择获取移植物的最佳位置，通常是在第 7 到第 8 或者第 9 肋骨水平（图 19.3）。而且，在这个水平肋软骨通常融合在一起，使医生可以选择适当宽度的软骨移植物。一旦确定肋软骨的区域，麻醉和分离附着在肋骨上的

肌肉，小心保护好肋软骨上的软骨膜。用 15# 刀片，在肋骨的上下缘肋软骨厚度的中间切开肋软骨膜，使用小剥离子在下软骨膜平面的内表面解剖肋软骨（图 19.4），肋软骨的全长被充分暴露，依据需要的长度，于两端切断软骨，通常可以获取 3cm ~ 4cm 长的肋软骨。如果有必要，可以在首次获取肋软骨的上面或下面获得第二根肋软骨。仔细分离相应层面的组织，有助于维持一个少血的手术野。最后，手术伤口填充无菌生理盐水以确定有无气胸发生。手术创面留置引流，应用可吸收缝线分三层关闭切口。

19.5.1.5 雕刻后部肋软骨移植物

雕刻肋软骨移植物前，必须精确测量环状软骨板的首尾距离和厚度。对于 PGS，移

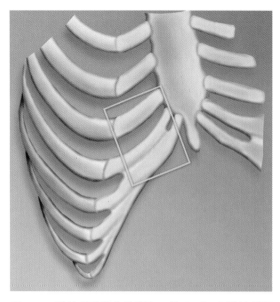

图 19.3 肋软骨移植物的获取：第 7、8、9 肋软骨通常在骨－软骨结合到胸骨处表现为一个扁的和轻微凹陷的表面。由于它们经常融合在一起，因此可以提供足够宽度的移植物

植物必须是长方形的。当杓状软骨间距离是正常的，后部移植是为了扩大孤立的 SGS 时，CCG 的上端必须稍微修剪成锥形，以避免术后杓状软骨间距离的过度扩张，导致音质不佳。对于长方形的 CCGs，移植物被剪切成与甲状软骨片相适应的适合长度，同时在内表面保持小的 1mm 长的软骨膜边缘。据

Cotton 报道，移植物宽度应与每岁 1mm 相当（最宽 10mm），然而最小移植物不应少于 4mm，这与新生儿声门杓状软骨间距离相等。

移植物首先被修剪到环状软骨板的厚度，同时伴 1mm ~ 2mm 的后外侧边缘。最后通过去除软骨膜面侧边的方形软骨片以设计软骨移植物的边缘（图 19.5）。理想状态下，移植物应该嵌入两个环状软骨片间，同时软骨膜面朝向腔道。

如果肋软骨的宽度不够雕刻出 CCG 的后侧边缘，把肋软骨做成长方形，切口完全垂直以便于分离开的环状软骨块切面良好连接。仔细缝合对防止移植物倾斜入声门下腔是至关重要的。

然而，尽管有固定支撑，组合的气道前后部分可能使喉框架不稳定和导致软骨移位，从而导致喉部变形（图 19.6）。

为了避免并发症，如果声门瘢痕病变局限于后联合，推荐采用不完全喉裂开术。尽管手术视野暴露受限，但伴软骨移植的环状软骨后裂开仍然是可能的，即使移植物的上端不能缝合固定。长方形肋软骨移植物从下向上嵌入，移植物的后侧断缘置于环状软骨板的后方。这种技术的优点是保存了喉前联

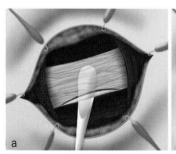
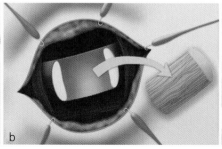
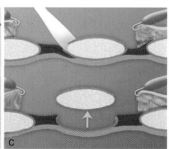

图 19.4 获得肋软骨移植物的技巧：（a）在肋骨的上下缘切开软骨膜，深度为肋软骨厚度的一半。（b）于胸壁深部的软骨膜下解剖软骨并在两端切断肋软骨。通常能获得一个 2cm ~ 4cm 长的肋软骨移植物。（c）胸壁深部软骨膜下解剖的轴面图

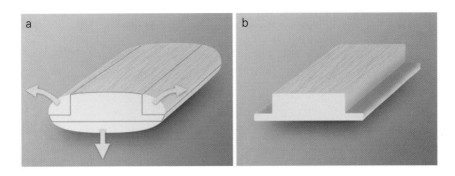

图 19.5 后部肋软骨移植物的设计：（a）通过切除肋软骨无软骨膜面的骨质，使肋软骨移植物达到合适的厚度（环状软骨板厚度加 1 或 2mm）。（b）切除肋软骨的两边，将其设计成两端带凸缘的矩形移植物

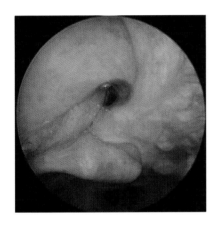

图 19.6 失败的喉气管重建术后喉支架扭曲：伴杓状软骨重叠的声门–声门下狭窄复发

合的完整性和喉框架的稳定性。

对于更复杂的声门–声门下狭窄（VC 粘连或网状样）或严重声门后狭窄（PGSs），伴或不伴环杓关节固定（CAA），环状软骨前裂开必须扩展成完全的喉裂开。

19.5.1.6 固定后部肋软骨移植物（图 19.7）

确定肋软骨的大小和形状后，用 4.0 或 5.0 的可吸收缝合线缝合固定移植物，每针都必须从移植物软骨面进针，再由移植物的侧面夹角出针（图 19.7a）。必须避免多针缝合以防止软骨破裂和随后发生软骨坏死。如果后部肋软骨移植物不能雕刻出后侧边缘，那么

缝针刺必须从距移植物后角 1mm 的背面出针。用皮肤拉钩提起环状软骨边缘后可以使缝针准确定位。这允许掀起后半环状软骨，以利于缝针定位（图 19.7b）。那四针用相同的方式定位，线结打在喉腔内。（图 19.7c）。用 5.0 或 6.0 的可吸收缝合线将肋软骨移植物上下端的软骨膜分别与杓状软骨间黏膜和膜性气管黏膜缝合。这一步有助于改善黏膜–软骨膜交界处的张力，从而防止移植物的二次感染。另外，在软骨膜上应用纤维蛋白凝血酶凝胶（Tisseel® 或 Tissucol®）以促进从重建区域边缘开始的再上皮化。

19.5.1.7 选择适当的支撑固定材料

如果对伴单独后部移植物的有限重建术（例如无明显 SGS 的 PGS）计划一期手术，选择使用与儿童年龄相当的柔软 Portex Blue Line® 管经鼻气管插管。然后取除气管切开套管，向远端气管推入气管插管，气管造瘘口垂直缝合。为最大化扩张前部气道，在瘘口处需要外加前部肋软骨移植物是必须的。

如果由于状况的复杂性（伴严重 PGS 的 SGS，CAA 或 VC 粘连）需要长期放置支撑物，那么必须选择一个恰当的喉气管模。测量喉气管模的恰当直径和长度，远端应该和气管造瘘口的上缘齐平（图 19.8）。对于给

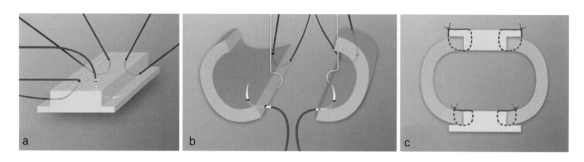

图19.7　缝合后部移植物的图解：(a)缝针必须通过软骨膜刺入，再由移植物侧面夹角出针。四针足够稳定移植物。(b)缝线正确通过环状软骨板：使用皮肤拉钩掀起环状软骨板边缘。针倾斜刺入环状软骨板的后下缘，从而使其与移植物的厚度一致。(c)外加前部移植物的最终截面图。注意准确的缝合位置，前部和后部肋软骨移植物的缝线走行是不同的

定的喉气管模，有4种不同长度可供使用，以适应与瘘口位置距离不等的气管长度。

19.5.1.8　固定支撑物和关闭喉裂口

　　关闭喉裂口前，喉气管模支撑物必须使用非吸收性4.0或3.0聚丙烯纺织纤维缝合线小心地固定。喉前联合的精确重建是非常重要的。这可在声带水平使用4.0或5.0可吸收缝合线在粘膜下穿过甲状软骨而完成。3.0聚丙烯纺织纤维缝合线水平地在环状软骨环和气管切开口上极的中间穿过气管壁和假体缝合。另外在相应的重建喉位置可使用

5.0可吸收缝线固定前联合处的喉气管模。尽管这种缝合在喉气管模取出前会被吸收，但在支撑术后的第一周这种缝合利于在前联合处恰当地安置假体。直到通常用4.0可吸收缝线完全重建和关闭喉裂前，不会固定喉气管模。在声门上，会厌柄必须向前褥式缝合固定到甲状软骨，以避免会厌脱垂和声门上狭窄。

　　如果声门下腔隙足够大，关闭中线不需要缝合过紧，在确认喉前联合恢复后关闭喉气管裂。需要注意不要过度拉紧固定喉气管模的3.0聚丙烯纺织纤维缝合线，避免重建

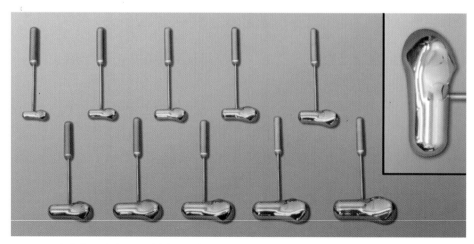

图19.8　术中使用的金属LT-模具测量探头：手术过程中，通过使用这些金属LT-模具测量探头，可以选择适合重建气道口径和长度的支撑物

气道的局部缺血。以后的放置喉气管模支撑物和恢复锐利的喉前联合，在一些病例中可能需要额外的前部移植。椭圆形的前部残余开口提示所需前部移植物的具体形状和大小。

19.5.1.9 雕刻和安装前部肋软骨移植物

前部声门下和气管椭圆形缺损的精确测量是非常重要的。测量应在适当大小的支撑物扩张气道到正常大小后留下的与所需移植物大小完全相同的缺损时进行。将肋软骨雕刻成船性移植物，在设计的移植物四周留下如图 19.9 的大的边缘。移植物软骨膜面应面向腔面，移植物的船性部分的厚度应该尽量和声门下和气管壁的厚度相近。移植物大的边缘可能在防止移植物在支撑物取出后脱垂进入气道方面发挥作用。

19.5.1.10 安放和固定前部肋软骨移植物

用来缝合移植物到位的 4.0 可吸收缝线将 ACCG 由外向内缝合。缝合时针必须通过软骨膜刺入，再由移植物侧面夹角出针，

如图 19.10 所示。适用的原则同后部移植物。通过气管或环状软骨壁的缝合，必须与 ACCG 和重建气道壁的厚度的位置准确匹配（图 19.7c）。这样有利于软骨植入物软骨膜的再上皮化（图 19.11）。

19.5.1.11 关闭颈部切口

Penrose 引流管放置在气管床而不接触软骨移植物。轻柔移动甲状腺腺叶，将甲状腺峡部缝合到软骨移植物上以保持重建术获得最佳的血供。在中线缝合带状肌，分两层缝合皮肤（图 19.12 和图 19.13）。

19.6 一期喉气管重建（SS-LTR）

行 SS-LTR 前必须符合以下条件：

（1）患者必须没有明显的先天异常，肺的、心脏的和神经系统的畸形或精神残疾。

（2）瘢痕必须仅累及一个气道平面（例如孤立性 PGS 或孤立性 SGS），而且 SGS 必须是轻Ⅲ级（75%）或更轻。

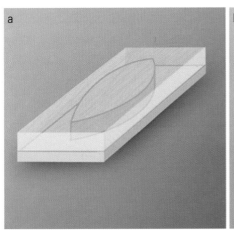
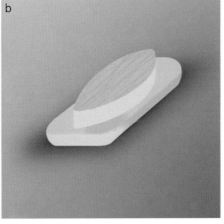

图 19.9 雕刻前部肋软骨移植物：（a）在软骨膜面，描绘一个与喉气管前部缺损完全匹配的船形模板，保存软骨上部、下部和侧缘。（b）前部肋软骨移植物恰当雕刻后的效果

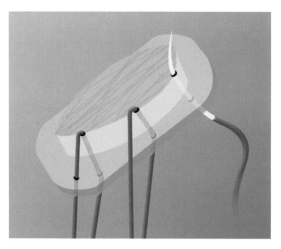

图19.10 喉气管重建中通过船型前部肋软骨移植物的正确缝合部位：从软骨背面进针，从在肋软骨移植物的船型软骨膜边缘出针

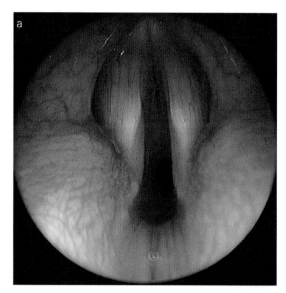

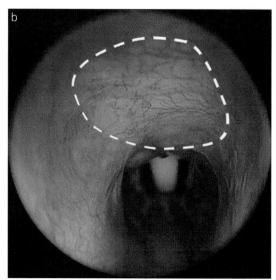

图19.12 对Ⅱ级先天性声门下狭窄的伴前部肋软骨移植的喉气管重建：（a）术前：椭圆形环状软骨。（b）术后3个月：整合很好的前部肋软骨移植的、大的、圆形声门下（白色虚线）

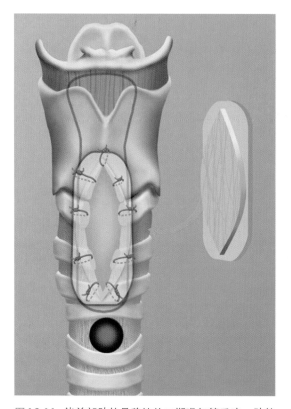

图19.11 伴前部肋软骨移植的二期喉气管重建：肋软骨移植物软骨膜面向腔面缝合到位。大的软骨缘防止肋软骨移植物脱垂进入气道。接口部分详细的缝合参见图19.7c

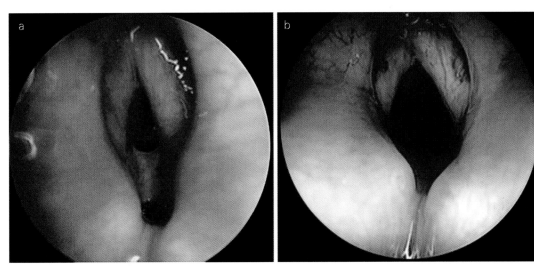

图 19.13 Ⅲ级声门下狭窄联合声门后狭窄的喉气管重建:(a)术前:薄的后部声门狭窄,触诊时环杓关节被动移动。(b)术后 3 个月:伴前部和后部肋软骨移植的喉气管重建和 1 个月 LT-模具支撑恢复了足够宽敞的气道

(3)如果存在气管造瘘口,则必须接近 SGS,这样才能很容易地将其包括在重建区域(见第 14 章,14.3.4)。

(4)应用(前部或后部)CCG 提供足够的气道重建必须是可行的,以此保存喉框架的最佳稳定性。如果后部移植是必须的,那么前方中线切开环状软骨和上方气管环不应扩大成完全的喉裂开。尽管伴前部和后部 CCG 的 SS-LTR 可以实施,但术后重建气道发生变形的风险更大,这时完全喉裂开是必要的。一般来说,对于单独前部移植物,7 天的气管插管支撑时间是足够的,但是对于单独后部移植物或联合的前-后部移植物,支撑时间必须保证至少 14 天。大多数病例术后仅镇静,不需给解痉剂。

19.6.1 一期喉气管重建的手术步骤(SS-LTR)

一期 LTR 的手术步骤和二期 LTR 相似,但在 SS-LTR 中气管造瘘口需要重建和关闭。

为此,修改两处手术程序是必要的:

(1)ACCG 必须更长,而且必须做成三角形状以适应尾端气管造瘘口的圆形缺损。必须保存明显的软骨远端边缘以避免移植物在瘘口处脱垂入气道内。如果因长的肋软骨有些弯曲而不能匹配前部声门下缺损,在软骨膜对面做小的横向楔形切口使软骨变平从而接近气管前壁的形状(图 19.14)。移植物用前面描述的技术缝合到位。

(2)在术中去除气管切开套管时,必须安装气管插管。对于单独的前部移植物,操作可以在裂开气道后立即执行。与患者年龄相当的正常大小气管插管必须能很轻易地通过而进入更低气道。扩大的声门下可对 ACCG 的长度和宽度做很好的估计。

对于单独的后移植或联合的前-后移植,在后移植物缝合到位后行气管插管。环状软骨后裂开和软骨板扩张后,气管插管首先插入喉,通过前部声门下开口,抓住气管插管的尖端再用一根 mercilene 线系在它的最远端(不通过 Murphy 眼)。然后麻醉医师将气管插管拉回入

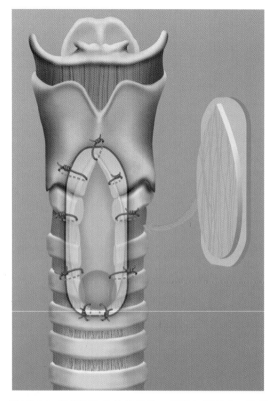

图19.14 伴前部肋软骨移植的一期喉气管重建：软骨入口的形状似三角状以适应气管造瘘口的圆形开口。包括气管切开处的前部肋软骨移植物被缝合到位。缝合技术和二期手术中使用的相同

喉，同时向前联合方向拉起牵引线，提供通畅的后部肋软骨移植手术视野。完成这一步骤后，拉动 mercilene 线将气管插管拉入声门下，确保倾斜的管尖端没有插入黏膜形成的皱襞内。去除气管造瘘口的通气管后，气管插管被轻柔地推入远端气道。然后如前面描述一样进行前部肋软骨移植。由于气管造瘘口的存在，瘘口上方塌陷和细菌污染的风险会持续存在，SS-LTR 的应用有利于愈合过程，获得术后效果的改善。再者，从患者的利益出发，一期手术利于减轻患者对气管切开的依赖。

不过，手术医师在严重的多水平的或高反应性的狭窄以及伴发明显合并症病例应该毫不犹豫地应用二期 LTR。影响做出

决定的另外一个相关因素是手术医师、麻醉医师和 PICU 团队的技术特长。相对于 SS-LTR，DS-LTR 可能在没太多经验的团队中更受偏爱。

专栏19.3 和19.4　LTR的手术要点

- 对单独前部或后部CCG不要完全裂开喉

- 对于一个简单的伴单纯ACCG的LTR，从甲状软骨下1/3向下到最上面的两个气管环扩大中线甲状软骨气管切口

- 避免向下切开甲状软骨时到达声带前联合（从甲状软骨切迹到甲状软骨下缘的中点）以保证良好的音质。

- 对联合的ACCG和PCCG，扩大垂直中线甲状软骨切开成完全的喉裂开

- 在中线小心地切开甲状软骨以保持完整的喉前联合

- 在后部声门瘢痕的病例，通过横断杓间肌扩大环状软骨后裂开

- 获取在扁平面或轻微凹陷面带软骨膜的肋软骨

- 获取一个CCG后系统地检查有无气胸

- 将PCCG雕刻成一个伴软骨膜面向腔道的长方形，同时保存软骨侧缘以将移植物楔入两个分开的环状软骨块之间

- 将ACCG在软骨膜面雕刻成椭圆形，同时在对侧面保存软骨侧缘以避免ACCG脱垂进入气道

- 保持CCG的软骨膜面面向腔面

- 选择一个形状、直径和长度适当的支撑物固定重建气道

- 对于一期LTR，为了维持最佳的喉稳定性，避免完全裂开喉

- 在SS-LTR病例，用患者相应年龄的正常大小的气管插管再次插管后雕刻和缝合ACCG到位

19.7 术后护理和并发症

在 PICU 或半 ICU 的术后监护时间依据患者年龄和手术类型（SS-LTR *vs*. DS-LTR）。

术后常规查胸片以排除气胸（获取肋软骨后）或支气管分泌物和血块阻塞引起的肺不张。为防止迟发性并发症，手术结束后建议用生理盐水冲洗，同时抽吸可能从手术区迁移到远端气道的黏液栓或血凝块。

术后继续使用术前用的抗生素和质子泵抑制剂，根据情况可调整（如在二次感染、细菌敏感性改变、需要增加 PPI 剂量或附加 H2 阻滞剂的病例）。

术后对颈部皮下气肿、血肿或二次感染需检查 10d 以上。

患者稳定后，即使进行的是 SS-LTR，都要转移到病房。通过适当的术后护理，清醒的患者也可能忍受 SS-LTR 中用来支撑的鼻气管插管。恰当的湿化和气管插管盐水滴注来防止由干燥分泌物引起气管插管堵塞是很关键的。父母和护理人员的细心监视与护理是保证手术成功的先决条件。

当敷料干燥后去除 Penrose 引流管，通常在 48h 后。当前部肋软骨移植物的尾端接近气管造瘘口的上缘时，伴支撑术的二期重建术病例需要给予特别关注。确实，由于接近气管切开套管，软骨移植物有二次感染的高风险。由于医疗群体意识的加强、恰当的气管切开位置（见第 14 章，14.3.4）很可能改善 LTR 和 PCTR 的手术效果。与造瘘口上方塌陷达到重建部位的传统的切口（位于第二到第三气管环）位置相比，与重建的声门下有距离的气管造瘘口有利于伤口愈合。

一般来说，早期的并发症与肺部或手术位置相关。在术后第一周，必须每天两次查看颈部。出院后指导父母观察是否有局部并发症发生的迹象，包括颈部红斑、肿胀和触痛，主要由于移植物后发生的二次感染或二期手术病例的支撑物移位引起的。LTR 后的移植物移植失败率估计在 2% 左右[27]。另外，必须定期查看是否合并气胸、肺不张和支气管肺炎。

文献中报道很多 LTR 后失败的原因[27]。已报道的总体失败率占 10% ~ 20%[22,43,62,87]，大多数发生在孤立性Ⅲ级/Ⅳ级 SGS 或伴声门累及的 SGS 的首次手术后[41]。

精细的治疗步骤（术前评估、手术技术和术后护理）会使治疗效果得到明显改善[73]。尽管注意细节，仍然会有相当数量的重建手术失败，部分发生在严重Ⅲ或Ⅳ级 SGS 病例（甚至不伴声门累及）[43]。

使用 LTR 作为初次治疗的Ⅳ级 SGS 病例，有高达 70% 的病例需要改良手术[41]。

19.8 喉气管重建（LTR）的治疗效果

在世界范围内比较有关小儿气道狭窄的气道重建手术（ARS）经验是很困难的。确实，不同原因可能导致同样的 Myer-Cotton 狭窄程度，需要很大的标本量才能将患者分成不同的亚组（表 19.1）。除了辛辛那提平均每年能做 100 台气道重建外[43]，其他主要机构做的干预较少，从报道中看大约每年在 10 ~ 20 个 ABSs[62,65,87]，病例涉及不同的种族人群、病理分类和手术策略（例如不同程度的 SGS、伴或不伴声门累及、一期或二期手术）、被作为测量初始效果的总体脱管率[7,11,33,38,55,73,74,77,78,81,88]。因此，手术经验很有限，而且很分散。当依据患者或疾病特点

表 19.1 对相同初始气道狭窄气道重建的不同影响结果

| 初期手术与补救手术 |
| 单独SGS与合并声门狭窄±环杓关节固定的SGS |
| 一期与二期手术 |
| 无合并症与有合并症 |
| LTR与PCTR |

进行效果评估时，常常产生统计学上不相关的更小的患者组。为了收集儿童年龄组的特定疾病 ARS 效果的准确信息，必须在全世界范围进行联合报道，这能够使手术医师与患儿父母讨论干预时预测 ARS 的效果（表 19.2）。

到目前为止，只有一个报道涉及了相同纳入标准（如孤立性 SGS）的足够大数量的病例，从而能够分析特异性手术和 ARS 后的总体脱管或拔管率[43]。报道中，12 年（1988～2000）期间共收集了 1296 个 ARSs 的资料，分成二期或一期 LTRs 后程度特意性的脱管或拔管率。这个系列包括了 199 个单一的 SGS 诊断（如不伴没有声门上、声门或上气管疾病）的 LTRs。结果列在表 19.3 中。

与 DS-LTRs 相比，一期 LTRs 适应于程度不太严重的 SGS（对于Ⅱ级 SGSs 49% SS-LTR*VS*22%DS-LTRs 和对于Ⅲ级、Ⅳ级 SGSs 51% SS-LTR*vs.*78% DS-LTRs）。数据显示二期手术接近一半的患者需要修订性手术，相比之下一期手术只有 18%。对于联合 DS-LTR 和 SS-LTR 的特异性手术和总体脱管率分别是 65%（121/187 病例）和 87%（162/187 病例）。

一期 LTR 在程度不太严重的病例中更受欢迎（Ⅰ级和Ⅱ级 以及一些小的Ⅲ级）。当在严重Ⅲ级或Ⅳ级 SGS 施行伴前后肋软骨

移植手术时，术后再次插管或二次气管切开的可能性更高。在报道的文献中 SS-LTR 的总体脱管率在 84%～96% 左右，在这些病例中 70% 属于 Cotton-Myer 分级Ⅰ级或Ⅱ级 SGS[10,22,42,52,58,79,82,91]。1/3 的患者需要再次插管和大约 15% 需要气管切开。在小于 4 周岁的儿童中，那些孕期短于 30 周的儿童和表现出中到重度气管软化的儿童，他们的成功拔管可能性会下降。

经过对涉及Ⅱ级~Ⅳ级 SGSs 的 LTR 中三个最大系列的分析（表 19.4），特异性手术和总体脱管率分别是 68%（范围：65%～70%）和 89%（范围：87%～95%）。在发表的系列中，第一次手术的失败率 33%（范围：30%～35%）（表 19.5）。为达到表 19.4 中出的总体脱管率，需要 1 到 4 次（平均 1.4 次/人）附加开放性手术。当和Ⅱ级 SGS 相比时，在 Myer-Cotton 分级的Ⅲ级和Ⅳ级 SGS 的特异性手术和 LTR 后的总体脱管率不是很理想，除那些病例数太小而不能进行数据分析外（见表 19.3）。再次说明了单个机构在收集资料中的困难，即使拥有世界上最大的患者群体。

2001 年，这个团队又[41]发表了一篇包括 56 个Ⅳ级 SGS 病例的报道，这些病例是在 20 多年间收集到的。在这些患者群体中，39 个需要 1 次以上（范围：2～9 次）的手术以完成脱管，平均脱管时间是 28 个月（范围 0.1～120 个月）。由于手术技能的改善，Ⅳ级 SGS 的 LTR 后脱管率从 1980 年带的 67% 增加到 1990 年带的 86%。在同一篇文章中，作者报道对于Ⅳ级 SGS，PCTR 和 LTR 脱管率和行修订性手术率分别是是 92% *vs*81%、18% *vs*46%。和前面很多作者[59,69,83,88]提出的一样，这些发现支持在严重Ⅲ级和Ⅳ级 SGSs 中应用 PCTR。总之，现在 PCTR 被广泛应用于儿童年龄组治疗严重Ⅲ级和Ⅳ级 SGSs。

表 19.2 气道重建的报道系统

- 声门下狭窄

程度		
	I	☐
	II	☐
	III	☐
	IV	☐

- 声门累及

>未累及	☐
>后部声门狭窄	☐
>声带粘连或网状	☐
>穿声门狭窄（声门上、声门、声门下）	☐

- 声带动度损害

>神经源性	☐
>瘢痕性	☐
>联合性	☐
>单侧	☐
>双侧	☐

- 合并症

>气道:	– 阻塞性呼吸睡眠相关性阻塞	☐
	– 气管瘢痕/软化	☐
>患者:	– 呼吸功能不全（氧气依赖）	☐
	– 严重心血管异常	☐
	– 神经、精神损害	☐
	– 严重胃食管反流病,嗜酸性食管炎	☐
	– 严重综合征/非综合征异常	☐

- 新的Myer–Cotton气道分级系统:

I a	☐	I b	☐	I c	☐	I d	☐
II a	☐	II b	☐	II c	☐	II d	☐
III a	☐	III b	☐	III c	☐	III d	☐
IV a	☐	IV b	☐	IV c	☐	IV d	☐
⇧		⇧		⇧		⇧	
孤立性SGS		SGS		SGS+声门累及		SGS +合并症+声门累及	
		+					
		合并症					

表 19.3 辛辛那提的 199 个单一诊断为 SGS 的 LTR 经验结果[43]

Myer - cotton分级	二期LTR（n = 101）		一期LTR（n = 98）	
	特异性手术率	总体脱管率	特异性手术率	总体脱管率
Ⅱ	85%（18/21）	95%（20/21）	82%（37/45）	100%（45/45）
Ⅲ	37% 23/61	74%（45/61）	79%（34/43）	86%（37/43）
Ⅳ	50%（7/14）*	86%（12/14）*	67%（2/3）*	100%（3/3）*
Ⅱ，Ⅲ，Ⅳ	~50%（48/96）	~80%（77/96）	~80%（73/91）	~93%（85/91）
修订性手术	所有病例的48% 1.6次/人		所有病例的18% 1.3次/人	

* 注意病例数很小

表 19.4 世界上数量最大系列 LTR 的特异性手术和总体脱管率

Myer - cotton 分级*	GOS* 1992 伦敦[65]		Robert–Debré 1999 巴黎[62]		CCHMC 2001 辛辛那提[43]	
	特异性手术脱管率	总体脱管率	特异性手术脱管率	总体脱管率	特异性手术脱管率	总体脱管率
Ⅱ	NR	89（41/46）	83%（30/36）	NR	83%（55/66）	95%（65/66）
Ⅲ	NR	78（21/27）	75%（33/44）	NR	55%（57/104）	79%（82/104）
Ⅳ	NR	50%（4/8）	24%（5/21）	NR	53%（9/17）	88%（15/17）
Ⅱ，Ⅲ，Ⅳ	70%	81%+	68%	NR	65%	87%

* GOS（大奥蒙德街）系列使用的是老的Cotton气道分级系统（查看第 5 章）
+ 报道的总体脱管率是89%，在Cotton - Myer气道分级系统中一些Ⅰ级分入了Ⅱ级SGS中（第5章[22]）
   NR=未报道

表 19.5 初次 *LTRs 后手术失败

机构	GOS 1992伦敦[64]	Robert–Debré 1999 巴黎[62]	CCHMC 2001 辛辛那提[43]
失败率	30%（32/108）	33%（33/101）	35%（66/187）
根据Myer–Cotton分级系统的分布	Ⅱ：57% Ⅲ：33% Ⅳ：10%	Ⅱ：36% Ⅲ：44% Ⅳ：20%	Ⅱ：35% Ⅱ：56% Ⅳ：9%
每个小儿修订性手术的平均数目	NR	1.18	1.49

GOS =大奥蒙德街
* 初次=发表系列的第一次手术，不是在儿童气道上的第一次手术
+ 在GOS系列中使用的是老的Cotton气道分级系统
+ 在巴黎和辛辛那提系列中应用的是新的Myer - Cotton气道分级系统

参考文献

1. Aboulker, B.: Traitement des Stenoses Tracheales. Problèmes Actuels d'oto-rhino-laryngologie, pp. 275–295. Librairie Maloine, Paris (1968)

2. Aboulker, P., Demaldent, J.: Procédé d'élargissement laryngo-trachéal aucours des sténoses. Ann. Otolaryngol. Chir. Cervicofac. **86**, 757–762 (1969)

3. Aboulker, P., Sterkers, J.M., Demaldent, E.: Modifications apportées à l'intervention de rethi. Intérêts dans les sténoses laryngo-trachéales et trachéales. Ann. Otolaryngol. Chir. Cervicofac. **83**, 98–106 (1966) (Paris)

4. Albert, D.: Post-intubation laryngotracheal stenosis. In: Graham, J.M., Scadding, J.K., Bull, P.D. (eds.) Pediatric ENT, p. 224. Springer, Berlin/Heidelberg (2008)

5. Allen, T.H., Steven, I.M.: Prolonged endotracheal intubation in infants and children. Br. J. Anaesth. **37**, 566–573 (1965)

6. Arbuckle, M.: Cicatricial laryngo-tracheal stenosis treated successfully by open operation and skin graft. A preliminary report. Trans. Am. Laryngol. Rhinol. Otol. Soc. **33**, 450–452 (1927)

7. Baculard, F., Couloigner, V., Francois, M., et al.: Laryngotracheoplasty reconstruction with four-quadrant cricoid division in children. Ann. Otolaryngol. Chir. Cervicofac. **121**, 104–109 (2004)

8. Bailey, C.M.: Surgical management of acquired subglottic stenosis. J. Laryngol. Otol. Suppl. **17**, 45–48 (1988)

9. Bailey, M., Hoeve, H., Monnier, P.: Paediatric laryngotracheal stenosis: a consensus paper from three European centres. Eur. Arch. Otorhinolaryngol. **260**, 118–123 (2003)

10. Bauman, N.M., Oyos, T.L., Murray, D.J., et al.: Postoperative care following single-stage laryngotracheoplasty. Ann. Otol. Rhinol. Laryngol. **105**, 317–322 (1996)

11. Berkowitz, R.G.: Paediatric laryngotracheal reconstruction: Melbourne experience at the Royal Children's Hospital. Aust. New Zeal. J. Surg. **65**, 650–653 (1995)

12. Calcaterra, T., McClure, R., Ward, P.: Effect of laryngofissure on the developing canine larynx. Ann. Otol. Rhinol. Laryngol. **83**, 810–813 (1974)

13. Conley, J.: Reconstruction of the subglottic air passage. Ann. Otol. Rhinol. Laryngol. **62**, 477–495 (1953)

14. Cotton, R.: Management of subglottic stenosis in infancy and childhood. Review of a consecutive series of cases managed by surgical reconstruction. Ann. Otol. Rhinol. Laryngol. **87**, 649–657 (1978)

15. Cotton, R.T.: Pediatric laryngotracheal stenosis. J. Pediatr. Surg. **19**, 699–704 (1984)

16. Cotton, R.T., Seid, A.B.: Management of the extubation problem in the premature child. Anterior cricoid split as an alternative to tracheotomy. Ann. Otol. Rhinol. Laryngol. **89**, 508–511 (1980)

17. Cotton, R.T., Evans, J.N.: Laryngotracheal reconstruction in children. Five-year follow-up. Ann. Otol. Rhinol. Laryngol. **90**, 516–520 (1981)

18. Cotton, R.T., O'Connor, D.M.: Paediatric laryngotracheal reconstruction: 20 years' experience. Acta Otorhinolaryngol. Belg. **49**, 367–372 (1995)

19. Cotton, R.T., Richardson, M.A., Seid, A.B.: Panel discussion: the management of advanced laryngotracheal stenosis. Management of combined advanced glottic and subglottic stenosis in infancy and childhood. Laryngoscope **91**, 221–225 (1981)

20. Cotton, R.T., Gray, S.D., Miller, R.P.: Update of the Cincinnati experience in pediatric laryngotracheal reconstruction. Laryngoscope **99**, 1111–1116 (1989)

21. Cotton, R.T., Mortelliti, A.J., Myer 3rd, C.M.: Four-quadrant cricoid cartilage division in laryngotracheal reconstruction. Arch. Otolaryngol. Head Neck Surg. **118**, 1023–1027 (1992)

22. Cotton, R.T., Myer 3rd, C.M., O'Connor, D.M., et al.: Pediatric laryngotracheal reconstruction with cartilage grafts and endotracheal tube stenting: the single-stage approach. Laryngoscope **105**, 818–821 (1995)

23. Crysdale, W.S.: Extended laryngofissure in the management of subglottic stenosis in the young child: a preliminary report. J. Otolaryngol. **5**, 479–486 (1976)

24. Crysdale, W.S.: Subglottic stenosis in children. A management protocol plus surgical experience in 13 cases. Int. J. Pediatr. Otorhinolaryngol. **6**, 23–35 (1983)

25. Crysdale, W.S., Crepeau, J.: Surgical correction of subglottic stenosis in children. J. Otolaryngol. **11**, 209–213 (1982)

26. da Silva, O., Stevens, D.: Complications of airway management in very-low-birth-weight infants. Biol. Neonate **75**, 40–45 (1999)

27. de Alarcon, A., Rutter, M.J.: Revision pediatric laryngotracheal reconstruction. Otolaryngol. Clin. North Am. **41**, 959–980 (2008)

28. Doig, C.M., Eckstein, H.B., Waterston, D.J.: The surgical treatment of laryngeal and subglottic obstruction in infancy and childhood. Z. Kinderchir. Grenzgeb. **12**, 293–303 (1973)

29. Drake, A.F., Contencin, P., Narcy, F., et al.: Lateral cricoid cuts as an adjunctive measure to enlarge the stenotic subglottic airway: an anatomic study. Int. J. Pediatr. Otorhinolaryngol. **18**, 129–137 (1989)

30. Drettner, B., Lindholm, C.E.: Experimental tracheal reconstruction with composite graft from nasal septum. Acta Otolaryngol. **70**, 401–407 (1970)

31. Duncavage, J.A., Ossoff, R.H., Toohill, R.J.: Laryngotracheal reconstruction with composite nasal septal cartilage grafts. Ann. Otol. Rhinol. Laryngol. **98**, 581–585 (1989)

32. Evans, J.N., Todd, G.B.: Laryngo-tracheoplasty. J. Laryngol. Otol. **88**, 589–597 (1974)

33. Fayoux, P., Vachin, F., Merrot, O., et al.: Thyroid alar cartilage graft in paediatric laryngotracheal reconstruction. Int. J. Pediatr. Otorhinolaryngol. **70**, 717–724 (2006)

34. Fearon, B., Ellis, D.: The management of long term airway problems in infants and children. Ann. Otol. Rhinol. Laryngol. **80**, 669–677 (1971)

35. Fearon, B., Cotton, R.: Subglottic stenosis in infants and children: the clinical problem and experimental surgical correction. Can. J. Otolaryngol. **1**, 281–289 (1972)

36. Fearon, B., Cotton, R.: Surgical correction of subglottic stenosis of the larynx in infants and children. Progress report. Ann Otol Rhinol Laryngol **83**, 428–431 (1974)

37. Fearon, B., Cinnamond, M.: Surgical correction of subglot-

tic stenosis of the larynx. Clinical results of the Fearon-Cotton operation. J Otolaryngol. **5**, 475–478 (1976)

38. Froehlich, P., Canterino, I., So, S., et al.: Long-term airway considerations after treatment of severe pediatric laryngotracheal stenosis in five children. Int. J. Pediatr. Otorhinolaryngol. **33**, 43–51 (1995)

39. Gaudet, P.T., Peerless, A., Sasaki, C.T., et al.: Pediatric tracheostomy and associated complications. Laryngoscope **88**, 1633–1641 (1978)

40. Grahne, B.: Operative treatment of severe chronic traumatic laryngeal stenosis in infants up to three years old. Acta Otolaryngol. **72**, 134–137 (1971)

41. Gustafson, L.M., Hartley, B.E., Cotton, R.T.: Acquired total (grade 4) subglottic stenosis in children. Ann. Otol. Rhinol. Laryngol. **110**, 16–19 (2001)

42. Gustafson, L.M., Hartley, B.E., Liu, J.H., et al.: Singlestage laryngotracheal reconstruction in children: a review of 200 cases. Otolaryngol. Head Neck Surg. **123**, 430–434 (2000)

43. Hartnick, C.J., Hartley, B.E., Lacy, P.D., et al.: Surgery for pediatric subglottic stenosis: disease-specific outcomes. Ann. Otol. Rhinol. Laryngol. **110**, 1109–1113 (2001)

44. Hof, E.: Surgical correction of laryngotracheal stenoses in children. Prog. Pediatr. Surg. **21**, 29–35 (1987)

45. Holinger, P.H., Johnston, K.C.: The management of chronic laryngeal stenosis. Ann. Otol. Rhinol. Laryngol. **67**, 496–515 (1958)

46. Jackson, C.: Stenosis of the larynx with special reference to curative treatment with core moulds. Trans. Am. Laryng. Rhin. Otol. Soc. **42**, 12–24 (1936)

47. Killian, G.: On the treatment of laryngeal tuberculosis. Dtsch Med. Wochenschr. **38**, 585–589 (1912)

48. Krizek, T.J., Kirchner, J.A.: Tracheal reconstruction with an autogenous mucochondrial graft. Plast. Reconstr. Surg. **50**, 123–130 (1972)

49. Lapidot, A., Sodagar, R., Ratanaprashtporn, S., et al.: Experimental repair of subglottic stenosis in piglets. "Trapdoor" thyrochondroplasty flap. Arch. Otolaryngol. **88**, 529–535 (1968)

50. Laurens, G.: Chirurgie de l'oreille, du nez, du pharynx et du larynx. Masson et cie, Paris (1924)

51. LeJeune, F., Owens, N.: Chronic laryngeal stenosis. Ann. Otol. Rhinol. Laryngol. **44**, 354–363 (1935)

52. Lusk, R.P., Gray, S., Muntz, H.R.: Single-stage laryngotracheal reconstruction. Arch. Otolaryngol. Head Neck Surg. **117**, 171–173 (1991)

53. Lusk, R.P., Kang, D.R., Muntz, H.R.: Auricular cartilage grafts in laryngotracheal reconstruction. Ann. Otol. Rhinol. Laryngol. **102**, 247–254 (1993)

54. MacRae, D., Barrie, P.: "Swiss roll" laryngotracheoplasty in young children. J. Otolaryngol. **15**, 116–118 (1986)

55. Maddalozzo, J., Holinger, L.D.: Laryngotracheal reconstruction for subglottic stenosis in children. Ann. Otol. Rhinol. Laryngol. **96**, 665–669 (1987)

56. Markham, W.G., Blackwood, M.J., Conn, A.W.: Prolonged nasotracheal intubation in infants and children. Can. Anaesth. Soc. J. **14**, 11–21 (1967)

57. McDonald, I.H., Stocks, J.G.: Prolonged Nasotracheal Intubation. A review of its development in a Paediatric Hospital. Br. J. Anaesth. **37**, 161–173 (1965)

58. McQueen, C.T., Shapiro, N.L., Leighton, S., et al.: Singlestage laryngotracheal reconstruction: the Great Ormond Street experience and guidelines for patient selection. Arch. Otolaryngol. Head Neck Surg. **125**, 320–322 (1999)

59. Monnier, P., Savary, M., Chapuis, G.: Partial cricoid resection with primary tracheal anastomosis for subglottic stenosis in infants and children. Laryngoscope **103**, 1273–1283 (1993)

60. Monnier, P., Ikonomidis, C., Jaquet, Y., et al.: Proposal of a new classification for optimising outcome assessment following partial cricotracheal resections in severe pediatric subglottic stenosis. Int. J. Pediatr. Otorhinolaryngol. **73**,1217–1221 (2009)

61. Morgenstein, K.M.: Composite auricular graft in laryngeal reconstruction. Laryngoscope **82**, 844–847 (1972)

62. Ndiaye, I., Van de Abbeele, T., Francois, M., et al.: Traitement chirurgical des sténoses laryngées de l'enfant. Ann. Otolaryngol. Chir. Cervicofac. **116**, 143–148 (1999)

63. Negus, V.: Treatment of chronic stenosis of the larynx with special reference to skin grafting. Ann. Otol. Rhinol. Laryngol. **47**, 891–901 (1938)

64. Ochi, J.W., Evans, J.N., Bailey, C.M.: Pediatric airway reconstruction at Great Ormond Street: a ten-year review. II. Revisional airway reconstruction. Ann. Otol. Rhinol. Laryngol. **101**, 595–597 (1992)

65. Ochi, J.W., Evans, J.N., Bailey, C.M.: Pediatric airway reconstruction at Great Ormond Street: a ten-year review. I. Laryngotracheoplasty and laryngotracheal reconstruction. Ann. Otol. Rhinol. Laryngol. **101**, 465–468 (1992)

66. Papsidero, M.J., Pashley, N.R.: Acquired stenosis of the upper airway in neonates. An increasing problem. Ann. Otol. Rhinol. Laryngol. **89**, 512–514 (1980)

67. Prescott, C.A.: Protocol for management of the interposition cartilage graft laryngotracheoplasty. Ann. Otol. Rhinol. Laryngol. **97**, 239–242 (1988)

68. Rabot, de Barlatier, L., Garel, J., et al.: Rétrécissements du larynx et de la trachée consécutifs au tubage et à la trachéotomie. Maloine, Paris (1908)

69. Ranne, R.D., Lindley, S., Holder, T.M., et al.: Relief of subglottic stenosis by anterior cricoid resection: an operation for the difficult case. J. Pediatr. Surg. **26**, 255–258 (1991)

70. Ratner, I., Whitfield, J.: Acquired subglottic stenosis in the very-low-birth-weight infant. Am. J. Dis. Child. **137**, 40–43 (1983)

71. Rethi, A.: An operation for cicatricial stenosis of the larynx. J. Laryngol. Otol. **70**, 283–293 (1956)

72. Rinne, J., Grahne, B., Sovijarvi, A.R.: Long-term results after surgical treatment of laryngeal stenosis in small children. Int. J. Pediatr. Otorhinolaryngol. **10**, 213–220 (1985)

73. Rizzi, M.D., Thorne, M.C., Zur, K.B., et al.: Laryngotracheal reconstruction with posterior costal cartilage grafts: outcomes at a single institution. Otolaryngol. Head Neck Surg. **140**, 348–353 (2009)

74. Saunders, M.W., Thirlwall, A., Jacob, A., et al.: Single-ortwo-stage laryngotracheal reconstruction; comparison of outcomes. Int. J. Pediatr. Otorhinolaryngol. **50**, 51–54 (1999)

75. Schmiegelow, E.: Stenosis of the larynx: a new method of surgical treatment. Arch. Otolaryngol. **9**, 473–493 (1929)

76. Schroeder Jr., J.W., Holinger, L.D.: Congenital laryngeal stenosis. Otolaryngol. Clin. North Am. **41**, 865–875 (2008)

77. Schultz-Coulon, H.J.: The management of postintubation stenoses in children. HNO **52**, 363–377 (2004)

78. Schultz-Coulon, H.J., Laubert, A.: Laryngotracheoplasty in early childhood. HNO **36**, 1–12 (1988)

79. Seid, A.B., Pransky, S.M., Kearns, D.B.: One-stage laryngotracheoplasty. Arch. Otolaryngol. Head Neck Surg. **117**, 408–410 (1991)

80. Shapiro, R.S.: Surgical repair of complete subglottic stenosis. J. Otolaryngol. **7**, 223–229 (1978)

81. Silva, A.B., Lusk, R.P., Muntz, H.R.: Update on the use of auricular cartilage in laryngotracheal reconstruction. Ann. Otol. Rhinol. Laryngol. **109**, 343–347 (2000)

82. Stenson, K., Berkowitz, R., McDonald, T., et al.: Experience with one-stage laryngotracheal reconstruction. Int. J. Pediatr. Otorhinolaryngol. **27**, 55–64 (1993)

83. Stern, Y., Gerber, M.E., Walner, D.L., et al.: Partial cricotracheal resection with primary anastomosis in the pediatric age group. Ann. Otol. Rhinol. Laryngol. **106**, 891–896 (1997)

84. Strong, R.M., Passy, V.: Endotracheal intubation. Complications in neonates. Arch. Otolaryngol. **103**, 329–335 (1977)

85. Toohill, R.J.: Autogenous graft reconstruction of the larynx and upper trachea. Otolaryngol. Clin. North Am. **12**, 909–917 (1979)

86. Toohill, R.J., Martinelli, D.L., Janowak, M.C.: Repair of laryngeal stenosis with nasal septal grafts. Ann. Otol. Rhinol. Laryngol. **85**, 600–608 (1976)

87. Triglia, J.M., Belus, J.F., Portaspana, T., et al.: Laryngeal stenosis in children. Evaluation of 10 years of treatment. Ann. Otolaryngol. Chir. Cervicofac. **112**, 279–284 (1995)

88. Vollrath, M., Freihorst, J., von der Hardt, H.: Surgery of acquired laryngotracheal stenoses in childhood. Experiences and results from 1988 to 1998. I: laryngotracheal reconstruction. HNO **47**, 457–465 (1999)

89. Walner, D.L.: Acquired anomalies of the larynx and trachea. In: Cotton, R.T., Myer III, C.M. (eds.) Practical Pediatric Otolaryngology. Lippincott-Raven, Philadelphia/New York (1999)

90. Weerda, H., Lange, G.: Die Chirurgie der zervikalen trachea. Praxis der Pneumologie vereinigt mit Der Tuberkulosearzt **28**, 1007–1016 (1974)

91. Younis, R.T., Lazar, R.H., Bustillo, A.: Revision single-stage laryngotracheal reconstruction in children. Ann. Otol. Rhinol. Laryngol. **113**, 367–372 (2004)

92. Zalzal, G.H.: Rib cartilage grafts for the treatment of posterior glottic and subglottic stenosis in children. Ann. Otol. Rhinol. Laryngol. **97**, 506–511 (1988)

20

部分环状软骨气管切除术

主要内容

☞ 对无合并症的单纯严重的Ⅲ级或Ⅳ级声门
下狭窄（SGS）使用一期的部分环状软骨气
管切除术（SS-PCTR）

☞ 对有合并症的或气管造瘘口距离手术区较
远需要切除至少5个气管环的单纯严重的
Ⅲ级或Ⅳ级声门下狭窄（SGS）使用二期
的部分环状软骨气管切除术（DS-PCTR）

☞ 对伴有严重的声门病变（声门后狭窄或声
带粘连）的Ⅲ级Ⅳ级SGS使用扩大的带支
撑的PCTR

☞ 对于横贯声门的喉气管狭窄（LTS）或需要
行大范围（≥5个气管环）气管切除的喉
气管狭窄（LTS）使用扩大的经环状软骨内
套气管甲状软骨吻合的PCTR

单纯的PCTR

为了提高严重的Ⅲ级和Ⅳ级LTS首次喉气管重建术（LTR）的治愈率，相比声门下气道软骨扩张的理论而言，切除病变气道部位的理论更具吸引力。伴有喉气管吻合的PCTR保留了声门并重建了"正常"、圆形的、有黏膜覆盖声门下气道。另外，这也使得在LTR术中使用肋软骨移植物和喉腔支撑物而导致的创伤修复问题降到了最低限度。在情况允许时，可以行一期手术，即将气管造口纳入切除范围，依据患儿年龄留置气管内导管3~7天。当气管造瘘口远离声门下狭窄（≥5个气管环）而且没有造瘘口以上气管管壁塌陷，可以行二期的PCTR。在声门下吻合口愈合后再关闭气管造口。"单纯的PCTR"指单纯切除导致SGS的病变组织（保留正常的声带）。这个手术方式比LTR术更具挑战性，其损伤喉返神经（RNLs）和吻合口裂开的发生率是LTR的两倍。当需要切除超过5个气管环时，就需要尽可能加大松解远端气管的面积以降低吻合口的张力，行喉部松解也是一个不错的选择。

扩大的PCTR

当行PCTR时需行额外的气道开放手术，则称为扩大的PCTR。多应用于喉气管狭窄（LTS）伴有声门问题的患者。声门问题可表现为环杓关节固定、声带的瘢痕性融合、声门后狭窄和横贯声门的瘢痕性狭窄，或由前期失败的LTR术导致的喉部结构紊乱[46,57]。扩大的PCTR包括环状软骨板裂开并肋软骨植入，声门

下狭窄切除和术后气道腔支撑4~6周。扩大的PCTR不能一期解决，气管造瘘口必须保留，直到气道完全恢复和稳定。

经环状软骨内套气管甲状软骨吻合的广义PCTR

为了减少吻合口裂开的风险，保护环杓侧肌的功能，作者最近将扩大的PCTR手术做如下修改：取代自前方和两侧切开环状软骨，于声门及声门下狭窄的最下方，通常在环状软骨的下缘横断气道。喉正中完全裂开同时切开环状软骨板，同LTR手术一样，前后裂开处置入肋软骨以充分扩大杓状软骨间的距离。导致声门下阻塞的瘢痕组织需要完全切除，同时注意保护声门水平任何残留的黏膜。然后，用金刚钻头打磨被分开的环状软骨弓，直到软骨更加柔顺、容易塑形。而环状软骨外侧面要保持完整。当在切开的环状软骨板间植入肋软骨后，就重建了一个很大的声门下空间，这样就可以容纳相对较窄的上提的气管残端，在扩大了的环状软骨环内建立一个内套的气道。然后在扩大了的环状软骨内行喉气管吻合，这样就可以获得一个有黏膜覆盖的声门-声门下气道。最后从外面将环状软骨的两侧和气管壁缝合以加强吻合口并减少吻合口张力。术后必须安置6周的支撑。

LTR与PCTR

目前这两种手术方式孰优孰劣还在争论中，从技术角度考虑，LTR更简单，但会导致喉的框架不稳而变形。而且，扩大的软骨间隙可能增加过多肉芽组织增生的风险，从而延迟创面愈合以及气道的再狭窄。据报道，早期的LTR在Ⅰ级、Ⅱ级和较轻的Ⅲ级SGS中效果较好，在严重的Ⅲ级和Ⅳ级SGS中治疗效果不理想。在严重的Ⅲ级和Ⅳ级 SGS中使用肋软骨前置与后置的气道重建后，由于在声门下的重建区域缺乏黏膜覆盖，预示着术后肉芽组织的形成以及再狭窄可能（图20.1）。通过切除病变气道、行端端吻合、重建有完整黏膜覆盖的气道等方法，单纯的和扩大的PCTR弥补了上述缺点。尽管声门下病变与声带间有3mm～4mm的正常组织是最好的手术适应症，但这不是决定是否行PCTR的先决条件。最近一项关于PCTR术后呼吸道通畅程度和声音质量的研究表明：声带是否受累（声门下狭窄未累及声带或累及声带边缘）不影响术后上述两项观察指标。但是，当声门下狭窄伴有声带粘连或声门后狭窄时，手术后声音质量则很不乐观。

虽然没有LTR和PCTR的成组对照研究结果，但现在一般认为PCTR适用于严重的Ⅲ级、Ⅳ级LTS行首次手术者 ，也可作为合并有气道塌陷的Ⅱ级SGS以及Ⅲ级、Ⅳ级SGS而行LTR失败后的急救手术。

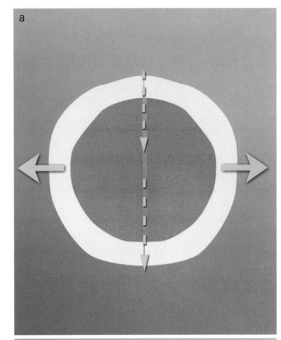

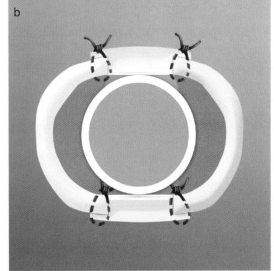

图20.1　Ⅳ级喉气管狭窄以肋软骨前方和后方植入的方式行喉气管重建的图解：（a）术前，声门下气道被瘢痕组织完全堵塞。（b）以于前方和后方植入肋软骨以扩大的气道的图解：重建的气道缺乏黏膜覆盖。环状气道（长约1.5cm）必须予以二期的支架支撑（白色部分表示）方能愈合，这将导致创面愈合困难，肉芽组织增生以及再度狭窄

20.1 儿科部分环状软骨气管切除端端吻合术（PCTR）的历史回顾

20.1.1 儿科 PCTR 的里程碑

成人经验：	
• Conley（1953）	环状软骨膜下切除并支架支撑
• Shaw等（1961）	外伤性狭窄的PCTR-外伤导致喉返神经损伤（RNLs）
• Ogure和Powers（1964）	外伤性狭窄的PCTR
• Gerwat和Bryce（1974）	保护喉返神经的PCTR
• Pearson（1975）	第一次描述经典的PCTR技术
• Grillo（1982）	PCTR技术的微小修改
• Coutaud（1996）	PCTR向上扩展到声门和声门上区
儿科经验：	
• Savary（1978）	首次在9岁儿童施行PCTR
• Ranne（1991）	首次报道在7岁儿童施行系列的PCTR
• Monnier（1993）	首次报道15例PCTR的洛桑经验
• Sterni，Cotton（1997）	首次报道16例PCTR辛辛那提经验
• Monnier（1999）	伴有环状软骨板裂开并肋软骨植入的PCTR
• Rutter，Cotton（2001）	提出"扩大的PCTR"术语（即联合额外气道开放手术的PCTR）
• Garabedian等（2005）	小于10kg患儿行PCTR
• Monnier（2009）	经环状软骨内套气管甲状软骨吻合的扩大PCTR

在 1953 年，Conley 报道了一例于软骨膜下游离并切除环状软骨以去除声门下软骨瘤的病案。他"仔细的缝合了环状软骨床上的黏软骨膜，然后以外裹凡士林纱布的泡沫橡胶海绵来支撑"以修补创面。虽然这一手术并没有描述环状软骨气管的切除，但却是第一次报道的成功实施环状软骨部分切除的案例。大概 10 年后，Shaw 等人[58] 依据 Ogure 和 Powers 的经验为钝器伤所致的声门下狭窄患者实施了真正的环状软骨切除和喉气管吻合术。这些患者都有原始钝伤造成的双侧喉返神经损伤的表现。Gerwat 和 Bryce 在 1974 年首次报道部分环状软骨切除并保护环状软骨板和喉返神经，共 4 例患者，其中有一例 14 岁的少年[24]。环状软骨前方的切开线很斜，从而影响了声门下气道后方病变的切除。在 1975 年，Pearsond 等人介绍了声门下气道横行切除的技术。这个技术改进了导致声门下狭窄的气道后壁瘢痕组织的切除，有利于保护喉返神经以及环状软骨板的剥离。环状软骨弓的前外侧壁被完全切除，在距声带 1cm 或更近的地方行喉气管吻合术。据报道，6 个患者中有 5 个术后效果相当好，在 1986 年[53] 和 1992 年[41] 又报道了 38 例。这一巨大贡献在今天仍被公认为施行部分环状软骨气管切除并行喉气管吻合术的基础，Couraud 等人使用这个方法在 1979 年取得成功[13]，并在 1987 年和 1995 年报道[10,11]，将手术切除区域扩大到了声门和声门上区[12]。同时，在 1982 年 Grillo 提出一种改良的 PCTR 技术，即使用带蒂的气管黏膜瓣覆盖并修复环状软骨板表面的黏膜缺损区[27]。在 1992 年，他在 80 个成年患者中使用了这个技术。在那时，PCTR 已经被认为是成人声门下狭窄最好的手术选择方案。

在 2001 年，Macchiarini 等人[40]回顾了世界范围内 PCTR 的手术经验（包括他们自己的 45 例），一共施行了 249 例 PCTR 中，95％是成功的，4％是失败的，病死率 1％。在成人中取得的成功经验为儿童手术打下了基础。

Ranna 等人（1991）[55]被认为首次报道了 7 例复发的声门下狭窄患儿的 PCTR 手术（平均年龄 3.6 岁，从 1.3～5.7 岁）。所有患儿均在术后 3～12 周顺利拔管。但是这个报道并未引起耳鼻喉科医生的注意，也许是因为担心喉返神经的损伤或干扰正常的喉部发育。

其实早在 1978 年 Savary 等人就在着手研究小儿 PCTR，但是这个手术方式一直没有作为重度 SGS 的首选治疗方案，直到 1993 年洛桑的 15 例报道[43]，到后面 2003 年的 60 例[47]，2009 年的 100 例[22]。1997 年美国俄亥俄的辛辛那提儿童耳鼻喉中心建议选择性地使用 PCTR 术，他们报道了 16 例手术，在 2001 年增加到 44 例[57]，而在 2005 年增加到 100 例[69]。

在 1985 年，Fearon 和 McMillin[19]在一个实验性研究中表明：对于成长期的灵长类动物，环状软骨气管切除加一期的喉气管吻合术是可行的。但是由于随访期太短，还很难证明这种手术不影响喉气管的正常发育。现在洛桑研究小组已解决了这个问题。有 30 例施行 PCTR 手术的患儿已到成年，目前气管情况稳定，不需要再行进一步的内镜检查或开放性手术（有 108 名患者未发表）。

在 1991 年，洛桑研究小组在切除伴有后方瘢痕连接的声门下狭窄后，使用带蒂的气管黏膜瓣覆盖裸露的环状软骨板和杓状软骨间区域。他们在 1995 年报道了这个技术[44]。在 1998 年开始施行部分环状软骨气管切除并环状软骨板裂开加肋软骨植入，以治疗严重的声门-声门下狭窄，并在 1999 年进行了报道。这种联合了声门下组织的切除和扩大了声门后空间或分开声带融合的手术，在后来被辛辛那提小组称为"扩大的 PCTR"[57]。

在 2009 年早些时候，Monnier 提出了扩大 PCTR 的观点，也就是气管经环状软骨内套吻合术，该手术更好地保护了环杓侧肌的功能，并减少吻合口裂开的风险（无发表相关数据），这个手术的细节将在本章详解。

在最近 20 年，有许多作者都提倡用 PCTR 来治疗Ⅲ级、Ⅲ级 SGS 的 LTR[1,22,64,67,69]，甚至在年龄小的儿童也可以应用[20,35,38]。

20.2 PCTR 的麻醉

Madeleine Chollet-Rivier, MD, Marc André Bernath, MD, 全体麻醉医生

对预行二期手术的已行气管切开的患儿，麻醉是很简单的。要做的就是以 RAE 导管或一个蛇皮管 Rüsch 导管通过气管造瘘口到达远端气管。手术在气管造瘘口以上进行，直到手术结束，拔除麻醉导管（见 20.4，扩大 PCTR）。

当在没有气管切开的中重度的Ⅲ级 SGS 患儿施行 PCTR 术时，就有必要在手术决定前争取时间。为了缓解阻塞性呼吸困难的症状，可以采取以下的一些方法（表 20.1）。

无论是中重度的Ⅲ级 SGS 的无气管切开的患儿，还是重度的Ⅲ级或Ⅳ级 SGS 需将气管造瘘口一并切除的患儿，为其行一期的 PCTR 手术，对麻醉师而言，都是个挑战。

表 20.1　术前缓解阻塞性呼吸困难的措施

预防和支持	措　　施
呼吸道阻塞	保持坐位 避免不必要的上呼吸道操作
抑制咳嗽	氢可酮 iv 0.1mg/kg
缓解呼吸困难	轻度镇静：咪达唑仑 0.1mg/kg ~ 0.2mg/kg或丙泊酚1mg/kg ~ 3mg/kg/h或瑞芬太尼 0.05μg/kg/h氦氧混合剂（70:30）：氦70%溶于氧30%
减轻水肿	肾上腺素气雾剂：50μg/kg，每10min一次，如果有必要，加用地塞米松0.1mg/kg
呼吸支持	吸氧 呼气末的正压通气（PEEP）或持续的正压通气（CPAP）

在婴儿或儿童手术的某些时候，必须通过开放的气管残端进行通气。

可能有 3 个主要的麻醉技巧：

- 由外科医生将无菌的气管内导管插入气管远端进行正压通气
- 于气管内导管内插入一长的导管进入远端气管来进行高频喷射式通气（HFJV）
- 通过开放的气道依靠暂时的自主呼吸进行通气

20.2.1　无气管切开儿童一期 PCTR 的麻醉

当为中重度的无气管切开的Ⅲ级 SGS 的患儿施行 PCTR 时，在吸入诱导期间严格使用面罩通气是最好的办法[71]。麻醉师必要时在面罩正压通气下可用丙泊酚、瑞芬太尼、维库溴铵维持麻醉。在呼吸暂停阶段可以在狭窄处使用扩张器扩张，然后以最小的鼻气管导管插入来提供足够的通气。由扩张引起的声门下损伤对最终治疗效果没有影响，因

为瘢痕性狭窄是要完全切除的。

Fayoux 等人描述了另一种在婴儿气道狭窄手术中使用的通气方法。即使用儿科的 Cook 交换导管进行气管插管（内径1.6mm），将其与麻醉机连接，进行温和的正压通气。但是这种方法需要足够大的气道使气体可以于管周自由排出。作者曾报道过一例需要紧急气管切开的完全性阻塞病例。

因为声门下狭窄的没有气管切开的患儿的颈部气管通常是正常的，所以气管周围的切口通常是在环绕气管插管或 Cook 交换管的环状软骨的下缘。

目前，上述的 3 个麻醉方法均可选用。

20.2.1.1　无菌的ET管通过气管残端进行通气

当气管从喉部完全游离出来后，使用柔软的强化 Rüsch 导管插入气道残端作为第二条无菌的麻醉管道进行暂时通气。将原先插入的鼻气管导管退到咽部并用丝线固定，以避免影响外科医师的手术操作。剩下的步骤与气管切开的患儿一致，多用于重度 SGS 的患儿（见 20.2.2）。

20.2.1.2　高频喷射式通气

一旦气管被打开，就将气管插管拔出，直到其末端出现在手术区域。导管末端以丝线拴牢，然后外科医生将一个细的 Cook 交换喷射式导管通过气管插管置于气道远端。当喷射式导管放置妥当后，气管插管就被拉离手术区域直到咽部。然后使用 Monsoon HF-J 通气装置进行高频喷射式通气（HFJV）（Acutronic® Medical System AG, Baar, Switzerland）[42]。调节到适合儿童的参数：频率 100 ~ 200 次 /min，压力 0.02Pa/kg,Ti/Tot 0.3。在整个手术过程中，远端气管

必须不断地被湿化以避免黏膜干燥。

狭窄组织的切除和气道的吻合必须在理想的、开阔的手术区域内进行。为了使缝合更完美，可以暂时将小的导管移开手术野。一旦后方的吻合完成，两侧留几条缝线，气管插管就拉离咽部，经喷射式导管置入气管。直到手术完毕都要保持持续的通气。

尽管伦理上很完美，但对外科医生来说，该麻醉技术总有缺点。喷射式通气产生的压力试着使血液和分泌物持续自远端气管残端溅出，影响手术操作，特别注意在手术过程中不要让气管残端被暂时性的阻塞。笔者推荐在远端气管残端使用普通的带气囊的鼻气管导管行暂时性的插管。

20.2.1.3 经开放的气道通过自主呼吸进行通气的麻醉

这种方法只有过几例报道[25,39]。当打开气管后，手术区域通过气管内导管被持续保持氧气供应，此导管用丝线固定在声门水平。这个方法很麻烦，需要术者不断地湿润和吸除来自远端气管的血液和残渣。术者要不断地将一根无菌的气管内导管插入远端气管残端，以提供正压通气，来保证患儿所需要的氧气。经常有发作性咳嗽的报道，这影响手术的操作。

但是因为一些短效静脉药物如丙泊酚、瑞芬太尼的出现，这些药物可以使儿童达到全麻状态（TIVA），自主通气下的麻醉就有应用的可能。它的优点是暂时提供了一个没有阻挡的手术区域，让外科医生可以在最佳的条件下行喉气道吻合术，虽然有时必须将气管内导管置入远端气管以恢复患儿的氧气供应。

当后方吻合口完成吻合，两侧留置缝线后，在鼻气道导管通过引导线拉入吻合口以前，远端气道需用盐水冲洗，然后小心的吸引，清除残留液。当气管插管被安全地放在鼻部水平后最后缝合前部创口。

这个方法的优点是通过带气囊的气管内导管来达到安全的远端通气，同时提供了一个患儿自主呼吸下的无阻挡的手术术野。

20.2.2 气管切开患儿一期 PCTR 的麻醉

当手术铺巾以前，要准备两根通气导管，一根放在胸部，通过气道造瘘口通气，另一根放在头部，通过鼻气管导管通气。当通过气管造瘘口通气时，整个狭窄组织的游离和切除等操作在一个无阻挡的手术视野中完成。在开始喉气管吻合前，麻醉师要用喉镜暴露喉部，在可视的情况下将鼻气管导管通过声带。将 Cook 气道交换导管通过手术区域退到咽部在儿科手术中是不适用的，因为在术后需要留置鼻气管导管。外科医生需要将鼻气管导管再拉入手术区域，用丝线固定其末端。导管放回咽部是为了使外科医生更方便地切除狭窄组织并完成吻合。在患儿依然使用气管残端通气时，对合并缝合环状软骨气管后方和两侧的吻合口。通过引导线，将鼻气管导管再次拉入喉部，通过后方吻合口置入远端气管中。剩下的两侧和前方的缝线就放置在气管插管周围，然后在外侧打结（图 20.2）。

20.3 单纯 PCTR 术的手术技术

在婴幼儿和较小儿童的手术中，推荐使用 3 倍放大镜。

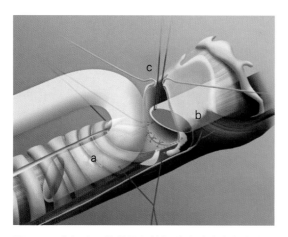

图 20.2 在部分环状软骨气管切除端端吻合术中使用两根麻醉导管：最初患儿通过气管造瘘口来通气，在切除声门下狭窄后用 RAE 或柔软的强化 Rüsch 导管（a）置入气管残端来通气。一旦吻合口的后方完成缝合，则通过引导丝线。(c)将鼻气管导管。(b)轻柔地拉过声带，再置入远端气管来维持患儿通气。然后将缝合喉气管吻合口的前部，并于外部打结

20.3.1 患者体位与切口位置

患者取仰卧位，垫肩。将 RAE 管插入气道造瘘口中并固定于胸骨左侧的胸廓表面，如果术中需要取肋软骨，颈部与胸部消毒后分别铺治疗单。在无气管切开的患儿，将第二根无菌麻醉导管放置固定于颈部左侧，以便在施行喉气管吻合时，置入气管残端提供暂时性的通气。

当颈部充分伸展后，在气管造口周围的皮肤上做水平的新月形切口。这有助于用血管钳钳夹造瘘口两侧所剩的椭圆形皮肤做牵拉。这在气管切除时提供了一个支撑，可以让术者将胸廓内气管向头端、两侧拉出以更好暴露两侧的气管食管沟（图20.3）。这个方法极大地方便了气管的切除，特别是当气管被气管造口周围的大量瘢痕组织固定时。

在没有气管切开的患儿，在环状软骨和胸骨上切迹之间的中点处做颈部弧形切口，通常是在第四气管环的水平。

20.3.2 气管的解剖

拉起颈阔肌皮瓣，在气管造口上方和下方将颈前带状肌从中线处分开，从舌骨到胸骨上切迹充分暴露术野。从中线横断甲状腺峡部，两侧腺叶被分于两侧。此时使用 Lone Star 牵拉环（Lone Star 医疗产品，德克萨斯州，美国）可以得到最好的气管暴露。在手术期间，将弹性拉钩放置于深部组织中以达到更好的暴露。这样在儿童手术期间就不需要太多的人员参与（图20.4）。

只切除气管的前壁及少量两侧壁，而不需要去识别喉返神经（RNLs）。来源于气管

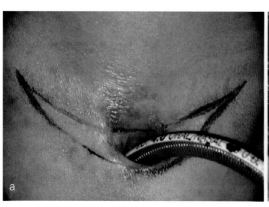

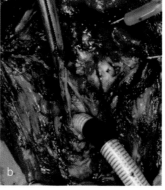

图 20.3 造瘘口周围新月形的皮瓣更有利于气管的游离：(a) 气管造口周围皮肤切口设计。(b) 保留气管造瘘口周围的皮肤是为了游离气管时暴露更好

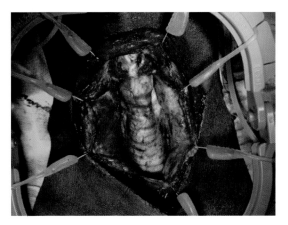

图 20.4　带弹性拉钩的牵引环：这个设备可以保证在整个手术期间气管可以得到完美的暴露

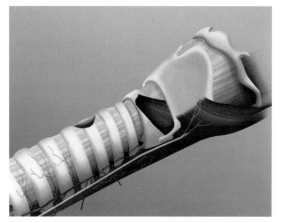

图 20.5　气管的游离：不需要去确认喉返神经，显示左侧喉返神经只是为了解剖学上的需要。只将需要切除气管的滋养血管电凝（气管上的黑点表示）

食管沟的供养气管两侧的血管必须妥善保护，特别是游离气管较长，需游离胸段气管的时候。在气管造瘘口上和周围的气管在SS-PCTR 中是将被切除的，在切除前，要先将其滋养血管予以电凝并切断。因为小血管容易回缩到气管食道沟周围脂肪组织中，此时用双极电凝止血，容易损伤此处的喉返神经，所以尽量避免此处出血。为了不伤及喉返神经，在游离气管时必须紧靠气管壁，不必去刻意寻找神经，它通常被埋在瘢痕组织中。在环状软骨下缘以下解剖气管是安全的。不要在环状软骨两侧或后方以上行解剖，这很有可能伤及在环甲关节后方的喉返神经。（图 20.5）

20.3.3　喉部的解剖

　　以弹性拉钩将胸骨舌骨肌向两侧拉开，暴露胸骨甲状肌和甲状舌骨肌，然后在它们的甲状软骨附着平面将肌肉横断。这就将甲状软骨全部暴露出来。在环状软骨弓平面，将环甲肌从环状软骨的中线直到环甲关节处完全横断。对称分离环甲关节两侧的环甲肌

以保护喉返神经（图 20.6）。沿着甲状软骨的上缘，将甲状舌骨膜切开直到甲状软骨上角，如果需要将喉部完全松解，就可以将甲状软骨上角切开。在切开气管前，可以预估一下吻合口的张力。

20.3.4　声门下狭窄的切除

　　上方切口开始于甲状软骨下缘直到两侧环甲关节的前方，这是为了不伤及关节后方的喉返神经（见图 20.6）。最好用 15 号刀片行两侧的切割。一旦环状软骨弓骨性部分游离后，就通过切开环甲膜暴露后方的环状软骨板。在可视的情况下，用手术刀在狭窄处上缘切开声门下后方的黏膜。用手术刀或锋利的剥离子在软骨膜下将遮在环状软骨板上的瘢痕解剖下来。在无气管造瘘口的儿童，要将膜性气管从食管前壁游离出来一段直到超过环状软骨板的高度。在有气管造瘘口的患儿，为了行一期 PCTR 还要向下游离直到气管造瘘口平面，在这个平面以下的滋养血管要妥善保护。为了给气管残端提供完美的血供，必须避免过多地将气管与食管分离开

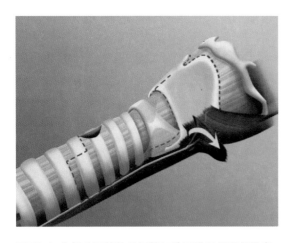

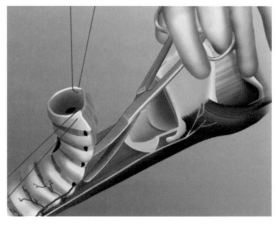

图 20.6 为部分环状软骨气管切除而进行的喉部游离：胸骨甲状肌和甲状舌骨肌从它们的甲状软骨附着点上切下（图中未表示）。环甲肌在两侧相对切开来保护喉返神经（黄线）。甲状舌骨膜切开来提供喉部轻度的下降（红虚线），附上一期环状软骨的切口线（蓝虚线）

图 20.7 气管食管分离：向尾端游离达气管造口水平，同时避免伤及供应远端气管残端的供应血管

（图 20.7）。

对无气管造瘘口的患儿，在远端正常气管壁上预留一缝合线后，于狭窄平面的下缘做下方的切口线，而在有气管造口的患儿在一期手术时则在造口的下一气管环的下缘做切口线（这就可以完整地切除气管造口）。气管残端的前方必须留置一长方形楔状的气管前壁，这可以增加吻合口平面声门下的直径（图 20.8）。如果需要切除一长段气管，则前方的楔状组织可以取材于气管造瘘口。在这个时候，需要将 RAE 导管从气管造瘘口移至气管残端来保证患者的通气。

20.3.5　声门下空间的重塑

因为气管残端的内径要大于声门下的切除直径，所以预留更大的空间来重塑新的声门下腔。要避免任何减小气管内径的行为。在不影响发声质量的情况下，要尽量扩大声门下的空间。以下是一些建议：

- 典型的声门下空间更像是一个裂隙而不是一个椭圆形的开口。用 5.0 或 6.0 的 Vicryl 缝线将声门下两侧黏膜和甲状软骨的下缘缝合起来，将显著扩大声门下的空间（图 20.8 和图 20.9）。这样做也可以使声门下黏膜更接近将来的喉气管吻合口，减少了肉芽组织形成的可能性。

- 用 15 号刀片在喉部前连合以下的甲状软骨上做中线位的纵向切开。切口要低于甲状切迹和甲状软骨下缘连线的中点，这是为了保证发声的质量（图 20.9）。因为婴幼儿和儿童的甲状软骨具有较好的柔韧性，所以甲状软骨板的下缘很容易被拉开。当前联合保持完好，利用甲状软骨板的上述特点可以显著扩大声门下的管腔。

- 用金刚钻头将 V 形环状软骨板向后和两侧扩大，直到可以适合远端气管残端的接入（图 20.10）。

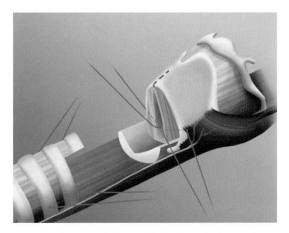

图 20.8 在部分环状软骨气管切除后重塑声门下空间：将声门下两侧的黏膜与甲状软骨下缘缝合，以扩大裂缝样的声门下空间。红虚线表示向头端扩大的甲状软骨切开，要在甲状软骨上切迹和甲状软骨下缘连线中点以下

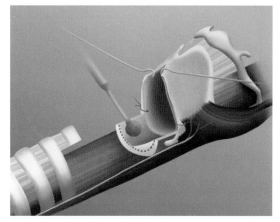

图 20.10 在部分环状软骨气管切除术后重塑声门下空间：用皮肤拉钩拉住甲状软骨板下缘将其分开，以扩大声门下空间，而不影响声音质量。用金刚钻头将 V 形环状软骨板向后和两侧扩大来适应远端的气管残端（红虚线）

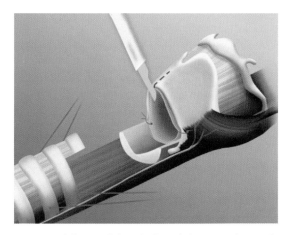

图 20.9 在部分环状软骨气管切除术后重塑声门下空间：两侧的黏膜与甲状软骨缝合后，声门下管腔已扩大，自中线用 15 号刀片切开甲状软骨下缘（切口向头端延伸不要超过甲状软骨上切迹和甲状软骨下缘连线的中点）

20.3.6 吻合

根据患儿的年龄选用 3.0，4.0 或 5.0 的 Vicryl 缝线来进行两侧和前方的吻合。因为吻合口黏膜的破损对吻合的成功与否影响很大，因此在进行后方的吻合前，要在其

后外侧置两根减张线以减少后方吻合口缝线的张力。第一条缝线要穿过后外侧正常的第二气管环，从气管内的黏膜下层出针，然后在喉腔一侧，穿过后外侧声门下黏膜后自环状软骨板出针。缝线必须在环状软骨板外侧的软骨膜下穿出以避免伤及喉返神经。这条缝线非常重要，要尽可能使声门下和气管的黏膜靠拢。为此，缝线在气管走行的长度要略大于在环状软骨板内走行的长度（图 20.11）。

后方的吻合口以 5.0 或 6.0 的 Vicryl 缝线间断缝合。在气管侧，缝线必须穿过较厚的黏膜以对应声门下较薄的黏膜。在声门下水平，缝线必须穿过后方部分的环状软骨及全层黏膜，以使吻合时黏膜的连续性达到较完美的状态（图 20.12）[4]。通常，在两根后外侧穿软骨的减张线之间缝合后方吻合口仅需 3 针就足够了（图 20.13）。通过缝线将气管向头端牵拉，在确保脆弱的吻合口无较高张力后，后方吻合口的缝线在管腔内打结。

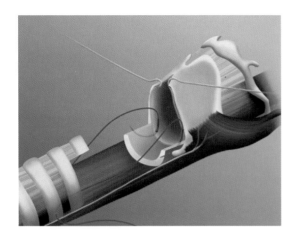

图20.11 在部分环状软骨气管切除术后甲状软骨气管的吻合：后外侧的缝线也就是环状软骨气管缝线，首先穿过声门下后外侧黏膜。然后穿过环状软骨板，出针在环状软骨外表面的软骨膜下，以避免损伤喉返神经。因为这两针缝线决定了后方黏膜的靠拢程度（延续性），所以该操作是避免术后再发狭窄的基础

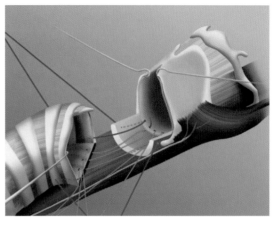

图20.13 在部分环状软骨气管切除术后环状软骨气管的后部吻合：因为声门下后方的黏膜附在甲状软骨板上，所以将缝线在气道外打结是不可能的，也不推荐如此。所有缝线在腔内打结之前要全部放置妥当。可吸收缝线不会造成肉芽组织形成，而其形成通常是由于吻合技术的缺陷以及黏膜延续性差所致

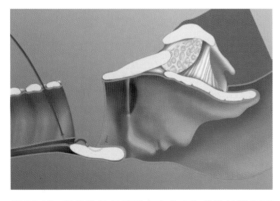

图20.12 环状软骨气管后方吻合在矢状位的详细图解：后方3针缝线，在气管端要穿过较厚的黏膜全层，在环状软骨端要穿过部分的环状软骨板和黏膜全层，这样可保证两端黏膜的延续性

将结打在气管外面是不现实的，不需要去尝试。用纤维蛋白胶加固膜性气管和环状软骨板的吻合（图20.14）。

在这个阶段，要用盐水冲洗远端气管，轻柔地吸除潜在的黏膜碎片和血凝块。再将鼻气管导管（Portex Blue Line® Tube）通过引导线，从咽腔通过声带（图20.2），再插入远端气管，同时移除RAE导管。

甲状软骨气管吻合用3.0或4.0的Vicryl缝线进行。吻合时，在气管侧缝线要交替地穿过第一和第二气管环，再穿过喉侧的甲状软骨。必须两侧对称缝合，可以通过中线外侧的缝线作为引导来缝合。缝线在气管侧，要精确地安放在气管环形成的突起和气管前方带蒂的楔形软骨瓣，在喉侧，要放置在喉正中切开线的下缘和甲状软骨的下缘。在移除肩垫后，所有的缝线在打结前都放置于外面。此时，修剪气管前缘带蒂的楔形软骨瓣，使其与前联合下方的缺口相吻合，接着再用5.0的Vicryl缝线缝合甲状软骨两到三针。然后，减张缝合两侧的第三或第四气管环和环状软骨板下缘。在环状软骨水平需在软骨膜下操作以避免伤及喉返神经（图20.15）。可通过在手术区域盐水冲洗来检查是否缝合完善。同时以正压通气来检查是否漏气。用纤维蛋白胶涂抹在缝线上以获得完美的封闭

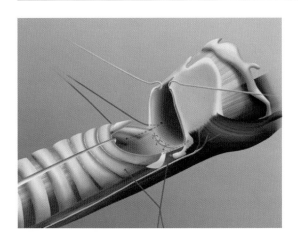

图20.14 完成环状软骨气管后方的吻合：要注意保持黏膜良好的延续性，这是唯一保证手术创面一期愈合避免瘢痕组织形成的方法

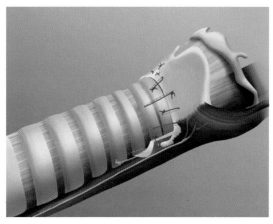

图20.15 完成甲状软骨气管吻合术：交替地将缝线穿过第一或第二气管环，从而将吻合口张力分散在不同的平面。将另一条减张缝线布置在环状软骨板后外侧和气管间（以蓝绿色的线表示）。在环状软骨平面缝合时保持在软骨膜下进行以避免伤及喉返神经。修剪带蒂的楔形软骨瓣去填充甲状软骨前联合下的缺口，再用两到三针5.0的Vicryl缝线缝合甲状软骨

效果，也可以防止早期的局部感染。将甲状腺叶稍微游离一下，然后缝合于吻合口的中线上，以保证一个比较完美的通气效果。从远端气管直到吻合口处的前方安置卷烟式引流管。带状肌缝合在中线，皮肤及皮下使用5.0或6.0的聚丙烯缝线间断缝合。在手术完成后，要保持颈部于屈曲位。尽管有几位作者[28,68]建议在术后使用颈-胸部缝线来限制颈部的伸展，但我们在原则上并不使用（图20.16）。

20.3.6.1 一期PCTR和二期PCTR术的对比

行一期PCTR的患者需要更好的一般情况，声门下狭窄向上不能超过声门水平，气管造瘘口的位置不需要超过5节气管环的切除（表20.2）。在一期PCTR里，气管造瘘口被作为需切除的狭窄区域的一部分。这在术后，吻合口的恢复治疗就非常方便，但是

长段的气管游离也带来了更高的吻合口裂开的风险。如果气管造瘘口的位置很低（在声门下狭窄时需切除6个以上气管环），而在SGS和气管造瘘口间的吻合口又需要稳定的正常的气管环。在这种情况下，气管造瘘口就需要单独封闭，这可以在同一个手术中（不常见）或以后的某个时间点进行（二期手术）。在有些病例里，因为临近气管的损伤，没有稳定的气管环来进行吻合，这就需要考虑长段的气管游离和喉部松解（见20.7）。在我们的病例里，这在PCTR术中占到了13%。在这些病例里，13个患儿中有2个（15%）反复的吻合口裂开，而在切除气管少于5节的患儿只有49个（6%）发生了这个情况。

在喉气管狭窄（LTS）牵连到了声门区域以及喉部额外的气道阻塞，伴有严重的合并症，或是前面提到的其他情况时就要考虑行二期PCTR（表20.3）。

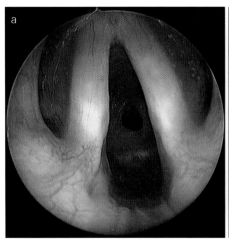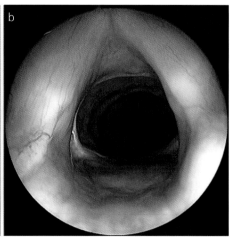

图 20.16 单纯的Ⅲ级声门下狭窄行一期部分环状软骨气管切除术：（a）术前，Ⅲ级声门下狭窄远离正常声带。（b）术后：一期部分环状软骨气管切除术后 2 年。在左侧声带下方似可见吻合线

表 20.2 一期 PCTR 手术指征

• Ⅲa级和Ⅳa级声门下狭窄
>完整的声带/声门
>没有严重的合并症
• 在切除SGS时，切除气管环≤5

表 20.3 二期 PCTR 手术指征

• Ⅲ b,c,d 级和Ⅳ b,c,d级的SGS
>声门区受累
>有严重的合并症
>组合特征
• 在切除SGS时，切除气管环＞5

20.4 扩大 PCTR 的手术技巧

当患者有更复杂的 LTS，如伴有声门受累，术后需安置支撑物以及需二期手术时，则可以实施扩大的 PCTR。在整个手术期间，患者是通过置于气管造瘘口内的 RAE 管或柔软的强化 Rüsch 气管插管来进行通气。手术开始时与经典的 PCTR 术是一样的。尽管

专栏20.1 单纯PCTR术的手术要点

- 以止血钳牵拉气管造瘘口周围的椭圆形皮肤以更方便地解剖和游离气管。

- 在手术期间利用带弹性拉钩的环状牵引器来更好地暴露术区。

- 不要尝试去解剖或寻找喉返神经。

- 在气管软骨环外表面软骨膜内解剖气管。

- 除了要切除的部位，要保护好来源于气管食管沟的气管滋养血管。

- 在离断气管滋养血管前用双极电凝处理血管，这就防止血管缩回到气管周围的脂肪垫内再电凝而损伤喉返神经的危险。

- 不要用单极电凝解剖喉和气管。

- 不要在环状软骨板后外侧解剖以避免损伤喉返神经。

- 在环状软骨中线处将环甲肌锐性切开，于环甲关节处注意保护喉返神经。

- 如果在一期PCTR中需要切除多于5个或以上数目的气管环时，要行舌骨下的喉部松解和胸段气管的游离。

- 在环状软骨下缘首次打开气道，这是为了确定SGS远端病变的侵犯范围。

- 沿着甲状软骨下缘切开做喉部的上方切口

时，切口不要超过环甲关节处，以避免伤及喉返神经。

- 用金刚钻打磨环状软骨板使其平整以适应气管环的吻合。
- 在气管残端的前方预留楔形软骨瓣来用于吻合，做甲状软骨下份的切开来扩大声门下的内径，将气管前方的楔形软骨瓣与喉部前联合下方的缺损相吻合。
- 在整个手术期间保持谨慎，特别是在甲状软骨气管吻合期间。
- 完美的黏膜连续性是防止肉芽组织形成以及接下来的吻合口再狭窄的唯一方法。
- 在婴幼儿和儿童手术时，使用3倍放大镜。

直到手术完成气管造瘘口都保持在原位，但是原始的气管造瘘口必须从它的表皮上充分游离下来，这样可以方便地将气管残端向头端方向游离。

　　气管的游离以及声门下的切除就像20.3所描述的一样。当环状软骨和气管造瘘口间留有4或5个正常的气管环时，就可以像图20.17所描述的一样，行一个较短的声门下切除（包括切除环状软骨弓和部分第一气管环）。而原气管造瘘口保持原样，在手术结束时复位到颈部原切口。

　　相反的，当原始的气管造瘘口接近声门下，就必须予以切除，然后在原气管造口下第三或第四气管环处做一新的气管造瘘口。这个步骤可以在后方吻合完成后的某个时间点完成（图20.18）。

　　就经典的PCTR来说，需要完全切除声门下狭窄（SGS）。在气管侧，需要额外部分切除一个或两个气管环以制作后方带蒂的气管黏膜瓣来重建声门下的黏膜，同时前

方的楔形软骨瓣可以扩大声门下的内径。如果必须切除原气管造瘘口，则可以在造瘘口位置很容易获取气管后方的带蒂黏膜瓣，同时可以用造瘘口本身来制作前方的楔形软骨瓣。

　　然后做一个完整的喉正中裂口。经过声

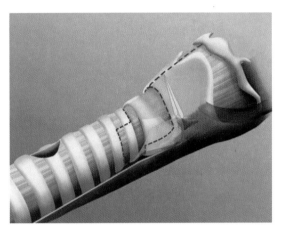

图 20.17　严重的声门-声门下狭窄伴远端气管造口：声门下狭窄切除范围限制在前方的环状软骨环和第一或第二气管环的两侧，以保留前方气管壁带蒂的楔形软骨瓣

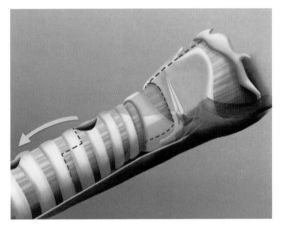

图 20.18　严重的声门-声门下狭窄伴气管造口在第三气管环：在气管造口和声门下狭窄区域之间的剩余气管不足以用于吻合。原始的气管造口必须作为切除范围的一部分，在远端要做一新的造口（黄箭头）

门上区的会厌第一次打开气道。这可以在可视的情况下分离粘连的声带。喉正中切口，还可以这样保护喉的前联合（图 20.19）。

后方的环状软骨板从中线被垂直分开，如果瘢痕组织累及杓间区，则横断杓间肌。要十分小心不要撕破环后的咽部黏膜。用钝的弯止血钳将切开的环状软骨板向两侧分开，使其可以放置来自于第七或第八肋的肋软骨移植物（图 20.20）。

要精确选择肋软骨移植物的宽度，以避免杓状软骨间的距离过宽，这样会导致产生气息声。将长方形的后置入的肋软骨移植物（带或不带双侧轮缘）小心地用四根 4.0 的 Vicryl 缝线缝合在环状软骨板分开所留出的间隙，就像在 LTR 中所描述的肋软骨移植物后置入（见第 19 章，图 19.7）。移植物的厚度必须与切开的环状软骨板相一致，软骨膜面要放置于管腔侧（图 20.21）。

气管残端向头端牵拉，将其后方带蒂的黏膜瓣用 5.0 或 6.0 的 Vicryl 缝线缝合（间

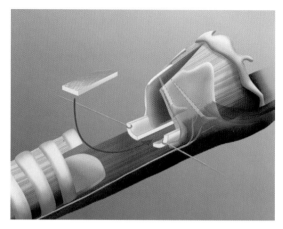

图 20.20 环状软骨后方裂开：通过前方的全喉正中切开术，环状软骨板在中线上被分开。这个切开要通过后方的瘢痕组织以及杓间肉。用钝的止血钳来扩大环状软骨板的分开处，然后以肋软骨嵌入

断或连续）在喉部后联合的黏膜上。再将后外侧的环状软骨气管缝合线做为牵引线将气管与甲状软骨相互靠近。使用金属的 LT-模具测量探头（见第 19 章，图 19.8），选择一个长度和口径都与重建气管相吻合的支撑物。为了防止造瘘口上方的重建气道发生塌陷，LT-模具的远端必须达到气管造口上端（图 20.23）。

在关闭声门上区切口以前，将一 3.0 的聚丙烯缝线穿过甲状软骨翼板，室带和支撑物的头端，以保证 LT-模具被固定在声门上区。用第二根 5.0 的可吸收线穿过修复前联合，以保证 LT-模具被固定在此处。这条缝线在几周内就会被吸收，这就防止了肉芽组织的形成及其后前联合的融合。声门上区的其他切口，用褥式缝合的方法缝合会厌柄，这就避免了支撑物拔出后会厌的继发脱垂（图 20.24）。

在完成甲状软骨气管吻合前，第二条 3.0 的聚丙烯缝线穿过气管两侧壁及 LT-模具，

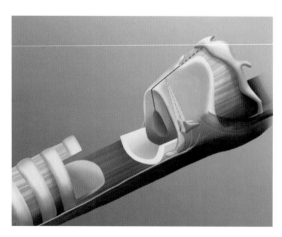

图 20.19 声门下狭窄切除后的情形：环状软骨弓和周围狭窄已经被去除，留下裸露的环状软骨板。在气管端，通过切除气管造口创建一个带蒂的膜性气管瓣。全喉正中切开术开始于甲状软骨上切迹（红线）以准确在中线可视情况下分开声带和喉的前联合

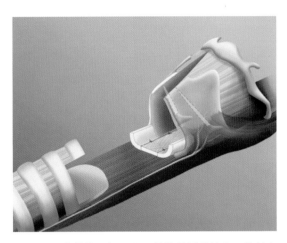

图20.21　杓状软骨间距和环状软骨板的扩大：将长方形的肋软骨移植物修剪成环状软骨板的厚度，用4.0 Vicryl缝线缝合到位，这就恢复了足够大小的杓状软骨间距

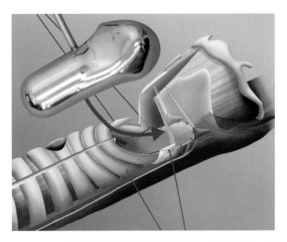

图20.23　选择合适的LT-模具支撑物：用金属LT-模具测量探头来选择直径和长度均适合的LT-模具支撑物（图19.8），在支撑物部位暂时关闭甲状软骨以确认是否有任何黏膜受压，如果有必要，选择小一号的支撑物

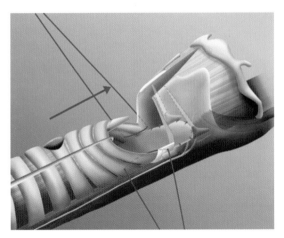

图20.22　黏膜覆盖软骨移植物和杓状软骨间的空间：带蒂的膜性气管瓣以马蹄形状缝合在杓状软骨的黏膜上，这就覆盖了后方的软骨移植物。两根后外侧的环状软骨气管缝线作为牵引线来降低后方缝线的张力

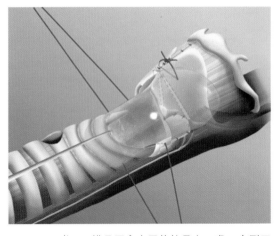

图20.24　将LT-模具固定在甲状软骨上：喉正中裂开的声门上区在放好LT-模具后以3.0不可吸收缝线关闭（红线）。在声门水平，以5.0的Vicryl缝线暂时的将LT-模具固定在声带水平（蓝绿色的线）。精确修复喉的前联合以避免术后发声困难

以保证LT-模具被固定在该处。这条缝线打结时不必打紧，以保护气管残端的血液供应。

最后，完成吻合口两侧和前壁的缝合，就如在单纯PCTR中描述的一样，以3.0或4.0Vicryl缝线在气管侧交替地穿过第一或第二气管环。将气管壁前方带蒂的楔形软骨瓣修剪成特定的三角形，然后以5.0的Vicryl缝线缝于两侧甲状软骨板的下缘以扩大声门下的内径而又不影响声音质量（图20.25）。再以纤维蛋白胶涂抹于缝线上，以使其在术后早期更加的密闭。将甲状腺的峡部缝合于吻合口的中线上，以保证重建气道的血供。

扩大的 PCTR 术不仅提供了完整的黏膜重建和喉气管框架的稳定性，它还避免了收缩性瘢痕的产生，这是因为在吻合口周围无黏膜缺损（图 20.26 和图 20.27）。

20.5 经环状软骨内套气管甲状软骨吻合的扩大PCTR的手术技巧

在进行了扩大的 PCTR 术和内置 LT-模具支撑后，有可能在支撑物周边的吻合口逐渐缓慢发生吻合口的裂开，而这可能没有任何显著的症状。在移除支撑物几周或数月后，可能会以局部声门下的软化作为结果出现。在我们的手术中发现过一例，让我们有了个想法：将远端气管残端内套入环状软骨弓。通过加强甲状软骨气管的吻合口可以防止吻合口裂开。这样也可以更好地保护两侧的环杓侧肌的功能和杓状软骨的稳定性。

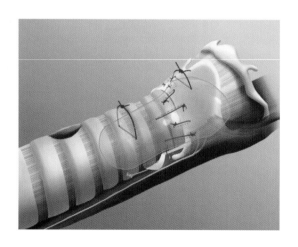

图 20.25　完成带有 LT-模具支持的甲状软骨气管吻合术：在气管端，将前方和两侧的甲状软骨气管缝线交替地通过第一和第二气管环，另用 3.0 的聚丙烯缝线横穿气管上段来固定支撑物，前方的楔形软骨瓣修剪合适后用 5.0 Vicryl 缝线缝合到位

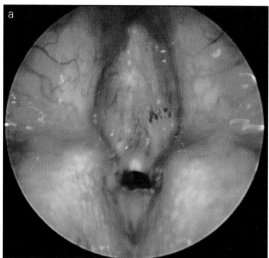

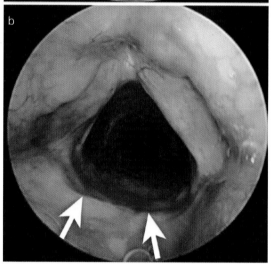

图 20.26　扩大的部分环状软骨气管切除术应用于声门–声门下狭窄伴声带的瘢痕融合：（a）术前：先天性声门–声门下狭窄伴后天的声带融合，只剩后方小孔样开口。（b）术后：虽然杓状软骨间空间过度扩大，但可见明显的声门–声门下气道，后方的黏膜瓣缝合在声门水平以上（白色箭头）

经环状软骨内套气管甲状软骨吻合的扩大 PCTR 是这样操作的：

如扩大 PCTR 所描述的一样暴露甲状软骨，环状软骨和气管。通过打开环状软骨下正常口径的气管来开放声门下气道，如果在环状软骨和造瘘口之间没有正常的气管环用来吻合，则在气管造瘘口平面开放气道。如

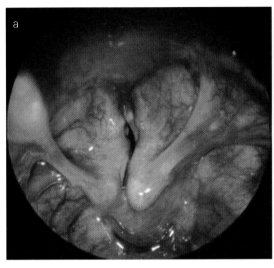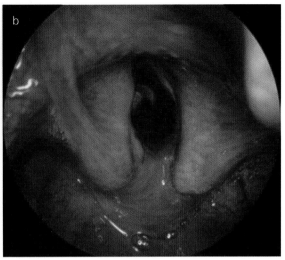

图 20.27 扩大的部分环状软骨气管切除术应用于伴严重的声门后狭窄的Ⅲ级声门下狭窄：（a）术前：声门后狭窄致勺状软骨融合在一起，不能通过合拢的声带观察到Ⅲ级声门下狭窄。（b）术后：扩大的部分环状软骨气管切除术后，声门-声门下气道恢复到了正常。其远端可看到气管造瘘口水平的造瘘口上肉芽

专栏20.2 扩大PCTR术的手术要点

- 预留原始气管造瘘口周边的椭圆形皮肤可以使气管的解剖及游离更加方便。
- 在手术结尾时创建一个新的气管造瘘口。
- 如果声门后的狭窄严重或声带被声门下狭窄所波及，则在可视的情况下行完全的喉正中切口可以保证声带和喉部前连合的完整。
- 扩大后方环状软骨板使用的技术与伴有后部肋软骨移植（PCCG）的喉气管重建术（LTR）相同。
- 在气管残端，制作一个带蒂的气管黏膜瓣来重建声门下后方的黏膜。用前方楔形的软骨瓣来扩大重建声门下的内径。
- 在关闭声门上区切口时，选择合适大小的LT-模具，通过声带的修复来重建完美的喉部前连合。
- 如果可能，尽量将气管造瘘口放在气管的更远端。

20.4 描述的一样做一个完全的喉正中裂开，断开环状软骨的前部。 这个手术方式基本上是用于最重的贯声门的或声门-声门下狭窄的患者。中线处的喉正中裂开要延续到环状软骨板（正如LTR），直到后方的狭窄区域得到满意的暴露（图 20.28）。声门或声门下密集的瘢痕形成的狭窄要在中线处切除。在声门下区域，从甲状软骨的下缘开始，将环状软骨内的瘢痕组织挖除，然后以锋利的钻头或手术刀在软骨膜下将其完全切除。用金刚钻将环状软骨弓两侧打薄直到它变得比较柔顺。肋软骨移植物的置入是为了扩大声门和声门下的空间，这和普通的 LTR 手术或广义的 PCTR 术一样（图 20.29）。

扩大了声门下的后方，这就可以较容易地在扩大了的环状软骨内将气管残端和甲状软骨拉近，这个方法被称为"经环状软骨内套气管甲状软骨吻合术"。使用带蒂的气管黏膜来重建肋软骨移植物的表面黏膜，类似于扩大的 PCTR，气管黏膜被缝合在后方的杓

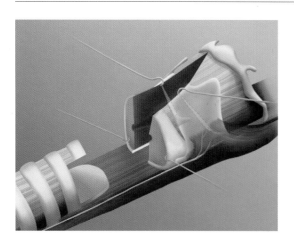

图20.28 经环状软骨内套气管甲状软骨吻合术的声门下切除：气道在环状软骨下缘水平横断。准备远端气道残端的前方带蒂软骨瓣和后方带蒂膜性气管瓣。行完全的喉正中裂开和环状软骨后方裂开，暴露全部或次全的声门下瘢痕性狭窄

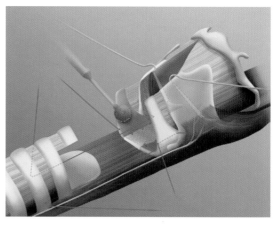

图20.29 在中线切开声门区，声门下瘢痕狭窄全部切除，扩大后方的环状软骨板后，经环状软骨内套气管甲状软骨吻合的声门下切除术：从声带以下直到环状软骨的下缘，在软骨膜下将导致声门下狭窄的瘢痕组织全部切除。用金刚钻打薄两侧的环状软骨弓，用后方植入肋软骨移植物来扩大声门区和声门下区后方

状软骨间的黏膜上。然后在环状软骨的下缘，将连接气管与环状软骨板的后外侧缝线打结（图20.30）。

在关闭前方中线上的喉正中切口到前连合水平之前，要确保LT-模具被固定在声门上区。虽然是在环状软骨弓的内侧，但还是和普通PCTR术一样的安置外侧和前方的甲状软骨气管缝线。在完成手术后，甲状软骨气道吻合口就完全内套入环状软骨。为了加强甲状软骨气管吻合口，可以在环状软骨弓和气管间安置额外的缝线。安置第二条不可吸收的3.0聚丙烯缝线穿过气管将LT-模具缚牢于气管造瘘口上。如果有必要，可以在甲状软骨气管吻合口以下三或四个气管环的位置制作一个新的气管造瘘口。要保证LT-模具的远端要在新的气管造瘘口的上缘，这可以避免气道造瘘口上方重建气道的塌陷（图20.31）。

最终，除了声门和声门上区由LT-模具帮助修复外，其他气道均有完整的黏膜覆盖。此外，两侧的环杓侧肌被保留，甲状软骨气管吻合口就再度得到了加强，这就降低了吻合口裂开的风险（图20.32）。

20.6　声门上狭窄的处理

在由钝器伤或气道重建术失败的患者，喉的框架结构可能会严重扭曲，会厌柄可能向后移位到杓状软骨水平。这就经常伴随有声门-声门下的再狭窄（图20.33）。

在实施LTR或PCTR时，声门上的问题补充如下：

1. 在甲状软骨正中裂开向上达到舌骨，导致甲状舌骨膜大部分暴露。

2. 为了保护两侧上方的喉部神经，只在中部清除充满于甲状软骨-舌骨-会厌空间的瘢痕组织。

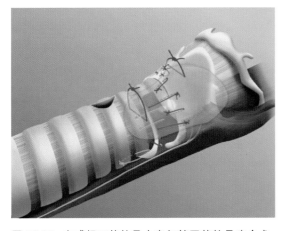

图20.30 经环状软骨内套气管甲状软骨吻合的声门下切除术：气管残端向头端拉近（黄色箭头），带蒂的气道黏膜瓣缝合在杓状软骨间咽部的黏膜上。后外侧缝线就如普通的部分环状软骨气管切除术一样放置，只是要在环状软骨弓内侧。甲状软骨气管吻合不同于普通的甲状软骨气管吻合术。当前两针甲状软骨气管两侧缝合时置入 LT-模具

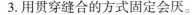

图20.31 完成经环状软骨内套气管甲状软骨吻合术：最终与普通的甲状软骨气管吻合类似，除了两侧的环状软骨弓包绕着气管。以额外的缝线（蓝绿色线）加强吻合口

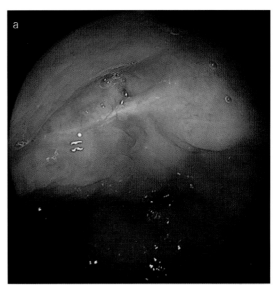

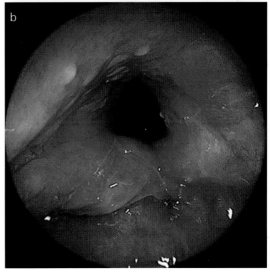

图20.32 经环状软骨内套气管甲状软骨吻合术的声门下切除来治疗IV级声门下狭窄：（a）术前：前期治疗失败造成喉部严重损伤。室带完全粘连，没有可以辨认的声带，IV级声门下狭窄达到环状软骨下缘。（b）术后：经环状软骨内套气管甲状软骨吻合的部分环状软骨气管切除术后，并经 LT-模具支撑 6 个月，喉气管通道恢复，并有新的三角形声门

3. 用贯穿缝合的方式固定会厌。

会厌柄可以被嵌入甲状软骨切迹，可以将其牢固的缝合在甲状软骨上。会厌的两侧可以缝合在离甲状软骨上缘一段距离的位置。通过额外的几针缝线，将会厌缝合在舌骨上。利用 LT-模具支撑，以帮助保持声门上区、声门、声门下区重建的气道，从而促进再次上皮化（图 20.34 和图 20.35）。

专栏 20.3 经环状软骨内套气管甲状软骨吻合的广义 PCTR 术的手术要点

- 与经典的 PCTR 切除环状软骨弓不同
- 在环状软骨以下横向打开气管
- 在中线上做一完全的甲状软骨-环状软骨裂开和环状软骨后方裂开
- 于软骨膜下挖除环状软骨内瘢痕性 SGS，保护任何声门下残留的黏膜
- 用金刚钻打磨分成两半的环状软骨弓而使其更柔顺
- 就如在 LTR 中一样，用 PCCG 扩大后方的环状软骨板
- 在扩大了的环状软骨内行内套的气管甲状软骨吻合
- 在环状软骨弓外侧和气管之间安置额外的减张线

20.7 手术区域的判断标准

尽管在术前作了仔细的计划，但是 PCTR 术中仍有几个问题要考虑：

1. 到底要切除多少长度的气道来安全完成吻合？
2. 是否需要喉或气管的游离？
3. 如何确认气管软化的位置？

20.7.1 气道切除的范围

一期 PCTR 的手术指征相对于二期手术，包括了各种不同的因素，这些都需要在术前与患儿家属确认和讨论（见表 20.2 和表 20.3）。

但是，气管造瘘口的准确位置及其上方的气管环质量只能在术中才能明确。在大多数情况下，气管造瘘口在第三和第四气管平面。如果在造瘘口区域周边的气管环质量较差，就有必要切除造瘘口区域（见图 20.6）。在医学交流中发现：在将要发生 SGS 的患儿无论是在靠近环状软骨的第一气管环，还是在颈部较低的第七或第八气管环处做气管造瘘口都有利于进一步的治疗，特别是在计划行切除吻合术时。尽管可以在术中评价吻合口张力，但这需要一定的手术经验。在切除气管以前，需要仔细地游离远端气管同时保护好供应两侧皮瓣的血供。当有足够的经验时，可以通过提升气管来避免吻合口张力过高。但这必须在任何气道切除以前进行。在我们关于儿科 PCTR 术的 108 名患者的研究中发现，我们做了完全的喉部松解后，最多切除了八个气管环。

20.7.2 喉与气管的松解策略

几乎在所有的病例里，都要用到部分甲状舌骨肌的松解，即将胸骨舌骨肌和甲状舌骨肌从甲状软骨的附着点上分离下来。这就需要系统地解剖甲状软骨，在其下缘的横切面上暴露其两侧的环甲关节。然后，沿着甲状软骨上缘，在两侧甲状软骨上角之间，切开甲状舌骨膜。用皮肤拉钩拉住甲状软骨切迹向尾端拉开，这就在中线上将甲状舌骨韧带完全分开。如果有必要，可以用直剪将甲状软骨上角切除来获得一个完整的舌骨下喉部松解。对比于成人[30]，在儿童和婴儿这种舌骨下松解不会造成吞咽困难。这可能用儿童的喉部位置相对于成人在颈部更高来解释。当按上述所讲了松解，则喉的上部神经血管就被分离开来，因此，整个操作过程只有

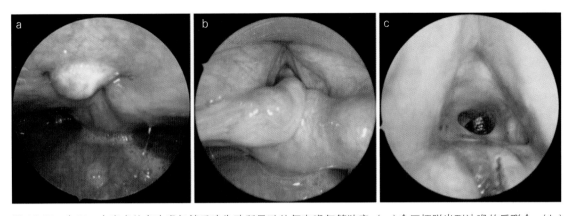

图 20.33　在同一个患者的多次喉气管重建失败所导致的复杂喉气管狭窄：（a）会厌柄脱出到达喉的后联合。（b）交错的杓状软骨堵塞声门（c）声门-声门下的再度狭窄

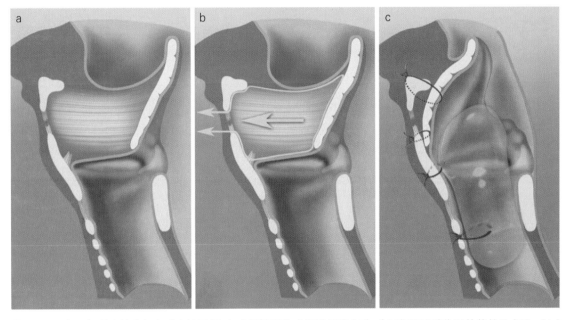

图 20.34　会厌柄脱出的声门上重建的图解：（a）因钝器伤或气道重建失败，会厌柄严重移位到杓状软骨水平。（b）甲状软骨-会厌间的瘢痕组织被完全切除。（c）会厌复位，与甲状软骨和舌骨固定。以 LT-模具支撑气道重建区域

少量的出血，喉部下降了 1cm~1.5cm，在儿科组这种行喉部松解的方法是优先考虑的（图 20.36）。

在我们 100 例儿科 PCTR 患者中，良性的 SGS 患者未做过肺门松解，即使在造瘘口相关的气道损伤以致需要切除五到八个气管环时也未行肺门松解。吻合口裂开需行修补的发生率为 6%。尽管 Grillo 不提倡在成人行

常规的肺门松解（除了广泛切除瘤性病变），但他赞成在较长良性狭窄的年轻和肥胖患者中实施双侧肺门松解。[29]

最近，由耳鼻喉科医生和胸科医生联合报道了 16 例行了系统肺门松解的 PCTR 术患者（需要切除至少 4 个气管环）[60]。其中有 1 例患者因为长段的严重的气管软化而几乎完全切除气管。所有患儿均未出现吻合口裂

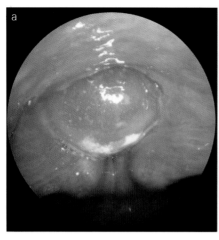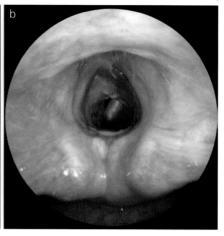

图 20.35 扩大 PCTR 和会厌固定术后（与图 20.33 为同一病人）（a）LT-模具支撑的重建气道。（b）恢复喉声门下气道。插管仍然留在远端气管

开。尽管肺门松解不被推荐，但该术式对需要切除长段喉气管的病例有特殊的价值。

20.7.3 气管软化部分的处理

先天形成的、广泛的和局部的气管软化已经在第 13 章，13.1.1 和 13.1.2 进行了描述。在儿科中，大多数的后天性的局部气管软化是由气管造瘘口引起的。因套囊导致的气管软化非常少见，而在较大和较小的儿童中多用低压力的套囊或是无套囊的导管。治疗气管软化最好的方法是简单的切除加吻合，这就可以借助周围正常气管来恢复气道的稳定性。如果由于前期手术而不能行切除，则使用肋软骨移植物植入的气管成形术就是唯一选择。

伴随有先天性的广泛或局部气管软化的部分环状软骨气管切除术是做为二期手术来进行的。尽管气道软化是在二期手术时解决，但在大多数情况下患儿都维持气管造口插管，直到患儿长大到问题解决。同时，插管也作为一个支撑来防止远端气管塌陷。在这方面，必须强调应用自体移植软骨做为气道外部夹板来修复气道软化的结果是不尽如人意的。

尽管移植物可能可以存活下来，但它不能融入气管壁来提供其稳定性。禁止使用任何人工制造的外来物质来行外部支撑或软化内部支撑扩大（见第 2 章，2.8）。

目前，光滑的 T 形硅胶管在年龄较大儿童中是可行的选择，只要患儿的气管可以安置 8 号导管，导管就不会因为分泌物干燥后而被堵塞。在存在可使用的具有生物相容性、自体扩张的支撑物前，可以很安全地在低位气管使用气管造口插管来治疗严重的气管软化。

20.8 儿童和婴儿喉气管手术的围手术期护理：特护医生的视角

Jacques Cotting 和 Marie Hélène Perez
医学博士 Staff Paediatric Intensivists

儿科重症监护室（PICU）可以为在术前和术后有呼吸道问题的初生婴儿和较大的儿童提供多学科的支持和护理。在许多非专业的中心，这种情况很少见，相关的医学文献也很少。对于儿科特护医生，这就很难获得足够的知识和相关训练，以保

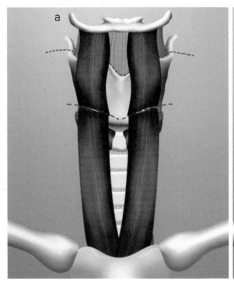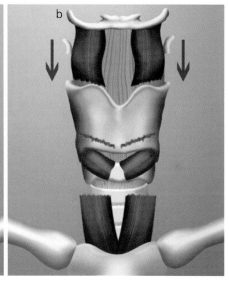

图 20.36 舌骨下喉部游离：(a)喉部游离：喉在分离了的胸骨舌骨肌间暴露。胸骨甲状肌和甲状舌骨肌被分开。沿着甲状软骨上缘将甲舌膜被切开，直到甲状软骨上角（蓝线）。(b)喉部游离的结果：喉部下降 1cm~1.5cm（蓝箭头）

证他/她提供患儿足够的医疗护理来度过气道的外科治疗期以及直到安全出院前的时期。仔细地评估和完全了解每个具有严重喉气管问题的患儿病理生理情况，将有助于完成这个任务。同时要注意许多患儿还会遭受其他并发症。

为了对具有喉气管狭窄的初生婴儿和儿童提供完美的术前术后护理，PICU 的医生和护士要清楚地了解儿童与成人气道在解剖和生理上的不同[2]。

20.8.1 儿童发育期间咽喉在生理学和解剖学上的变化

婴儿的鼻子很短，柔软，有平坦的小小的近似圆形的鼻孔，在 6 个月大时，鼻孔增大了近 2 倍[62]。在生理上，呼吸道对空气流的整个阻力，鼻腔占了 25%，而成人为 60%[63]。因为婴儿的颅底很平坦，所以鼻咽部的容量就很小。还有些显著的区别，包括婴儿的枕部很大，舌头相对也很大，以及喉的位置较高，在第三

至第四颈椎平面，而成人在第六至第七颈椎的位置，以及喉的构造也是这样[3]（见第 2 章）。直到八岁，环状软骨仍然是儿童上呼吸道最狭窄的位置，而声门下区域容易因感染（哮喘）或机械损伤（气管内插管或支气管镜检查）导致水肿。在新生儿，气管的直径只近似于成人的 1/3，气道阻力要大于年长儿童和成人（见第 2 章，2.7.2）。

在生理学上，新生儿在出生第一个月是通过鼻呼吸的。40% 的儿童不能使用口腔呼吸。到 5 个月时，几乎所有儿童都可以使用口腔呼吸[63]。在新生儿期间，诸如炎症、分泌物、鼻道带来的外部压力，和舌头的减小以及咽部肌肉的加强都可能造成潜在的、严重的呼吸道阻塞，造成层流的阻力加强。

在婴儿和儿童，喉、气管以及支气管的顺应性要更强一些，这就使这些结构更容易在外力下扩张或压缩[63]。由喉气管阻塞所造成的吸气性困难可能造成在阻塞以下显著的胸腔外的气道塌陷。相同的现象也可以发生在声门上水平，将在现在基础上造成远期的

呼吸道阻塞。而且，烦躁和哭吵会导致显著透壁性压力改变，从而导致远期的气道塌陷。

在婴儿，其基础代谢是成人的 3 倍。婴儿的呼吸频率及每分钟通气量都成比例的升高。他们对慢性上呼吸道阻塞的适应可能会导致一个异常的病理生理状态。吸气时间由于严重的呼吸道狭窄而延长固定。因此，婴儿和儿童是通过强行减少呼气时间来适应的。这就导致了胸内压力的升高和呼气性的活动性塌陷。然而，严重和广泛的外周支气管（气管）塌陷会出现喘鸣样的听诊结果，这可能会被错误的诊断为哮喘。典型表现就是，吸入 β_2 受体激动剂对这些患儿无效。对于严重的气管塌陷，长期的通过面罩或气管造口行呼气末的正压通气（高达 15cm 水柱）可以缓解胸内的正压。这种异常的呼吸方式也可见那些由于咽喉神经肌肉调控所损导致的慢性声门上活动性的阻塞。在这些情况下，慢性的强迫的呼气用力会造成胸内压力较大的波动，有时会导致严重的顽固的胃食管反流，这在其他喉气管疾病中很少见。

20.8.2 简述喉气管手术后特护医生的围手术期管理

这节并不能将术后所有儿科特护医生所要面对的情况逐一列出。有些在小型内窥镜检查后或喉气管手术后需要保持气管造口通气的患儿需要进行短期儿科重症监护病房监护。而这章主要针对一期手术后不需要气管造口的患儿。

为了度过声带的水肿期和促进创面的愈合可以对患儿进行选择性的插管一段时间。在最近回顾我们的手术中发现：涉及部分环状软骨气管切除的一期手术在 100 位患者中

有 62% 进行了术后的插管[22]。其中 91 例患者来自于其他国家，82% 需要保持气管造瘘口，总共，有 38 名儿童有前期的相关手术史。

当患儿需要进入儿科重症监护病房治疗时，必须仔细核对临床病史，任何手术和麻醉史都需要备案。有 40% 的儿童同时存在有其他疾病如：心脏缺陷或先天性的异常。必须要多加注意这些疾病，以避免造成相关的并发症。过去病史中关于气道反应或慢性呼吸困难必须要追查原因。要与外科医生讨论插管的长度以及是否需要镇静，同时计划拔管后的喉镜检查。

一般情况下是使用非常柔软的气管内导管经鼻气管插管。经鼻气管插管对于有意识的患儿要更舒适一些，较少出现咽反射，也更容易被固定。而且，这也避免了患儿撕咬导管，这在经口的患儿多见，虽然这些导管要比成人的更小更软[62]。

在这些患儿中，因为肺部功能未严重受损，所以机械通气就显得更加简单些。现代的人工通气设备可以很轻易的监测到任何气道顺应性的下降或阻力的升高。流量和压力曲线是不断更新的。在我们这里，需要随时监测潮气末二氧化碳浓度。为了照顾插管儿童，有必要进行护士对患儿的一对一管理。最后，关于正压通气，即使很低的气道压力也可以造成体液的潴留，这时通常就需要小剂量的利尿剂来保持体液平衡。

在一些更复杂的病例里，需要插入比推荐的气管内导管更小的导管。这时就必须要使用通气压力控制，可允许 50% 的气体渗漏。这就保证了对呼出二氧化碳曲线的监控。此外，近距离的护理监控，包括良好的放置患儿头部和经常性的血气分析是非常必要的。

更复杂的是在儿科重症监护病房术后（伴

有或不伴有神经肌肉阻滞）无痛和镇静下的管理。防止头颈部和气管内导管的移动是为了减少吻合口裂开的风险，这可以由深度的镇静状态和持续的肌肉松弛（达到无痛）来保证[33]。在 2001 年，辛辛那提的研究者就报道称，在年龄较大，发育正常的患儿，术后不予镇静，允许无限制的活动，可减少 PICU 的监护时间及住院天数，同时减少了术后不利事件的发生[36]。值得注意的是，这个方法因为吻合口裂开的风险，只应用在一期 LTR 术后或非一期的儿科重症监护病房术后。在最近的报道中，Roeleveld 报道称短期使用肌松药物可以减少机械通气时间以及 PICU 监护时间和住院天数[56]。

在实际应用中，可持续静脉滴注吗啡 20 μg/kg·h~30 μg/kg·h 和咪达唑仑 30 μg/kg·h 来达到止痛和镇静的效果。近几年咪达唑仑的使用剂量开始减少，因为时常有发现该药物对较小的儿童可引起反常的兴奋效果[33]。至于其他 PICU 患儿，这个用药方法可以适用于 70%~80% 的儿童。在有必要时可使用水合氯醛，有时在较大的儿童还需加用少量的普鲁泊福。如果需要持续止痛和镇静达 1 周以上，则必须增加剂量，但这会在接下来出现戒断综合征的风险。这就需要逐步的减量。更具体的说，在一些病情较重的患儿，我们为了防止戒断综合征的发生而使用类阿片戒断，在这之前，还会使用 α2 受体激动剂。久而久之，肌肉松弛药物用量就可以逐渐减少。目前，在大多数患儿，都需要间断~逐渐减量使用维库溴铵 3 到 4 天。在一些患儿，是完全不使用肌肉松弛药物的，即使在部分气道切除的一期儿科重症监护病房的患儿也是如此。当长期使用肌肉松弛药物时，要特别注意防止褥疮的形成。另外，有规律地改变患儿的体位有助于减少肺部疾病发生，还可

以使用合适材质的气垫床减少并发症的发生。

术中预防性的使用抗生素在科学文献中还未得到广泛的论证。在气道造瘘口的患儿中绝大多数是因为 LTS，据报道其低位气道细菌种植的发生率是 95%，当感染升级时，流感嗜血杆菌、葡萄球菌、鲍曼不动杆菌和假单胞菌是其主要的病原体[49]。最后两种细菌对常用的术前抗生素并不敏感，如头孢呋辛钠或氨基青霉素。但是，进行术前的气道种植细菌的评估有利于进行术中抗生素的选择。

在特护期间为婴儿或儿童提供所需充足的营养是另一个挑战。术前在气管造瘘口呼吸运动加强的患儿中可能就存在营养不良。不同于 ICU 的成年患者，在 PICU 中他们很安静、情绪稳定、处于镇痛中，不会在人工通气期间出现代谢过盛的现象。在超过 70 例的人工通气的患者中，我们每日进行间接地量热测试，得出在术后第一周能量的释放数据。释放能量总计为健康儿童推荐膳食供给量（RDA）的 55%。

事实上，在喉气管重建术后需进入 PICU 的患儿可以进行每日肠内营养供给，每日逐渐增加供应量，4~5 天后为推荐饮食供应量的 60%，第 10 天为 80%，另外，必须提供钙、镁、维生素等物质。如果患者没有胃食管反流的过去史，在其可以忍受的情况下可以使用胃管注食，除此之外，还可以经幽门注食。最后，要规律使用质子泵抑制剂和促胃动力药物。

20.8.3 拔管后的呼吸护理

为了如期拔管，必须行内镜检查以明确是否可以安全拔管。在较小的儿童和复杂的病例里，可以使用低剂量的止痛剂和镇静剂减少患儿的焦虑和哭泣来帮助拔管，但这

会不可避免地引起呼吸困难。在我们 PICU 主要使用药物为：普鲁泊福 1~3mg/kg·h 和 10~30μg/kg·h 吗啡。如果有必要，在一些特殊情况下，可以添加水合氯醛每次 20mg/kg~30mg/kg，1 天 3 次，或氯丙嗪每次 0.5mg/kg~1.0mg/kg，1 天 3 次。

许多患儿在喉气管手术在拔管时因为儿童重症监护病房术后的声带隆突水肿会出现上呼吸道的部分阻塞。这可以在拔管前一天静脉内使用醋酸泼尼松龙（2mg/kg），在拔管时使用肾上腺素气雾剂（50μg/kg~100μg/kg 溶于 5ml 盐水溶液中），这样可以减轻声门-声门下水肿。在一些婴儿和较小的儿童中，会在儿科重症监护病房术后出现长时间的呼吸道阻塞，这会迫使患儿加大吸气力量，最后会导致呼吸道阻力增加以及呼吸困难。这种恶性循环会导致再度插管，为了避免这种情况，有两种措施可以采取：经典的是通过面罩使用持续正压通气（CPAP），或是吸入氦氧混合剂。

20.8.3.1 婴儿和儿童的非侵袭性通气

非侵袭性通气（NIV）是不需要气管内插管或气管造口而提供呼吸支持的方法。这可以减少医源性感染、上呼吸道损伤的风险以及减少止痛和镇静的需求。自从 1970 年开始在新生儿患儿中引入 CPAP，NIV 已经在不同年龄段的儿科组中进行了使用。双相气道正压通气（BiPAP）提供了吸气压力与呼气压力，则可以使肺部复原。它通过减少吸气肌的负荷来维持功能性残气量。但是，双相 HIV 的数据主要来源于高混杂组和小样本[5]。而且，不论这种仪器在提供成功的通气同时也可以造成不良的影响，单说在儿童患者中，对照的非侵袭性通气在事实上是不存在的。另外，现在也缺乏儿童用的面罩，

特别是婴儿[51]。

在儿童患者中，据报道双相 NIV 主要用在各种应急环境下，如拔管后呼吸不能，在 PICU 的医源性肺炎[14]，急性下呼吸道阻塞[61]，喉气管软化导致的上呼吸道阻塞[15]，以及为了声门下狭窄提供最好的手术时机做准备[70]。非侵袭性的正压通气也作为家庭护理设备使用在有神经肌肉疾病以及阻塞性睡眠呼吸暂停的患儿。

关于通气及其方法（插管和面罩）在文献中都很少提及。在 1990 年，普遍使用吸气管和呼气管来进行人工通气。这种设计显著增加了通气装置的重量，由于压疮风险的增加，因此需要更轻的面罩。在最近 10 年，发明了由涡轮机驱动的气体发生机，以及包括各种指标和模式的现代无创通气方式。他们创造了有呼气末闸门的单管通气或有洞的面罩通气，在呼吸中提供持续的气体漏出。由提高涡轮机的转速来达到压力的波动。

在成人，压力支持构成了最舒适的吸气支持方式，它是由压力变化或气流变化来触发的。在较小的儿童，它对于低潮气量和高呼吸率的敏感程度是非常重要的，因为吸气末（呼气触发）主要是由吸气流量的减少来确定的。

大多数设备使用的是未加湿的室内空气。只有在最新的设备上加入了室内湿化的功能。如果需要较高的吸入氧浓度（FiO_2），在吸气管中加入氧气流会显著地降低设备的触发灵敏度。在我们的 PICU，氧气是通过机器的进气口加入的，并在其出气口进行测量。

我们对儿童的非侵袭性通气有近 10 年的经验[65]。通过我们对年幼的和较小的儿童持续观察，医生、护理人员、理疗工作人员在治疗中通力合作。对进行非侵袭性

通气的儿童，在人工通气时采取了相同方法的评估和观测。的确，急性的功能失调，如可能阻塞鼻孔的面罩移位，都表现出如在儿童通气过程中意外拔管时一样的严重后果。

为了防止患儿在喉气管手术后拔管导致的快速衰竭，我们列出了以下规则：

- 必须有计划的拔管，在拔管时麻醉医师和耳鼻喉科医师必须在场，开始前，理疗医师要仔细准备必要的器械，包括不同的面罩来施行非侵袭性的通气。

- 在婴儿和幼儿，最好在轻度镇静下行拔管以防止患儿的烦躁。医护人员要密切观察自主呼吸，这预示着较好的结果。

- 对大多数患者而言，第一次非侵袭性通气都是在最初的 10 分钟以内。要选用压力支持模式，使用呼气末正压通气（呼气末正压：5cmH$_2$O~6cmH$_2$O），最大压（12cmH$_2$O~14 cmH$_2$O），吸气触发为最灵敏。

- 要保持头部 30° 倾角，用胶状物质保护皮肤，予以持续不断的监护体征（心电图（ECG），脉搏血氧测定、阻抗式呼吸频率监测）

- 当发生呼吸困难或喘鸣时（典型的发生在拔管后 15~30min）需要积极处理。可使用胸外按压，肾上腺素喷雾，或 β$_2$ 受体激动剂雾化。

- 在 NIV 的情况下进行雾化要特别注意，在吸气口使用普通的喷射式的雾化器并不合适，因其可以干扰 NIV 的触发系统，只有超声波和拥有振动片的新一代的微型泵雾化器不会干扰 NIV 系统。带筛网的微型泵雾化器更合适，同时，药物剂量也要相应的调整。

- 在大多数病例里，在拔管后 6~8h，要逐步恢复肠内营养，多使用小的经鼻或经口的十二指肠管进行。同时还需要第二根胃管使用间断的泵吸，以消除胃部空气。

- 在大多数患儿中，可能在几天内逐步停止 NIV 的使用。首先，降低 NIV 的参数，接下来在可能的情况下暂停 NIV 的使用。在一些患儿中，需要在睡眠时保持使用 NIV 数天直到完全停止使用。

在一些严重的患儿中，因为气管软化，长时间的黏膜水肿，并发病毒或细菌感染，或是其他问题而需要长期地使用 NIV[6]。一些患儿由于病情的恶化还需要再次插管。在再次插管期间使用内镜检查可以更好地明确拔管失败的原因。NIV 失败的一个主要原因是太晚使用，往往这时候病情已经开始恶化。要尽量避免对衰竭和哮喘的儿童行紧急再插管。

在极少的一些患儿中，在使用 NIV 时观察到有神经系统损伤和咽喉功能失调，呼吸紊乱。这会造成患儿和呼吸机之间的不同步，但这时血气值可能还是临床能接受的范围内。在我们的患者中，只有在有严重的神经系统缺陷的患者需要行新的气管切开。最近，已经开始对二次气管切开的患儿使用非侵袭性的正压通气来帮助拔管。

最后，在一些长期插管而从没有通过自己上呼吸道呼吸的患儿中，可以观察到有烦躁的表现。这时，双亲的到场支持，同时合理的少量神经系统药物的使用，可以有效防止再度插管和气管切开。

20.8.3.2　在围手术期氦氧混合气体的使用

在上呼吸道狭窄患者中使用氦氧混合气体的依据是相对于空气，混合气体中氦气密度为其 1/9。这种低密度可以使氦∶氧的混合气体中氧气含量达到 40%，医用的氦氧混合剂中 He 占了 78%，O_2 占了 22%。通过减少雷诺数，氦氧混合剂在保持层流时，要比氧-空气混合气体有更高的流量指数。氦氧混合剂可以减少呼吸系统对气流的助力，而空气流则会产生涡流，特别是在狭窄区域。

尽管早在 1934 年 Barach 就第一次描述了在上呼吸道阻塞和哮喘加重时氦气的应用，但是只有关于如何使用和氦氧混合气体在儿科组的应用的零星的报道，并没有循证医学的支持。最近由 Myers 所写的综述中对此作了更进一步的强调。

从理论上看，伴有局部涡流的上呼吸道阻塞是使用氦气的最好的适应症。拔管后喘鸣、后天性或获得性声门下区狭窄、外伤、肿瘤、呼吸道感染和喉气管术后的水肿都是首要的适应症。Grosz 有报道称在对各种病因引起的严重的上呼吸道阻塞的 42 名患儿使用氦氧混合剂后，呼吸费力减少了 73%。其中对所有的早产儿都有效果，但是 2/3 有先天异常或综合征的患儿则没有效果[32]。在另一个报道中，14 个患者中有 10 个存在严重上呼吸道阻塞的患儿不需要插管，而 4 个需要插管的患儿有前期的机械通气史，其中 3 个表现为声门下的阻塞[8]。

在临床应用中，氦氧混合剂很少应用在婴儿上。在我们的 PICU，超过 13 岁的 4170 个患儿中有 55 位使用了氦氧混合剂，而在 370 个经历过喉气管内镜检查或开放手术，或是气管造口封闭的患儿中，有 36 个。在 34 个应用于拔管术后呼吸困难的治疗的患儿中，5 个需要再次插管，2 个需要再次气管造口。可以看出有 2 个是治疗无效的。

尽管氦氧混合剂可减轻气道高反应患儿的呼吸费力，但是也要考虑它的高昂费用和在自然界中获取的困难程度。目前，NIV 是我们对各种患者的首要应对方法。

在行过大型喉气管手术的患儿，特别是经过 SS-PCTR 的患儿，需要一个强大的多学科小组来护理。婴儿和幼儿的呼吸储备有限，所以特别脆弱。仔细对术前并存疾病的评估是最重要的。尽管手术方式与内镜技术有了很大的发展，但是，术后的治疗与护理仍然是一个挑战，因为一直存在快速恶化的风险。如果没有迅速的介入，经常导致最后神经系统上的疾病。在最近 10 年，医疗器械行业在技术上有了显著的进步，可以提供精确的非侵袭性呼吸支持（包括婴儿）。但是，值得注意的是，作为侵袭性通气，NIV 同样需要密切监察和评估。在这种情况下，需要进一步明确氦-氧混合剂在治疗中使用确切的指症。

20.9 一期 PCTR 术后的管理

20.9.1 SS-PCTR 术后前期的重症监护管理

超过 10 岁的儿童在手术完成时，在手术区域拔出导管。更小的儿童带管进入 PICU。要通过枕头来保持颈部于屈曲位，以避免吻合口张力过高。我们不用任何颏胸的缝线来维持，而宁愿采用足够的镇静来完成。在术前基于细菌培养和药敏来连续使用抗生素，术后持续使用至少 7 天。在卧床期间使用质子泵抑制剂（PPI）和（或）H_2 受体阻滞剂，在确定存在反流的患儿常规使用至少 6 周，或 6 个月至 1 年。

要注意维持镇静的深度直到患儿可以安全的拔管。每隔两天要摄胸片来核实是否有肺膨胀不全或早期的支气管肺炎。规律的肺部理疗（使用或不使用设备的徐缓的拍打或震动）来促进气道远端分泌物和黏液栓的排出以缓解肺膨胀不全。如果这些方法没有效，可以使用一个带小的硬性空心管的支气管镜，用无创的方法来清理低位气道，尽管这很少使用。

在术后第 5 天全身麻醉下行第一次内镜检查的前一天，开始使用激素治疗。用麻醉科的直接喉镜来暴露喉部，以成人的硬质腔镜（0°）通过喉来检查声门上或声门的水肿情况。在可视的情况下，将鼻气管导管拉入咽腔，快速观察一下声门下区，了解吻合口黏膜的情况（图 20.37）。如果不存在任何的纤维沉着则预示着甲状软骨气管吻合口情况较好。需要再插管的婴儿或儿童可使用较小的鼻气管导管，如果声带水肿严重阻碍插入，可以在导管外涂抹庆大霉素-皮质激素软膏。再用针管和大针头将这种软膏注入到导管周围声门上的区域。然后患儿返回 PICU，继续镇静两天直到再次实施拔管。

在开始使用气管插管再次插管时，如果喉腔水肿不严重的情况下，可以用麦式钳将气管插管轻柔送过声带。同时，患儿逐步停止镇静药物直到出现自主呼吸。只有在患儿处于镇静状态时才去拔出气管插管，以避免

咳嗽和烦躁。可使用面罩供氧同时加入肾上腺素喷雾，严密监测血氧饱和度（SpO2）水平。持续小剂量地全身使用皮质类激素（泼尼松 2mg/kg，也可以 1mg/kg，一天两次）几天后，逐步减量。

因为婴儿和儿童的气道小，在术后不可避免地会出现一些吸气性的喘鸣。为了控制在吸气时水肿的声带所造成的 Bernouilli 现象，可以加入 CAPA 治疗来进行通气。这是唯一可以打破在吸气时由机械刺激所带来的声带水肿，继而需再次机械通气的恶性循环。可将三角形的面罩罩于鼻部区域，然后以橡皮圈将其固定于头部（图 20.38）。

氦氧混合剂，一种混合了氦气和氧气的气体，也可用于缓解所吸入的混合气体的黏度，这可以显著减轻喘鸣。尽管在拔管后的一段时间在较小的儿童会出现潮热，但是自主呼吸的存在提示了气道是通畅的。呼吸逐渐好转提示了吻合口恢复顺利。但是如果最开始是正常呼吸，之后出现逐渐加重的喘鸣，这提示了需要行声门下吻合口的内镜检查。吻合口并发症的管理在 20.11 有相应的描述。

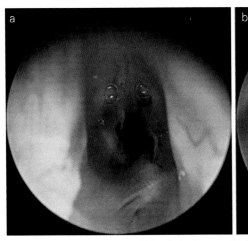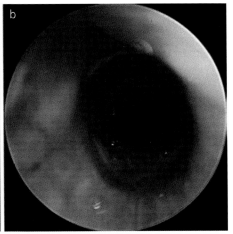

图 20.37 一期环状软骨气管切除术后 7 天：（a）术前：Ⅲ级声门下狭窄。（b）术后：术后 7 天显露声门下气道。没有纤维沉着，吻合口黏膜延续完美

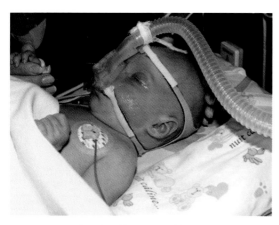

图 20.38 儿科重症监护使用面罩持续正压通气。三角形的面罩罩于鼻部区域，橡皮圈将其固定于头部。持续正压通气可以缓和吸气性喘鸣

20.9.2 SS-PCTR 术后中期的管理

当拔管儿童呼吸逐渐顺畅，气管分泌物明显减少，就要开始恢复喂食。可喂其黏稠的液状或软的固体食物，但要严密的监测以备随时吸痰。在那些平稳恢复的病例中，从术后第 10 天就开始出现了黏膜的活跃和移行。在住院期间必要时还是要进行胸部的物理治疗。中心静脉通道要保持到术后 3 周最后一次内镜检查时，对一些国外的患者可保留至回家。在面罩通气时，使用经鼻的纤维喉镜（TNFL）检查是非常有必要的，可以评估术后声带的活动情况。同时，可使用成人的 0°、硬性、4mm 的腔镜作为直接喉气管镜来观察声门和声门下是否有异常。如果发现有任何肉芽组织，可用活检钳轻轻地去除。在这个阶段不要去扩张气道以避免吻合口的坍塌。在大多数患者中，如果的确需要，可在术后第 6 周进行。

20.9.3 SS-PCTR 术后随访的管理

理论上，从 PCTR 术后 6 周开始就是后

期治疗，制定出院后 3 个月到 1 年的随访。每次都需在全身麻醉下行内镜检查，包括 TNFL 和直接喉镜检查。以评估喉的动态情况以及声门下的大小。

虽然最好的扩张时机只有在术后 3 个月，吻合口瘢痕组织成熟后，以内镜来扩张，但是在术后第 6 周，也可以开始尝试使用前端尖细的探条进行轻轻的扩张。其次，可选择二氧化碳激光切除或切开并局部使用丝裂霉素 C。这些办法通常可以有效地使声门下气道恢复到大致正常（图 20.39）。前端尖细的探条可以精确地探查声门下大小，以及是否于实际年龄相符。

对来自于国外的患者，可以在术后 3~6 个月安排内镜检查。我们长期随访了因严重 LTS 而做过儿科 PCTR 术的患者，发现在术后 3 个月时的手术结果可以作为远期疗效的预判，这点已在正常喉部发育中得到证实[37]。在最近的数据中，在术后 3 个月得到声门下气道恢复满意的患者，没有一个需要进一步的手术治疗。

20.10 二期 PCTR 术后的管理

20.10.1 DS-PCTR术后前期的重症监护管理

单纯的 SGS 的患者伴有远端的气管造瘘口或其他并存疾病的情况下就需选择二期手术。在这个手术中，在吻合口完成时是没有支撑声门下气道的。但是，扩大 PCTR 所采取二期的手术结果是将 SGS 与声门区联合起来，术后以 LT- 模具进行支撑。

接下来的因为患儿是通过气管造口插管呼吸，所以术后管理要更加简单些。在

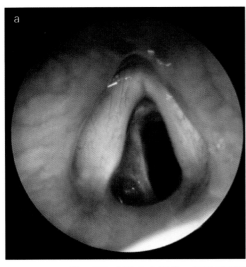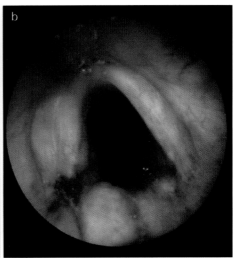

图 20.39 一期 PCTR 术后 3 个月用二氧化碳激光切除左侧的声门下狭窄：（a）左侧声带下吻合口水平的瘢痕组织。（b）内镜下二氧化碳激光切除后

PICU 整夜的监测后需要行胸片检查以排除术后肺不张，如果有需要支气管镜来清理远端气道。它的管理除了在镇静水平上的差异外，其他与 SS-PCTR 近似。患儿需要在半正式的 ICU 待上一小段时间后再转入病房。需要让患儿家属熟悉对气管造瘘口的护理，以便他们更好地参与到术后的日常管理中。吻合口裂开可以再没有任何症状的情况下发生，特别是在支撑的气道进行修复时。因此，术后第 10 天就要开始行内镜检查。

20.10.2 DS-PCTR 术后中期的管理

在术后几天就可以开始恢复饮食。LT-模具可以确保声门-声门下气道的安全，即使患儿出现反胃。药物治疗和胸部的物理治疗就如同 SS-PCTR 中描述的一样进行。在术后第 10 天开始在全麻下行内镜检查。在没有行支撑的气道，仔细检查吻合口情况确保没有部分裂开发生。在以 LT-模具支撑的扩大的 PCTR 术后可能发生吻合口裂开，而没有任何临床表现。这时颈部看起来可以完全正常，旧的敷料也可以是干燥无污染的，这是因为逐渐生长起来的肉芽组织封闭了支撑物周围的间隙。只有在内镜下可以清楚排除吻合口裂开。在声门上区，支撑物的头部太大而不能向远端移动而通过声带。可以用 70° 或 90° 腔镜通过后方的气管造瘘口进行检查，如果发现 LT-模具的远端向头端移行，则要考虑吻合口裂开的可能（图 20.40）。这种情况下，就要准备行修复手术（见第 23 章）。

20.10.3 DS-PCTR 的术后随访处理

如果在第 10 天内镜检查未发现吻合口裂开的征象，就可以让患者出院进行接下来的门诊治疗。来自国外的患者建议他们回家之前还需在医院附近待上 15 天。患儿还需限制正常活动 2 周，直到吻合口区域完全修复。

LT-模具需留存 6 周或 3 到 6 个月，这由声门-声门下修复的复杂程度来决定。

下一次全麻下的内镜检查安排在修复体取出的时候进行。在这段时间可以门诊随访来排除 LT-模具早期移位的可能。

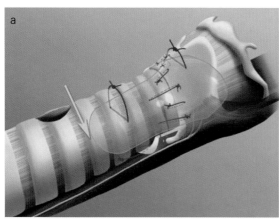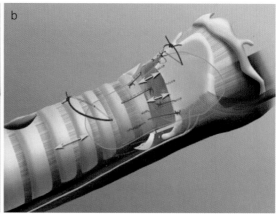

图 20.40 在使用 LT-模具支撑的扩大 PCTR 术后，临床上不易发现的喉气管分离的图解：（a）首次术后情况：LT-模具位置正确，其远端与气道造瘘口下缘相对应（黄色箭头）。（b）术后吻合口裂开的情况：支撑物的头端被正确固定在声门上区，但其远端随着吻合口的裂开而相对地向头端移位。当颈部完全正常时，只有通过气管造瘘口行声门下内镜检查（70°），才可能发现 LT-模具的远端向头端移行

在内镜检查期间，将直接喉镜安置在会厌谷将喉悬吊起来。这样就可以完全暴露喉的入口。通过弯曲的显微手术剪将 LT-模具的头端打开，在支撑物内部剪断缝线（图 20.41）。用鳄牙钳将 LT-模具轻松取出。缝线用外科钳钳紧后拉出。一般来说，这会带出完整的线结。如果无法做到，可以简单地将靠近气管内壁黏膜的缝线剪掉，以排除外来异物。过度增生的肉芽组织用活检钳去除，然后以 2mg/ml 的丝裂霉素 C 涂抹在局部。Ⅳ级复杂的声门下狭窄会导致过度的肉芽组织增生。最好在局部使用丝裂霉素 C 后再放入 LT-模具达 4 周（见第 18 章，18.3）。在下次内镜检查时，如果声门-声门下气道修复好了以后就拔出支撑物。

20.11 PCTR 的并发症

颈部血肿和创面感染在术后非常少见。

在我们 108 例 PCTR 患者中没有发生这类并发症。肺部并发症如肺不张或支气管性肺炎时有发生。一般来说，经药物治疗和肺部理疗后效果较好。很少需要用气管镜来取出黏液栓。喘息性的气管痉挛需要用支气管扩张药治疗数周或数月。

在这些并发症中，吻合口裂开、喉返神经损伤，以及后期的再次狭窄更加可怕。在 DS-PCTR 中，吻合口相关问题（如框架畸形导致的狭窄，造瘘口上方的塌陷，以及局部软化）需要再次手术来关闭气管造口（见第 21 章，21.4.1）。

20.11.1 吻合口裂开

虽然这在我们的病例并不常见（6/108 例 PCTR 患者 =5.6%），但如果发生在出院后是非常致命的。这个并发症通常是由手术失败引起的，值得注意的是，它经常发生在术后 10 天（我们病例中 5/6 都是如此），所以在术后

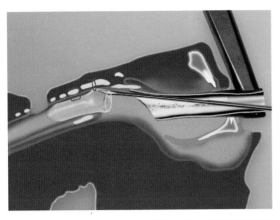

图 20.41 内窥镜下移除 LT-模具：用直接喉镜暴露喉部，在修复体内部将固定缝线剪断，然后用鳄鱼钳将 LT-模具取出。用杯状钳取出缝线

第一周要仔细监护不能低估。如果吻合口平面没有纤维沉着，则黏膜的移行是非常好的，在之后的几天不大可能发展成吻合口裂开。一些会完全愈合，一些会因为肉芽组织增生逐渐填充缺口导致迟发的狭窄。如果气道长期被耐甲氧西林的金黄色葡萄球菌（MRSA）或假单胞杆菌污染，则狭窄的风险就会显著增加。

值得注意的是，吻合口裂开从来不会突然发生，总有一些裂开的征兆，尽管在一些患者并不明显。如果在经过术后最初的一段平稳时期后，出现轻度的双相的"洗衣机"样的呼吸性喘鸣则需要引起内科医生的注意。这个声音是由部分裂开的吻合口平面的分泌物内外运动造成的。颈部也可能还保持正常，但是少量的吻合口裂开已经被黏液覆盖，包绕在烟卷引流旁。这需要尽快对声门下气道在内镜下进行评估，然后施行修补手术。内镜检查并不能正确反映所有病例吻合口裂开的严重程度（图 20.42）。

修补手术包括通过切除一到两个气管环来重造气管残端。也许还需要完整的喉部松解以及胸段气管的游离。在喉端，不能部分切除甲状软骨。如果它的下缘因为吻合口裂开而改变，就需要在它的上缘重新做吻合，就如图 20.43 所示。这样可以在喉端极大地加强吻合口。如果情况很糟，不能避免新的甲状软骨气管吻合口的高张力的话，就必须在新吻合口远端做气管造口。再用 LT-模具通过裂开的吻合口填充喉到气管。然后用一大张长条形的胫骨骨膜缝合在甲状软骨和气管造瘘口上方的不同平面，来加强吻合口。另外还用纤维胶涂抹在骨膜下来封闭吻合口（图 20.44）。在 DS-PCTR，声门下气道经常因 LT-模具而裂开。可以在行了喉部松解和胸段气管游离后，按照上述的那样简单地完成和加强前方的吻合口。

20.11.2 PCTR 术后喉返神经损伤

在 SS-PCTR，单侧的喉返神经损伤会使术后恢复复杂化，特别是在较小的儿童。如果拔管不能耐受，则需要在远端做气道造瘘口。如果按上述所说完成手术，是不会出现双侧喉返神经损伤的。如果发生了损伤，在确切的治疗之前要先做一个临时性的气管造瘘口（见第 7 章，7.2.2）。

20.11.3 PCTR 术后再狭窄

再狭窄多发生在术后 3 到 6 周，因缓慢地逐渐加重的部分吻合口裂开造成的。在插管后狭窄中，患儿会逐渐出现伴有双相喘鸣的呼吸困难。这就需要在内镜下进行评估，同时实施治疗（二氧化碳激光和（或）扩张术），如果内镜下发现再次发生严重狭窄或狭窄在轴线上向上下延伸，则需要实施再次

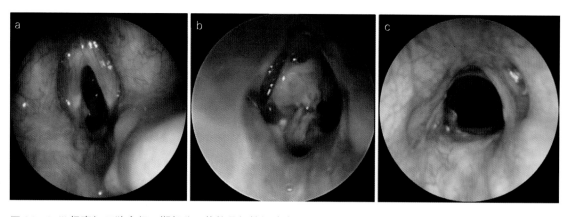

图 20.42 Ⅲ 级声门下狭窄行一期部分环状软骨气管切除术后 3 周吻合口裂开:(a)术前:Ⅲ 级声门下狭窄(b)部分环状软骨气管切除术后 3 周由于呼吸合胞体病毒感染伴剧烈咳嗽致吻合口裂开。(c)修复手术后 3 周的局部情况:尽管声带变薄,但声门–声门下气道明显可见

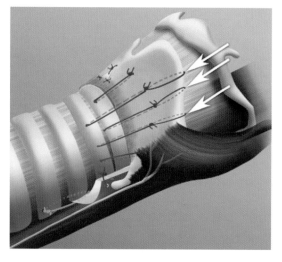

图 20.43 PCTR 术后吻合口裂开的修复手术:气管端要多切除 1 ~ 2 个气管环,需要气管游离和完全的喉部松解。在喉端,不能做进一步的切除,吻合口缝线必须绕经甲状软骨上缘(白色箭头)

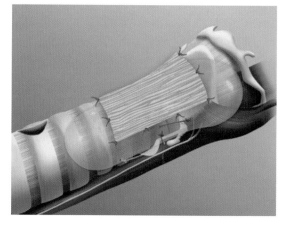

图 20.44 在修复吻合口裂开手术期间加强甲状软骨气管吻合口:在吻合口前方加上一片胫骨软骨膜,用生物胶将其粘附于气管上,并在不同平面上将其缝合固定于甲状软骨和气管上(红线),气道用 LT–模具支撑,远端的气管造瘘口移向低位颈部

开放式手术治疗。

20.11.4 DS–PCTR 术后气管造瘘口相关性狭窄

造瘘口上方的塌陷和气管造瘘口前方由

肉芽组织或局部软化导致的气管框架畸形是导致狭窄的两个主要原因。处理这两个问题,需要行远端气管的切除加吻合,或是行伴有前方肋软骨移植物的气管成形术。这些操作在第 22 章的 22.1.1 和 22.6 均有相关叙述。

20.12 儿童 PCTR 的效果
Mercy George, 医学博士

要评价 LTR 或 PCTR 的术后疗效, 就要建立一个国际化的针对 LTS 患儿的治疗标准。这非常困难, 会被多种参数左右（如狭窄等级, 声门区是否受累, 或严重的合并症）, 这些参数会影响手术方式的选择和总体的拔管率, 这还没将声音质量的改善效果考虑在内。小样本的统计资料, 多半受多个参数影响, 但在研究中, 仅基于狭窄等级对一个参数（如除管率）进行分析。相反, 在大样本的统计分析中（包含100~200 个患者）, 将患者分组, 但因为每组的患者例数很少, 所以不能获得具有统计学意义的数据。值得注意的是, 任何技术（如 PCTR 或 LTR）在开展的初期, 因为做了更为严格的患者选择（更顺利的病例）, 所以其治疗效果都比较好, 这可以在表 20.4 中看到。对相匹配的患者进行严格治疗效果对比是很难的, 国际公认的 LTR 和 PCTR 术后治疗效果的报告系统被引入（参考第 19 章, 表 19.2）。

在表 20.5 中, 对两个主要的关于严重 LTS 患儿行 PCTR 手术的系列报道进行比较。对两组数据匹配后进行多变量分析。在洛桑科研小组中, 较多的患者伴有声门受累（众所周知该因素影响治疗效果）, 而急救手术少于辛辛那提小组。将手术种类和总体的成功率进行了粗略地比较。但是, 辛辛那提小组拥有更少的修复手术和略低的总体成功率。这种轻微的不同是没有意义的, 因为有一些患儿正等待拔管。对影响拔管或拔管不成功的众多危险因素进行

表 20.4 严重的 III 级和 IV 级 SGS 在施行小儿 PCTR 术后总体拔管率的比较

Ranne等人[55]	（1991） 7/7	–	100%
Monnier等人[43]	（1993） 14/15	–	93%
Vollrath等人[67]	（1999） 8/8	–	100%
Triglia等人[64]	（2000） 10/10	–	100%
Garabebian等人[20]	（2005） 16/17	–	94%
Alvrez-Neri等人[1]	（2005） 20/22	–	91%
White等人[69]	（2005） 87/93	–	94%
George等人[22]	（2009） 90/100	–	90%
总和	（2009） 238/257	–	92.6%

表 20.5 严重的 III 级和 IV 级 LTS 患者 PCTR 术后治疗效果

患者特点	辛辛那提[69] n=93	洛桑[22] n=100
狭窄程度		
II	5%	4%
III	60%	64%
IV	35%	32%
累及声门	23%	33%
合并症	NR	45%
气管造瘘术	85%	82%
首次PCTR	46%	62%
急救PCTR	59%	38%
扩大PCTR	27%	23%
修复手术	29%	14%
治疗效果		
手术成功率	71%	76%
总体成功率	94%	90%
吻合口裂开	2%	4%
喉返神经损伤	2%	0%

NR= 未报道

分析后发现，声门区受累计（神经性的或瘢痕性的声带活动受损，声门后狭窄或声带粘连）是最重要的风险因素，通常需要行扩大的 PCTR[22,23,48,69]。将严重的先天性畸形、伴有合并症（如胃食管反流）、嗜酸性食管炎、术前气道被耐甲氧西林的金黄色葡萄球菌（MRSA）或假单胞杆菌污染、二次气道狭窄（如咽部塌陷、下颌骨发育不全、肥胖）或是气道损伤，均纳入大样本研究，从而明确具有统计学意义的影响治疗效果的风险因素。

正相反，急救手术或对唐氏综合征患儿实施手术并不影响 PCTR 术后最终治疗结果（拔管率）。

20.12.1 严重的 III 级和 IV 级 LTS 行 PCTR 的手术数据

有一份不断更新的关于 108 名在 1978 年到 2008 年之间在洛桑行了 PCTR 术的儿童患者的回顾性报道，直到第 100 例患者都至少都有 1 年的随访和分析。手术的平均年龄为 5 岁（从 1 月到 14 岁，均数为 3 岁）。有 91 位患者在其他中心也有提及。插管后损伤是最常见的原因。总共，38 位患者在洛桑治疗前做过内镜下扩张术、激光手术或开放的气道手术。大多数患者表现为严重的 III 级狭窄（n=64，残存气道口只有针孔大小），在我们的病例中，32 位患者有 IV 级狭窄，4 位患者有 II 级狭窄。有 33 位患者是声门下狭窄伴声带受累。有 82 位患者在入院前带有气管造瘘口。术后至少随访 1 年，包括：气道及声带活动度的内窥镜检查；支撑物放置时间（扩大 PCTR 术后）；是否需要实施开放式或内镜下的修复手术；拔管情况；以及基于 2008 年调查问卷所介绍的患儿及家属的意见，对呼吸、声音、吞咽的长期评价。

20.12.1.1 手术的和总体的拔管率

有 90 例患者因严重的 SGS 实施了部分环状软骨气管切除术，并成功拔管。有 7 个仍然保留气管造瘘口导管。有一个患者在 PCTR 术后再次狭窄但拒绝进一步治疗，而没能拔管（n=1）。目前未成功拔管的 6 位患者包括：因营养不良导致神经功能紊乱和呼吸衰竭（n=1），上呼吸道塌陷和呼吸时的 CHARGE 综合征（n=1），胃食管反流（n=2）。有一位患有特发性渐进性声门下狭窄的患儿在第一次成功建立气道后，因特发性气道狭窄的进展，目前仍在继续治疗（n=1）。最后一位患者是在扩大 PCTR 术后使用 LT-模具而等待拔管（n=1）。有 3 例患者在拔管前死亡，有两位的死亡原因是在家中气管造瘘口导管堵塞，最后一位患者是因为脊椎骨骺发育不良（SED）导致胸廓畸形，使其即使在气管造口后仍然呼吸无力。总体的病死率为 7%，没有一例死亡与手术直接相关。

手术的和总体的拔管率在 II 级狭窄组都是 100%（n=4）。在 III 级狭窄组（n=64），总体拔管率为 95%（61/64），手术拔管率为 80%（51/64）。在 IV 级狭窄组（n=32），总体拔管率为 78%（25/32），手术拔管率为 66%（21/32）。值得注意的是在所有患者中，因为再度狭窄导致拔管失败的只有一例。

20.12.1.2 一期 PCTR（N=62）

在 62 位患者中，一期 PCTR 用于治疗单纯的严重的声门下狭窄（n=47）或伴声门区或声门上区受累的严重的 SGS（n=15）。在全部 62 位患者中，有 6 位需要第二次气管切开，其中 4 位可以延迟拔管。第二次气管切开造口的原因是由于后方的黏膜下层黏膜脱出（$n=1$），气管软化（$n=2$），下颌骨发育不全导致的上呼吸道阻塞（$n=1$），由于营养不良导致的呼吸衰竭（$n=1$），和声门后狭窄（$n=1$）。

总拔管率为 97%（60/62）。对于孤立型严重 Ⅲ 级和 Ⅳ 级 SGS，总拔管率是 98%（46/47），特定手术的拔管率为 91%（44/47）（显示没有二次手术的需要）。

20.12.1.3　二期 PCTR（$N=38$）

在剩下的 38 位患者中，有 17 位是单纯的声门下狭窄，21 位是声门-声门下狭窄。总体的拔管率是 79%（30/38）。在 17 位单纯的声门下狭窄的患者中，拔管率是 82%（14/17），而在声门-声门下狭窄组只有 76%（16/21）。这个结果强调了声门区是否受累是拔管是否失败的重要因素。

20.12.1.4　关于手术期间体重不满 10kg 的患儿

在手术期间，有 36 名儿童（21 个男性，15 个女性）体重不到 10kg。他们的平均年龄为 16 个月，平均体重为 8.8kg（从 4.4kg~9.9kg），有 27（75%）例患者实施的是一期手术，到最后拔管前所用平均时间为 10 天（从 5~21 天）。一期手术的拔管率为 100%（27/27），有 9 位儿童实施了二期手术，在 9 个患儿中有 6 个（67%）已拔管。在这 9 个患儿中，有 5 个在 6 个月内拔管，1 个是在 20 个月内，还有 1 个在等待拔管。有 2 个儿童在拔管前死亡。第一个患儿的一个死因是先天性的脊椎骨骺发育不良，该患儿 PCTR 术后在家中依靠气管造瘘口呼吸，呼吸衰竭是其另一个死因。第二个患儿于术后

1 年在家中因导管堵塞而死亡。目前全部儿童的总体拔管率为 92%（33/36）。

20.12.1.5　声门-声门下狭窄

有 33 位伴有声门-声门下狭窄的患儿施行了伴声门病变修复的 PCTR 术。他们的年龄从 6 个月到 16 岁（平均值，5.3 岁）。97%（32/33）的患儿 Cotton-Myer 的分级为 Ⅲ 级（$n=6$）或 Ⅳ 级（$n=6$）狭窄。而有一位是累及声门的 Ⅱ 级狭窄。31 位（94%）患儿进行了气管造口。2 个患儿（6%）在入院时有严重的喘鸣。声门的病变情况包括：19 位患者是伴有双侧固定带的后联合狭窄，7 位患者是声带双侧外展受限，7 位是单侧声带固定。

33 位患儿中，有 10 位施行了杓状软骨间瘢痕去除（使用了游离的或带蒂的黏膜瓣）以及在术后使用气管内插管作为支撑物的一期 PCTR 手术。23 位患者行了扩大的 PCTR 术。其他手术包括环状软骨后方裂开（$n=18$）或不使用肋软骨植入（$n=1$），以及分离声带粘连（$n=4$）。在所有的病例中都使用了带蒂的膜性气道来覆盖嵌有软骨移植物的环状软骨板。在最初的 8 位患儿使用 T 形管来支撑重建区域，后来的 15 例患儿使用 LT-模具。术后都行了内镜检查，大多数都需要多次的检查（平均 4.2 次，从 1~11 次），同时需要或不需要扩张或肉芽组织的切除。

在 33 例患者中，有 26 例在 1 周到 3 年期间（平均，8 个月；中数为 3 个月）实施了拔管或是除套管术（总体拔管率 =79%）。拔管失败的（$n=4$）原因是由于伴有合并症或一系列综合征，包括了神经功能紊乱，胃食道反流，或是不管术后气道是否完好而出现的喉外堵塞。1 例患者在术后早期气道通畅的情况下，因特发性狭窄和果糖血

症而导致气道再狭窄。另一个因为会厌脱出而实施了内镜下激光会厌固定术，目前等待拔管。还有一患儿因脊椎骨骺发育不良导致胸廓畸形，从而在拔管前死于原发性疾病。

20.12.1.6 开放性修补手术

总共有 14 例患者需要开放手术，他们的年龄是从 2 个月到 12 岁（平均 4.5 岁，中位数，2.9 岁）。有 10 例患者有严重的Ⅲ级狭窄，有 4 例是Ⅳ级狭窄。有 6 例患者被观察到病变累及声门。再发或残留的声门后狭窄是开放性修补手术的最普遍的原因（5 例患者）。4 例患者（4%）因部分吻合口裂开而行开放性手术。1 例患者施行的是声门上成形术。另一例患者由于造瘘口上方塌陷而行了前方的喉气管重建术。3 例患者需要 PCTR 修补术来应对黏膜瓣坏死（n=2）和再狭窄（n=1）。

20.12.1.7 延迟拔管组（＞1 年）

9 位延迟拔管的患者（＞1 年）包括Ⅲ级（n=4）或Ⅳ级（n=5）不同的狭窄。这些患者的平均年龄为 4.9 岁（中位数 2.9 岁）。8 名患者伴有声门区受累或导致延迟拔管的合并症。5 位有前期的内镜下激光或手术介入。延迟拔管的原因是：再发的声门后狭窄（n=3），瓣膜的坏死（n=1），喉软化（n=1），下颌骨发育不全导致的上呼吸道阻塞（n=1），或延长支撑（n=3）。

20.12.1.8 长期随访

在 2008 年，关于患者目前的状态做了一个调查问卷。77 例患儿在坚持长期随访，标准是至少 1 年。18 例患者已经成年，可以自己回答问卷。所有患者的喉气管发育都是正常的。

呼吸

在长期随访中，77 例患者中有 55 例（65%）为正常呼吸，有 33 例在体育锻炼时出现呼吸困难（30%）。有 4 例患儿在平静活动时也出现呼吸困难。没有人在休息时出现呼吸困难。

声音

在 77 名患儿的长期随访结果中，31 名患儿是单纯的 SGS，声带无累及，有 30 位患者的 SGS 病变到达了声带表面，伴或不伴部分外展受限。12 位患者表现为声门后狭窄（PGS）或声带粘连（不伴有环杓关节强直），4 例患者有贯声门区的狭窄或双侧环杓关节强直。PCTR 术后长期随访声音的结果（由患者或父母填写）提示：18%（14/77）是正常的，剩下 62 例患者被证实有轻到重度的发声困难。在单纯的 SGS 或 SGS 到达声带表面以下的患者在 PCTR 术后有正常发声或轻度的发声困难。伴有声门后狭窄但是没有环杓关节固定的患者有轻到中重度的发声困难。所有贯声门区狭窄或环杓关节固定的患者表现为重度发声困难。

吞咽

没有患者在 PCTR 术后有新的吞咽困难或吞咽困难加重的表现，甚至在喉部松解后也是如此。在长期随访中，72 例患者（94%）吞咽正常。有 4 例患者在术后有轻度吞咽困难，表现为进食中偶尔咳嗽发作。有 1 例患者有食管闭锁和喉部畸形，需要在 PCTR 术后安置鼻胃管。

总体满意度

术后效果定义为"优秀的或非常好的"有 64 位（83%），有 13 位（17%）因为发声困难而给了"好或尚可"。

参考文献

1. Alvarez-Neri, H., Penchyna-Grub, J., Porras-Hernandez, J.D., et al.: Primary cricotracheal resection with thyrotracheal anastomosis for the treatment of severe subglottic stenosis in children and adolescents. Ann. Otol. Rhinol. Laryngol. **114**, 2–6 (2005)

2. Berry, F.A., Yemen, T.A.: Pediatric airway in health and disease. Pediatr. Clin. North Am. **41**, 153–180 (1994)

3. Berry, F.A.: Anesthesia for the child with a difficult airway. In: Berry, F.A. (ed.) Anesthetic Management of Difficult and Routine Pediatric Patients, p. 121. Churchill Livingstone, New York (1990)

4. Boseley, M.E., Hartnick, C.J.: Pediatric partial cricotracheal resection: a new technique for the posterior cricoid anastomosis. Otolaryngol. Head Neck Surg. **135**, 318–322 (2006)

5. Carvalho, W.B., Fonseca, M.C.: Noninvasive ventilation in pediatrics: we still do not have a consistent base. Pediatr. Crit. Care Med. **5**, 408–409 (2004)

6. Choi, S.S., Zalzal, G.H.: Pitfalls in laryngotracheal reconstruction. Arch. Otolaryngol. Head Neck Surg. **125**, 650–653 (1999)

7. Conley, J.: Reconstruction of the subglottic air passage. Ann. Otol. Rhinol. Laryngol. **62**, 477–495 (1953)

8. Connolly, K.M., McGuirt Jr., W.F.: Avoiding intubation in the injured subglottis: the role of heliox therapy. Ann. Otol. Rhinol. Laryngol. **110**, 713–717 (2001)

9. Cook, S.P.: Candidate's thesis: laryngotracheal separation in neurologically impaired children: long-term results. Laryngoscope **119**, 390–395 (2009)

10. Couraud, L., Hafez, A.: Acquired and non-neoplastic subglottic stenoses. In: Grillo, H.C., Eschapasse, H. (eds.) International Trends in General Thoracic Surgery: Major Challenges, vol. 2, pp. 39–60. Saunders WB, Philadelphia (1987)

11. Couraud, L., Jougon, J.B., Velly, J.F.: Surgical treatment of nontumoral stenoses of the upper airway. Ann. Thorac. Surg. **60**, 250–259 (1995)

12. Couraud, L., Jougon, J.B., Ballester, M.: Techniques of management of subglottic stenoses with glottic and supraglottic problems. Chest Surg. Clin. N. Am. **6**, 791–809 (1996)

13. Couraud, L., Martigne, C., Houdelette, P., et al.: Value of cricoid resection in cricotracheal stenosis following intubation. Ann. Chir. Thorac. Cardiovasc. **33**, 242–246 (1979)

14. Essouri, S., Chevret, L., Durand, P., et al.: Noninvasive positive pressure ventilation: five years of experience in a pediatric intensive care unit. Pediatr. Crit. Care Med. **7**, 329–334 (2006)

15. Essouri, S., Nicot, F., Clement, A., et al.: Noninvasive positive pressure ventilation in infants with upper airway obstruction: comparison of continuous and bilevel positive pressure. Intensive Care Med. **31**, 574–580 (2005)

16. Fauroux, B., Boffa, C., Desguerre, I., et al.: Long-term noninvasive mechanical ventilation for children at home: a national survey. Pediatr. Pulmonol. **35**, 119–125 (2003)

17. Fauroux, B., Leboulanger, N., Roger, G., et al.: Noninvasive positive-pressure ventilation avoids recannulation and facilitates early weaning from tracheotomy in children. Pediatr. Crit. Care Med. **11**, 31–37 (2010)

18. Fayoux, P., Marciniak, B., Engelhardt, T.: Airway exchange catheters use in the airway management of neonates and infants undergoing surgical treatment of laryngeal stenosis. Pediatr. Crit. Care Med. **10**, 558–561 (2009)

19. Fearon, B., McMillin, B.D.: Cricoid resection and thyrotracheal anastomosis in the growing primate. Ann. Otol. Rhinol. Laryngol. **94**, 631–633 (1985)

20. Garabedian, E.N., Nicollas, R., Roger, G., et al.: Cricotracheal resection in children weighing less than 10 kg. Arch. Otolaryngol. Head Neck Surg. **131**, 505–508 (2005)

21. George, M., Monnier, P.: Long-term voice outcome following partial cricotracheal resection in children for severe subglottic stenosis. Int. J. Pediatr. Otorhinolaryngol. **74**, 154–160 (2010)

22. George, M., Ikonomidis, C., Jaquet, Y., et al.: Partial cricotracheal resection in children: potential pitfalls and avoidance of complications. Otolaryngol. Head Neck Surg. **141**, 225–231 (2009)

23. George, M., Jaquet, Y., Ikonomidis, C., et al.: Management of severe pediatric subglottic stenosis with glottic involvement. J. Thorac. Cardiovasc. Surg. **139**, 411–417 (2010)

24. Gerwat, J., Bryce, D.P.: Management of subglottic laryngeal stenosis by resection and direct anastomosis. Laryngoscope **84**, 940–957 (1974)

25. Grace, R.F.: Spontaneous respiration via an open trachea for resection of a high tracheal stenosis in a child. Anaesth. Intensive Care **30**, 502–504 (2002)

26. Gregory, G.A., Kitterman, J.A., Phibbs, R.H., et al.: Treatment of the idiopathic respiratory-distress syndrome with continuous positive airway pressure. N Engl J. Med. **284**, 1333–1340 (1971)

27. Grillo, H.C.: Primary reconstruction of airway after resection of subglottic laryngeal and upper tracheal stenosis. Ann. Thorac. Surg. **33**, 3–18 (1982)

28. Grillo, H.C.: Tracheal reconstruction: approach and extended resection. In: Grillo, H.C. (ed.) Surgery of the Trachea and Bronchi, p. 539. BC Decker, Hamilton/London (2004)

29. Grillo, H.C.: Tracheal reconstruction: approach and extended resection. In: Grillo, H.C. (ed.) Surgery of the Trachea and Bronchi, p. 544. BC Decker, Hamilton/London (2004)

30. Grillo, H.C.: Tracheal reconstruction: approach and extended resection. In: Grillo, H.C. (ed.) Surgery of the Trachea and Bronchi, p. 540. BC Decker, Hamilton/London (2004)

31. Grillo, H.C., Mathisen, D.J., Wain, J.C.: Laryngotracheal resection and reconstruction for subglottic stenosis. Ann. Thorac. Surg. **53**, 54–63 (1992)

32. Grosz, A.H., Jacobs, I.N., Cho, C., et al.: Use of heliumoxygen mixtures to relieve upper airway obstruction in a pediatric population. Laryngoscope **111**, 1512–1514 (2001)

33. Hammer, G.B.: Sedation and analgesia in the pediatric intensive care unit following laryngotracheal reconstruction. Otolaryngol. Clin. North Am. **41**, 1023–1044 (2008). x–xi

34. Hartley, B.E., Cotton, R.T.: Paediatric airway stenosis: laryngotracheal reconstruction or cricotracheal resection? Clin. Otolaryngol. Allied Sci. **25**, 342–349 (2000)

35. Ikonomidis, C., George, M., Jaquet, Y., et al.: Partial cricotracheal resection in children weighing less than 10 kilograms. Otolaryngol. Head Neck Surg. **142**, 41–47 (2010)

36. Jacobs, B.R., Salman, B.A., Cotton, R.T., et al.: Postoperative management of children after single-stage laryngotracheal reconstruction. Crit. Care Med. **29**, 164–168 (2001)

37. Jaquet, Y., Lang, F., Pilloud, R., et al.: Partial cricotracheal resection for pediatric subglottic stenosis: long-term outcome in 57 patients. J. Thorac. Cardiovasc. Surg. **130**, 726–732 (2005)

38. Johnson, R.F., Rutter, M., Cotton, R.T., et al.: Cricotracheal resection in children 2 years of age and younger. Ann. Otol. Rhinol. Laryngol. **117**, 110–112 (2008)

39. Joynt, G.M., Chui, P.T., Mainland, P., et al.: Total intravenous anesthesia and endotracheal oxygen insufflation for repair of tracheoesophageal fistula in an adult. Anesth. Analg. **82**, 661–663 (1996)

40. Macchiarini, P., Verhoye, J.P., Chapelier, A., et al.: Partial cricoidectomy with primary thyrotracheal anastomosis for postintubation subglottic stenosis. J. Thorac. Cardiovasc. Surg. **121**, 68–76 (2001)

41. Maddaus, M.A., Toth, J.L., Gullane, P.J., et al.: Subglottic tracheal resection and synchronous laryngeal reconstruction. J. Thorac. Cardiovasc. Surg. **104**, 1443–1450 (1992)

42. Magnusson, L., Lang, F.J., Monnier, P., et al.: Anaesthesia for tracheal resection: report of 17 cases. Can. J. Anaesth. **44**, 1282–1285 (1997)

43. Monnier, P., Savary, M., Chapuis, G.: Partial cricoid resection with primary tracheal anastomosis for subglottic stenosis in infants and children. Laryngoscope **103**, 1273–1283 (1993)

44. Monnier, P., Savary, M., Chapuis, G.: Cricotracheal resection for pediatric subglottic stenosis: update of the Lausanne experience. Acta Otorhinolaryngol. Belg. **49**, 373–382 (1995)

45. Monnier, P., Lang, F., Savary, M.: Cricotracheal resection for pediatric subglottic stenosis. Int. J. Pediatr. Otorhinolaryngol. **49**(Suppl 1), S283–S286 (1999)

46. Monnier, P., Lang, F., Savary, M.: Treatment of subglottis stenosis in children by cricotracheal resection. Ann. Otolaryngol. Chir. Cervicofac. **118**, 299–305 (2001)

47. Monnier, P., Lang, F., Savary, M.: Partial cricotracheal resection for pediatric subglottic stenosis: a single institution's experience in 60 cases. Eur. Arch. Otorhinolaryngol. **260**, 295–297 (2003)

48. Monnier, P., Ikonomidis, C., Jaquet, Y., et al.: Proposal of a new classification for optimising outcome assessment following partial cricotracheal resections in severe pediatric subglottic stenosis. Int. J. Pediatr. Otorhinolaryngol. **73**,1217–1221 (2009)

49. Morar, P., Singh, V., Jones, A.S., et al.: Impact of tracheotomy on colonization and infection of lower airways in children requiring long-term ventilation: a prospective observational cohort study. Chest **113**, 77–85 (1998)

50. Myers, T.: Use of heliox in children. Respir. Care **51**, 619–631 (2006)

51. Norregaard, O.: Noninvasive ventilation in children. Eur. Respir. J. **20**, 1332–1342 (2002)

52. Ogura, J., Powers, W.: Functional restitution of traumatic stenosis of the larynx and pharynx. Laryngoscope **74**, 1081–1110 (1964)

53. Pearson, F.G., Brito-Filomeno, L., Cooper, J.D.: Experience with partial cricoid resection and thyrotracheal anastomosis. Ann. Otol. Rhinol. Laryngol. **95**, 582–585 (1986)

54. Pearson, F.G., Cooper, J.D., Nelems, J.M., et al.: Primary tracheal anastomosis after resection of the cricoid cartilage with preservation of recurrent laryngeal nerves. J. Thorac. Cardiovasc. Surg. **70**, 806–816 (1975)

55. Ranne, R.D., Lindley, S., Holder, T.M., et al.: Relief of subglottic stenosis by anterior cricoid resection: an operation for the difficult case. J. Pediatr. Surg. **26**, 255–258 (1991)

56. Roeleveld, P.P., Hoeve, L.J., Joosten, K.F., et al.: Short use of muscle relaxants following single stage laryngotracheoplasty in children. Int. J. Pediatr. Otorhinolaryngol. **69**, 751–755 (2005)

57. Rutter, M.J., Hartley, B.E., Cotton, R.T.: Cricotracheal resection in children. Arch. Otolaryngol. Head Neck Surg. **127**, 289–292 (2001)

58. Shaw, R.R., Paulson, D.L., Kee, J.L.: Traumatic tracheal rupture. J. Thorac. Cardiovasc. Surg. **42**, 281–297 (1961)

59. Stern, Y., Gerber, M.E., Walner, D.L., et al.: Partial cricotracheal resection with primary anastomosis in the pediatric age group. Ann. Otol. Rhinol. Laryngol. **106**, 891–896 (1997)

60. Taylor, J.C.: Cricotracheal resection with hilar release for paediatric airway stenosis. Arch. Otolaryngol. Head Neck Surg. **136**, 256–259 (2010)

61. Thill, P.J., McGuire, J.K., Baden, H.P., et al.: Noninvasive positive-pressure ventilation in children with lower airway obstruction. Pediatr. Crit. Care Med. **5**, 337–342 (2004)

62. Thompson, A.E.: Pediatric airway management. In: Fuhrman, B.P., Zimmerman, J.J. (eds.) Pediatric Critical Care, 3rd edn, pp. 485–509. Mosby-Year Book, St. Louis (2006)

63. Todres, I.D., Coté, C.J.: Critical upper airway obstruction in infants and children. In: Todres, I.D., Fugate, J.H. (eds.) Critical Care of Infants and Children, pp. 122–134. Little, Brown and Co, Boston (1996)

64. Triglia, J., Nicollas, R., Roman, S., et al.: Cricotracheal resection in children: indications, technique and results. Ann. Otolaryngol. Chir. Cervicofac. **117**, 155–160 (2000)

65. Vermeulen, F., de Halleux, Q., Ruiz, N., et al.: Starting experience with non-invasive ventilation in paediatric intensive care unit. Ann. Fr. Anesth. Rèanim. **22**, 716–720 (2003)

66. Vollrath, M., Freihorst, J., Von der Hardt, H.: Die Chirurgie der erworbenen laryngotrachealen Stenosen im Kindesalter. Erfahrung und Ergebnisse von 1988–1998. Teil: II Die cricotracheale Resektion. HNO **47**, 60–622 (1999)

67. Vollrath, M., Freihorst, J., Von der Hardt, H.: Surgery of acquired laryngotracheal stenosis in infants and children. Experiences and results from 1988 to 1998. Part II: Cricotracheal resection. HNO **47**, 611–622 (1999)

68. Walner, D.L.: Acquired anomalies of the larynx and trachea. In: Cotton, R.T., Myer III, C.M. (eds.) Practical Pediatric Otolaryngology, p. 533. Lippincott-Raven, Philadelphia/New York (1999)

69. White, D.R., Cotton, R.T., Bean, J.A., et al.: Pediatric cricotracheal resection: surgical outcomes and risk factor analysis. Arch. Otolaryngol. Head Neck Surg. **131**, 896–

899 (2005)

70. Wormald, R., Naude, A., Rowley, H.: Non-invasive ventilation in children with upper airway obstruction. Int. J. Pediatr. Otorhinolaryngol. **73**, 551–554 (2009)

71. Wrightson, F., Soma, M., Smith, J.H.: Anesthetic experience of 100 pediatric tracheostomies. Paediatr. Anaesth. **19**, 659–666 (2009)

第5篇

气管手术和再手术

儿童发生获得性气管狭窄比成人少见。由于在婴幼儿中广泛应用无套囊的气管插管和较大年龄儿童中使用低压套囊的气管插管[1]，插管后的气管狭窄已经明显减少。Weber等报道，62例未进行气管切开治疗获得性气管狭窄的儿童中，44例（77%）是插管后狭窄，仅有15例（24%）狭窄部位累及中段或者下段气管。其他所有插管后狭窄的病例累及声门下或上段气管。余下30%的病例的病因为腐蚀剂烧伤、反复感染、内镜损伤和呕吐物的误吸等。

在儿童患者中，获得性气管狭窄主要与气管造口有关。值得强调的是，要预防并发症应始于选择合适的手术方法及选择理想的适合个体解剖的气管插管。此外，仔细的导管护理，即定期进行内镜气管检查、及时治疗严重感染，可以防止肉芽组织在气切口或导管尖端的形成。除了先天性气管畸形（见第13章）小儿气管手术主要包括行气管切开术以及治疗相关的并发症。

本章重点是气管切开术及相关的并发症，如气管狭窄、气管无名动脉瘘和气管食管瘘。此外，文章还描述了拔管策略以及手术封闭气管切开口。气管切除和吻合术，颈部滑行气管成形术和瘢痕气管狭窄的肋软骨移植术治疗也会提及。

参考文献

1. Morris, L.G., Zoumalan, R.A., Roccaforte, J.D., et al.: Monitoring tracheal tube cuff pressures in the intensive care unit: a comparison of digital palpation and manometry. Ann Otol Rhinol Laryngol **116**, 639–642 (2007)
2. Weber, T.R., Connors, R.H., Tracy Jr., T.F.: Acquired tracheal stenosis in infants and children. J Thorac Cardiovasc Surg **102**, 29–34 (1991)

21

气管切开术

主要内容

- 目前气管切开术的适应症包括：

  —喉气管狭窄（LTS）

  —需要长期通气支持

  —需要永久肺部灌洗

- 儿科气管切开术病死率大约在 1% ~ 3%。

- 气管切开术常见的死亡原因包括意外拔管和气管导管堵塞。

- 正确的气管切开位置：

  —长期通气支持或者肺灌洗

    —第三和第四气管环

  —喉气管狭窄：

    —第一气管环或第六和第七气管环

  —气管狭窄或在气管切开部位的复发性狭窄

    —越过气管狭窄处

    —越过先前的气管切开切口处

  —远端胸段气管狭窄

    —靠近胸廓入口（第六或第七气管环），用长的导管来扩张远端的狭窄

- 家庭气管切开护理需要对家长进行全面的培训，并由医务工作者不断提供支持。

在医疗实践中，术语"气管切开术（tracheotomy）"和"气管造口术（tracheostomy）"往往交替使用。然而气管切开术是指手术切开气管，气管造口则是指的是气管长期存在

开口的状态。

21.1 适应症

在 20 世纪 70 年代早期，短期气管造瘘术是主要用于治疗急性感染（会厌炎，咽脓肿或喉气管、支气管炎）或创伤（异物）引起的气道阻塞[4]。随着气道内镜和儿童重症监护病房的发展，阻塞的气道得以在可视条件下安全的控制，同时可以保持儿童的气管插管直到临床问题得到解决，这可以避免进行气管切开。随着新生儿监护病房发展，需要长期插管以便进行通气支持的患有透明膜疾病的早产儿成为气管造口术另一个重要的适应症[1,9,10]。

目前，几乎三分之二的气管造瘘术是在小于 1 岁的婴幼儿中实行的[2,7]；这些婴幼儿通常住院时间较长（几个星期、几个月、甚至几年）[11,12]。主要适应症包括先天性或后天性气管狭窄，超出合理时限的长时间通气支持和由于咽喉功能失调和神经系统问题导致持续的吸入性肺炎需要定期肺灌洗的患者（表 21.1）。建议在气管切开术之前先进行气管插管，并且气管插管保持时间要根据不同的患者进行个性化的选择，根据原发疾病的性质和预后的以及存在的合并症来决定。严重的颈前烧伤、下颈部的血管畸形和高压正压通气可能导致纵隔气肿／气胸，这些都是进行气管切开术的禁忌征。

21.2 气管切开技术

21.2.1 气管切开的位置（表 21.2）

- Jackson 曾警告"高位气管切开"或环甲

表 21.1　儿童气管切开的适应症

• 气道阻塞 　—喉气管狭窄（先天性,获得性） 　—双侧声带麻痹 　—阻塞性睡眠低通气综合征相关的鼻咽喉阻塞 　—气管软化 　—喉–气管–食管裂
• 通气支持 　—呼吸窘迫综合征 　—中枢神经系统疾病 　—神经肌肉疾病
• 肺灌洗 　—吸气时咽喉功能失调 　—喉–气管–食管裂 　—喉气管瘘

表 21.2　气管切开的位置

• 为通气支持或呼吸（正常气道） 　—第三或第四气管环
• 为喉气管狭窄进行的气管切开 　—第一气管环 　　或 　—第六或第七气管环
• 为气管狭窄进行的气管切开 　—通过气管狭窄部分
• 为胸廓内气管狭窄进行的气管切开 　—第六或第七气管环并使用长的气管套管以支撑远端狭窄
• 为原先气管切开部位复发狭窄的气管切开 　—通过原有的气管切开处

膜切开术是造成声门下狭窄的原因，这在今天仍然有效[5]。当气管切开是为了通气支持或肺部保护并且没有气管狭窄时，气管切开术的切口必须在第三、第四气管环。

- 由于长期插管造成的喉气管狭窄病例中，气管切开术必须在第一气管环，以保持远端有尽可能多的正常气管环，或者是在第六或第七的气管环，使狭窄和气管造口中有足够的正常气管环（见 14.3.4 和图 14.18）以上情况，单阶段局部环状软骨切除术或单阶段喉气管重建术可以用来解除气管狭窄。单阶段局部环状软骨切除术切除较短的气道（切除环状软骨及 1 个或 2 个气管环）可以使吻合口裂开风险较小，而单阶段喉气管重建术中使用了前肋软骨修复气管瘘口。在远端气管造口的患者，PCTR 局限于环状软骨，并要于质量好的气管环相吻合。肋软骨移植喉气管重建局限于喉部，而距离气管造口有较长的距离有利于愈合过程。当靠近气管造口处时，前肋软骨移植容易出现二重感染和移植失败（见图 14.1）。

- 很可能发生插管后气管狭窄的患者应该选择紧急气管切除吻合或者在气管狭窄处进行气管切开术。使用硬质支气管镜放置于靠近狭窄处给患者通气。颈部切口的位置可以使用透视来确定。小心切开气管前壁，在可视支气管镜引导下将针头插入气管，以明确狭窄的确切部位。接下来要仔细进行切除和吻合术或气管切开术，以免损伤正常的气管环（见第 22 章，图 22.2）。

- 单独发生的胸段气管狭窄在儿童很少见，对这样的患者气管切开必须位于下段颈部，通常在第六或第七气管环。必须仔细选择套管长度使其可以通过狭窄病变的下端但不要靠近气管隆突（见第 14 章，图 14.19b）。光导纤维控制下正确的套管定位非常重要，可以避免并发症的发生。

在由于长套管定位不佳的病例中，可以使用改良的 Portex 气管内插管作为套管固定在低位气管。

- 如果复发的狭窄发生在先前气管造口的位置，那么新的气管切开术必须在先前气管切开的位置进行（见第 14 章，图 14.19a）。

21.2.2 气管切开手术方法

手术在全身麻醉下进行，必要时用气管插管或硬质支气管镜保持气道通畅。先天性气管狭窄的患者，不应使用狭窄扩张术以避免损伤声门下黏膜。椭圆形的环状软骨可以容纳小的导尿管用以行喷射通气，相反 Cohen 分级Ⅳ级声门-声门下网有一个小的残留的后部小孔。喉罩通气或使用口咽通气管的面罩通气是确保气管切开时术者有较安全的手术条件的两个较好选择，同时也能保持喉的完整性以进行下一步的气道重建。

手术开始时婴儿或儿童仰卧位，使用垫肩使颈部充分暴露。用沿皮纹小的横切口以达到更好的美容效果。

切开皮肤及皮下脂肪组织，S 形拉钩充分暴露视野，确保切口不要偏离中线。在分离深部组织前，要看清肌肉外的筋膜，电凝止血然后沿中线垂直分离。在这一步，弯拉钩深入深层的组织，并横向牵拉以暴露气管前空间。用双极电凝烧灼手术野内的小血管。无血的手术野利于进行操作。在深部可以夹住甲状腺峡部，切断后使用 4.0 可吸收线缝扎。气管前方要充分暴露 3 ~ 4 个气管环。

气管切开术要采用直切口还是横切口以及需不需要皮瓣仍存在争议。MacRae 等人研究了 93 名使用不同切口进行气管切开儿童的术后情况。研究中表明不同类型的切口手术效果及并发症发生率并没有任何差异[8]。基本原则是尽可能减少切开的气管环。如果不考虑切口的类型，气管导管有可能会对气管的弧度和软骨造成损害。最有效的预防措施是通过仔细缝合使缝合皮肤覆盖气管切口。这确保了手术后发生意外拔管仍能有效开放气道。

作者使用底在下的 Björk 瓣，只切断一个气管环。这个瓣与切口下缘皮肤缝合，这将有利于发生意外拔管时重新换管。其余的皮肤与气切口边缘缝合（图 21.1）。置入气管导管内管，表面涂有庆大霉素–泼尼松（Diprogenta®）软膏的适当尺寸的套管在锥形引导器轻柔扩张新的气切口后置入。根据年龄选用能保障足量通气的最小号导管。套管滑到位置并和麻醉插管连接以保证合适的双肺通气。用魔术贴将套管侧翼固定在患者颈部，放置一个专用敷料在颈部以保护造瘘口周围皮肤。使用纤维支气管镜检查，确保气管导管末端的位置距气管隆突至少应有 2～3 个气管环的长度。

在术后立即胸部 X 线检查以排除纵隔气肿或气胸。手术后 48h 内使用抗生素，并在气切口皮肤周围使用庆大霉素–泼尼松软膏

专栏 21.1　气管切开术的手术要点

- 根据适应症选择合适的气切位置。

- 无论选择什么气切方法，都要尽可能减少切开的气管环数，把气切口的气管边缘与周围皮肤缝合。

- 做单环气管瓣可以避免气管导管脱出到皮下层。

- 最终气管造瘘口大小应与导管一致，而不是与切口大小一致。

- 经常检查气管导管与远端支气管及气管隆突的位置关系。

- 第一次气管换管在术后1周进行，一定要在有内镜设备的辅助下进行。

- 气管无名动脉瘘和气管食管瘘在儿童中很罕见，但是必须对这两个疾病有足够的认识，一旦发生要及时处理。

- 在气道进行重建后要手术关闭气切口，以得到最优化的气管管径。

- 当手术关闭气切口时，缝合方向要沿颅尾轴方向缝合，以恢复气管的穿隧样结构。

- 在关闭气切口时要检查有无气切口周围气管软化。

- 气切口气管软化需要进行部分气管切除端端吻合或使用肋软骨—移植重建气道。

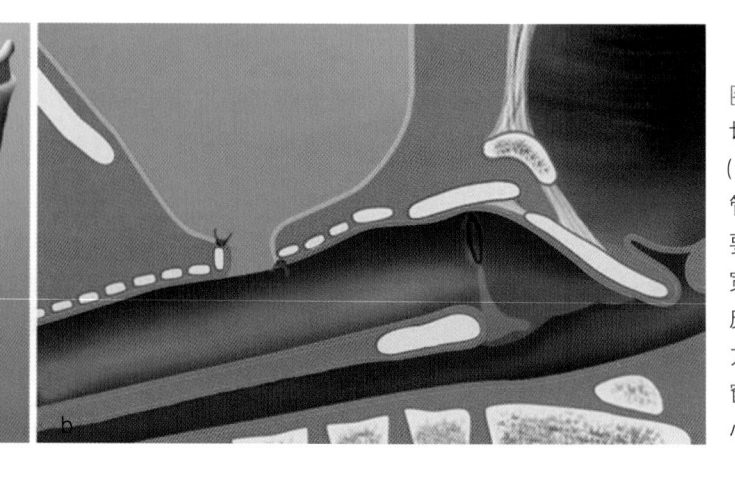

图 21.1　儿童气管切开的 Björk 瓣：（a）只切开一个气管环。瓣的宽度不要大于方形开口的宽度。（b）颈部的皮肤要和 Björk 瓣前方缝合并位于气管窗周围。套管的大小和切口吻合

（Diprogenta®）以保护皮肤避免分泌物浸润。要常规检查魔术贴确保系紧固定后能伸进一个手指。应该经常吸痰，但是吸痰管进入气管深度不要超过气管导管的长度，以避免引起剧烈咳嗽及损伤远端支气管黏膜。生理盐水有利于稀释黏性分泌物以保持导管通畅。只有当呼吸不能有效改善时才能轻轻地使吸痰管进入更深的气道吸痰。隆突和远端支气管的创伤可导致肉芽组织的形成和出血，细心和温和的吸痰操作应该是可以避免这种情况。第一次气管换管应在气管切开术后一周，应准备好内镜系统。

气管套管更换的频率应该根据患者的情况。最初，每周一次就足够了，以防止呼吸道、气切口和气切口周围的皮肤感染或发炎。

21.3 并发症（表 21.3）

21.3.1 早期并发症

早期并发症指发生在术后一周，此时在气管套管周围还没有形成瘘管。

早期并发症包括出血、纵隔气肿或气胸、局部感染、由于意外拔管引起呼吸道阻塞或黏液堵塞气管套管。这些并发症最常由在手术操作技术失误和术后护理不当造成的。

手术过程中细致止血可以防止术后急性出血。作为一个基本原则，所有血管在切断前都必须电凝。在理想的患者，很容易保持手术野无血直到切开气管。甲状腺峡部两侧都必须缝扎止血，甲状腺下静脉如果不能向侧边分离，则必须结扎。当无名动脉异常的高位位于颈部时，可以用下方带蒂胸骨舌骨肌覆盖保护，并且要做高位气管切开。

通过将皮肤缝合到 Björk 瓣边缘可以制

表 21.3 儿童气管切开的并发症

- 气管切开术的早期并发症
  - 出血
  - 皮下气肿、纵隔气肿和气胸
  - 局部感染
  - 意外拔管，导管阻塞

- 气管切开术的局部晚期并发症
  - 气切口上方气管壁塌陷和肉芽肿形成
  - 气管导管头端肉芽肿形成和气管狭窄
  - 气切口周围肉芽组织形成
  - 气管无名动脉瘘（罕见）
  - 气管食管瘘（罕见）
  - 下呼吸道感染，肺炎
  - 意外拔管，导管阻塞

- 拔管后并发症
  - 气切口的气管软化
  - 气管畸形
  - 气管狭窄

造一个"成熟的"气切管，保持气管窗，这有许多优点。Björk 瓣可以避免气管导管向前移位进入皮下组织。如果使用正压通气，它还可以防止皮下肺气肿和纵隔气肿。此外，这种方法把皮肤和黏膜缝合，防止了空气和黏液渗入气切口周围组织，避免以后的皮下气肿、纵隔气肿，减少气切口周围蜂窝织炎。因此很少需要全身使用抗生素，但经常要应用抗生素软膏避免气切口周围皮肤受到分泌物浸润。最后，选择大小长度合适的导管并使用纤维支气管镜确定气管导管位置，以减少意外拔管的危险，以及防止导管尾端病变形成。

为了避免进一步的并发症的发生，术后 24h 需要进行生命体征的监测。正确的气管切开护理是防止术后并发症出现的关键。频繁滴注生理盐水和持续湿化空气可以减少气管导管被干性分泌物阻塞的风险。尽管有这些预防措施，还是有可能会发生意外拔管。一旦发生这种紧急情况，患儿家长和护士必须学会马上用手指分开气切口周围皮肤，从而减轻呼吸窘迫，接着迅速重新插入气管导管。

21.3.2 晚期并发症

除了意外拔管和套管阻塞，晚期并发症通常由套管本身引起。晚期并发症包括（图21.2 ~ 图21.4）。

- 气切口周围肉芽组织。
- 气切口上方气管壁塌陷和肉芽肿形成（图21.2a）。
- 气管导管尖端肉芽肿形成和气管狭窄（图21.2b 和图21.3b）。
- 拔管后气管畸形（图21.3a）。
- 气管无名动脉瘘和气管食管瘘：两者是儿童年龄组中极为罕见但可危及生命的并发症（图21.4）。

气切口周围大量的肉芽组织形成常常是由于患者在家没有得到很好的护理以及家庭卫生条件不好所致，过多的肉芽组织常常容易感染，这需要短期住院以便在全身麻醉下使用双极电凝和活检钳切除肉芽组

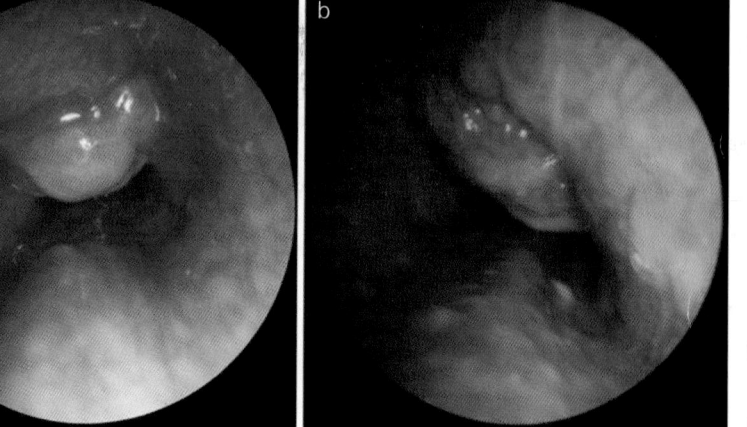

图21.2 气管切开的并发症：（a）造口上方塌陷和肉芽组织形成。（b）套管尖端形成肉芽组织导致不对称的远端气管狭窄

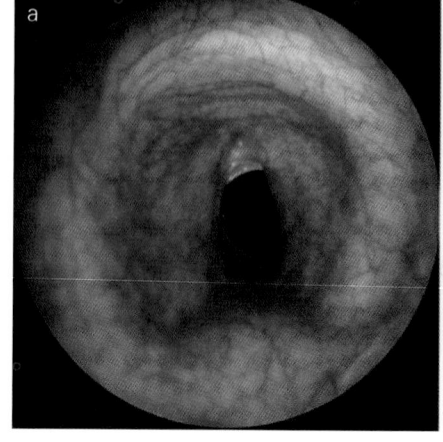
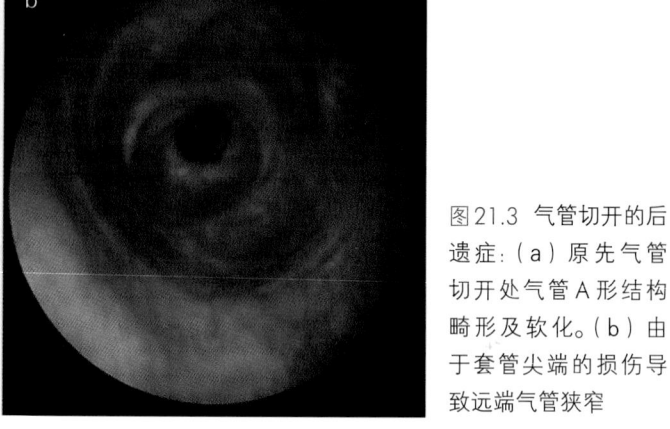

图21.3 气管切开的后遗症：（a）原先气管切开处气管 A 形结构畸形及软化。（b）由于套管尖端的损伤导致远端气管狭窄

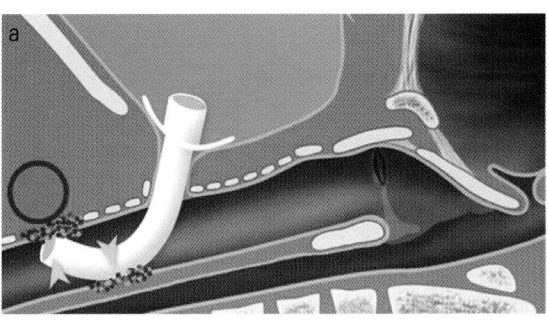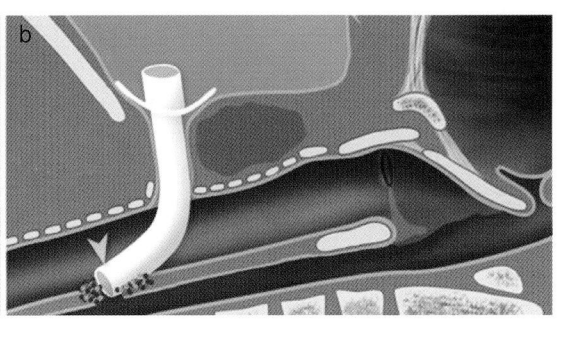

图21.4 气管切开非常罕见的并发症：(a)套管碰到气管前壁，有可能造成气管无名动脉瘘。(b)由于颈部的组织，套管碰到气管后壁，导致气管食管瘘

织。术后积极局部使用庆大霉素-泼尼松软膏（Diprogenta®）以及定期更换气管导管，直到瘘道完全上皮化。任何下呼吸道感染必须根据药敏试验结果选用全身抗生素治疗。

气管切开口上方气管塌陷和肉芽组织形成是在长期带管的婴幼儿中是最常见的，这两个并发症可能直到拔管仍然无症状。我们将在21.4气切口关闭中讨论如何治疗。

导管尾端肉芽肿也可能导致如咯血和呼吸道阻塞等症状（图21.2b）。这些潜在威胁生命的并发症需要立即使用硬性支气管镜开放远端气道。在其末端，KTP或者二氧化碳激光束通过绑在0°内镜上的可弯曲光纤送入（图4.16）。在重新开放气道后，插入一个更长的气管导管或者是不带气囊的导管并经过狭窄段，在愈合过程中要一直带管。然而，该管会由于毗邻隆突极难实现适当的定位。身体只要运动，导管的尾端就会摩擦隆突导致肉芽组织形成和出血。并且它会向气管头端移位，不能支撑气管狭窄段。

气管结构畸形或局部气管软化只有在拔管后才会出现症状（图14.20，14章）。这种并发症在拔管之前必须使用内镜评估检查，假如发生了这种情况，可以行气管切除吻合或肋软骨移植气管成形术，同在21.4气管造口关闭中描述的一样。

虽然气管无名动脉瘘和气管食管瘘是极为少见的，但如何处理这一并发症仍是很重要的（图21.4）。假如出现"脉搏搏动性"导管，医生应考虑有气管无名动脉瘘的可能（图21.4a）。这是一个严重的并发症，必须提前干预，避免发生无法控制的、致命的大出血。使用纤维支气管镜通过气切口进入气道，一边缓慢地退出气管导管以显示气管前壁的情况。这一部位有肉芽组织出血提示着即将出现气管无名动脉瘘。如果出现这种情况，马上从气管造口插入带气囊的气管插管伸入到将要发生气管无名动脉瘘的位置，充气膨胀压迫。通知胸外科医生，立即带患儿到手术室。如果内镜结果证实了诊断，就不需要行血管扫描成像。然而，如果诊断不确定和患者情况允许的情况下，进行血管CT扫描有助于确定导管尾端与轴位、矢状位和气管之间的关系。

一旦确诊气管无名动脉瘘，就只有一个选择：开胸分离并切除无名动脉。气管前壁缺损用下方带蒂胸骨舌骨肌或肋间肌封闭。

在儿童和青少年中，如果分开头臂动脉后颈动脉锁骨交界处保持不变，那么也不会发生神经后遗症和锁骨下动脉偷漏综合征[3,6]。

气管食管瘘在儿童很少发生。气管后壁压迫坏死通常是患者的解剖异常诱导气管套管远端的错位，如提示异常的颈椎侧后凸或较低位的颈部肿块（图21.4b）。有时，带气囊导管在通气支持时可压迫气管后壁，过硬和过粗的鼻胃管也可以使气管后壁压迫坏死，导致气管食管瘘。使用低压力高容量的带气囊的套管和柔软的鼻胃管可以减少儿童这种并发症的发生。

在没有进行通气支持的儿童，气管内分泌物增多或者出现肺部感染提示出现了气管食管瘘。需要辅助正压通气的儿童通气时气味中有酸腐味是第一个体征。在这样的患者，唯一成功的治疗是手术修补。在手术前，必须努力控制局部感染和肺感染，并且使儿童脱离呼吸机。此外良好的营养状况是手术成功的先决条件。

因为气管食管瘘口通常靠近气切口，因此气管插管的气囊必须定位在瘘口下方后再给气囊充气。根据瘘管形成的病因，瘘口的封闭可以有两种方法：行气管切除或不行气管切除的食管气管瘘封闭。

21.3.2.1 行切除气管的气管食管瘘关闭（图 21.5）

这种情况下，气管切开术是为了使用带气囊导管进行长期通气支持而进行的。使用气管部分切除术封闭气管食管瘘仅用于患者

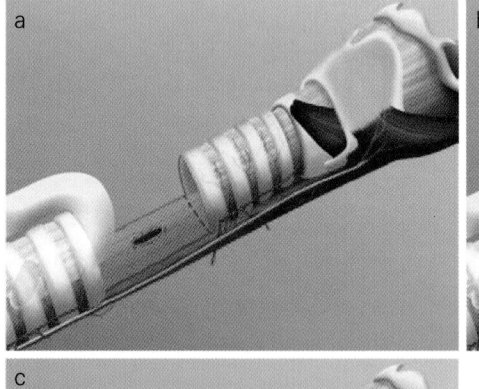
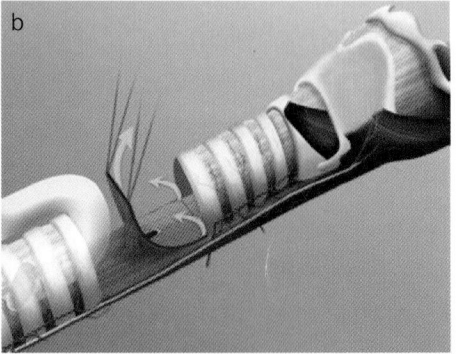
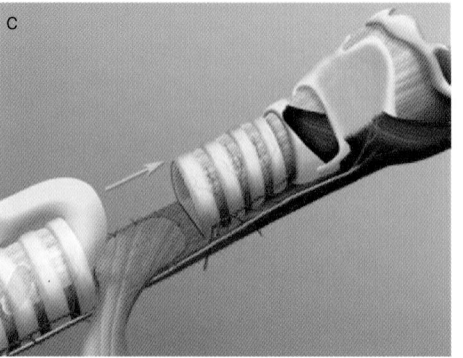

图21.5 使用气管切除吻合术处理气管食管瘘：（a）确认气管食管瘘：用内镜确认瘘口的位置，将相对应的气管段包括气管造口一起切除，保留原位的后方黏膜。（b）在可视下切除气管黏膜：在气管切除的上下缘切开气管黏膜，慢慢将瘘管的狭窄部上提。（c）关闭气管食管瘘：两层纵向缝合食管瘘口，并用胸骨舌骨肌覆盖缝合到中间组织层

由于肺部情况允许拔管而不伴有气管狭窄和其他上呼吸道阻塞时。气管食管瘘周围气管损害及狭窄是进行部分气管切除的另一适应症。手术前必须插入一个新的软鼻胃管或经皮内镜下行胃造口术。

从气切口置入可弯曲的麻醉导管后开始全身麻醉，开始的步骤与一期气管切除术相同，水平椭圆切除气管造口周围皮肤。在翻开皮瓣之后，把带状肌向两侧分离，把造瘘口周围或者下方的气管贴着软骨环游离。不游离喉返神经，但要在气管切除时使其牵向两侧。在内镜下清楚确定气管食管瘘的水平后，明确需要切除的气管长度，尽可能避免吻合口张力，要垂直切开气管前壁以便看清瘘口。接下来，不要把膜性气管后壁与食管前壁分开，在两个气管环之间横行切开气管，朝气管切开处方向切除两侧软骨壁。这样使气管食管瘘的后部的膜性气管留在了合适位置（图 21.5a）。上方气管的横切口要刚好位于气切口上方，然后切除气管软骨部分，为食管瘘口提供通路。接下来行膜性气管近端和远端的切除，要保留完整的气管血供。通过切除最靠近食管切除范围的膜性气管壁，气管食管瘘逐渐局限于其狭窄部（图 21.5b）。用 4.0 或 5.0 Vicryl 线沿纵轴双层缝合瘘口。在其末端，使用左侧胸骨舌骨肌的下方带蒂皮瓣缝合于气管修补处的前方。在这一阶段，患儿需要麻醉师进行经鼻插管，导管要重新放到手术野，用 4.0Mersilene 线固定好，再退回到声门下水平。然后术者最小化分离气管和食管，以便安全地进行肌肉瓣下的后方吻合术。后方吻合的全长要用 5.0Vicryl 线内翻缝合。横向穿过软骨的缝针打结要打在外侧，使用牵引缝合。最后，撤除远端通气管，用 Mersilene 线牵拉将鼻气管气管插管插入远端气管。侧方和前方的吻合使用 4.0Vicryl 线

进行，打结在外侧。柔软的 Blue Line Portex 管不会对后方吻合处有任何压力，但是要考虑尽快拔管，特别是在术后第二天，可根据儿童年龄和通气参数进行。一期修复的优点是可以避免使用套管，而使用套管会导致瘘管复发。

21.3.2.2 不切除气管的气管食管瘘关闭

自从没有套囊、低压力、高容量的气管插管在新生儿监护病房使用以来，未行气管切开术的食管气管瘘越来越罕见。然而在 SGS 患儿出现气切套管导致的气管食管瘘非常难以治疗。这两种情况不能用相同的手术方法处理。要优先处理气管食管瘘，即使不是在最好的条件下，同时术后必须行气管切开。在瘘口周围行椭圆形皮肤切口，沿瘘口和远端气管两侧分离气管壁。但是气管近端和远端的血流阻断范围比切除气管的一期修复要更广泛。气管和食管之间的切除范围必须高于和低于瘘口以便限制其狭窄处，范围从正常组织到瘢痕组织（图 21.6a）。除非瘘管的狭窄处被切除，食管无法从膜性气管上分离。这一手术比切除气管的气管食管瘘修复困难。

当食管完全从气管游离并距离瘘管 1cm ～ 2cm 后，食管前方的缺损要使用 5.0 Vicryl 线两层缝合。转动气管以便暴露其后壁，然后单层缝合气管后壁。将左侧胸骨舌骨肌从舌骨附着处分离下来，将其缝合在气管和食管之间（图 21.6b）。另外，用生物蛋白胶封闭重建处。颈部放置 Penrose 引流管于气管食管槽后缝合，然后通过沿先前气切口周围缝合皮肤行新的气管造口。

这一手术有一个最大的缺点：由于 SGS 术后必须保留气切套管。因此，很容易理解造成食管气管瘘的套管将会造成食管气管瘘

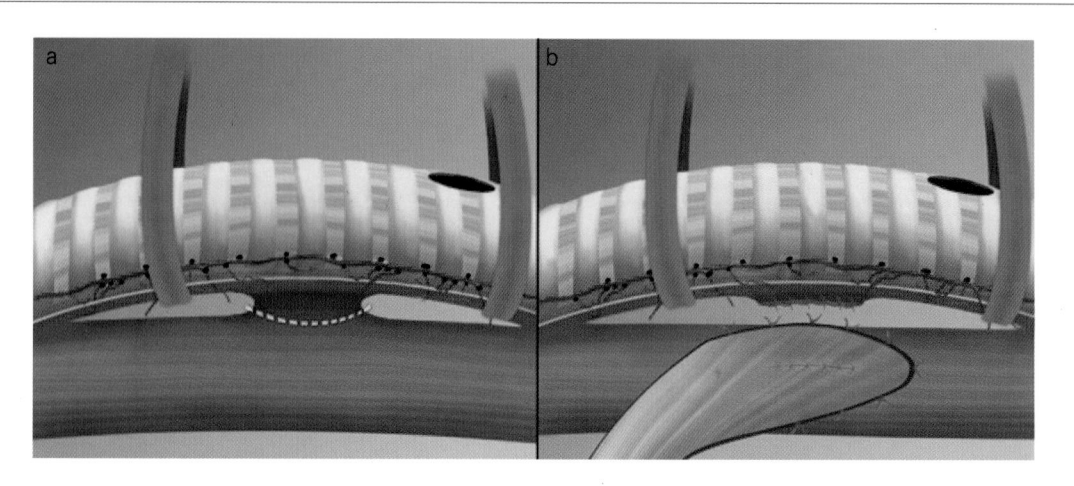

图21.6 不切除气管处理气管食管瘘:(a)要分离的气管食管水平必须广泛地和气管食管瘘分离开。(b)简单缝合气管缺损后部,两层纵形缝合食管缺损,以胸骨舌骨肌瓣覆盖。以柔软的 Blue Line Portex 管作为新的气管套管置入,避免对瘘管修补处气管后壁黏膜产生压力

复发。通常,使用柔软的 Blue Line Portex 管作为套管可以使位于气切口下方的气管后壁受到的压力最小。对于在深镇静下通气超过一周的患儿应该使用这种插管直到气管食管瘘完全愈合。

21.4 拔管和关闭气管造瘘口

对于患儿而言,只有经过充分的气道评估并更换小号套管及堵管成功后才能拔管。

在全身麻醉下进行经鼻纤维喉镜和直达喉气管镜检查确定上呼吸道是否仍然有动力学和结构上的狭窄,并且要评估声带功能和作为气管切开原因的潜在的原发气道疾病。

在一期手术成功后,仍然存在的气道阻塞主要是由于气切口上方的气道塌陷和导管刺激形成的肉芽组织所造成(见第14章,图14.21)。在气管造瘘口上方大部或全部阻塞的情况下,在考虑进行堵管之前必须把狭窄处的肉芽组织完全切除。放置气管导管不能

纠正气管前壁的塌陷。这需要外科手术来关闭瘘口。

尽管白天和夜间堵管成功,但假如气道动力学评估发现不能拔除气切套管,那么就是拔管困难。当麻醉师使用手指暂时堵塞气套管口患儿自主呼吸时,使用纤维支气管镜进入气切口上方,观察气切口,排除气管软化,只要套管没有移位,它就能作为支架,防止气切口周围的软化的气管侧壁塌陷。我们中心有一些患儿就是因为这种未被发现的问题而来就诊,这需要肋软骨气管前移植物或者单纯切除和缝合术来关闭造瘘口。

除外上述情况后成功的堵塞试验预示可以顺利拔管。

在临床实践中,逐步更换更小号的气切套管,然后首先在白天密切观察患儿的情况下进行堵管。如果结果令人满意,那么可以在晚上进行血氧饱和度监测时进行堵管。假如患儿可以耐受一整天的连续堵管而没有出现呼吸窘迫的迹象,那么就可以拔管了。尽管有满意的动态和静态内镜控制,对婴儿的评估要复杂一些,因为气

切套管阻塞了细小的气道。对于小儿，成功拔管的最好方式是手术关闭气管切开口，使用短期的气管内插管，并在拔管后在新生儿监护病房观察。

21.4.1 气管造口的手术关闭

在我们中心，我们对喉气管狭窄的患者进行成功的气道重建后进行气管造口的手术关闭。特别是对于婴儿和小儿，由于气切口上方气管壁容易塌陷或软化，气切处的气道大小不能完全达到理想状态。而且，手术关闭造口可以让术者清除自然关闭产生的难看的瘢痕。

在通过气管导管诱导全身麻醉后，患儿经口插入气管插管，拔出气管导管，使气管插管超过气切口。插管使气切口上方的肉芽组织可以暴露于气切口外，使用双极电凝止血后可以用活检钳切除。这种切除切口上方肉芽组织的方法比使用蝶窦咬骨钳或激光的方法简单快捷。通过小的颈部切口，气管造口周围的椭圆形皮肤被切除，瘘管被从气管上分离并切除。这样在气管前壁留下的圆形开口需要使用4.0可吸收线缝合关闭（图21.7）。从而恢复气管壁的弧度和稳定性，这种方法在局部气切口上方气管软化的婴儿和儿童中应用取得了令人满意的效果，因为上方的塌陷气管可以固定到前下方的气管壁上。一定要避免横向的缝合，因为这会造成气管的 A 形结构畸形（见第 14 章，图 14.20b）。在缝合的气切口前壁下方放置一个小的 Penrose 引流管，带状肌覆盖气管，分层缝合皮下组织和皮肤。

这种简单的闭合手术只有在气切口没有向头侧移动，导致切口下前方的皮下气切口裂时才可以使用。假如发生了皮下气切口裂，必须行肋软骨移植气管成形术。另外一种要求行肋软骨移植气管成形术的指征是长椭圆形造瘘口，这种瘘口不能用沿颅尾轴线简单的水平缝合方法关闭。

最后，严重的气切口局部软化最好使用气管切除端端吻合的方法治疗，因为尽管进行了肋软骨移植气管成形术，气管外侧壁的稳定性还是不足以支撑成正常的气管框架。然而，如果之前已经进行了广泛的气管切除，就不适合进行第二次气管切除。

图 21.7 手术关闭气管切开口：（a）通过完全切除皮肤处的气切瘘管将气管前方的造口完全游离开。（b）通过颅尾轴方向缝合气切口，保留稳定的气管拱形结构。这可以防止后来出现原先造口部位气管的 A 形结构畸形

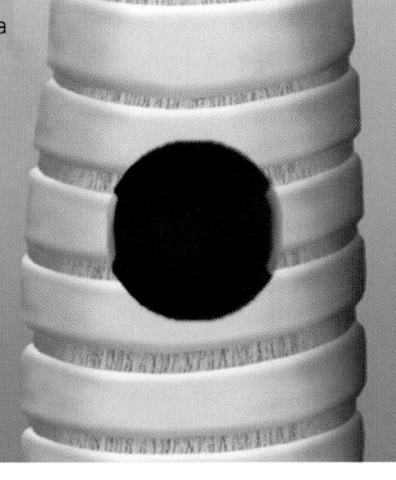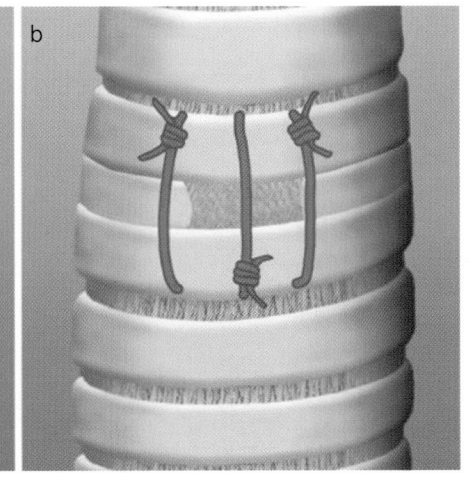

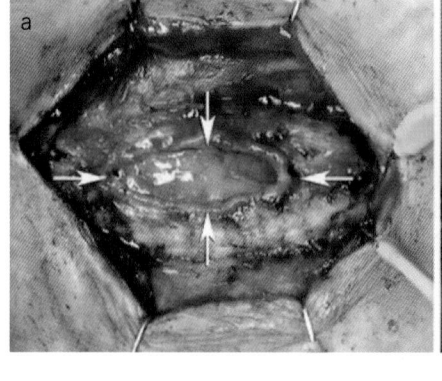
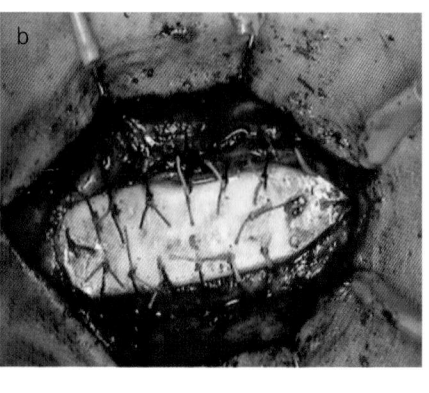

图 21.8　大的椭圆形
的气管造口阻碍了单
纯一期缝合：(a)行
PCTR 的喉气管狭窄患
儿大的椭圆形的气管
造口(白色箭头)。(b)
使用 ACCG 关闭气管
造口

参考文献

1. Allen, T.H., Steven, I.M.: Prolonged endotracheal intubation in infants and children. Br. J. Anaesth. **37**, 566–573 (1965)

2. Ang, A.H., Chua, D.Y., Pang, K.P., et al.: Pediatric tracheotomies in an Asian population: the Singapore experience. Otolaryngol. Head Neck Surg. **133**, 246–250 (2005)

3. Brewster, D.C., Moncure, A.C., Darling, R.C., et al.: Innominate artery lesions: problems encountered and lessons learned. J. Vasc. Surg. **2**, 99–112 (1985)

4. Hoeve, H.: Tracheostomy: an ancient life saver due for retirement of vital aid in modern airway surgery ? In: Graham, J.M., Scadding, J.K., Bull, P.D. (eds.) Pediatric ENT, p. 247. Springer, Berlin/Heidelberg (2008)

5. Jackson, C.: High tracheostomy and other errors: the chief causes of chronic laryngeal stenosis. Surg. Gynecol. Obstet. **32**, 392–398 (1921)

6. Jones, J.W., Reynolds, M., Hewitt, R.L., et al.: Tracheoinnominate artery erosion: successful surgical management of a devastating complication. Ann. Surg. **184**, 194–204 (1976)

7. Kremer, B., Botos-Kremer, A.I., Eckel, H.E., et al.: Indications, complications, and surgical techniques for pediatric tracheostomies-an update. J. Pediatr. Surg. **37**, 1556–1562 (2002)

8. MacRae, D.L., Rae, R.E., Heeneman, H.: Pediatric tracheotomy. J. Otolaryngol. **13**, 309–311 (1984)

9. Markham, W.G., Blackwood, M.J., Conn, A.W.: Prolonged nasotracheal intubation in infants and children. Can. Anaesth. Soc. J. **14**, 11–21 (1967)

10. McDonald, I.H., Stocks, J.G.: Prolonged nasotracheal intubation a review of its development in a paediatric hospital. Br. J. Anaesth. **37**, 161–173 (1965)

11. Palmer, P.M., Dutton, J.M., McCulloch, T.M., et al.: Trends in the use of tracheotomy in the pediatric patient: the Iowa experience. Head Neck **17**, 328–333 (1995)

12. Wetmore, R., Thompson, M., Marsh, R., et al.: Pediatric tracheostomy: a changing procedure? Ann. Otol. Rhinol. Laryngol. , 695–699 (1999)

22

气管切除及吻合术

主要内容

- ☞ 对于儿童患者，比起部分环状软骨切除术或者喉气管软骨扩张重建术，单纯气管切除术并不常用。

- ☞ 后天获得性喉气管狭窄，如气管造口引起的狭窄、气管插管后狭窄或二者并存，是其主要适应症。

- ☞ 先天性气管狭窄是另一个适应症。

- ☞ 单纯气管切除术与部分环状软骨切除术或者喉气管软骨扩张重建术，患者术前评估和手术原则基本相同。

- ☞ 对于有气切口严重软化的患者，使用气管切除吻合术明显优于使用 ACCG 方法进行气道重建。

    婴幼儿单独发生气道狭窄是很少见的，一般见于插管后狭窄以及气管切开术后狭窄。先天性、外伤或肿瘤性的病因是非常罕见的。

    对于婴幼儿，气管切开引起的狭窄最常见，而在年龄较大的儿童，由于过粗的气管插管及过度膨胀的气囊引起的狭窄较为常见。

    术前的评估于喉气管狭窄的儿童类似（见第 17 章）。

    仔细的内镜评估仍然是成功治疗气管狭窄的基础，每一步的检查都要排除气管切开口水平潜在的局部软化（见第 17 章，17.3）。

在临床实践中，主要遇到三个情况：

- 单纯的气管插管后狭窄
- 单纯的气管切开术后及气管造口相关的狭窄
- 儿童气管切开术后狭窄

22.1 单纯的气管插管后狭窄

二氧化碳激光切除和扩张术可以成功地去除喉气管薄膜装瘢痕狭窄[31]，但是气管后壁由于缺乏软骨支持，有可能会再次导致瘢痕狭窄（图 22.1）。二氧化碳激光切除对于治疗气管前壁的较短瘢痕狭窄很有效。但是如果狭窄影响患儿呼吸，则需要立即行开放手术。如果经过试用内镜治疗后不能有效改善患者呼吸，则应立即行开放性手术。对于安全直接的单纯气管切除和吻合术，较短的气管狭窄是最佳适应症。内镜治疗虽然微创但需要反复在门诊治疗，患者可能很不方便。

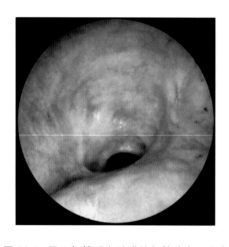

图 22.1 累及气管后方黏膜的气管狭窄：这个位置不适合使用二氧化碳激光切除和扩张。当气管后方黏膜被狭窄累及时狭窄复发的可能性大。对这样的病例建议行单纯切除吻合术

而简单的气管切除吻合术可以永久恢复的气道，并且只需要很短的住院时间（<10 ~ 15 天），这无疑是值得尝试的。内镜治疗可能不能恢复气管正常的解剖结构。另外，后期的呼吸道感染有可能重新激活瘢痕增生导致再狭窄。

对于单纯的插管后狭窄的患者，气管切除端端吻合是唯一合理的选择。ACCG 气管成形主要用于气管切开术后狭窄及那些以前进行了气管切除吻合再狭窄，并且不能行进一步手术切除的患者。

22.1.1 气管切除端端吻合术

患者仰卧垫肩，充分暴露颈部。全身麻醉后，使用 Savary–Gillard 探条轻柔地扩张狭窄部位，可以采用经口或者经鼻插管，这取决于患儿的年龄以及术后是否需要保留气管插管。如果狭窄部位有黏膜损伤也不要紧，这一部分气管会完全切除。

在胸骨切迹上 2cm 行水平颈部切口，将皮瓣上翻，从甲状软骨到胸廓入口水平自中线将带状肌向两侧分离。放入 Lone Star 环形牵开器，在置入弹性拉钩充分暴露气管前壁（见第 20 章，图 20.4）。

一般情况下，由于气管有瓶颈状畸形，狭窄的确切位置很容易辨认。如果狭窄位置不容易辨认，可以使用纤维支气管镜通过气管插管进入气管确定狭窄确切位置，这时气管插管暂时撤回到声门下水平。监视器的可视化控制使外科医生可以精确定位狭窄部位，并且在这一部位的气管前壁缝针打结以做标记（图 22.2）。如果狭窄位于下颈部，甲状腺峡部不要被切断以维持气管最佳的血管供应。而在其他情况中，可以把甲状腺峡部分切断、缝扎并向两侧牵开。

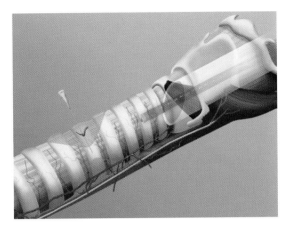

图 22.2 从外部不能很好定位的气管狭窄的位置：在可视的气管镜引导下可见细针头插入狭窄中，固定针头作为标志

松解远端的支气管只需要游离支气管的前外侧壁，紧贴着气管环，在无名动脉下方穿过，仔细保留气管的血供，区域淋巴结随着两侧的脂肪垫和瘢痕组织移位。双极电凝止血仅仅限于狭窄段气管的供血血管止血，不能进行环状气管切除，因为这有可能会影响气管的供血血管。在切除气管之前，估计可以切除气管长度。这个长度要求保证气管切除术后直接进行端端吻合无需进行松解游离喉体。大多数儿童可以切除三分之一的气管，大约 6 个气管环。

在狭窄部位横向切开气管，这个部位之前已经通过打结标记，切除头端和尾端的狭窄部位直到暴露正常的气管环（图 22.3a）。正如 Grillo 所说："气管的裁剪超出了布料。"手术医生会总是切除了更多的气管段，但是无法修复它们。

经口的气管插管撤回声门下水平，第二根麻醉管插入患者的远端气管，以保证通气。然后水平分离狭窄处末端的膜性气管，直至到达食管前壁。狭窄后方的切除必须在可视化系统控制下切气管环。

当内镜显示有较长的气管狭窄时，最好的办法是在气管前壁中线分离，从中点向两个末端，直到暴露正常气管。如果在试图拉拢两端气管时有很大的张力，可以改为肋软骨移植气管重建术。然而，喉体松解甚至必要时松解肺门可以保障无张力的气管端端吻合。这种方法优于使用临时支架来进行气管扩张。但是儿童一般不能进行肺门松解[32]。使用 5.0 缝线吻合后壁膜性气管，气管膜部之前已经与食管前壁分离，打结在气管外。一些医生主张连续缝合，这样可以促进黏膜愈合。由于气管游离后食管会自发性地收缩，要保证其不会向前方凸起从而影响气管黏膜的愈合。

使用生理盐水冲洗气管，轻柔地吸尽气管内的黏液和血凝块以保证气管通畅（见第 20 章，图 20.2，图 20.3）。外侧和前壁气管使用 4.0 可吸收缝线间断缝合。由于气管两端大小匹配，因此很容易对位缝合。这比部分环状软骨切除术中进行气管吻合要容易。主张一针一线缝合，最后统一打结。缝针交替地穿过断端气管第一和第二气管环之间，以防止在同一水平吻合张力过高（图 22.3b）。气管吻合需要严格在黏膜下缝合，以避免吻合口处气管黏膜缺血，气管软骨由黏膜下毛细血管网供血（见图 2.12）。假如出现黏膜缺血，加上广泛的气管周围松动，很容易导致吻合失败。在小儿气道手术中，每一个手术细节都有可能是成败的关键。

在手术结束时，患者去枕平卧，保持低头位。术者牵拉缝线，打结在外侧。吻合完成后切口使用纤维蛋白胶（Tisseel®），切口缝线下端放置引流管，远端朝向胸廓入口。

如果可能的话，吻合后在中线缝合甲状腺叶部，以提供足够的密封和血供。复位带状肌，分层缝合皮下组织和皮肤。

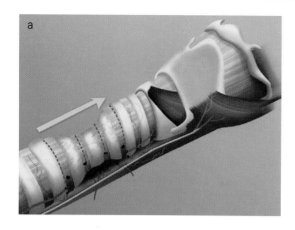

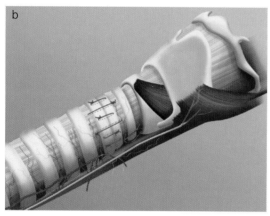

图 22.3 单纯气管切除端端吻合术:(a)气管轻微的瓶颈样畸形:仅仅电凝要切除部分气管的滋养血管。气道从狭窄中点沿颅尾方向滑行直到看见正常的气管环(蓝线标志)。(b)完成气管吻合:所有的缝线要穿过第一、第二气管环的两侧交替地位于黏膜下

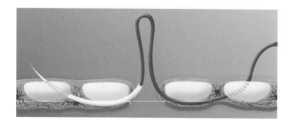

图 22.4 气管吻合正确的缝针位置:针要从黏膜下穿过以免损伤吻合口处的血供。缝针间要避免累及黏膜下血管网,这样可以避免吻合口单一的血供

根据儿童的年龄在手术室拔管。婴幼儿使用经鼻气管插管,可以保留 24～48h。与部分环状软骨切除不同,气管端端吻合很少

会出现术后喉水肿(图 22.5)。

22.1.2 颈部滑行气管成形术(图 22.6)

2008 年,de Alarcon 和 Rutter[8] 推荐使用颈部滑行气管成形术治疗位于气管上三分之二的气管狭窄。作者报道与标准的气管切除术相比其有两大优点,一是大面积缝合区域内缝线张力较小,二是能进一步增加气道管腔直径。因此,即使在吻合口发生轻度狭窄,对通气也没有太大影响。

与先天性长段气管狭窄有正常的"O"形气管软骨环和气管黏膜不同,获得性气管狭窄是由瘢痕和异常组织组成。这种异常组织最大的缺点是和正常气管环进行吻合是非常困难的。

尽管没有使用颈部滑行气管成形术治疗获得性狭窄的相关经验,de Alarcon 和 Rutter 仍倾向于支持使用该方法横形切除瓶颈状狭窄最窄的部分(图 22.6a)。这样手术医生可以减少切除的总长度并增加吻合口管腔直径(图 22.6b 和图 22.6c)。然而,如果有可能进行简单的切除吻合术的话,还是不推荐选颈部滑行气管成形术缝合。切除吻合术恢复了一个正常和稳定的气管,具有较好的远期预后,没有反复狭窄的风险(见图 22.5)。

22.2 单独发生的气管切开术后狭窄和气管造口相关的狭窄

这种情况与单独发生的插管后狭窄相似,除了狭窄位置更容易辨认,不是在既往气切口的位置就是在现在气切口的位置。长期带管的患者气管造瘘口会逐渐向头侧移位,气管前壁可能已经被破坏超过

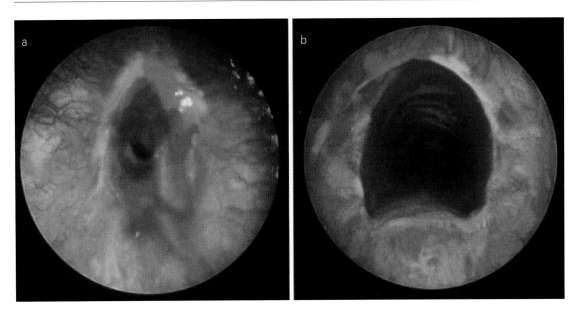

图 22.5 气管后方狭窄：(a) 术前观：气管软骨环的拱形结构被破坏，这很容易识别，但是这里有气管狭窄的本质部分。(b) 术后观：气管正常的大小和稳定性。仅仅行切除吻合术就能达到最佳效果

1cm ~ 2cm，在现在的造口处留有获得性的前方皮下裂口，这是由于 Cheesswire 机制。这个问题必须在重建的替代方案中和患儿父母讨论。这可以通过简单的触诊皮肤可以触及缺损的气管前壁。假如需要恢复正常的气道，这种畸形可能增加了气管切除的长度。在以前，气管切除肋软骨重建可能是唯一选择。在这种情况下，颈部滑行气管成形术可能是有价值的手术方法。

一般情况下，气管切除吻合术是治疗局部气切口软化最佳的手术选择，以恢复稳定、正常大小的气道，这项技术优于肋软骨移植气管重建术，因为 ACCG 似乎不能纠正气管壁后部的软化。

颈部切口通常包括一个新月形切除以前气切口或者目前气管造口周围皮肤，切口周围的皮肤进行充分止血。由于气切口周围围绕着瘢痕组织，因此需要从其上方分离带状肌，下缘在尽可能到达胸骨切迹上方的正常

组织。首先确认气管前壁，逐步沿狭窄周围剥离气管，必须紧贴气管分离，不能偏离。把带状肌向两侧分离。在气切相关狭窄患者中，尽管插了管，狭窄段由于有瓶颈样结构，还是很容易辨认。应认真地保存狭窄段气管上下方的血液供应。

当处理气管切开相关的狭窄时，外科医生必须检查以明确气管切除的部分，保留的气管环应具有正常的大小和稳定性。任何剩余肉芽肿必须非常小心切除。切除的气管狭窄或软化段与孤立的气管狭窄治疗的原则相同，其余程序类似下文描述的方式进行（见 22.1.1，图 22.3）。

22.3 气管造口术儿童的气管狭窄

这一情况是由于位于狭窄的气管段之外的病变部位气管切开（图 22.7）：

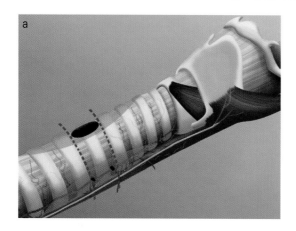

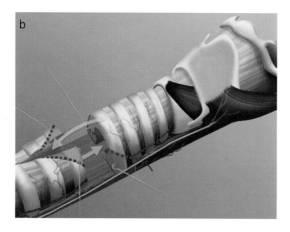

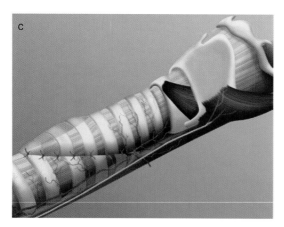

图 22.6 颈部滑行气管成形术：（a）气管造口周围狭窄延伸到造口位置：部分切除造口周围的气管软骨环。（b）纵形切开气管，分别穿过狭窄节段的前后方的远端和近端气管壁。（c）完成椭圆形吻合口。这一技术的缺点是使用了不正常的组织来扩张气道，与用于先天性长节段 "O" 形气管环气管狭窄的同一技术相反

- 当气管造瘘口非常接近狭窄部位，最好的办法是将包括气管造口在内的气管切除。要求广泛游离周围结构和喉体，以实现无张力吻合（图 22.7a）。

- 当狭窄位于远离气管造口的位置，胸外科医生可能需要切除部分胸骨，并行胸内气管切除吻合术。假如患儿健康状况良好，可以同时关闭开放的气管造口。如果气管造口在手术结束时仍须保留，也不能使用普通的气管套管，因为这会压迫吻合口，从而影响愈合。需要 Portex Blue Line 管作为气管套管避免吻合口受压（图 22.7b）。

- 当孤立的气管狭窄位于接近气切口处时，其位置一般非常接近气管造口。这种情况在儿童是很罕见的。治疗方式包括切除狭窄段和一个气管环。在罕见的情况下狭窄远离气管造口，可以进行切除和吻合。但是与气管造口邻近不利于吻合口的愈合。弯曲的套管常会引起气切口上方气管环的损坏，从而削弱了吻

专栏22.1气管切除端端吻合的手术要点

- 基本原则同部分环状软骨切除术，在第20章，20.3中已经进行描述。

- 气管狭窄段切除端端吻合手术特殊方法为：
  - 在非气管造口患儿，在插管和行切除吻合前先轻柔地扩张上方狭窄。
  - 任何情况下，都要术前使用纤维支气管镜引导确定确切的狭窄位置。
  - 在切除气管之前要首先检查两端气管是否已经进行了足够的松解，并且要检查它们的匹配度。
  - 分离气管膜性后壁直到暴露气管食管之

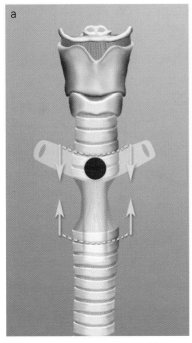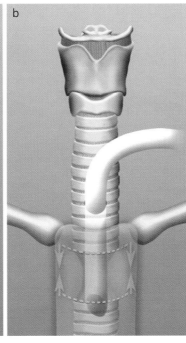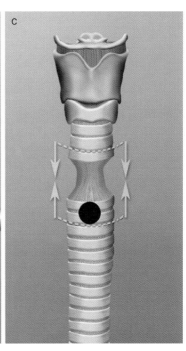

图 22.7 气管造口颅尾方向的气管狭窄：（a）气管狭窄位于造口下方，但是靠近造口处：气管切除的部分要包括狭窄段和造口，让患者可以耐受一期手术。（b）气管狭窄位于造口下方，但是远离造口处：狭窄很可能位于上纵隔。如果可能，切除吻合术必须包括气管造口部位。如果在术中不能完成，使用柔软的 Blue Line Portex 管作为气管套管可以避免压迫缝合处。（c）气管狭窄位于造口上方：气管切除要包括狭窄处和造口。如果狭窄距离造口处比较远，可以分别切除，但是套管的距离不会影响吻合处的愈合

间 "共用" 的结缔组织，然后切除食管前壁表面的狭窄部分。

—不要进行不必要的气管环状切除，因为这会破坏切口上下端的血管供应。

—在最狭窄的位置开放气道，然后沿最窄处向头侧和尾侧逐渐切开气管，直至暴露正常气管环。

—使用稳定和正常气管环进行吻合。

—缝针在两侧交替地穿过第一、二气管环之间进行吻合，以避免局部缝合线的张力。

—气管吻合需要严格在黏膜下缝合，以避免吻合口处气管黏膜缺血。

—在婴幼儿的气道手术中使用3倍放大镜仔细操作。

合部位气管壁的稳定性（图 22.7c）。

22.4 一期气管切除吻合术的术后处理

除了某些罕见的儿童病例，气管切除吻合术通常是一个一期手术（见 22.3）。虽

然常规的术后处理与一期部分环状软骨切除术相似（见第 20 章，20.9），但是气道管理更为简单。气管切除术后端端吻合一般不引起声带水肿，所以两岁以上的儿童通常在手术室拔管。术后不需要使用糖皮质激素。尽管术后放置经鼻导管可以起到临时支架的作用，但是其作为气管内异物会抵消它的这一

优点。吻合处缝线的压力和气管插管周围的分泌物的潴留会影响吻合口的愈合。

在更小的婴幼儿中，24～48h 后当自主呼吸恢复和呼吸参数稳定时可以拔管，精心完成气管吻合术不会引起局部水肿，即使气道狭小。

作为非侵入性技术，面罩持续气道正压通气要明显好于气管插管（见第 20 章，图 20.38），它只要求患者有单独的上气道和喉以及正常的肺功能。

如果患者需要气管插管，必须监测所有生命体征参数，并且要熟知困难气道的管理方法。

进一步，没有使用气管插管可以更直观地观察气道通畅程度及吻合口的愈合情况。

如果一切顺利，那么在术后第 10 天进行第一次内镜检查。如果吻合口黏膜情况良好，这良好的趋势很可能延续，直到吻合口痊愈。假如在吻合的缝线上仍发现明显的纤维蛋白存在，那么在接下来的 2 周要严密观察。术后第三周再进行内镜检查，以去除肉芽组织。如果顺利的话，术后 3 个月再进行一次支气管镜检查就足够了。最后评估应该包括喉功能的动态评估，如果有必要，还可以使用小锥形探条扩张术或气囊扩张术。根据我们的经验，在进行了部分环状软骨气管的切除术或者气管切除端端吻合的患者中，术后 3 个月较好的恢复是终生成功恢复的保障。而在利用肋软骨移植来进行气管成形或者喉气管重建的患者中，虽然术后 3 个月恢复得很好，一旦呼吸道感染就可能会产生新的瘢痕，导致以后反复狭窄。

22.5 气管切除吻合术的并发症

气管切除术吻合早期和晚期并发症与部分环状软骨切除术基本相同。出血、早期漏气，伤口和肺部感染等并发症的处理方法也基本相同。第 20 章，20.11 里有关于这些个问题详细的描述。

但仍还有几点值得注意。

22.5.1 吻合口裂开

吻合口裂开通常是由于吻合口张力过高。解决这一问题需要充分地游离喉体及胸段气管，并且仔细保留其血管供应。新培训的外科医生在进行松解时往往有顾虑，但实际上它是一个安全的简单的操作。

吻合口裂开也有可能是行不必要的气管环切除，导致气管缺血坏死或者气管周围血管过度使用双极电凝止血的结果。在这一过程中绝对不要使用单极电凝，双极电凝只应该在具体出血点的精细止血。为了防止发生吻合口缺血，所有缝线必须在黏膜下而不穿透气管壁（见图 22.4）。

22.5.2 吻合口肉芽组织

由于可吸收线的广泛使用，肉芽组织再也不能归咎于使用不同类型缝线。Grillo 的研究表明在使用了可吸收线后，肉芽组织的形成从 23% 降到 1.6%[16]。其他尼龙缝线如聚二恶烷酮缝线（PDS）的生物学优势并没有超过 Vicryl 线。目前，肉芽组织的形成主要与吻合口缓慢和渐进的部分裂开有关。肉芽组织分布常不对称，在术后第 10 天进行内镜检查观察纤维蛋白沉积位置常会产生肉芽组织。假如肉芽组织很多而且成圆周形分布，它可能演变成瘢痕和导致再狭窄。

22.5.3 喉返神经损伤

在切除狭窄气管时不会暴露喉返神经，气管环和喉返神经之间存在软组织。喉返神经容易在止血过程中受损伤，而不是在切除气管过程中。在切断气管供血血管时要先使用双极电凝进行凝固，以避免切断后血管断端回缩到软组织中，在软组织中电凝可以引起喉返神经的热损伤。

22.6 气管成形术

只要可能，气管切除端端吻合术均优于气管狭窄扩张术，尤其是狭窄位于既往或者现在的气切口时。

已经进行过气管切除的患者不能再行气管切除吻合术。只能选择肋软骨移植气管成形术。

从技术的角度而言，肋软骨移植气管成形术与肋软骨移植喉气管重建术手术原理是一样的。在喉气管重建术中取软骨和缝合软骨也适用于气管成形术（见第19章，19.4.1）。

在大龄儿童中，使用直径至少8mm的硅胶管有利于进行肋软骨移植。在放入肋软骨前，在重建部位头端和尾端使用3.0聚丙烯缝线固定硅胶管，干燥的分泌物不太可能堵塞管道，因为患儿可以通过正常的气道吸入湿润的空气。此外，将硅胶管固定到气管上，避免在支架-黏膜界面形成剪切力刺激肉芽组织生长。在这种情况下，光滑的硅胶管比T形管更好（见图21.8）。然而，在使用直径小于8mm的硅胶管时，干燥的分泌物会容易堵塞气道，这会危及生命。外径小于8mm的管子，无论是硅胶管或者T形管，对婴儿都禁止使用。在进行了气管造口术置管后可以选择相似的LT-模具。

术后管理和并发症类似于肋软骨移植喉气管重建术（见第19章，19.5）。

22.7 气管切除的结果

关于小儿气管插管后或气管切开后狭窄的医学文献报道是有限的和分散的[5,17,19,28,30,35]。据作者所知，Carcassonne等发表了第一篇关于小儿气管切除吻合术的文章[5]。他们的文章报道了4名5岁以上的儿童进行了3~5个气管环的切除，所有病例手术均成功。由于发表的时间早，大部分出版物都没有将先天性和获得性气管狭窄分开，这显示出治疗的困难[1,4,9,11,24]。

先天性气管狭窄的部位会更长，并且完整，尽管有异常的软骨支架。除了较短的先天性狭窄可以通过简单的切除吻合术治疗，其他所有病例都通过滑行、或通过patch气管成形术来治疗[3,10,14,20,21]。

大部分插管后及气切术后的颈部气管狭窄患者伴有喉狭窄. 因此，耳鼻喉科医师通常使用肋软骨重建气道[6,25-27]。然而胸外科医生会根据成人的经验选择气管切除端端吻合术恢复一个更为正常和稳定的气管框架（见图22.5）[7,22,35]。值得注意的是，在美国的两个呼吸道中心[28,35]，插管后狭窄使用了不同的手术策略。辛辛那提儿童耳鼻喉科组在2004年报道几百例喉气管狭窄患儿中仅有4例获得性气管狭窄的患儿选择了气管切除吻合术[28]。而主要收治成人的波士顿胸科学院2002年报道有46例患有获得性喉气管狭窄的儿童进行了气管切除吻合术[35]。

虽然可以收集到关于小儿气管狭窄的资料很少[5,19,28,30]，根据现有儿童气管切除吻合的经验和结论[13,32,34,35]，这将对未来研究产生影响：

• 成人气道手术的原则直接适用于儿童。

- 气管吻合口并发症的发生率和失败率是儿童高于成人。

- 在最大的一个系列研究中[35]，儿童和成年人成功气管切除率分别为近80%和94%[18]。

- 更近期的关于喉气管切除的治疗孤立性SGS的系列中成功率和成人相似（>90%）[2,12,13,23,29,33,34]

- 与成年人相比，儿童更不能耐受吻合口张力。

- 在切除30%长度的气管（约6个气管环）后可以成功吻合[35]。

- 但当需要切除超过30%的气管长度时，需要进行喉体和胸段气管的游离、松解[13]。

- 如果进行肺门松解后，可以切除的气管长度达到50%，即8～10个气管环[32]。

- 选择远端较厚的气管环进行吻合有利于保持气道的稳定性和通畅[28]。

- 颈部滑行气管成形术治疗气管狭窄可以减少缝合线的张力。然而，吻合口异常瘢痕组织增生将增加愈合的难度[8]。在进一步得出结论之前需要更多的经验。

有争议的是，用于PCTR的喉气管吻合时儿童气管软骨比喉软骨薄，缝线处张力和气管切除相同长度产生时的一样。笔者认为在没有做过切除术的患儿切除6个气管环是安全的，无论是PCTR还是简单的气管切除端端吻合术。建议进行喉体松动。如果遵循所有的手术基本原则（见22.1.1），避免损伤气管的血供，儿童气管切除吻合术应该和成人的一样安全。使用3倍的放大镜可有效地使吻合口的缝合简单化，建议根据年龄选择不同的缝线，较小的婴幼儿和年龄较大的儿童分别采用5.0和4.0的可吸收缝线。

参考文献

1. Acosta, A.C., Albanese, C.T., Farmer, D.L., et al.: Tracheal stenosis: the long and the short of it. J. Pediatr. Surg. 35, 1612–1616 (2000)

2. Alvarez-Neri, H., Penchyna-Grub, J., Porras-Hernandez, J.D., et al.: Primary cricotracheal resection with thyrotracheal anastomosis for the treatment of severe subglottic stenosis in children and adolescents. Ann. Otol. Rhinol. Laryngol. 114, 2–6 (2005)

3. Backer, C.L., Mavroudis, C., Dunham, M.E., et al.: Reoperation after pericardial patch tracheoplasty. J. Pediatr. Surg. 32, 1108–1111 (1997)

4. Backer, C.L., Mavroudis, C., Gerber, M.E., et al.: Tracheal surgery in children: an 18-year review of four techniques. Eur. J. Cardiothorac. Surg. 19, 777–784 (2001)

5. Carcassonne, M., Dor, V., Aubert, J., et al.: Tracheal resection with primary anastomosis in children. J. Pediatr. Surg. 8, 1–8 (1973)

6. Cotton, R.T., Gray, S.D., Miller, R.P.: Update of the Cincinnati experience in pediatric laryngotracheal reconstruction. Laryngoscope 99, 1111–1116 (1989)

7. Couraud, L., Jougon, J.B., Velly, J.F.: Surgical treatment of nontumoral stenoses of the upper airway. Ann. Thorac. Surg. 60, 250–259 (1995)

8. de Alarcon, A., Rutter, M.J.: Revision pediatric laryngotracheal reconstruction. Otolaryngol. Clin. North Am. 41, 959–980 (2008)

9. deLorimier, A.A., Harrison, M.R., Hardy, K., et al.: Tracheobronchial obstructions in infants and children. Experience with 45 cases. Ann. Surg. 212, 277–289 (1990)

10. Elliott, M., Hartley, B.E., Wallis, C., et al.: Slide tracheoplasty. Curr. Opin. Otolaryngol. Head Neck Surg. 16 75–82 (2008)

11. Elliott, M.J., Speggiorin, S., Vida, V.L., et al.: Slide tracheoplasty as a rescue technique after unsuccessful patch tracheoplasty. Ann. Thorac. Surg. 88, 1029–1031 (2009)

12. Garabedian, E.N., Nicollas, R., Roger, G., et al.: Cricotracheal resection in children weighing less than 10 kg. Arch. Otolaryngol. Head Neck Surg. 131, 505–508 (2005)

13. George, M., Ikonomidis, C., Jaquet, Y., et al.: Partial cricotracheal resection in children: potential pitfalls and avoidance of complications. Otolaryngol. Head Neck Surg. 141, 225–231 (2009)

14. Grillo, H.C.: Slide tracheoplasty for long-segment congenital tracheal stenosis. Ann. Thorac. Surg. 58, 613–619 (1994)

15. Grillo, H.C.: Preoperative consideration. In: Grillo, H.C. (ed.) Surgery of the Trachea and Bronchi, p. 445. BC Decker, Hamilton/London (2004)

16. Grillo, H.C.: Complications of tracheal reconstruction. In: Grillo, H.C. (ed.) Surgery of the Trachea and Bronchi, p. 487. BC Decker, Hamilton/London (2004)

17. Grillo, H.C., Zannini, P.: Management of obstructive tracheal disease in children. J. Pediatr. Surg. 19, 414–416 (1984)

18. Grillo, H.C., Donahue, D.M., Mathisen, D.J., et al.: Postintubation tracheal stenosis. Treatment and results. J. Thorac. Cardiovasc. Surg. 109, 486–492 (1995)

19. Healy, G.B., Schuster, S.R., Jonas, R.A., et al.: Correction of segmental tracheal stenosis in children. Ann. Otol. Rhinol. Laryngol. **97**, 444–447 (1988)

20. Kimura, K., Mukohara, N., Tsugawa, C., et al.: Tracheoplasty for congenital stenosis of the entire trachea. J. Pediatr. Surg. **17**, 869–871 (1982)

21. Lang, F.J., Hurni, M., Monnier, P.: Long-segment congenital tracheal stenosis: treatment by slide-tracheoplasty. J. Pediatr. Surg. **34**, 1216–1222 (1999)

22. Mathisen, D.J.: Surgery of the trachea. Curr. Probl. Surg. **35**, 453–542 (1998)

23. Monnier, P., Savary, M., Chapuis, G.: Partial cricoid resection with primary tracheal anastomosis for subglottic stenosis in infants and children. Laryngoscope **103**, 1273–1283 (1993)

24. Nakayama, D.K., Harrison, M.R., de Lorimier, A.A., et al.: Reconstructive surgery for obstructing lesions of the intrathoracic trachea in infants and small children. J. Pediatr. Surg. **17**, 854–868 (1982)

25. Ndiaye, I., Van de Abbeele, T., Francois, M., et al.: Traitement chirurgical des sténoses laryngées de l'enfant. Ann. Otolaryngol. Chir. Cervicofac. **116**, 143–148 (1999)

26. Ochi, J.W., Evans, J.N., Bailey, C.M.: Pediatric airway reconstruction at Great Ormond Street: a ten-year review. I. Laryngotracheoplasty and laryngotracheal reconstruction. Ann. Otol. Rhinol. Laryngol. **101**, 465–468 (1992)

27. Ochi, J.W., Bailey, C.M., Evans, J.N.: Pediatric airway reconstruction at Great Ormond Street: a ten-year review. III. Decannulation and suprastomal collapse. Ann. Otol. Rhinol. Laryngol. **101**, 656–658 (1992)

28. Preciado, D., Cotton, R.T., Rutter, M.J.: Single-stage tracheal resection for severe tracheal stenosis in older children. Int. J. Pediatr. Otorhinolaryngol. **68**, 1–6 (2004)

29. Ranne, R.D., Lindley, S., Holder, T.M., et al.: Relief of subglottic stenosis by anterior cricoid resection: an operation for the difficult case. J. Pediatr. Surg. **26**, 255–258 (1991)

30. Sasano, S., Onuki, T., Nakajima, H., et al.: A two-year-old child with tracheal stenosis due to tracheostomy treated by end-to-end anastomosis of the trachea. Nippon Kyobu Geka Gakkai Zasshi **38**, 1227–1230 (1990)

31. Shapshay, S.M., Beamis Jr., J.F., Hybels, R.L., et al.: Endoscopic treatment of subglottic and tracheal stenosis by radial laser incision and dilation. Ann. Otol. Rhinol. Laryngol. **96**, 661–664 (1987)

32. Taylor, J.C.: Cricotracheal resection with hilar release for paediatric airway stenosis. Arch. Otolaryngol. Head Neck Surg. **136**, 256–259 (2010)

33. Triglia, J., Nicollas, R., Roman, S., et al.: Cricotracheal resection in children: indications, technique and results. Ann. Otolaryngol. Chir. Cervicofac. **117**, 155–160 (2000)

34. White, D.R., Cotton, R.T., Bean, J.A., et al.: Pediatric cricotracheal resection: surgical outcomes and risk factor analysis. Arch. Otolaryngol. Head Neck Surg. **131**, 896–899 (2005)

35. Wright, C.D., Graham, B.B., Grillo, H.C., et al.: Pediatric tracheal surgery. Ann. Thorac. Surg. **74**, 308–313 (2002)

23

修补手术

主要内容

☞ 喉气管成形术失败的手术原因:

　—术前评估不足

　—手术方法选择不当

　—手术技术不成熟

　—患儿全身状况较差

☞ 任何手术之前, 综合评估患儿的全身状况和呼吸道是必不可少的。

☞ 成功的手术是基于以下几点:

　—评估喉气管狭窄的分级、部位和范围

　—喉和上呼吸道的动态评估

　—充分评估患儿的合并症

☞ 处理儿童呼吸道疾病的外科医生, 必须全面掌握上呼吸道内镜技术和外科气道重建的所有技术。

☞ 肋软骨移植喉气管重建术失败的手术原因:

　—偏离中线的喉裂开及环状软骨后部裂开

　—软骨皮肤移植宽度不当

　—肋软骨移植塑形和缝合不当

　—气道重建固定的支架不适当

　—重建的覆盖面不足

☞ 部分环状软骨气管切除术或气管切除吻合术操作失败的主要原因主要有以下几方面:

　—吻合口裂开

　　—胸段气管游离不足

—未行喉体松解

　　—过度损伤气管血供

　　—不当的缝合技术

　　—术后镇静不足

—喉返神经损伤

　　—气管和环状软骨剥离时损伤

　　—气管周围软组织盲目电凝止血

　　—甲状软骨气管吻合时缝合不当

—后期再狭窄

　　—缓慢渐进的吻合口裂开

　　—气管断端并未完全对位吻合

☞ 为了勾画需要重建的气道的精确范围，气管支架一般在手术前 4 ~ 6 周内取出。

☞ 其他的呼吸道问题也可能影响喉气管狭窄术后拔管：

—气管切开上方气管前壁塌陷或肉芽形成

—气管切开部位 A 形结构畸形

—杓状软骨脱位

—会厌根部脱垂

☞ 复发性的声门区后方狭窄往往是由于声门或声门下狭窄气道重建手术失败后造成的。

☞ 在小儿气道手术悬而未决需要进一步研究的问题包括：

—双侧环杓关节固定

—广泛气管损伤

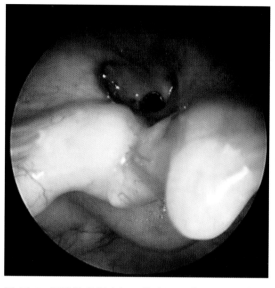

图 23.1　严重的 Ⅲ 级声门下狭窄累及声门的喉气管狭窄患者复发的声门-声门下狭窄：内镜显示声带前方严重的粘连以及声门前后径严重缩短。香烟形状的假体如 Aboulker 或 Montgomery T 形管不足以用于固定声门-声门下重建

重视细节在整个治疗过程中都是非常重要的，即使是小的错误也可能会导致灾难性的后果。

根据 Grillo[8] 和 Rutter[3] 的研究，喉气管重建手术的并发症主要有以下几方面的原因：

• 术前评估不足及不适当的手术方式

• 手术技术的失败

• 患儿全身状况等内在因素的影响

尽管有充分的术前评估，详细的手术计划和一丝不苟的态度，但由于不可预见的并发症，手术仍有可能会失败。如果缺乏一全面的术前评估，手术是不太可能成功的。事实上，这可能还会使最初的情况进一步恶化，我们将从前面提到的失败的手术病例中进一步说明这一点（图 23.1）。

23.1　术前评估不足

评估不充分，可能会出现在术前准备的不同阶段：

1. 不正确或不充分的气道评估

2. 患儿的合并症评估不足

3. 向家长询问病史不仔细

4. 手术方法的选择不当

23.1.1 不正确或不完整的气道评估

内镜下气道的评估在第 5 章和第 17 章的 17.3 中有详细描述。

常见的错误包括：

- 对喉气管狭窄的性质评估不足
- 对声带功能评估不精确
- 忽视伴随的呼吸道病变
- 没有获得带菌的气道分泌物

任何上述错误可能会导致拔管失败。

23.1.2 对患者合并症评估不足

合并症种类很多，可能会极大地影响手术结果，它们包括：

- 综合征和非综合征型的畸形
- 由早产引起肺部疾病
- 呼吸道感染和高反应性
- 胃食管反流（GOR）
- 嗜酸性粒细胞性食管炎（EO）
- 进食困难
- 神经损伤和（或）精神障碍
- 心血管异常
- 长效皮质类固醇药物治疗

任何气道手术实施之前必须努力优化患者的全身一般情况。气道感染、胃食管反流及嗜酸性粒细胞食管炎都能够通过药物治疗而得以改善。而更复杂的情况如颌面及心血管畸形等则需要外科手术治疗。进食困难及神经损伤则需要较长的康复期。最后，不需要考虑严重综合征和非综合征型畸形以及需要吸氧的肺疾病，除非最终的目标是恢复声音而非拔管。

总之，详细全面的术前评估能有效地减少术后并发症的发生及有利于手术的成功。

23.1.3 病史采集不足

在实施气道重建术之前，外科医生必须向患儿的家长清楚地解释预期的手术效果。对患儿家长而言，如果没有正确的解释，是很难明白都表现为失声和气管切开的两种临床情况之间预后的不同。（见第 5 章，图 5.13）。例如，一个 Ⅳ 级的声门下狭窄而声带功能正常的患儿，那他 / 她在成功完成部分环状气管重建术后预后通常会比较好，能恢复正常的生活（见第 5 章，图 5.13a）。相反，一个有严重损伤导致跨声门狭窄和双侧杓状软骨固定的患儿，最好的预后结果也只能是在语音质量和呼吸道通畅之间权衡（见第 5 章，图 5.13b）。然而，如果家长们没有充分了解的话，是不可能理解这两种结果的差异的。

同样，虽然是相同的气道问题，如声带功能正常的 Ⅲ 级声门下狭窄，呼吸功能正常的患儿与呼吸功能不全的患儿处理是不一样的。呼吸功能正常的患儿可能选择单阶段的部分环状气管重建术，而呼吸功能不全的患儿则要么选择多阶段的部分环状气管重建术或是喉气管重建术。为了给患者选择正确的手术策略，外科医生必须要有精准地判断及确保家长对预后的期望是比较现实的。只有在外科医生对患儿一般情况和气道情况完成完整全面的术前评估以后，与家长的谈话才是有意义的。

在气道手术中拔管不是唯一的治疗结果。例如，对于 SGS Ⅳ 级的患儿由于慢性呼吸道疾病导致不能拔管，但为重建声音而修复喉的开口可以改善患儿的交流能力。在这种病例中，虽然最终拔管的目的不能达到，但是手术可以算作成功。再次强调，术前和家长的谈话非常重要，要告知他们可能出现的情况。

23.1.4　手术方式的选择不当

处理儿童呼吸道疾病的外科医生，必须熟练掌握上呼吸道内镜技术和外科气道重建的所有技术，包括软骨移植术，气管、环状软骨气管切除术，滑行气管成形术及内镜治疗程序等，这是一项基本原则。只有在治疗团队正确地掌握了所有内镜和开放手术后才可以为每一个具体患者的选择最佳治疗方案。选择一个并不合适的手术方式（如为 SGS IV 级的患儿选择行喉气管重建术）并不是由于外科医生缺乏培训造成的，而是由于认为对一个特定的患儿实行气道切除术风险太大。同样，选择一期而不是二期的喉气管重建术或 PCTR 需要合理的判断。虽然一期手术愈合过程一般更加容易，但术后处理可能会更加困难，需要在新生儿重症病房进行熟练的治疗。此外，有气管切开的情况下，移植物或吻合口感染的风险更高。一期手术也不适合某些有残疾的患儿。

事实上如果适应症标准得到明确的确立并执行的话，所有的医疗机构相同的病例应该采用相同的术式。然而，事实并非如此。辛辛那提研究组报道在 2008 年喉气管重建术比部分环状气管切除更常用（85% 喉气管狭窄的患儿接受了喉气管重建术，而 15% 的患儿接受了部分环状气管切除术）[12]；然而，在我们中心比例是相反的，75% 的患儿接受的是部分环状气管切除术而 25% 的患儿接受了喉气管重建术。选择偏倚可能解释这种显著性差异。不过，由于手术医生对某种术式的喜好和熟悉，这对于一个特定患儿术式的选择也发挥了重要作用。

23.2　失败的手术技术

扩大的肋软骨移植喉气管重建术必须与气道的切除和吻合区别开。

23.2.1　肋软骨移植喉气管重建术

这种手术技术上比较简单，并且从颈中线入路，颈侧没有切口。技术上的失败可能由以下几方面造成：

- 偏离中线的喉裂开术及环状软骨后裂开术：可能会损伤声带前端和环杓关节后部。
- 移植肋软骨宽度不适：喉腔后部扩张不足或扩张过度分别导致气管腔过小或出现由于杓状软骨脱垂引起的喘鸣音。
- 肋软骨移植术雕刻和缝合技术不佳：黏膜下软骨缝合导致严重感染的风险增高，肉芽组织形成或者移植物移位导致喉畸形。
- 支架设计不当：重建气管的一些额外的损伤，如分离声带粘连后钝性分离前联合，以及在喉腔中使用不当的支架，如 T 形管及 Aboulker 支架时会发生声门上或声门下的创伤并伴随肉芽组织形成及再次狭窄。
- 重建的覆盖面不足：如果甲状腺峡部或带状肌在二期缝合中没有完全覆盖前肋软骨移植体的话，可能会造成重建气管的供血不足，进而导致移植物坏死。
- 围术期因素：如长期使用类固醇或选择不当的抗生素可能导致移植失败。
  总之，必须认真对待每一个细节问题。

23.2.2 气管切除术与部分环状软骨气管切除术

从技术上来说，与喉气管重建术相比，这两种术式更具有挑战性，因为都需要对喉和气管解剖结构的精确把握，并保护好喉返神经和气管的血供。然而，气管切除术与部分环状软骨气管切除术比喉气管重建术更适合用于严重的声门下狭窄（Ⅲ级和Ⅳ级）、跨声门型狭窄及缺乏气管软骨支撑的气管狭窄。

一些严重的并发症包括：

23.2.2.1 吻合口瘘

吻合口裂开一般是由手术技术造成的，很可能是因为气管或喉体松解不够导致吻合口张力过大。如果怀疑吻合口裂开可进行喉气管镜检查确认，一旦确认后，应立即行再次手术。这种情况一般能够通过以下方法得以挽救：在气管残端切除 1 ~ 2 个气管环，舌骨下松解喉体，游离胸段气管，再重新缝合气管。对于喉气管吻合，最好的选择是在甲状软骨的上缘周围进行喉的缝合（见第 20 章，图 20.43）。另外使用胫骨骨膜进行加强（见第 20 章，图 20.44）。如果这些方法不能改善则应该用 LT-模具假体并放置在远端气管以减少张力并固定远方气管于皮肤（见第 20 章，图 20.44）

23.2.2.2 气管狭窄

这是一种早期的并发症，往往在术后一周左右出现，主要是由于技术操作失误造成的，如过度分离气管周围组织导致气管血供不足或吻合口缝合不当。在切除前气管不要环形分离气管，因为这会影响气管断端的血供。不恰当的吻合技术会进一步影响气管断端边缘的血供。此外，由于 Cheesewire 机制，如果缝线是穿过整个气管壁而不是在吻合口周围黏膜下缝合，这会影响一至两个气管环的血供（见第 22 章，图 22.4）。必须牢记气管软骨是有气管内黏膜而不是气管外黏膜滋养的（见第 2 章，2.5）。

23.2.2.3 吻合口肉芽组织增生和再狭窄

这是一种晚期并发症，一般在第十天至十五天之间出现，是由于吻合口周边黏膜愈合不良造成的。随着可吸收缝线在气管吻合手术的使用，目前已经很少出现缝合材料导致吻合口肉芽增生的情况，使用 3 倍的放大镜可以达到更好的手术效果。

低龄患儿一期部分环状软骨气管切除术需要外科医生经验丰富，但是允许在没有吻合口问题的情况下尽早拔管。

慢性渐进性的吻合口裂开同样可能导致肉芽组织形成及再次狭窄。术后一周应该行内镜检查，即使吻合口看起来完好也不能大意，另外，必须让患儿在接下来的 2 周内尽量保持安静直到吻合口牢固的瘢痕组织形成。在一期切除吻合术后，慢性咳嗽是术后造成吻合口缓慢裂开的主要原因，我们报道的病例中就有一例这样的患儿（见第 20 章，图 20.42）。

部分环状软骨气管切除术后放置 LT 模具支架及气管切除术与气管吻合术后放置硅胶管或 T 形管，能有效解决吻合口肉芽增生再狭窄的问题。此外，气管内支架还能阻止瘢痕组织挛缩造成的气管腔狭窄。然而，这只对短期和局部吻合口裂开的患者效果较好。吻合口裂开时间较长者往往演变为局部软化并导致气道的再次狭窄。

23.2.2.4 喉返神经损伤

该并发症发生的原因是由于没有遵循喉

气管外科学的基本原则，即切除的气管要短于气管环，避免对气管滋养血管电凝，避免在环状软骨下缘上方切除后方和侧方环状软骨，避免破坏与环甲关节前方弧形连接的环状软骨后部，以及在软骨周围准确缝合环状软骨后外侧。所有这些细节在儿童气道手术训练中都要学习。

23.3 与儿童原发病无关的因素

除了在术前必须要注意和处理的合并症，有些患儿还伴有其他问题，更容易出现喉头水肿、肉芽组织或瘢痕组织及伤口或下呼吸道感染。

对小龄患儿而言，部分环状软骨气管切除术后出现声带水肿并不属于并发症，这是由于声门下吻合阻断了喉部的淋巴回流。局部使用肾上腺素，短期全身使用糖皮质激素及呼吸机面罩通气能有效地缓解声带水肿。气道及伤口处感染的情况比较少见，根据细菌培养和药敏选择使用抗生素会有较好的效果。

虽然尽可能的优化患儿的全身情况及防止气管内狭窄，但仍有些患儿表现出更强的组织反应性，导致肉芽组织及瘢痕组织增生。即使像胃食管反流、嗜酸性食管炎和呼吸道细菌定殖等情况得到了较好的治疗，由于一些不明因素的影响，术后的情况仍不容乐观。

如果认为有必要再次手术，在手术之前应邀请其他科室专家（如胃肠科、呼吸科、感染科、免疫科）进行一次全面的评估。对于一些较难处理的病例，应该推迟到青春期以后，待生长激素水平下降之后再行手术。这种病例在严重喉气管狭窄的患儿中出现的概率为百分之一左右。应该精心准备最后的

治疗机会以避免再次手术失败，否则会导致患儿永久性的气管切开。

23.4 晚期手术失败

进行急诊修补手术旨在挽救的危险情况，特别是在切除吻合术后。我们的目标应该是创造一个安全的气道，同时为再手术创造理想的条件。有时，内镜下支架置入术是足够的，有望避免进行开放性手术。应积极寻找手术失败的原因。这里面包括要排除有没有阻塞性睡眠呼吸暂停、严重的胃食管反流及嗜酸细胞性食管炎。胃食管反流需要进行食管 pH 值监测，嗜酸细胞性食管炎可能需要重新进行食管活检。

初次手术失败后，要等到再狭窄处完全形成完整的瘢痕狭窄后再考虑进行再手术。初次手术 6 个月后应该可以进行再手术，在术前 4 ~ 6 周要把原来置入的支架取出。这使气道病变软化段收缩到最终位置，有利于确定哪些部分的气道应重建。许多因素，如程度、长度、位置和气道稳定度都要在术前评估以选择手术方式。

由于是二次手术，应谨慎判断及尽量选择最适当的手术方式。同时考虑到以往的手术可能会限制手术方式的选择。如经过广泛切除的气管可能不能进一步切除。

即便纠正了原发狭窄，患者也有可能因为其他喉或气切口问题而不能拔管。

23.4.1 气切口上方塌陷和肉芽组织形成

作者认为，最好的策略是在行气道重建手术时同时手术关闭气管造瘘口。通过重塑造瘘口上方的气管环，可以得到一个稳定的

气管框架，从而避免狭窄复发及气管结构畸形（见图 21.7）。

优化从鼻孔到隆突的气道大小只有利于患儿，因为多个小的胸外的狭窄对呼吸有不利的影响。

23.4.2 气管 A 形框架的畸形

气管畸形继发于自发的气切口关闭。气切口自行关闭时，气管的弧形结构会由于瘢痕回缩导致气道横向塌陷。（见第 14 章，图 14.20 和第 21 章，图 21.3a）。预防这种并发症需要一期沿气管的颅尾轴方向手术缝合关闭气切口。（见图 21.7）。

23.4.3 杓状软骨脱垂

这种动态气道阻塞的发生机制尚不明了。在手术后，一侧的杓状软骨会随着每一次呼吸向声门移位，从而阻塞气道。De Alarcon 和 Rutter[3] 认为，杓状软骨脱垂是因为在喉气管成形术和部分环状软骨切除术中损伤了环杓关节或环杓后韧带，并且在进行部分环状软骨切除术时切断了部分环杓肌，从而进一步增加了杓状软骨的不稳定性。我们有不同的观点，杓状软骨脱垂实际上见于声门闭合不全，特别是在声带间隙过大时。作为补偿机制，为了产生声音患儿会使用杓状软骨震动会厌喉面黏膜。在进行了部分喉切除的成人患者中也观察到了这种异常的震动。虽然他们残余的杓状软骨没有经历任何环杓关节或环杓后韧带损伤，杓状软骨仍在发声时脱垂至声门。

在大多数情况下，内镜下二氧化碳激光部分或完全切除杓状软骨，保存的内侧黏膜瓣可以有效地缓解杓状软骨脱垂的症状。

23.4.4 复发的声门后狭窄

复发的声门后狭窄是引起术后再狭窄最常见的原因。这有可能与肋软骨移植的宽度不足、移植软骨丢失或移位有关，也可能与严重的喉畸形有关。这在长期放置支架的一期-LTR 患者中比二期 LTR 更常见。扩大的部分环状软骨切除术后也可能发生复发声门后狭窄[7]。手术修复需要再行环状软骨后部分离的 LTR 和 PCCG。为了避免再次失败，患者需要使用支架直到再手术后完全愈合。

23.4.5 会厌根部脱垂

除非因为钝性喉外伤，会厌根部脱垂一般是继发于在喉气管成形术或扩大的部分环状软骨切除术时行喉裂开，使甲状会厌韧带部分中断（见第 15 章，图 15.1.2 和第 20 章，图 20.34）。关注这种潜在的并发症促进了喉裂开技术的改良，即在手术中用 Pexy 缝线把会厌的基底部与甲状软骨固定。后期纠正会厌脱垂需要完全切除会厌前间隙的瘢痕组织，把会厌基底部与甲状软骨甚至舌骨用褥式缝合固定。

术后护理和初次手术是一样的，拔管前也需要进行堵管试验，强烈推荐手术关闭气切口。

23.5 尚未解决的问题

尽管过去几十年儿科有重大进展，双侧环杓关节固定和广泛气管损伤仍是有待解决的问题。

23.5.1 双侧环杓关节固定

双侧固定的声带经常与后联合的严重密

集的瘢痕有关。尽管喉气管成形术和扩大部分环状软骨切除术再造了适当的杓状软骨间距，术后仍会出现"冰冻喉"（声带固定）。临床实践中，必须权衡气道通畅与语音质量的关系。有神经系统问题的患儿在吞咽能力恢复后可以发音，但是他们的声音往往带有很重的呼吸音，这严重地影响了他们的日常交流。

长期插管后，杓状软骨会与环状软骨分离，关节周围组织纤维化引起环杓关节固定。假如在切除杓状软骨间的瘢痕组织后，经过触诊发现环杓关节完全固定，应有意松解环杓关节，以使杓状软骨松动。这样做不会加重现有的病情。

接着环杓关节内侧覆盖一个来自气管膜性后壁的大的带蒂皮瓣，并使之与杓状软骨外侧的声带突及杓间区黏膜缝合。下一步，采用LT-模具假体作支架进行气道重建。虽然我们试图松动杓状软骨已取得部分成功，这个问题仍值得进一步关注与研究。恢复杓状软骨的活动性将对严重喉损伤的儿童非常有利。

23.5.2 广泛气管损伤

在儿童，安全气管切除的长度固定在30%，然而，根据动物实验研究更长和更可靠的切除是可行的[13,14]。尤其是辅以舌骨和肺门的松解[16,19]。有些作者已报告孤立气管狭窄的儿童中进行气管次全切除术[11,19]。

然而，气管移植近期可能不会在儿童中使用。

在过去的40年中，尽管尚未取得成功，大量的动物实验证实在成人身上使用气管替代物是可靠和可行的。为深入讨论这个问题，请读者参阅HC Grillo关于气管移植的研究[9]。最近新格兰医学杂志上有一篇关于成人气管移植的临时免疫抑制治疗的有意思的文章[4]。这个新概念为成人严重气管病变进行气管移植开拓了新的视野。

在儿童，考虑气道大小和生长发育的问题，这更是具有挑战性的工作。这仍然是对未来生物手术的挑战。应该鼓励研究领域中有创见的生物组织学研究。但挑战是巨大的，需要有一个横向坚硬而纵向柔软的支架，内衬呼吸道上皮内纤毛细胞和供应全长的血管供应。

参考文献

1. Brown-Whitehorn, T., Liacouras, C.A.: Eosinophilic esophagitis. Curr. Opin. Pediatr. 19, 575–580 (2007)
2. Dauer, E.H., Freese, D.K., El-Youssef, M., et al.: Clinical characteristics of eosinophilic esophagitis in children. Ann. Otol. Rhinol. Laryngol. 114, 827–833 (2005)
3. de Alarcon, A., Rutter, M.J.: Revision pediatric laryngotracheal reconstruction. Otolaryngol. Clin. North Am. 41, 959–980 (2008)
4. Delaere, P., Vranckx, J., Verleden, G., et al.: Tracheal allotransplantation after withdrawal of immunosuppressive therapy. N Engl J. Med. 362, 138–145 (2010)
5. Furuta, G.T., Liacouras, C.A., Collins, M.H., et al.: Eosinophilic esophagitis in children and adults: a systematic review and consensus recommendations for diagnosis and treatment. Gastroenterology 133, 1342–1363 (2007)
6. Gardner, G.M.: Posterior glottic stenosis and bilateral vocal fold immobility: diagnosis and treatment. Otolaryngol. Clin. North Am. 33, 855–878 (2000)
7. George, M., Jaquet, Y., Ikonomidis, C., et al.: Management of severe pediatric subglottic stenosis with glottic involvement. J. Thorac. Cardiovasc. Surg. 139, 411–417 (2010)
8. Grillo, H.C.: Complications of tracheal reconstruction. In: Grillo, H.C. (ed.) Surgery of the Trachea and Bronchi, pp.483–487. BC Decker, Hamilton/London (2004)
9. Grillo, H.C.: Tracheal replacement. In: Grillo, H.C. (ed.) Surgery of the Trachea and bronchi, pp. 839–854. BC Decker, Hamilton/London (2004)
10. Halstead, L.A.: Extraesophageal manifestations of GERD: diagnosis and therapy. Drugs Today (Barc) 41(Suppl B), 19–26 (2005)
11. Jacobs, J.P., Haw, M.P., Motbey, J.A., et al.: Successful complete tracheal resection in a three-month-old infant. Ann. Thorac. Surg. 61, 1824–1826 (1996)
12. Koempel, J.A., Cotton, R.T.: History of pediatric laryngotracheal reconstruction. Otolaryngol. Clin. North Am. 41, 825–835 (2008)

13. Kotake, Y., Grillo, H.C.: Reduction of tension at the anastomosis following tracheal resection in puppies. J. Thorac. Cardiovasc. Surg. **71**, 600–604 (1976)

14. Maeda, M., Grillo, H.C.: Effect of tension on tracheal growth after resection and anastomosis in puppies. J. Thorac. Cardiovasc. Surg. **65**, 658–668 (1973)

15. McGuirt Jr., W.F.: Gastroesophageal reflux and the upper airway. Pediatr. Clin. North Am. **50**, 487–502 (2003)

16. Monnier, P., Lang, F., Savary, M.: Partial cricotracheal resection for severe pediatric subglottic stenosis: update of the Lausanne experience. Ann. Otol. Rhinol. Laryngol. **107**, 961–968 (1998)

17. Rutter, M.J., Cotton, R.T.: The use of posterior cricoid grafting in managing isolated posterior glottic stenosis in children. Arch. Otolaryngol. Head Neck Surg. **130**, 737–740 (2004)

18. Suskind, D.L., Zeringue 3rd, G.P., Kluka, E.A., et al.: Gastroesophageal reflux and pediatric otolaryngologic disease: the role of antireflux surgery. Arch. Otolaryngol. Head Neck Surg. **127**, 511–514 (2001)

19. Taylor, J.C.: Cricotracheal resection with hilar release for paediatric airway stenosis. Arch. Otolaryngol. Head Neck Surg. **136**, 256–259 (2010)

20. Yellon, R.F., Goldberg, H.: Update on gastroesophageal reflux disease in pediatric airway disorders. Am. J. Med. **111**(Suppl 8A), 78S–84S (2001)

21. Zalzal, G.H.: Posterior glottic stenosis. Int. J. Pediatr. Otorhinolaryngol. **49**(Suppl 1), S279–S282 (1999)